主审 钟世镇 王成焘 裴国献
主编 陆 声 赵 宇

医学3D打印技术
基础与应用

Medical 3D Printing——Fundamentals and Applications

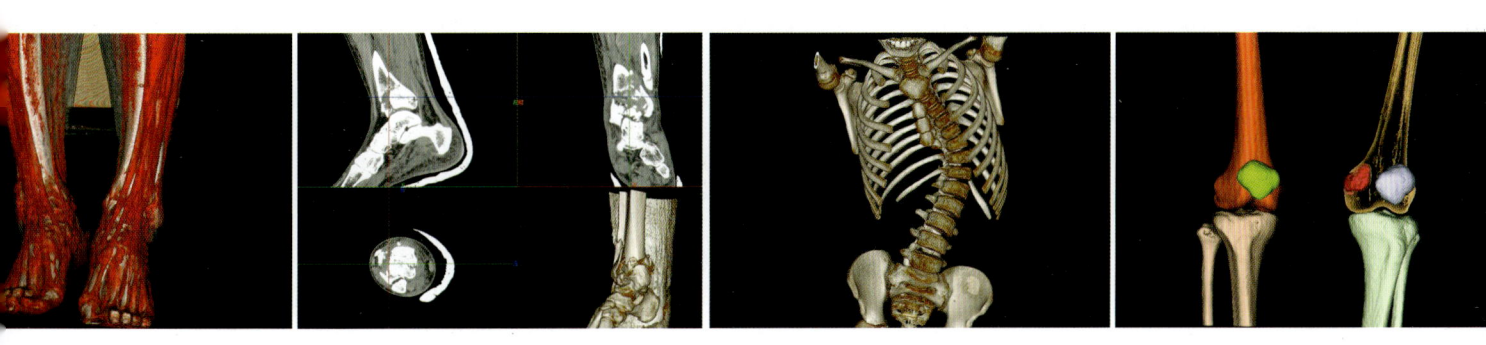

山东科学技术出版社
·济南·

图书在版编目（CIP）数据

医学3D打印技术基础与应用 / 陆声，赵宇主编．
—济南：山东科学技术出版社，2021.7
ISBN 978-7-5723-0283-1

Ⅰ.①医… Ⅱ.①陆… ②赵… Ⅲ.①立体印刷 - 印刷术 - 应用 - 医学 Ⅳ.① R ② TS853

中国版本图书馆 CIP 数据核字 (2020) 第 039819 号

医学 3D 打印技术基础与应用
YIXUE 3D DAYIN JISHU JICHU YU YINGYONG

责任编辑：李志坚
装帧设计：孙　佳

主管单位：山东出版传媒股份有限公司
出 版 者：山东科学技术出版社
　　　　　　地址：济南市市中区英雄山路 189 号
　　　　　　邮编：250002　电话：（0531）82098088
　　　　　　网址：www.lkj.com.cn
　　　　　　电子邮件：sdkj@sdcbcm.com
发 行 者：山东科学技术出版社
　　　　　　地址：济南市市中区英雄山路 189 号
　　　　　　邮编：250002　电话：（0531）82098071
印 刷 者：济南新先锋彩印有限公司
　　　　　　地址：济南市工业北路 188-6 号
　　　　　　邮编：250101　电话：（0531）88615699

规格：16 开（210mm × 285mm）
印张：24.5　字数：490 千　印数：1~1500
版次：2021 年 7 月第 1 版　2021 年 7 月第 1 次印刷
定价：198.00 元

主　审　钟世镇　南方医科大学
　　　　王成焘　上海交通大学
　　　　裴国献　南方科技大学医院
主　编　陆　声　云南省第一人民医院
　　　　赵　宇　中国医学科学院北京协和医院骨科
副主编　郭　征　空军军医大学唐都医院骨科
　　　　王金武　上海交通大学医学院附属第九人民医院
　　　　张元智　内蒙古医科大学附属医院
编　委（以姓氏笔画为序）
　　　　丁焕文　华南理工大学医学院
　　　　马楚颖　美国宾州州立大学生物医学工程系，材料研究院，哈克生命科学研究院
　　　　王　均　昆明医科大学第一附属医院
　　　　王旭东　上海交通大学医学院附属第九人民医院
　　　　方学伟　西安交通大学机械学院
　　　　付　军　空军军医大学西京医院骨科
　　　　刘　融　武汉科技大学附属普仁医院
　　　　许建辉　三的部落（上海）科技股份有限公司
　　　　严　辉　西门子工业软件（上海）有限公司
　　　　李鉴轶　南方医科大学
　　　　杨　健　美国宾州州立大学生物医学工程系，材料研究院，哈克生命科学研究院
　　　　余　嘉　苏州大学
　　　　陆　维　云南省第一人民医院
　　　　陈家瑜　云南省第一人民医院
　　　　邵志民　上海鑫珺特科技发展有限责任公司
　　　　罗浩天　云南省第一人民医院
　　　　周　游　昆明市儿童医院
　　　　赵永辉　云南省第一人民医院
　　　　姚庆强　南京医科大学附属南京医院骨科
　　　　高　明　云南省第一人民医院
　　　　梁金龙　中国人民解放军联勤保障部队第九二〇医院
　　　　彭伊濛　Materialise China
　　　　樊仕才　南方医科大学第三附属医院
　　　　樊渝江　四川大学国家生物医学材料工程技术研究中心

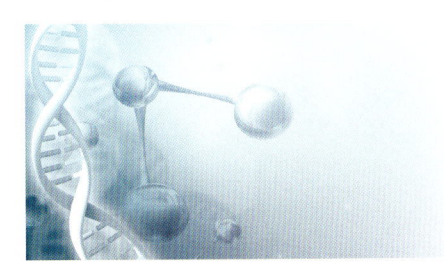 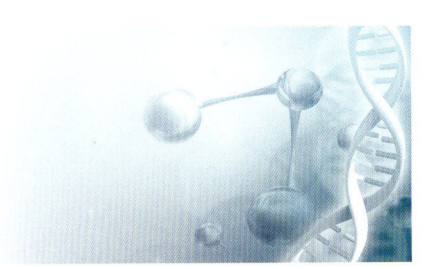

序

"乞火莫若取燧，寄汲莫若凿井。"感谢陆声和赵宇两位教授，在他们的牵头组织下，一批奋斗于3D打印医学应用基础研究和临床一线的医生，还有长期从事3D打印工作的工程技术人员，不畏艰苦、甘于奉献、协力合作，共同推出了这本关于医学3D打印基础的教材和工作用书。"万点落花舟一叶，载将春色到江南。"该书紧扣基础，聚焦应用，旨在介绍和推广医学3D打印的基本原理和临床应用。

"操千曲而后晓声，观千剑而后识器。"3D打印技术起源于20世纪80年代末，以数字模型为基础，将材料逐层堆积，制造实体物品，颠覆了传统制造业中实体物品繁杂的减材制造流程，极大提高了生产效率。受限于当时的设备、材料、计算机运算能力及软件开发，其早期的实际使用价值不大。"不经一番寒彻骨，怎得梅花扑鼻香。"随着计算机技术和材料学的发展，医学3D打印技术在21世纪得到了快速发展，将个性化设计和数字化制造完美地结合起来，广泛应用于解剖模型制作、支具假肢开发、器官和组织制造及内置物的定制、术前与术中的规划与导航等领域。"物情无巨细，自适固其常。"由于骨组织不易形变的特殊性，3D打印在骨科的应用最广泛，已成为临床医学的重要技术手段。

"欲穷千里目，更上一层楼。"3D打印技术作为"第四次工业革命"的代表技术，受到世界各国的重视，我国已将其列为"中国制造2025"战略任务书中的重要支撑技术。"灵心胜造物，妙手夺天工。"我很高兴地看到国内有许多从事基础研究的学者和临床应用的医生团队，在3D打印领域耕耘多年，取得了许多研究成果。

"玉经磨琢多成器，剑拔沉埋更倚天。"希望《医学3D打印技术基础与应用》一书的出版，能给更多的对3D打印技术感兴趣的学生和临床工作人员带来相关的信息，成为他们日常临床科研的工具。相信该书的出版，将会对我国数字医学的发展，起到积极的作用。庆贺之际，欣为之序。

中国工程院资深院士
南方医科大学解剖学教授　钟世镇

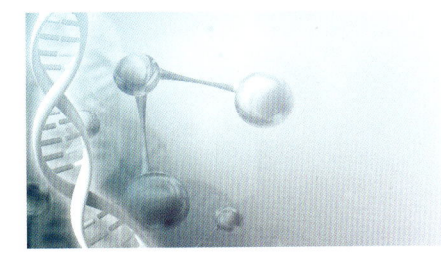 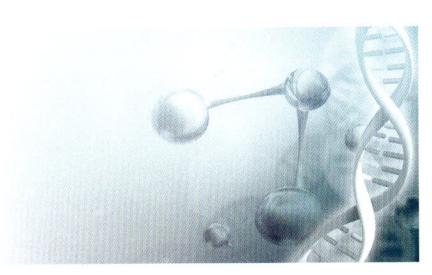

前　言

20世纪80年代，在美国出现了一种新的制造技术：把计算机中建立的三维模型，层层剖切为一系列的薄片，然后根据每层薄片的数据，用特殊工艺一层一层地打印并叠加，最后形成完整的三维实体模型。这项技术将在计算机上设计的产品数字模型转化为实体模型，使人们能更好地对设计进行结构分析，特别是在工业造型设计领域，不仅能使人们通过打印模型直观地观察到产品外形设计效果，还可以进行人体功效学评估，所以在工业中得到了广泛应用。这项技术在发明之初主要用来制作新设计物品的原型模型，所以称为快速原型技术（R）。

随着技术的发展，人们开发了多种材料，使塑料打印件可直接作为零件使用，而且可以打印形状复杂、传统机械加工难以制造的零件，从而使这项技术从用于打印新设计产品的原型模型，发展到打印实际使用的零件。因此，这项技术从原来的"快速原型技术"逐渐转化为"快速成型技术"。

这项新技术出现伊始就受到了医学界的重视。人们发现，它可以用来制作人体器官的模型，从而用于手术规划，或是辅助个体化骨科内置物的设计。工程领域在计算机屏幕上展示的机械零件是用专门的CAD软件设计生成的，而医学器官模型建模所需要的数据主要来自医学影像设备，必须依靠医学图像处理和建模技术才能建立人体器官的三维模型，进一步实现模型的打印，这就使得医学模型的3D打印形成了特有的技术体系。

在我国，上海交通大学和上海市第九人民医院早在20世纪90年代就将这项技术用于个体定制型人工关节的研发中，通过打印人体骨骼和关节模型，"量体裁衣、度身定做"个体化人工关节，相关成果于2004年获得国家科技进步奖二等奖，并随后通过产业化，获得CFDA颁发的个体化人工关节产品注册证，在临床中推广使用至今。

过去，快速成型技术使用的打印材料主要为非金属材料。近年来，人们研发了金属材料打印技术，可直接打印实际使用的金属零件，从而掀起又一个3D打印技术的应用热潮，英国《经济学人》杂志把这项技术列为第三次工业革命的核心技术之一，美国前总统奥巴马在"国情咨文"中也将其列为重振美国制造业的创新技术，也引发了中国从政府到民间对这项技术的高度重视。目前，人们将非金属和金属打印技术通俗地统称为3D打印技术。在学术界，考虑到传统制造技术是将零件毛坯层层切削，形成最终产品，而这项制造技术是将材料一层层叠加形成产品，故将传统制造技术称为减材制造技术，而将3D打印技术称为增材制造技术。与此同时，将传统的铸造、锻造技术定义为等材制造技术。目前，3D打印技术在航空航天、模具制造、新产品开发、文化创意等领域获得了广泛的应用。在我国，3D打印技术的发展同样非常迅猛，非金属3D打印设备完全建立在自主知识产权基础上，国产金属 3D 打印设备不断涌现，打印材料的研发普遍开展，特别是在航空航天领域的应用成绩斐然。

这新一轮 3D 打印热潮同样有力地推进医学 3D 打印技术的发展。很多医生把 3D 打印模型用于复杂手术的术前规划。目前的 3D 打印技术可以打印彩色模型，从而用不同的颜色区分不同的解剖组织；可以打印不同硬度的模型，仿真手术中的操作感；可以打印透明材料，从而既能看到器官外形，又能看到其内部解剖结构，使这项技术从过去主要应用于骨科拓展到软组织外科，特别是颅脑、心血管、肝胆、泌尿和乳腺外科。随着"精准治疗"概念的提出，人们又开发了很多创新的 3D 打印手术导板技术，如原解放军昆明军区总医院开发的脊柱椎弓根钉置入导板，上海市第九人民医院在自体腓骨修复颌骨创新手术中开发的截骨导板等。用 3D 打印技术制作术后康复支具目前也得到了广泛应用。上述三项技术逐渐成为临床治疗中的常见技术。因此，在医院内部建立自身的 3D 打印能力，开展这三项技术的临床应用，将成为一个发展趋势。

金属 3D 打印技术的核心优势是可以打印多孔结构，包括不同孔径、孔隙度甚至具有不同梯度的孔隙结构，使得骨科内置物的多孔化制造成为可能，由此可开发出全新的、以多孔结构为特征的创新性骨科内置物，如钛金属椎间融合器、人工椎体等。金属 3D 打印技术使个体化骨科内置物的制作变得便捷，因此，人们普遍认为个体化内置物广泛进入临床使用已成为不可阻挡的趋势。

医学 3D 打印技术的蓬勃发展，触发了开展这方面技术教育的需求。目前，这项技术最多应用到大城市的三级医院，迫切需要将其推广到我国广大地区的各级医院，激发更多医生的创新积极性，在各级医院通过 3D 打印技术提高医疗水平。我国的医疗器械企业，特别是涉及骨科内置物的企业，掌握 3D 打印技术后将会设计研发出更多的创新性内置物，更好地配合医生的需求，设计制造个体化内置物。我国的医学院、工学院的学生，也需要及时学习、掌握这项新技术，以便面临未来的创新工作，因此非常需要有一本教材支撑这方面的培训工作，这就是我们组织编写这本书的目的。

本书首先介绍了 3D 打印的基本概念和工作原理，目前在使用的几种 3D 打印工艺，以及 3D 打印的起源和发展历史，是从事 3D 打印工作人员最基本的常识。

根据实际工作的需求，本书随后介绍了 3D 打印目前所用的各种材料、设备以及打印的工作流程。计算机软件是从事 3D 打印工作最重要的工具，目前在 3D 打印工作中经常用到的软件包括图像处理和建模软件、3D 打印前处理软件、手术规划软件、设计软件等。这些软件目前主要来自国外，但近年来我国自主开发的软件纷纷亮相，如我国锋算公司开发的"宝葫芦外科模拟器"，在图像分割、建模和手术规划功能方面具有很好的性能。考虑到医学影像是医学 3D 打印最基本的数据来源，为此，本书对 CT、MRI 影像设备进行了必要的介绍，包括工作原理、医学影像的数据输出、图像处理的基本手段、三维模型的建立与优化等。三维扫描仪是人体外形数据的主要来源，特别是在康复支具的设计中，人体外形建模通常是第一步工作，本书对此也进行了必要的介绍。

最后，对本书撰写过程中给予热情支持和帮助的专家朋友们表示衷心的感谢。

编者

目 录

◆ 第一篇　3D 打印基本原理与技术发展 ◆

第1章　3D 打印基本原理　3
第2章　3D 打印技术的起源与发展　5
第3章　医学 3D 打印材料学　12
- 第一节　3D 打印材料分类　12
- 第二节　3D 打印材料基本性能　15
- 第三节　3D 打印材料学在医学上的应用　22

第4章　医学 3D 打印技术类型简介　35
- 第一节　3D 打印工艺技术与材料学　35
- 第二节　3D 打印设备　58
- 第三节　3D 打印制备流程　71

第5章　常用数字化医学设计软件　78
- 第一节　Mimics 软件　78
- 第二节　Magics 软件　86
- 第三节　3-matic 软件　93
- 第四节　Geomagic Studio 软件　96
- 第五节　SimpleWare 软件功能简介　102
- 第六节　宝葫芦外科手术模拟器　105

第6章　三维重建与医学 3D 打印影像学支持　125
- 第一节　医学影像获取设备　125
- 第二节　医学影像支持与要求　126
- 第三节　医学影像学三维建模与优化　127
- 第四节　医学图像的融合技术　129

◆ 第二篇　医学 3D 打印的临床应用 ◆

第7章　医学 3D 打印模型在临床中的应用　133
- 第一节　医学 3D 打印模型的定义和分类　133

第二节　数字化模型的设计 ··· 134
　　第三节　模型的加工制备 ·· 137
　　第四节　3D打印模型在术前诊断中的应用 ·· 139
　　第五节　3D打印模型在医学教学训练的运用 ··· 147
　　第六节　3D打印在康复支具中的应用 ·· 152
　　第七节　3D打印在康复辅具制作中的应用 ·· 164

第8章　个体化3D打印手术导板的临床应用 ··· 169
　　第一节　个体化3D打印手术导板的发展与应用现状 ·· 169
　　第二节　个体化3D打印手术导板在脊柱外科的应用 ·· 172
　　第三节　个体化3D打印手术导板在创伤外科中的应用 ······································· 192
　　第四节　个体化3D打印手术导板在四肢畸形的个体化截骨矫形中的应用 ·············· 196
　　第五节　个体化3D打印手术导板在四肢畸形矫形的个体化截骨矫形应用 ·············· 236
　　第六节　个体化3D打印手术导板在肿瘤外科中的应用 ······································· 255
　　第七节　3D打印手术导板在口腔颌面外科的应用 ··· 260

第9章　3D打印个性化内置物概述 ·· 281
　　第一节　个性化内置物概述 ·· 281
　　第二节　个性化内置物开发的支撑理论与技术 ·· 286
　　第三节　个性化内置物的制造工艺 ·· 293
　　第四节　个性化内置物设计理念 ··· 299
　　第五节　金属3D打印概论 ··· 301
　　第六节　金属3D打印材料学 ·· 306
　　第七节　3D打印个性化植入物在脊柱外科的应用 ··· 317
　　第八节　金属3D打印在关节外科的应用 ·· 321
　　第九节　3D打印个性化内置物在创伤外科的应用 ··· 328
　　第十节　金属3D打印个性化内置物在骨肿瘤外科的应用 ··································· 338

第10章　生物3D打印在组织工程中的应用 ··· 344
　　第一节　生物3D打印技术概述 ··· 344
　　第二节　生物3D打印技术的方式和特点 ·· 345
　　第三节　生物3D打印在组织工程中的应用 ·· 347
　　第四节　医学3D打印新材料的研发 ··· 354
　　第五节　生物3D打印的未来展望 ·· 357

参阅文献 ··· 365

第一篇
3D 打印基本原理与技术发展

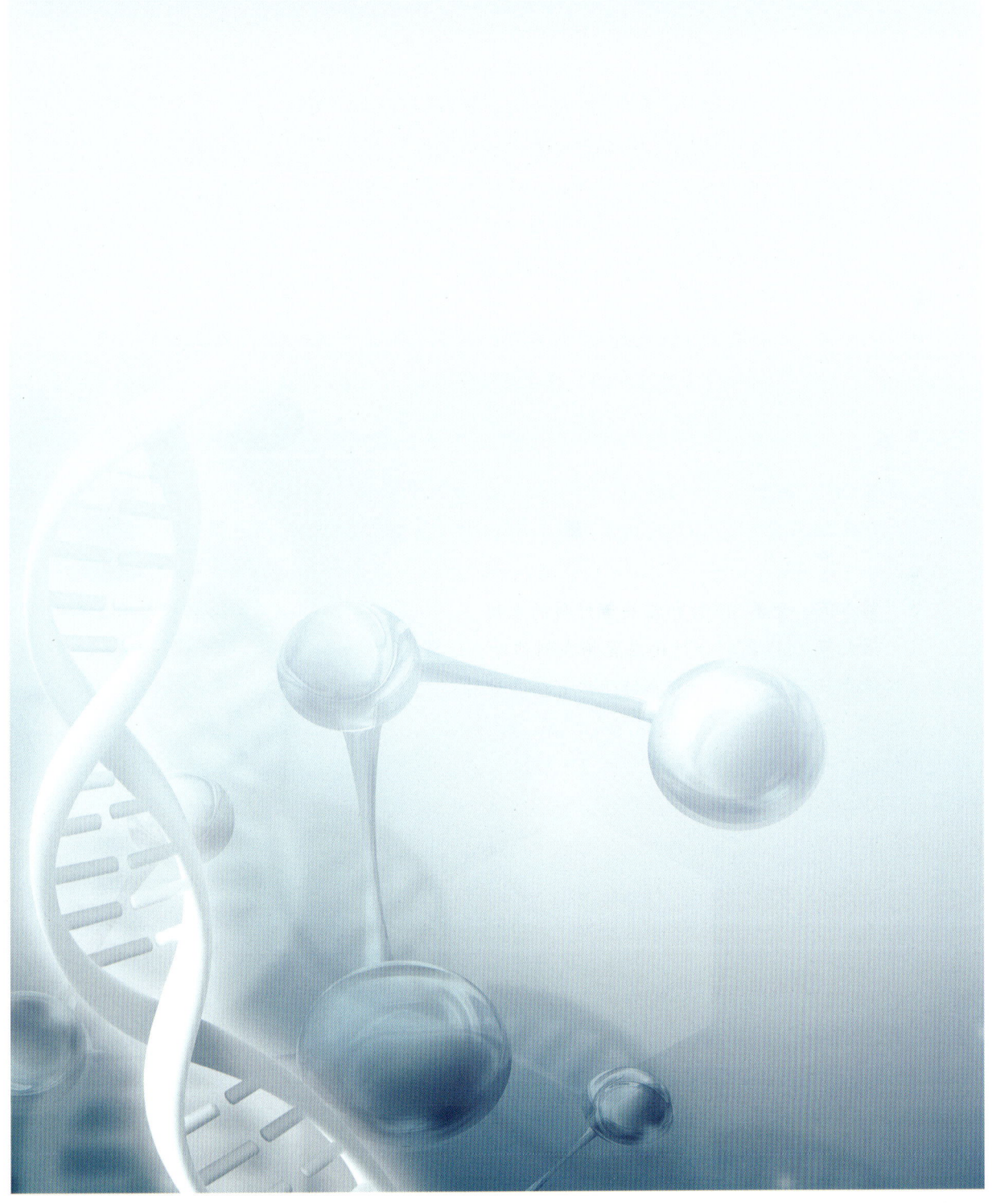

第 1 章
3D 打印基本原理

20 世纪 80 年代，计算机辅助设计（computer aided design，CAD）技术得到推广应用，人们普遍用计算机进行物体的三维设计，建立数字模型，并与后续发展的计算机辅助制造（computer aided manufacturing，CAM）技术相结合，发展为今天的数字制造技术。

人们发现，计算机中的三维数字模型完全可以用一层层横截薄层叠加而成；如果把每一层"切片"的数据输出，通过技术手段制造出来并且层层叠加，就可以制造出和计算机中三维模型一样的实际物体，如图 1-1-1 所示。每一层"切片"越薄，叠加形成的物体表面越光滑。由于每层"切片"厚度非常小，制作过程类似在纸上打印一层图案，习惯上把这一制作过程称为"打印"，这就是今天 3D 打印技术的基本原理。制作"切片"的方法很多，涉及上下游众多技术，构成了一个技术体系，即今天的 3D 打印技术。

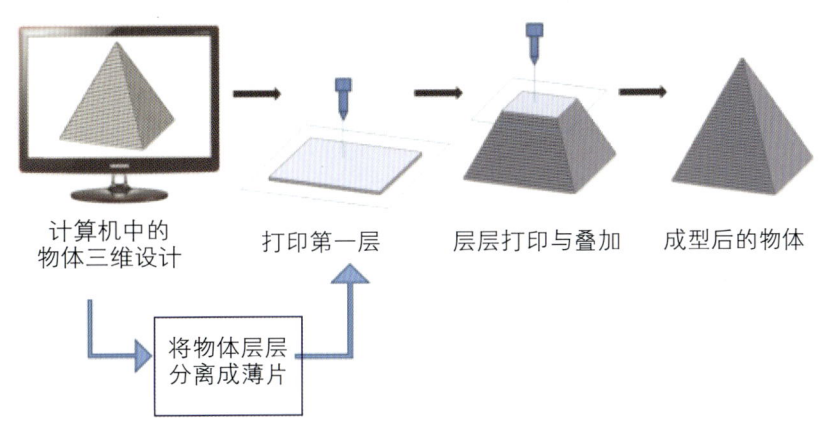

图 1-1-1　3D 打印技术基本原理

早期，由于 3D 打印技术能直接、快速地把计算机中的三维模型转化为三维实物，通常用它来制作设计物体的三维原始模型，故被称为快速原型（rapid prototyping，RP）技术。进一步研究发现，3D 打印技术在小批量、复杂形状机械零件制造方面具有巨大的优势，可以省去传统制造技术中很多烦琐的中间过程，因此进一步被用于某些非金属材料成品的制造，后来改称为快速成型技术。随着技术的推广，特别是金属 3D 打印技术的出现，目前这项技术已成为制造领域中一种具有独特原理的技术体系，学术界基于其成型原理是把材料层层叠加堆积，将其学术名称正式定为增材制造技术（additive manufacturing technology，AMT），并把传统的通过切削加工制造物体的技术定名为减材制造技术。

早期非金属 3D 打印技术出现后，在工业领域得到了广泛应用。在新产品开发中，通过制造产品的原型，人们可以对设计进行直观的评估，在日用家电产品造型设计、汽车车灯和内饰件设计、复杂形态机械零件设计、工艺品设计等领域该技术显示了其独特的应用价值。但是，由于它局限于少量非金属材料打印，应用受到极大的限制。目前，3D 打印技术被认为是一种革命性的制造技术，主要归功于金属 3D 打印技术的成功研发与应用。

但是，即使是非金属 3D 打印技术，在其诞生之初就受到了医学界的特别关注。采用这一技术制作患者的相关模型，可以让医生在手术前直观、清晰地看到患者的手术部位状态，更好地制订手术规划，甚至可以在模型上进行手术的模拟预演，成为非常有用的技术。采用 3D 打印技术制作的手术导板，可以帮助医生精准施行手术，同样成为临床医生重要的技术手段。

第 2 章 3D 打印技术的起源与发展

如何生成上述基本原理中所说的薄层"切片",是今天 3D 打印核心技术发展的一根主线。目前,此类技术主要分为五大类型。

一、光固化技术及其发展

(一) SLA 打印技术

1986 年,美国 Chuck Hull 利用一种特殊的光敏树脂受到紫外光照射后会固化的特点,发明了立体光刻工艺(stereo lithography apparatus,SLA)技术,简称 SLA 技术。他用计算机中的物体断层数据控制紫外光斑做 X-Y 平面二维扫描,将工作平台上一层薄薄的光敏树脂固化,"打印"出与物体断面一样的薄层切片;然后,工作台面下移,表面覆盖新的光敏树脂薄层。如此层层打印,相互叠加,最后形成一个由光固化材料构成的三维实物。这里基本采用紫外波段的激光光斑。图 1-2-1 为 SLA 技术工作原理简图。同年,Charles W. Hull 成立了一家名为 3D Systems 的公司,

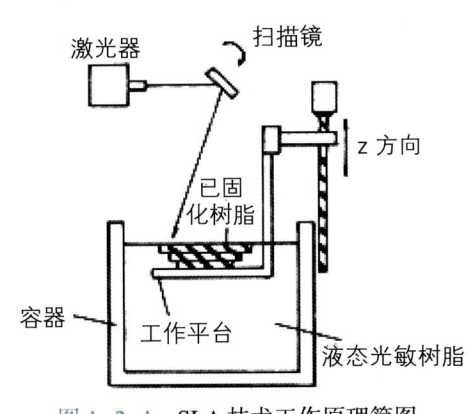

图 1-2-1 SLA 技术工作原理简图

专注发展 3D 打印技术。1988 年,3D systems 公司开始生产第一台工业级 3D 打印机 SLA-250,研发了现在通用的 STL 文件格式。

显然,用激光光斑扫描一个断面在工作效率上受到质疑,于是新的光固化成型技术不断被研发出来。

(二) PolyJet 打印技术

2000 年,以色列 Objet 公司申请了 PolyJet 聚合物喷射技术专利,把传统办公用彩色喷墨打印机技术引入 3D 打印领域,将原先喷墨打印二维文件的喷墨系统改为喷射光敏树脂,根据模型切片数据,由压电晶体控制的多排阵列式喷头沿 X-Y 平面做运动,依次将不同硬度或色彩的光敏树脂喷射于指定区域,用滚轮把喷射的树脂表面处理平整,然后用紫外光灯进行整片面积照射,形成固化切片层。SLA 技术用激光光斑扫描与照射的工作模式,在这里转变为用阵列喷头和紫外光大面积照射的工作模式,极大地提高了打印效率。图 1-2-2 是 MJP 技术工作原理简图。Objet 设备具有多个光敏树脂材料"墨盒",可在计算机控制下将不同硬度和色彩的材料根据模型要求混合,得到不同色彩和硬度的打印件,极大地扩展了 3D 打印技术的应用。2011 年,Objet 公司被美国 Stratasys

公司收购，后续产品皆以 Stratasys 公司品牌进入市场。3D Systems 公司后来开发了称为 Multi Jet Printing 的同样的打印技术，简称 MJP 技术。

（三）DLP 打印技术

同样，针对光斑扫描效率低的缺点，人们自然会想到，能否像常见的激光投影仪那样，将物体断面整体投射到光敏树脂上，形成固化薄层切片。于是，在 2014 年左右人们开发出了数字光学投影（digital light processing）3D 打印技术，简称 DLP 技术。由紫外光源发出的紫外光，通过由计算机控制的 DLP 系统，形成模型切片的图案，由光学透镜投射到玻璃平台背面，使处于平台上的光敏树脂薄层固化，黏附于工作顶板或已形成的打印件下表面，形成倒挂式的打印模式，图 1-2-3 是 DLP 技术工作原理简图。由于形成的图案由一系列微小的方块像素组成，因此，打印切片的边缘呈锯齿形，图像越大越明显。

2014 年，美国 Carbon 3D 公司为连续液面生长（continuous liquid interface production，CLIP）工艺申请了专利。2015 年 3 月 20 日，CLIP 技术登上了国际权威学术杂志《Science》的封面。CLIP 技术本质上是 DLP 技术的改进，主要依赖一种既透明又透气的特殊玻璃平台，同时允许光线和氧气通过。平台背部紫外光投影让上表面的光敏树脂固化，但透过玻璃平台的氧气会抑制与平台接触的一薄层光敏树脂固化，保证固化层不会与平台粘连，实现了固化过程的连续性。该设备会像播放视频那样把 3D 模型的一系列横截面投射于工作平台背面，完成快速 3D 打印，速度约为 SLA 技术的 100 倍。

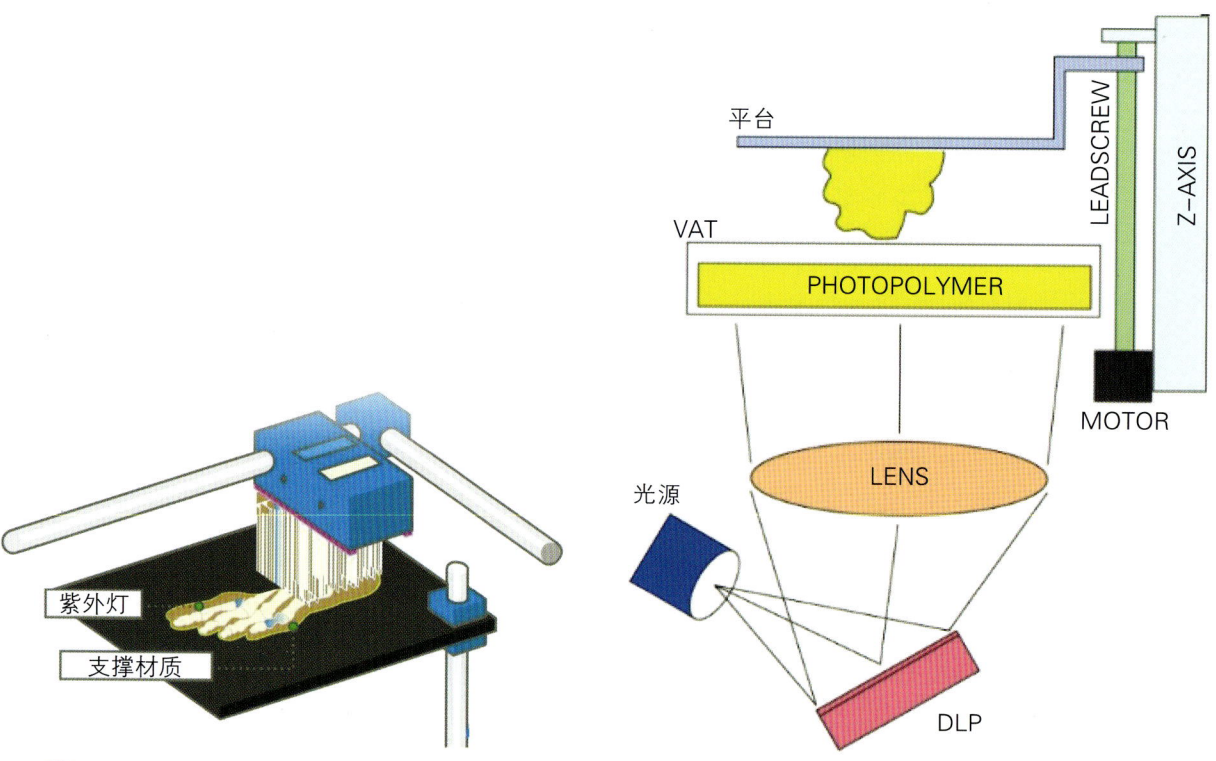

图 1-2-2　PolyJet（MJP）技术工作原理简图　　　　图 1-2-3　DLP 技术工作原理简图

（四）LCD 打印技术

在同一种思想的驱使下，人们想到把液晶平面显示（LCD）技术用于 3D 打印。2013 年，有人开始尝试用普通电脑 LCD 显示器去掉背光板，加上 405 nm 的 LED 普通白光做背光，用液晶显示屏在计算机控制下透出的切片图案激发光敏树脂，实现 3D 打印。这项技术简称 LCD 打印技术。

（五）陶瓷打印技术

近年来，人们开始将陶瓷粉末和光敏树脂混合成浆料，通过控制性挤出浆料，打印需要的断面，然后用激光将其固化，如此层层打印，构造出陶瓷材料的坯型；再通过高温烧结，制造出各种陶瓷材料的物体，包括工业陶瓷零件。光固化陶瓷打印技术最早诞生于法国利摩日的欧洲陶瓷研究中心。1998 年，Christophe Chaput 用光固化技术打印了第一个陶瓷件，并于 2001 年成立了 Cerampilot 公司。2009 年，Christophe Chaput 和 Richard Gaignon 共同出资收购该公司，并改名为 3DCERAM 公司。

二、熔融沉积技术及其发展

1988 年，美国人 Scott Crump 发明了一种新的 3D 打印技术——熔融沉积成型技术（fused deposition modeling，FDM），简称 FDM 技术，并于 1989 年成立了 Stratasys 公司。图 1-2-4 为 FDM 技术工作原理简图。在这里，打印材料为热塑性高分子材料（丝材），通过输送系统传送到沿 X-Y 平面做二维运动的高温打印头，在那里熔融后喷出，形成需要的切片形状。通过层层打印与叠加，最终形成三维实物。1992 年，Stratasys 公司在成立 3 年后，推出了第一台基于 FDM 技术的工业级 3D 打印机。

与 SLA 等基于光固化原理的 3D 打印设备相比，这种技术不需要昂贵的激光系统，因此价格较低，很容易推广，特别是在我国，一时成为 3D 打印的普及设备。但其打印效率和精度比较低，有逐渐退出主流的趋势。就在这个关键时刻，一种基于 FDM 技术的 PEEK 材料 3D 打印机使其重新回到主流打印设备之列。PEEK 材料的熔点温度约为 343℃，是一种能与钢材相媲美的高分子材料，在机械与医学领域中具有广泛的应用价值，用这种材料进行 3D 打印成为人们研究的热点。目前，

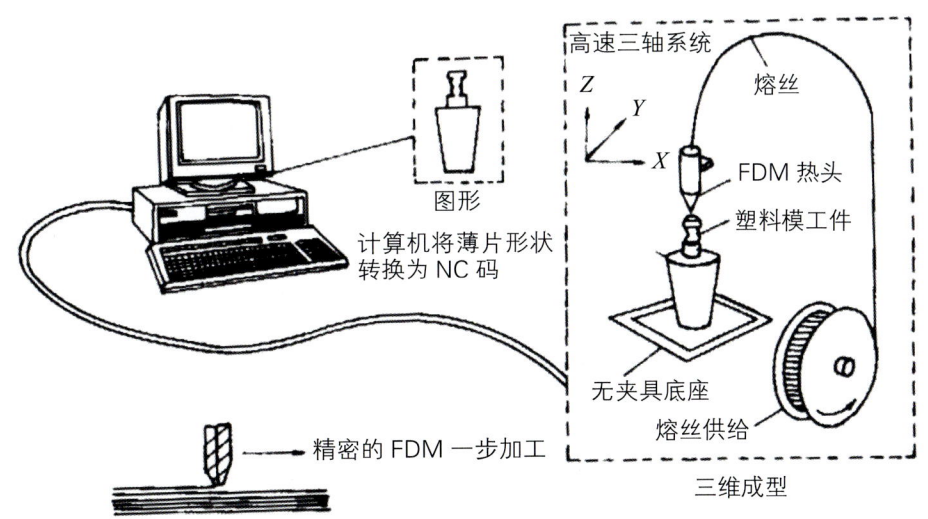

图 1-2-4　FDM 技术工作原理简图

主流方法是将 PEEK 材料拉制成丝材，在高温打印头中熔融，打印舱室与加热床设计成保温并按 FDM 方式工作。2015 年，德国 Indmatec 公司首先将 HPP 155 打印设备推向市场，我国在 2017 年也有多种自主研发的 PEEK 材料 3D 打印设备投放市场。

三、粉床打印技术及其发展

这是一种将粉末状打印材料铺洒在沿 Z 轴升降的工作平台上，通过各种手段制作薄层切片的打印技术，是目前 3D 打印领域最具发展前景的打印技术。从理论上来说，几乎所有粉末材料都可以采用这种方法进行打印，如陶瓷、蜡、尼龙和金属等。该技术由于将粉末铺洒在平台上，通常称为粉床打印技术。

（一）SLS 打印技术

1989 年，美国得克萨斯大学奥斯汀分校的 C. R. Dechard 针对高分子材料发明了选择性激光烧结（selected laser sintering，SLS）3D 打印技术，简称 SLS 技术。采用这种技术时，将打印材料制成粉末，均匀地铺洒在工作台面上，然后根据模型切片形状要求，用红外激光光斑进行 X-Y 平面二维扫描，将粉末选择性烧结，形成固结的薄层切片。如此层层铺粉和打印，最终叠加形成三维物体。图 1-2-5 为 SLS 技术工作原理简图。

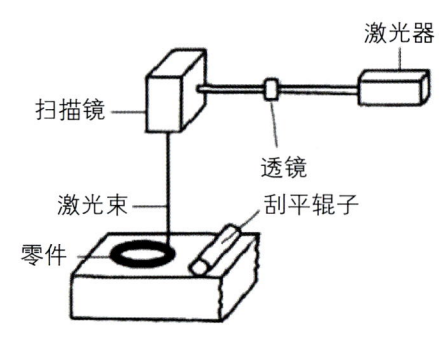

图 1-2-5　SLS 技术工作原理简图

SLS 技术与 FDM 技术相似，即都具有打印材料的多样性，只要是可以制成粉末的热塑性高分子材料，都可以使用这种打印方式。但 SLS 技术由于激光光斑的温度远高于 FDM 技术的打印头温度，烧结打印件的强度很高，打印速度和精度高于 FDM 技术，是目前 3D 打印领域最有发展前景的打印技术。

（二）EBM 与 SLM 金属打印技术

粉床技术的最重要发展是金属 3D 打印技术，是它使 3D 打印技术从一种辅助性制造技术进入机械制造领域的核心区域，直接用于制造金属材料制品。1997 年，瑞典 Arcam 公司推出电子束金属熔融技术（electron beam melting，EBM），简称 EBM 技术。利用电子束通过强大聚焦线圈形成的高能焦点，对粉床上的金属粉末进行选择性熔化，形成所需要的金属薄层切片。焦点的 X-Y 平面扫描由电磁偏转线圈在计算机控制下实现。同样，通过层层铺粉，打印出实际所需要的金属物件。图 1-2-6 为 EBM 技术工作原理简图。2003 年，Arcam 公司第一代产品投放市场。2018 年，该公司推出 Spectra 打印设备，电子束功率从传统的 3 kW 提升到 6 kW。

与其并列的是选择性激光熔融技术（selective laser melting，SLM），简称 SLM 技术，主要不同点是高能焦点由激光束聚焦形成。这项技术最早由德国 Fraunhofer 研究所于 1995 年提出，图 1-2-7 为 SLM 技术工作原理简图。目前，众多的 SLM 打印设备采用的都是 SLM 技术，因为可以借助激光技术的发展而并行发展，而 EBM 技术必须自行研究专门的电子束技术。总的说来，两种技术各有特点。截至 2018 年，最大的 SLM 打印设备是德国 Concept Laser 公司的 ATLAS，成型尺寸达 1.1 m×1.1 m×0.3 m。

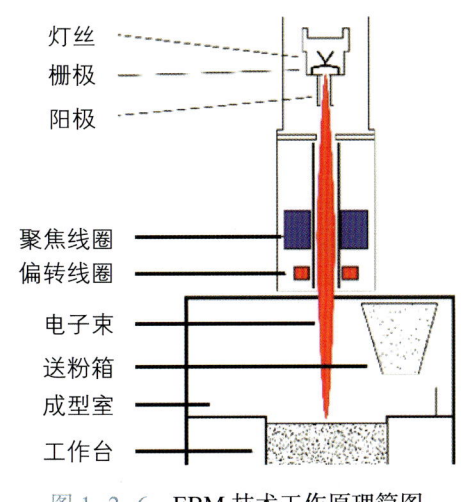
图 1-2-6 EBM 技术工作原理简图

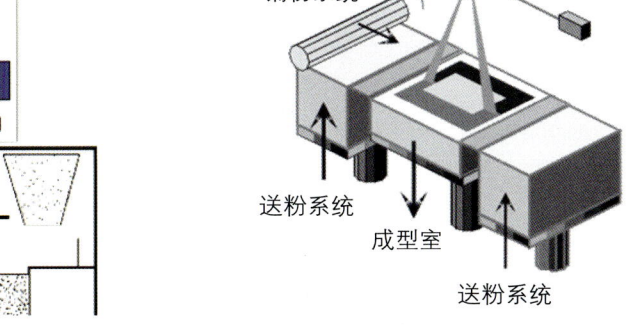
图 1-2-7 SLM 技术工作原理简图

（三）3DP 打印技术

这是一种基于粉床，采用喷墨黏结方式的 3D 打印技术。

1993 年，美国麻省理工学院（MIT）的 Emanual Sachs 教授发明了三维喷墨打印技术（three-dimension printing，3DP），简称 3DP 技术，将金属、陶瓷等材料的粉末铺洒在工作平台上，然后用喷墨打印机的原理，将黏结剂按切片图案喷洒到粉末表面，将粉末黏结成薄层切片。通过层层铺粉、重复操作，最后构造出一个用黏结剂黏合的三维物体。打印完成后，回收未黏结的粉末，吹净模型表面的粉末，再次将模型用透明胶水浸泡，然后进行烘干处理，使模型具有一定的强度。

1995 年，MIT 毕业生 Jim Bredt 和 Tim Andrson 获得 MIT 的许可对上述技术作了进一步改进，成立了 Z 公司，开发基于 3DP 技术的 3D 打印机。3D 打印这一名词由此而来。为了不和今天的 3D 打印技术相混淆，我们直接称其为 3DP 技术。图 1-2-8 为 3DP 技术工作原理简图。2005 年，Z 公司通过彩色胶水喷墨打印技术，推出了世界上第一台高精度彩色 3D 打印机 Spectrum Z510。2011 年，Z 公司被 3D Systems 公司收购，技术名称更改为 ColorJet Printing。

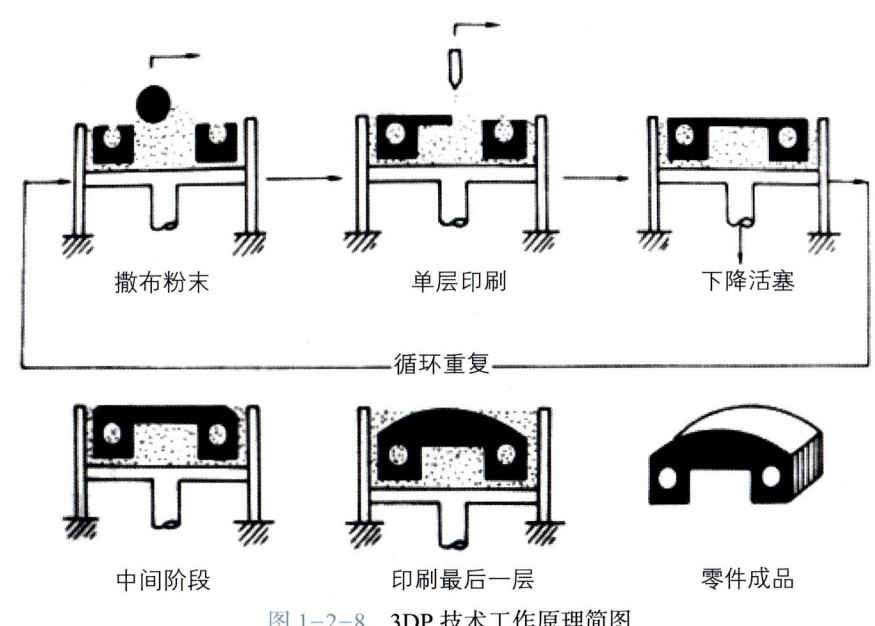
图 1-2-8 3DP 技术工作原理简图

（四）惠普 MJF 打印技术

这是惠普公司开发的一种基于粉床的喷墨打印技术，类似 3DP 技术，但墨滴材料的性能特殊，从而成为一种独特的打印技术。在同样的铺粉工艺基础上，阵列式喷墨头同时喷射一种特殊熔剂和一种精细剂（detailing agent），以保证打印对象边缘的精细度。在完成一层切片的图案打印后，该技术将对其施加热源照射。溶剂在热源激发下，进一步发生反应，产生高温，将周边的粉末烧结为一体。惠普公司表示，其打印速度比 SLS 技术、FDM 技术快 10 倍，同时不会牺牲部件的精细度。2017 年，惠普公司推出了 HP FusionJet 3D 4200 系统。

四、分层实体制造技术

1992 年，美国人 Helisys 发明了分层实体制造技术（laminated object manufacturing，LOM），简称 LOM 打印技术，并推出第一台采用 LOM 技术的 3D 打印设备。该技术采用一种特殊的纸材，铺放到工作平台上。此时，激光光斑只需要按模型断面轮廓形状对纸材进行切割，然后覆盖上新的一层纸材，黏结到已切割好的切片上，进行第二个断面的切割。如此，层层覆盖，层层切割，最后打印出一个用纸材构成的实体模型。图 1-2-9 为 LOM 技术工作原理简图。

这项技术优点是与 SLA 等方法相比，不需要采用激光光斑全面扫描，只需切割轮廓，显然打印速度提高很多。LOM 技术早期和 SLA、SLS 和 FDM 技术一起进入人们的视野，同样获得一定的推广使用。但是，该技术制作的模型强度较差，特别是模型细节部分很容易损坏，去除多余的纸材非常困难，随着其他面打印技术的诞生，目前已完全退出了市场。

图 1-2-10 为 3D 打印主要技术的发展简史。从中可以看出，粉床打印技术是新打印方法层出不穷的创新领域，包括 PEEK 材料的粉床打印技术也已初步有设备推出。

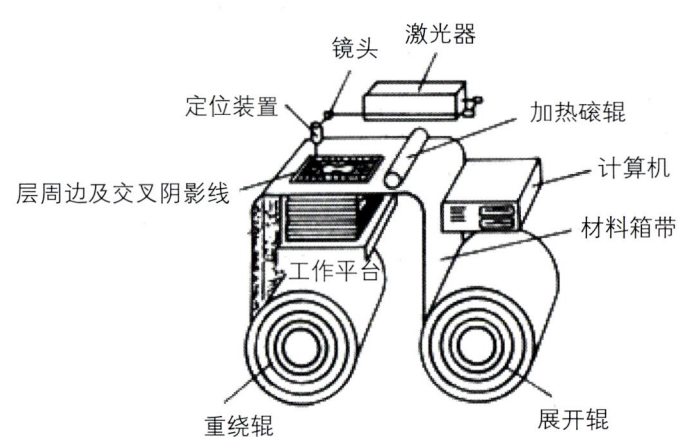

图 1-2-9　LOM 技术工作原理简图

第 2 章 3D 打印技术的起源与发展

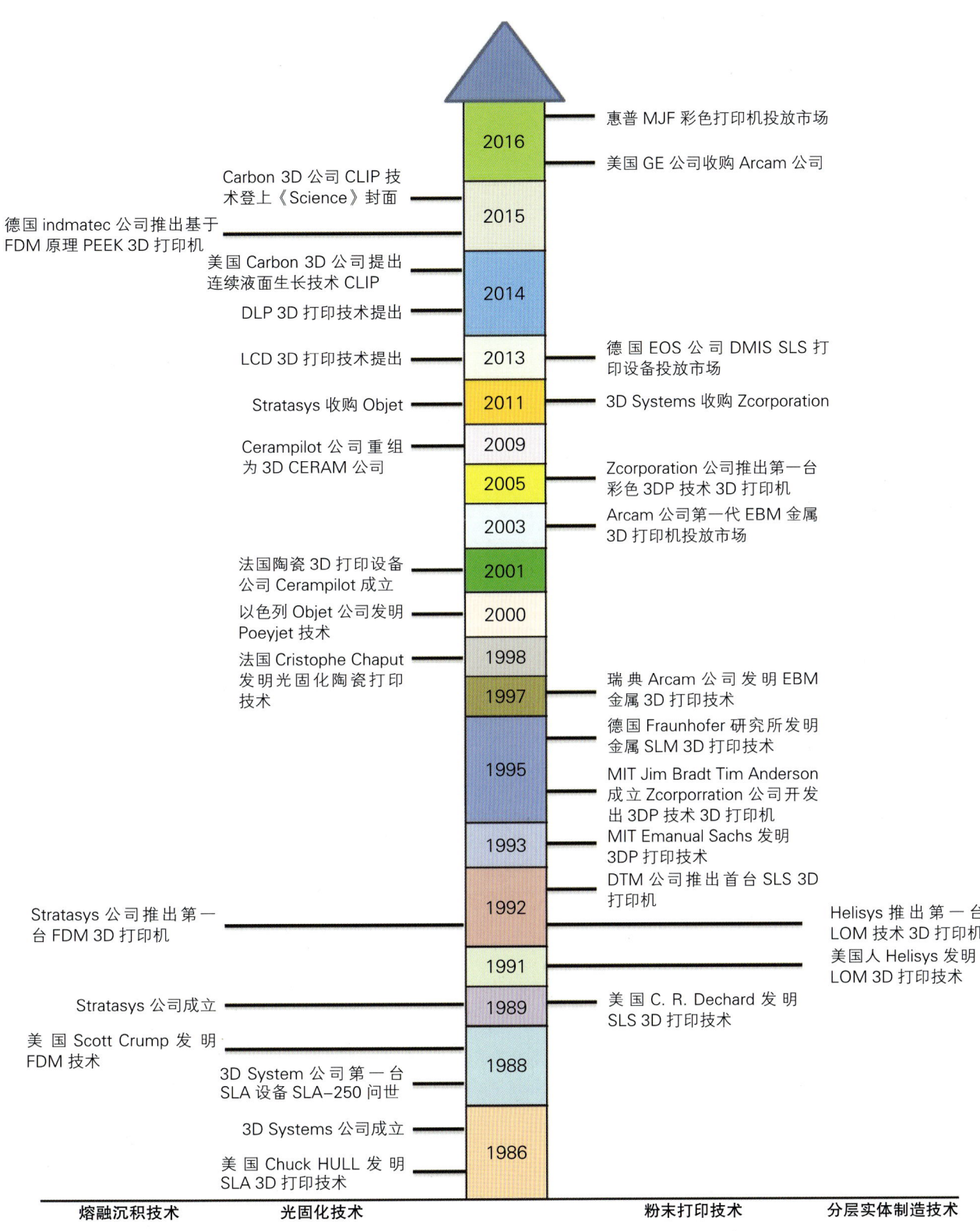

图 1-2-10 3D 打印技术发展简史

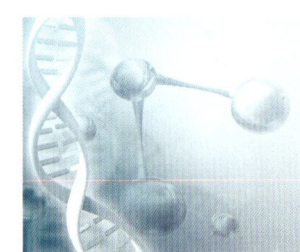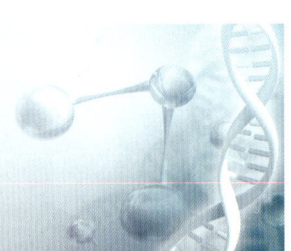

第3章 医学3D打印材料学

3D打印技术在医疗领域的成功应用，离不开3D打印医用材料的发展。从理论上来说，所有的材料都可以打印，但是对于像医学这类特殊行业，打印原材料的局限性严重阻碍了打印产品的研发，打印材料已经成为医学3D打印研究的重点问题之一。众所周知，3D打印有多种成型技术，如SLS、SLA和FDM等，每种打印技术对应的打印材料及其特性要求都不一样，如SLS技术常用的打印材料是金属粉末，而SLA技术通常用光敏树脂，FDM技术采用的材料比较广泛如ABS塑料、PLA塑料等。目前，医学3D打印材料还在不断丰富中，材料的丰富和发展也是医学3D打印技术能够转化为临床应用的关键。

第一节 3D打印材料分类

与工业3D打印领域类似，常用的医学3D打印材料也可大致分为高分子材料及其复合材料、金属材料、无机非金属材料（陶瓷材料）等几大类。其中，目前组织工程和人工器官研究前沿领域用得最多的打印材料为天然或人工高分子凝胶类材料，这类材料通常复合细胞或各类生长因子、药品等，构成特定的"生物墨水"（bioinks）。显然，"生物墨水"本身为一类复合材料。

一、医用3D打印高分子材料

高分子材料因其品种繁多、3D打印成型性能好、价格便宜等优势，成为发展最快的3D打印生物医学材料。3D打印医用高分子耗材需要经过特殊处理，通常需要加入黏合剂或光固化剂，并且对材料的固化速度、固化收缩率等有很高的要求。不同的打印成型技术对医用3D打印高分子材料的要求不尽相同，但是都需要材料的成型过程快速、精确；材料能否快速、精确成型，直接关系打印产品的成败。由于生物医用材料直接与生物系统作用，除了各种理化性质要求外，生物医学高分子材料必须具有良好的生物相容性。基于这类材料打印成型的生物医用产品的开发，比其他功能产品的开发具有更严格的审核程序。例如，因产品的应用目标不同，按临床医疗器械审批管理，对应的器械产品可分为Ⅰ类、Ⅱ类及Ⅲ类医疗器械，其各自对应的医用3D打印原材料均有不同的生物学指标评价要求。所以，针对医用3D打印高分子材料而言，其打印成型能力为基本要求，其生物学特性是保障产品应用和功能实现的必要条件。

二、医用 3D 打印金属材料

金属材料由于具有比医用高分子材料更好的力学强度、导电性以及延展性，使其在硬组织修复领域具有天然的优越性。通常金属的熔融温度较高、打印难度较大，所以金属 3D 打印一般采用电子束选区熔化成型技术（EBM）和选择性激光烧结（SLS）方式。目前，用于生物医学打印的金属材料主要有钛合金、钴铬合金、不锈钢和铝合金等。人工关节产品的出现，标志着 3D 打印金属医用产品技术进一步成熟并迈出了临床应用的步伐。与工业用 3D 打印金属材料相比，医用 3D 打印金属材料不仅对打印原料的形态，如球形度、粒度、流动性等的要求更高，同时医用 3D 打印金属材料还需要严格控制原料中的杂质如重金属离子的含量，以保障成型产品的生物安全性。随着纳米 3D 打印技术的出现和发展，纳米金属粉末打印材料成了研究热点。先进的纳米结构粉末对超细晶体结构要求高，纳米结构粉末可以显著改善打印成品的物理化学力学性能，而这些性能的提升将进一步拓宽其在生物医学领域的应用。然而，因为加工困难、生产效率低和成本高昂，3D 打印金属纳米粉末材料的产业化和商业化目前还非常困难。

三、医用 3D 打印无机非金属材料

生物陶瓷具有硬度高、强度高、密度低、耐高温、耐腐蚀等特点，在人工骨修复替代、内置物、齿科和矫形假体领域有着广泛的应用。医用 3D 打印无机非金属生物材料主要包括生物陶瓷、生物玻璃、氧化物及磷酸钙陶瓷和医用碳素材料。生物陶瓷韧性不高、硬而脆的特点，使其加工成型困难，尤其是形状或内部结构复杂的陶瓷部件需通过模具来成型，而模具加工价格昂贵且开发周期长，难以满足生产需求。近年来，针对生物陶瓷制作工艺复杂、成型加工困难的问题，研究者们采用 3D 打印技术来制备生物陶瓷，并取得了长足的进步。在人体硬组织修复领域，磷酸钙、磷酸二正硅酸钙、双相磷酸钙、硅酸钙/β-磷酸三钙等材质的生物陶瓷得到了广泛的研究。生物玻璃是内部分子无规则排列的硅酸盐聚集体，主要含钠、钙、磷等金属离子，在一定配比和化学反应条件下，会生成含羟基磷酸钙的复合物，具有很高的仿生性，是生物骨组织的主要无机成分。由于生物陶瓷和生物玻璃等材料具有可降解性和生物活性，能够诱导骨组织的再生，因此在骨组织工程的研究领域作为组织工程支架材料得到了广泛应用。结合 3D 打印技术，生物陶瓷类材料由于具有生物相容性好、精确成型、快速制造、个性化等诸多优点，已经在骨组织工程支架材料和个性化医疗领域的研究中取得许多进展。目前，对生物陶瓷的 3D 打印研究多集中于硬组织的打印。医用陶瓷材料都需要在高温条件下加工成型，所以医用陶瓷材料的 3D 打印加工通常分为两个阶段：

1. 陶瓷粉末与熔点较低的黏结剂混合均匀后，利用黏结剂的成型性能打印出所设计的模型，但是此时的模型只是在黏结剂的作用下将陶瓷粉末黏结成型，力学性能较差，无法满足应用要求。

2. 在打印成型后，需要对陶瓷制品进行二次烧结。陶瓷粉末的粗细与黏结剂的用量都会影响陶瓷制品的性能：陶瓷粉末越细越有利于二次烧结时晶粒生长，陶瓷层的质量越好；黏结剂的用量越大，激光烧结过程越容易，但是会造成二次烧结时零件收缩变大，达不到尺寸精度要求。二次烧结过程的温度控制也会对 3D 打印陶瓷制品的性能产生影响。

因此，医用 3D 打印陶瓷类材料的基本要求包括：材料原始粒径较小（10~100 μm），适合打印喷头挤出（3D extrusion）；材料亲水性好，利于生物胶水复合调制打印墨水；采用 SLA 技术的

打印材料还有较高的球形度、流动性等要求，利于打印粉体的铺展。为了保证打印产品的力学强度和减小烧结过程中的收缩率，一般打印陶瓷材料在合成后需要经过预烧结和球磨以细化材料颗粒。

四、医用复合生物材料（生物墨水）

医用复合生物材料是两种以上物理结构或化学性质不同的生物材料的复合物。这类打印材料是连续相的基体与分散相的功能性材料组合形成的多相材料，可用于人工器官、修复、理疗康复、诊断、检查、治疗疾病等医学领域。3D打印技术可以将多种材料复合打印，同时还可以在打印墨水中添加各种组分材料，各组分材料间取长补短、相辅相成，在生物医学工程领域具有得天独厚的优势。复合生物材料的性能具有可调性，复合材料的各组分既保持性能的相对独立性，又互相取长补短，优化配置，大大弥补了单一材料应用存在的不足；但是对于理化性质差异较大的多种生物材料，如何利用打印的方法使它们很好地融合在一起，发挥组合的最大优势，也是目前3D打印墨水的研究热点。

在有细胞参与的生物3D打印中，打印墨水材料不仅需要满足可打印成型的要求，同时还需要满足和细胞兼容，能够固定、支撑细胞黏附和增殖等生物学行为的要求。有细胞直接参与的生物3D打印是一门多学科交叉综合的超级学科，需要利用生物学、医学、材料学、分子生物学等多学科的原理与技术，打印材料（生物墨水）的设计是亟须突破的难点之一。这类含细胞的"生物墨水"基质材料通常选择性质组成与细胞外基质类似的凝胶类材料，如水凝胶、胶原、壳聚糖等。对这类基质材料的基本要求，需要其具有良好的生物相容性，不影响细胞的正常代谢过程，与细胞外基质类似，可对细胞进行保护，利于细胞间的黏合、扩展和器官的构型。同时，因为"生物墨水"在打印后需要固定成型，因此这类材料还需要具有良好的固化性能，如光固化打印材料需要具有较好的光固化性能，其他化学方法固定的需要材料则应具有较好的生物交联响应性，交联过程迅速，对种子细胞损伤小。图1-3-1-1所示为常规生物墨水材料的配置和功能设计要求。总之，开发更多快速固化交联、仿生细胞外基质、可降解、具有一定生物活性的3D打印生物墨水材料，是生物3D打印研究的一个热点，将为打印生物组织器官奠定良好的基础。

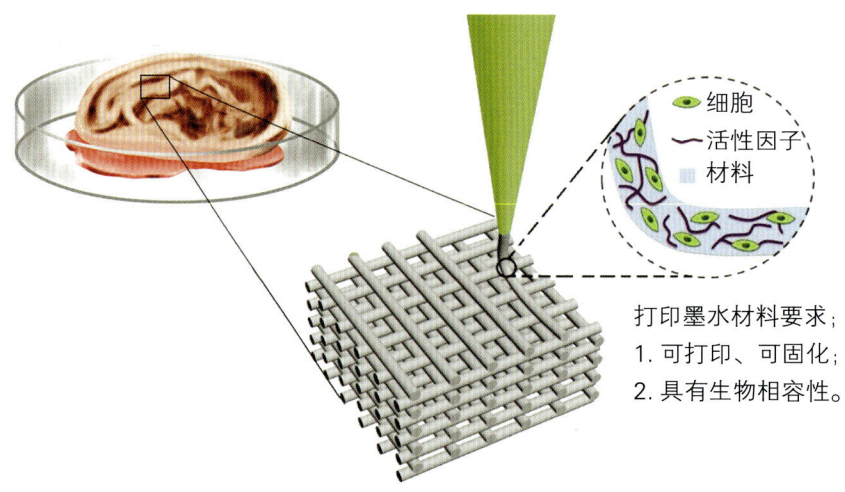

图1-3-1-1　典型"生物墨水"材料的配置。典型的"生物墨水"由种子细胞、活性因子、基质材料等复合构成，基本功能要求可打印、可固化以及具有相应的细胞生物相容性

第二节 3D 打印材料基本性能

一、3D 打印用高分子材料

高分子也称聚合物（或高聚物），但有时高分子可指一个大分子，而聚合物则指许多大分子的聚集体。聚合物是 3D 打印技术使用的第一种材料，同时基于聚合物的 3D 打印技术也最成熟。聚合物包括热塑性聚合物，热固性聚合物，弹性体，水凝胶，聚合物共混物，生物系统和聚合物基复合材料等。如表 1-3-2-1 所示，与金属和陶瓷相比，聚合物由于其熔点低和化学结构的灵活性而具有优异的可制造性。高分子材料是快速原型成型技术的首选材料，在推动多功能材料和多相材料的 3D 打印方面发挥了主导作用。

表 1-3-2-1 3D 打印用高分子材料及其成型技术特点

3D 打印技术	原材料状态	工作原理	典型聚合物材料
FDM	丝材	挤出和沉积	热塑性高分子，如 PLA、ABS、PC 和尼龙
SLA/DLP	液态	激光扫描和光固化	光固化树脂，如丙烯酸酯、丙烯酸树脂、环氧树脂
SLS	粉末	激光烧结	聚苯乙烯，PCL，聚酰胺，聚醚醚酮（PEEK），聚酰胺 11 和 12
3DP	粉末	喷墨打印	丙烯酸塑料，蜡，淀粉，陶瓷
3D plotting	液体或糊状物	加压注射挤出	水凝胶，生物材料，复合材料，光敏素

与传统加工工艺和其他材料相比，3D 打印技术对高分子材料最基本的要求是具有良好的加工流动性，在成型后能通过凝固、聚合、固化等方式快速黏结为具有良好的机械强度和特殊功能的结构。不同的 3D 打印技术机理不同，对材料性能的要求也各不一样，一般情况下用于 3D 打印的高分子材料需要具有良好的可打印性和可加工性。针对特殊领域的要求，所选的打印材料还需要具有一些特殊性能，如应用于组织工程领域的 3D 打印材料还需要具有良好的生物相容性、可生物降解性和无毒等。

三种最常用的 3D 打印技术所使用的高分子打印材料要求包括：

FDM：作为适用于 FDM 的高分子材料，应具备机械强度高、收缩率低、熔融温度适宜、无毒环保等基本条件。

SLA：SLA 原材料光敏树脂的性能直接影响产品的精度和性能，所以制备高性能光固化树脂材料是研究重点。SLA 技术所采用的光敏树脂，在成型精度、成型速度、一次固化程度、溶胀系数、黏度、成本等性能指标方面有严格要求。

SLS：从理论上来说，任何受热后能够黏结的粉末均可作为 SLS 技术的原料，但 SLS 技术本身存在的问题和局限导致适用材料十分有限。SLS 技术采用的高分子粉末材料除了对粉末大小有要求外，还应具有粉末结块温度低、收缩小、内应力小、强度高、流动性能好等特点。

虽然目前可用于3D打印的高分子材料种类较多，但是作为打印材料，单一的高分子材料都有各种各样的打印问题。例如，材料打印温度偏高，导致对设备要求高；在高温下打印出来的材料快速冷却，导致打印出来的材料快速结晶，使得材料的刚性大而韧性不足；此外，由于打印温度偏高，还会导致高分子的挥发或溢出，对打印环境造成不良影响。材料的流动性不良，导致很多工程高分子材料不能用于3D打印；即使勉强进行制品打印，打出来的成品稳定性也不好。所以，用高分子复合材料来取代单一的高分子材料，是目前3D打印材料的发展趋势。高分子复合材料和单一的高分子材料相比，主要具有以下优点：①材料的流动性强；②材料的力学性能高；③冷却凝固/固化时间短；④功能化。

（一）基于FDM技术的高分子材料

FDM技术使用两种材料，即成型材料和支撑材料。成型材料主要是热塑性高分子，如丙烯腈－丁二烯－苯乙烯共聚物（ABS）、聚乳酸（PLA）、聚苯砜（PPSF）、聚对苯二甲酸乙二醇酯-1, 4-环己烷二甲醇酯（PETG）、聚己内酯（PCL）及聚碳酸酯（PC）等，常用品种的化学结构如图1-3-2-1所示。支撑材料主要在3D打印机打印模型悬空面时起支撑作用。FDM技术要求所用材料除具有一定强度外，还需要具有凝固收缩率低、黏度随温度变化大、热稳定性好、高温下没有有害物质挥发或较少等要求。

1. PLA　PLA(聚乳酸)是一种可生物降解的热塑性高分子,具有可再生性,其原料乳酸来源广泛,可通过玉米、淀粉等农产品发酵获得（图1-3-2-1A）。PLA强度高，其废弃物在土壤或水中会彻底分解成水和二氧化碳，生物相容性好；与FDM工艺中常用的丙烯腈－丁二烯－苯乙烯塑料（ABS）相比，PLA材料更环保，气味小，适合室内使用。

此外，聚乳酸还具有优良的力学性能、热塑性、成纤性、透明性、可降解性，同时其较低的收缩率也使得在打印大尺寸模型时，即使不使用热床也不会发生翘边现象。使用结构简单的开放式打印机也能打印较大的零件，使得PLA成为最廉价的入门级3D打印机的主力耗材。利用PLA可以获得半透明结构的打印零件，比不透明的亚光ABS打印件更具美感。不过，作为生物塑料，PLA的缺点也同样明显，如力学性能较差、韧性和抗冲击强度明显不如ABS、熔体强度低、不宜做得太薄或者用于制作需要承重的部件、成型困难、打印制品脆性较大等。未经改性的PLA丝材在打印过程中,喷头处会因熔体强度下降发生漏料现象,粘在成型件上形成毛边,影响打印制件的表面质量。

2. ABS　ABS（丙烯腈－丁二烯－苯乙烯共聚物）是丙烯腈（A）、丁二烯（B）、苯乙烯（S）三种不同单体的三元共聚物，其三种结构单元的化学结构如图1-3-2-1B所示。ABS兼有三种组分的优势，是一种综合性能良好的高分子材料。ABS具有良好的热熔性和易挤出性，打印温度为210~260℃，是最早用于熔融沉积成型（FDM）的材料，目前也是FDM技术打印最常用的热塑性耗材。ABS的抗冲击性、耐热性、耐低温性、耐腐蚀及电绝缘性能良好，具有易加工、制品尺寸稳定、表面光泽性好等特点，容易涂装、着色，还可以进行表面喷镀金属、电镀、焊接、热压和粘接等二次加工，广泛应用于机械、汽车、电子电器、仪器仪表、纺织、玩具制造和建筑等领域，打印产品质量稳定，强度高，韧性好。然而，ABS打印时需要加热，这种材料遇冷收缩特性明显，在温度场不均匀的情况下，可能会从加热板上局部脱落，产生翘曲、开裂等问题。此外，打印时可能会产生强烈的气味。

3. PP　PP（聚丙烯）是由丙烯聚合制成的一种热塑性树脂（图1-3-2-1c），通常为半透明无色固体，无臭，无毒，密度小，质量轻。由于结构规整而高度结晶化，故熔点可高达167℃，耐热、耐腐蚀，表面刚度和抗划痕特性好。缺点是耐低温冲击性差，易老化，但可通过改性来克服。

4. PC　PC（聚碳酸酯）是分子链中含有碳酸酯基的高分子聚合物，是一种性能优良的热塑性工程树脂（图1-3-2-1D）。PC是几乎无色的玻璃态无定形聚合物，具备工程塑料的多种优良特性，无味，无毒，强度高，抗冲击性能好，收缩率低，有很好的韧性、光学性、耐磨性、抗氧化性、阻燃特性和抗污性等。将PC制成3D打印用丝材，其强度比ABS丝材高约60%，适用于打印高强度制品。主要性能缺陷是耐水解稳定性不够高，耐有机化学品性、耐刮性较差，长期暴露于紫外线中会发黄且颜色单一，只有白色，着色困难。

5. PVA　PVA（聚乙烯醇）是目前比较常见的支撑材料，是一种可生物降解的、具有水溶性的环境友好型高分子材料。由于分子结构中含有大量羟基（图1-3-2-1E），因此聚乙烯醇是一种水溶性支撑材料，材料成型后遇水自动溶解，剥离效果非常好，制作的产品越复杂，优势越明显。纯PVA的热分解温度和熔融温度很接近，难以进行熔融加工，需改性后才能使用。

除上述几种目前应用较广、比较成熟的丝材以外，为满足不同要求，还有许多其他高分子材料可供使用。例如，可设计出具有不同性能的水溶性合成高分子材料丙烯酸类共聚物；具有良好的综合性能，有一定阻燃性的PA（聚酰胺，又称尼龙）；所有热塑性材料中强度最高、耐热性最好、抗腐蚀性最强的材料PPSF（聚苯砜）；最近才应用于3D打印领域的一种新型生物基聚酯PETG（聚对苯二甲酸乙二醇酯-1，4-环己烷二甲醇酯），该材料结晶度很低，具有优异的光学性能、疏水

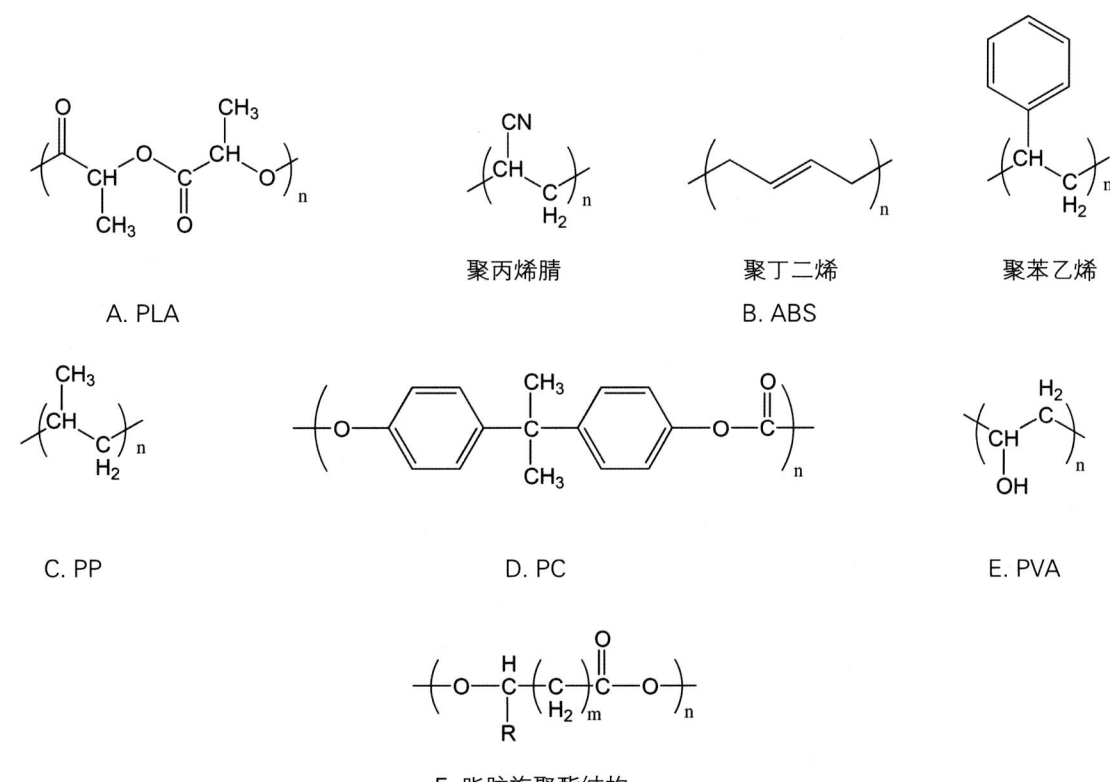

图1-3-2-1　3D打印常用高分子材料的化学结构

性、耐腐蚀性、抗冲击性能、抗应力白化能力以及良好的注塑加工性能；具有良好生物相容性的人工骨替换材料——特种工程塑料PEEK（聚醚醚酮）；可打印衣物的EP（弹性塑料）；仿聚丙烯材料Endure；以PCL（聚己内酯）为代表的具有良好的生物降解性、生物相容性，无毒性的脂肪族聚酯（图1-3-2-1f）；具有高张力、高拉力、强韧性和耐老化的特性，成熟的环保材料TPU（热塑性聚氨酯）；具有优异物理化学性能和较高的机械强度，生物降解速度快且生物相容性好的无毒材料PGA（聚乙醇酸）等。

（二）基于SLA/DLP技术高分子材料

目前，多数光敏树脂均为紫外线引发聚合的树脂材料，又称UV树脂，由聚合物单体、预聚体与紫外光引发剂组成，在一定波长的紫外光（250~300 nm）的照射下引发聚合反应，完成固化。近年来，光敏树脂被用于3D打印，因其优秀的特性而受到青睐与重视。光敏树脂是3D打印中立体光固化技术（SLA）所用的主要材料，通过激光、数码光等光束在计算机控制下照射光固化材料表面，逐层扫描凝固，堆积构成三维实体。

根据光固化机理的不同，3D打印光敏树脂可分为自由基固化型、阳离子固化型和混合固化型。早期商品化的SLA光敏树脂主要是自由基固化型光敏树脂。1995年后，光敏树脂主要是自由基—阳离子混合固化型光敏树脂，由丙烯酸酯树脂、乙烯基醚、环氧预聚物及单体等组成。对于混合体系，自由基聚合在紫外光辐照停止后立即停止，而阳离子聚合在停止辐照后继续进行。因此，当两个体系结合时，形成光引发协同固化效应，最终产物的体积收缩率可显著降低，性能也可实现互补。

在3D打印光敏树脂中，最常用的基体低聚物为环氧丙烯酸酯（EA），具有一些显著的优点，如光固化速率快，可提高3D打印速率，从而提高生产效率；耐化学腐蚀性好，便于3D打印制品的清洗；固化后硬度高和层间结合好，有助于提高打印制品的力学性能。脂肪族聚酯具有良好的生物相容性，也是一种重要的医用生物材料，以富马酸封端的3臂聚D，L-丙交酯［（PLA-FA）$_3$］为原料，加入稀释剂和共聚单体，通过3D打印成功制备可降解的组织工程支架，这种工程支架具有规整的螺旋孔结构，弹性模量高，尺寸稳定性得以提高。

（三）用于SLS技术的高分子材料

在SLS技术中，激光束沿受控路径扫描高分子材料粉末，通过选区加热进行烧结。在高功率激光作用下，相邻的粉末通过分子扩散熔合在一起，完成层内成型，然后开始下一层的处理。成型结束后，去除未烧结的粉末而获得最终产品。SLS技术的特征分辨率由粉末粒径，激光功率，扫描间距和扫描速度决定。通常大多数热塑性高分子粉末都可以作为SLS原料。热塑性高分子又可分为非结晶性和结晶性两种，其中非结晶性高分子包括聚碳酸酯（PC）、聚苯乙烯（PS）、高抗冲聚乙烯（HIPS）等，结晶性高分子有尼龙（PA）、聚丙烯（PP）、高密度聚乙烯（HDPE），聚醚醚酮（PEEK）等。虽然理论上来说任何粉末形式的热塑性聚合物都可以通过SLS技术加工，但烧结过程中复杂的固结行为和分子扩散过程，限制了SLS工艺中所用材料的选择。迄今为止，最成熟的SLS用高分子材料包括聚己内酯（PCL）和聚酰胺（PA）等，其他适用于SLS打印技术的热塑性高分子材料也在不断发展中。

除了单纯的材料打印成型外，高分子材料常用作细胞打印中的载体材料。由于活细胞对环境的变化十分敏感，因此对材料有特殊的要求，不但需要在温和的条件下成型，具有良好的生物相容性，还能够调控细胞的增殖、分化、迁移等行为。常用的材料主要是水凝胶类材料，这是一种由高度亲水的高分子形成的三维网络，含有大量的水分。根据形成网络的分子机理，可分为化学凝胶和物理凝胶。化学凝胶是大分子通过共价键进行交联形成的，物理凝胶是由分子间的结合作用如氢键等形成的立体网络聚合物，物理凝胶的稳定性比化学凝胶差。水凝胶具有很好的生物黏附性，力学性质与人体软组织极为相似，已经被广泛用于组织工程支架和药物的可控释放等方面。3D打印技术可以实现对水凝胶材料外形和内部结构的精确控制，有利于细胞分布的调控，以及材料与生物体的匹配。

3D打印中常用的水凝胶有丙烯酸酯封端的聚乙二醇（PEG）等，如以聚乙二醇双丙烯酸酯（PEG-DA）为原料，利用3D打印技术制备水凝胶神经导管支架；以PEG-DA/藻酸盐复合原料制备主动脉瓣水凝胶支架，该水凝胶的弹性模量可在5.3~74.6 kPa范围内变化；另外，通过立体印刷技术，以甲基丙烯酸修饰的PLA-PEG-PLA三嵌段共聚物为原料，可以制备多孔或非多孔水凝胶，材料具有良好的贯通性、较窄的孔径分布和较高的力学性能。

天然高分子因其细胞亲和性好、可生物降解等优点，常被用作组织工程支架材料。对天然高分子进行改性，使其达到3D打印成型的要求，是开发3D生物打印材料的重要途径。常用的天然高分子材料，如胶原、明胶、透明质酸、海藻酸等，通过导入具有光敏性的丙烯酰基或甲基丙烯酰基，获得可在紫外或可见光照射下固化的水凝胶，用于有活细胞参与的3D打印。

二、3D 打印用复合材料

低熔点或液态的聚合物材料由于其重量轻、成本低和加工灵活性而广泛用于3D打印领域。尽管3D打印聚合物产品可能具有几何复杂性，但在机械强度和功能性方面则有一定的限制，这对于其广泛应用来说是一个巨大的挑战。组合各种材料以获得所需的力学和功能特性，是解决这些问题的有效途径。因此，近年来可与3D打印机兼容的复合材料的开发引起了人们极大的关注，在开发由颗粒、纤维或纳米材料增强的新型可打印复合材料方面取得了许多成果。

（一）颗粒/聚合物复合材料

颗粒增强材料被广泛用于改善聚合物基质的性质和降低成本。颗粒易于与聚合物混合，或者以粉末形式用于SLS技术，或者以液体形式用于SLA技术，或者进一步挤出形成可印刷的长丝用于FDM技术。表1-3-2-2总结了各种可用于3D打印的颗粒增强聚合物材料和所得产品的性能特性。颗粒增强复合材料3D打印中需要考虑的关键问题包括：通过添加玻璃珠、铁/铜颗粒来提高拉伸/储能模量，通过添加铝和氧化铝提高耐磨性，通过添加陶瓷或钨的颗粒改进电介质的介电常数。在这些情况下，通过FDM、SLS或SLA技术制造长方体或圆柱形部件，并且观察到性能的改进，但尚未证明结构改变。

（二）纳米复合材料

纳米材料，如碳纳米管、石墨烯、石墨、陶瓷和金属纳米粒子，通常表现独特的机械、电气和热性能。因此，将纳米材料添加到聚合物用于3D打印，可以实现高性能功能复合材料的创建。3D打印纳米复合材料的部分研究成果见表1-3-2-2。

表1-3-2-2　3D打印颗粒/聚合物复合材料及其成型工艺和产品特性

3D打印技术	打印材料	打印产品功能特性
FDM	铁/ABS，铜/ABS	提高导热系数，降低热膨胀系数
	Al，Al_2O_3/尼龙-6	降低摩擦系数
	$BaTiO_3$/ABS，$CaTiO_3$/聚丙烯	提高介点常数和可控谐振频率
	钨/PC	提高介电常数、X线衰弱系数和抗冲击性
	热塑性弹性体/ABS	降低打印产品各向异性
SLA	Al_2O_3/光敏树脂	提高介电常数
DLP	金刚石微粒/丙烯酸酯基树脂	改善传热，散热和冷却性能
SLS	玻璃珠/尼龙-11	改善拉伸模量和压缩模量

表1-3-2-3　3D打印纳米复合材料及其成型工艺和产品特性

3D打印技术	打印材料	打印产品功能特性
FDM	TiO_2/ABS	改善拉伸模量和强度
	碳纳米纤维/ABS	
	蒙脱土/ABS	提高强度、模量、热稳定性，降低热膨胀系数
	石墨烯/ABS	改善导电性和热稳定性
	碳纳米纤维/聚苯乙烯	独特的电学特性，良好的伏安特性，较小电容电流
SLA	CNT/环氧丙烯酸酯	提高拉伸强度，降低拉伸率
	氧化石墨烯/光敏树脂	提高拉伸模量，强度和伸长率
	TiO_2/环氧丙烯酸酯	提高强度、模量、硬度、热稳定性
	$BaTiO_3$/PEGDA	改变压电系数
	CNT/丙烯酸酯	增强对电磁能的吸收
	BST/环氧树脂	超低导热性和高能量转换率
DLP	银/PEGDA	改善导电性
SLS	炭黑/尼龙-12	提高拉伸强度和抗冲击性
	Al_2O_3/聚苯乙烯	
	Ti/尼龙-12	
	石墨/尼龙-12	提高拉伸模量，降低伸长率
	二氧化硅/尼龙-11	

（三）生物复合材料

随着 CT 和 MRI 技术的发展，组织和器官的三维图像的信息更丰富，分辨率更高。使用获得的图像数据，可以通过 3D 打印技术生成具有复杂 3D 微架构的患者特定组织和器官。目前用于生物医学领域的印刷用聚合物材料，包括基于天然衍生的聚合物（明胶，藻酸盐，胶原等）或合成的聚合物分子［聚乙二醇（PEG），聚乳酸-共-乙醇酸（PLGA），聚乙烯醇（PVA）等］等。用于生物医学的生物材料的所需特性是可打印性、生物相容性、良好的机械性能和结构性质；同时，成功的可移植性和相应的生物功能必不可少，以确保打印的 3D 部件与内部组织具有良好的相互作用。表 1-3-2-4 总结了各种 3D 打印技术用于制造生物复合材料及其打印产品的特殊生物学功能。

表 1-3-2-4　3D 打印用生物复合材料及其成型工艺和产品特性

3D 打印技术	打印材料	打印产品功能特性
3D plotting	TCP/PCL	
	TCP/ 海藻酸钠	
	HA/PLA	支架可生物降解，具有良好的亲水性和细胞黏附性，提高抗压强度
	生物玻璃 /PEG/PLA	
	CNT/ 海藻酸钠	
	二氧化硅 / 胶原 / 藻酸盐	
	HA/CNT/PCL	支架可生物降解，具有良好的导电性，允许施加电刺激
	石墨烯 /PLAGA	
	Fe_3O_4/ 生物活性玻璃 /PCL	可降解生物支架，可产生局部热量，用于热疗
	藻酸盐 / 环氧	
	琼脂 / 海藻酸钠	人造水凝胶半月板软骨
	细胞 / 水凝胶 / 银纳米粒子	
	细胞 / 藻酸盐 /PCL/PEG	仿生耳
	细胞 / 水凝胶 /PCL	
	细胞 / 明胶 / 胶原	血管
	细胞 / 明胶 / 藻酸盐	主动脉瓣
	细胞 / 藻酸盐 / 纳米纤维素	软骨结构
	多细胞球状体 / 琼脂糖	肝组织构建
FDM	HA/PLA	可生物降解支架，在循环加载过程中具有良好的抗裂性
	HA/PEG/PLA	可生物降解支架，具有良好的亲水性和细胞黏附性，提高抗压强度
	HA/TCP/PLGA	
	纳米 HA/PCL	可生物降解支架，良好的生物相容性，高骨诱导性
SLS	$CaSiO_3$/PVA	可生物降解支架，良好的生物相容性，抗压强度和细胞相容性

第三节　3D 打印材料学在医学上的应用

生物材料的品种繁多，在医学上的用途也是多种多样。可用于 3D 打印的材料从成分上看几乎涵盖了目前各类生物材料，包括金属、生物陶瓷材料以及高分子聚合物（热塑性聚合物，光固化聚合物，热固性聚合物，生物弹性体，水凝胶）等。以上材料可以制备成长丝、线材、粉末、浆料、片材，或以油墨形式用于 3D 打印。

一、3D 打印金属材料

金属材料是人类利用的最早的医用材料之一。金属因为普遍有较好的机械强度、抗疲劳强度以及在加工成型方面的优势，所以广泛应用于关节、脊柱等硬组织损伤治疗领域，在骨骼稳定性重建和关节功能替代方面发挥了巨大的作用。不断发展的 3D 打印技术也给医用金属带来了设计和加工上的新思路。

（一）不锈钢

因为具有较好的机械性能且价格低廉，已有多种不锈钢材料应用于制造接骨板、螺钉和人工关节等。其中，使用最广泛的当属 316L（ASTM F138 和 F139）的 2 级产品。316L 合金的成分有：铁（60%~65%）、铬（17%~20%）和镍（12%~14%），以及少量其他成分，如氮、二氧化锰、钼、三氯化磷、硅和硫黄。316L 合金中碳含量低于 0.030%（质量分数），可以有效减少晶界富集碳化物造成的"敏化"（sensitized）现象，提高其抗腐蚀性能。

临床研究表明，316L 等不锈钢材料在置入体内后，由于摩擦磨损、腐蚀等作用会逐渐析出、释放 Fe、Ni、Cr 等金属离子。其中，Ni 被认为是一种潜在的致敏因子，Ni 离子在内置物附近的组织内富集可能会诱发毒性效应，破坏细胞并引发炎症等不良反应，对生物体则有致畸等危害。在体外研究中，Ni、Gr、Mo 等不锈钢材料溶出物均显示出不同程度的细胞毒性。因此，为了尽可能地控制 Ni 离子等金属离子的释放，学者们相继研制了多种新型医用不锈钢和无镍奥氏体不锈钢。与钛和钛合金相比，不锈钢的耐腐蚀性能与生物相容性相对较差，但是心血管支架所处的独特的富氧环境会极大地降低腐蚀的风险，故不锈钢被广泛应用作心脏支架材料。此外，成本低廉的不锈钢往往是制造内/外固定支架、手术器械以及内置物的廉价选择。

不锈钢因为其粉末成型性好、制备工艺简单且成本低廉，是最早应用于 3D 打印的金属材料。目前主流的制备工艺，通常使用选区激光熔融成型（selected laser melting，SLM）、电子束熔融成型（electron beam melting，EBM）等，利用高功率能量束将不锈钢粉体以选区熔融的方式进行成型。316L 不锈钢适用于制造具有复杂外形和多孔结构的零件，如牙冠、牙桥以及手术导板等复杂结构的零件。目前，仍有很多因素制约 3D 打印不锈钢的成型，如在 SLM 成型过程中依然存在一定的孔洞和裂纹，制造出的产品强度不足以达到理想状态，熔融过程中也会存在球化现象等。

（二）钛合金

与不锈钢相比，医用钛的强度要高 50%，也使得其更适合高载荷环境。此外，钛合金的密度更低，耐腐蚀性能、耐磨性能优异，并且具有更好的生物相容性。其表面往往附着一层 Ti 氧化物，该层氧化物一方面会阻止其基层金属的继续腐蚀，另一方面也具有一定的细胞相容性，与不锈钢内置物相比，置入后与组织之间的结合更加紧密。因此，目前普遍认为钛合金是最理想的修复用骨科内置物金属材料。到目前为止，钛金属内置物在临床上已经被广泛应用于各种骨关节的假体部件、颅面内置物、椎弓根固定钉棒、骨折内固定器、椎间融合器以及口腔医学种植牙等的制造。其中，商业纯钛（CP）和超低杂质（ELI）Ti6Al4v（ASTM F136，TC4）是医用器械领域中最常用的两种钛合金。纯Ti在生理环境中具有良好的耐腐蚀性能，但其强度较低、耐磨损性能较差，从而限制了其在承力部位的应用，主要用于口腔修复和承力较小部位的骨替换。与纯Ti相比，Ti-6Al-4V合金在纯钛的基础上添加了5.5~6.5wt%的Al元素与3.5~4.5wt%的V元素，提高了其硬度、强度，改善了其加工性能。该合金最初是为航天应用设计的，于20世纪70年代后期作为外科修复材料得到广泛应用。一般而言，钛合金在使用前需要经过相应的热处理。长期以来，国内外的研究主要以TC4（Ti6Al4V）为主。但因Al、V等对人体有害，因而近年来研究方向转向不含Al、V的新型β型钛合金，如TiZrNb.Sn、Ti24Nb4Zr7.6Sn等。同样，钛合金本身也是生物惰性的，置入后会造成内置物与周围组织之间整合性不足的问题，降低了内置物的结构稳定性。临床上最普遍的方法是通过构建特殊的表面化学涂层或者表面结构来赋予钛内置物表面生物亲和性。

与不锈钢类似，纯钛、TC4等钛合金主要应用于SLM、EBM等技术，通过高能束熔融粉体进行成型，可制备复杂外形和多孔结构的零件，这类多孔钛或钛合金产品多用作人体硬组织修复支架（图1-3-3-1）。使用3D打印技术制备钛合金零件在技术上较为成熟，已经广泛应用于航空航天、汽车制造等领域。在生物医药领域尤其是骨组织工程领域，基于对钛合金内置物的力学匹配、生物相容性的考量，往往将内置物制成多孔结构。而3D打印技术在制备复杂多孔结构上表现出了极大的潜力，故3D打印多孔钛内置物具有优异的应用前景。目前，使用这项技术制备的多种产品在骨外科领域已经相继获得临床使用许可，更多的关于临床治疗效果和长期生物安全性的结果有待揭示。

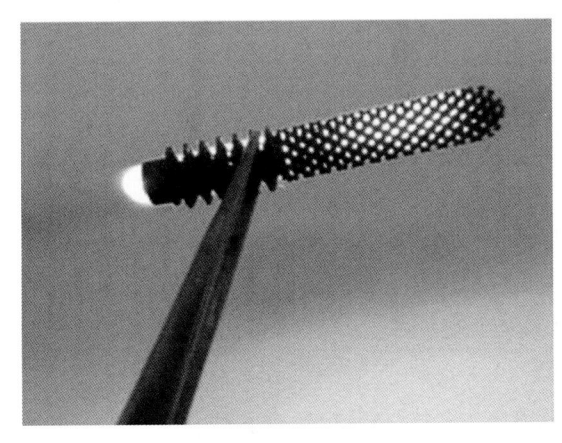
3D打印钛合金内置物

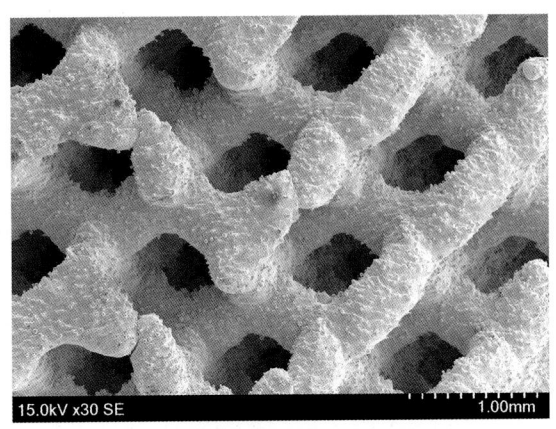
内置物内部多孔结构

图1-3-3-1　3D打印技术（SLM）制备的钛合金内置物

（三）钴合金

与钛合金相比，钴合金具有更好的耐磨性能，更高的强度、韧性，使其更适用于制造人工髋关节这样会与骨组织或其他内置物发生摩擦的部件。临床上，钴铬钼合金是使用最多的金属材料之一。与骨组织相比，钴铬合金的密度与弹性模量较高；与钛、镁等相比，置入后会面临更为严重的应力遮挡效应。同时，钴铬合金的生物相容性弱于钛合金。因此在临床实践中，常采用钛合金作为与骨组织直接接触的内置物材料（如钉棒），而钴铬合金作为与骨组织不直接接触的内置物材料（如脊柱固定螺栓）。钴铬合金在口腔修复领域应用广泛。钴铬合金不含有对人体有副作用的铍元素和会导致部分人群过敏的镍元素，且其抗氧化能力较好，不易在表面形成附着力较差的氧化膜，金—瓷结合强度较高，因此钴铬合金烤瓷冠的需求和相关研究正在逐渐增多。钴铬合金在材料性能方面也有一定的限制，其与瓷层材料的结合强度尚有待提高。常用的钴铬合金的3D打印成型技术是SLM技术。

（四）镁合金

镁合金是最轻的结构合金，由于其特殊的高强度和阻尼性能，在诸多领域具有替代钢和铝合金的可能。在医用领域，镁是一种对人体温和的元素，具有很好的生物相容性，以及与骨接近的密度和弹性模量，而且医用镁合金腐蚀速率可控，是一种可降解并可被人体吸收的新型内置材料，在心血管和骨科内置物与器械制造领域具有很好的应用前景。目前研究的镁合金主要包括WE43、AZ31、Mg-Ca、MgZnCa等。然而，现在医用镁合金还存在腐蚀过快、机械强度不够等问题。

（五）钽合金

钽合金制造生物相容性较好，同时其在酸性环境中依然具有优异的耐腐蚀性能，表面稳定的Ta_2O_5氧化层是其耐腐蚀性能优异的原因。多孔钽合金与骨组织键合能力出色，这也使得其成为一种具有良好前景的制造骨科内置物或活性涂层的原料。然而，过高的弹性模量、密度以及较差的可加工性限制了钽合金的医疗应用。钽合金的密度和弹性模量高达16.6 g/cm³和186 GPa，与密质骨（12~18 GPa）和松质骨（0.1~0.5 GPa）相比，置入后，过高的弹性模量将会引起显著的应力遮挡效应，影响骨组织再生。钽合金的熔点高达3 017℃，使得钽合金难以加工。据报道，将Ti与Ta按1∶1质量比制备出可用于SLM技术的钽合金，与纯钛和Ti6Al4v相比，具有更高的强度弹性模量比，其极限拉伸强度为925 MPa，弹性模量为75 GPa。

（六）3D打印金属材料的制备

目前，金属3D打印技术主要有两种形式：一种将原料均匀铺在成型台上，采用激光（SLM）、电子束（EBM）等高能束选区熔融成型，一般称为铺粉成型方式；另一种通过加装在高能束附近的补给装置，将粉末或者金属丝补至高能束的焦点，最终熔融成型，称为送粉成型方式。前者具有成型精度高、设备体积小、价格低廉等优势，但加工区域受限，所需材料较多；后者具有成型速度快、加工区域较大、所需材料较少等优势，但有精度较差、设备体积较大等缺点。在医疗器械领域中，由于所需要制备的零件往往体积较小，对精度、成本较为敏感，因此常用的成型技术为采用铺粉成型方式的SLM技术与EBM技术。

SLM与EBM技术所需要的粉末往往需要与高能束的焦距相匹配。一般来说，SLM技术所需要的粉末为球形，直径为 15~45 μm；EBM 技术所需要的粉末为球形，直径为 50~100 μm。目前的球形金属粉制备方法主要包括气雾化法、超声雾化法、等离子旋转电机雾化法、等离子雾化法、离心雾化法、等离子球化法等。气雾化法是指使用坩埚加热融合金属/合金，产生的熔融液体通过坩埚底部的喷嘴形成自由下落的液滴，然后通过高速惰性气流冲击使其破碎为微小液滴，最后冷凝为固态颗粒的方法；由于表面张力的作用，所得的颗粒多为球形或者近球形。这种方法生产的粉体存在表面粗糙、存在连体卫星球等不足，还需要消耗大量惰性气体，故生产成本较高；雾化过程中易出现缺陷，影响工件力学性能。超声雾化法是利用超声所具有的能量使金属液流在气相中形成细小液滴，进而固化为金属颗粒的方法。与气体雾化技术相比，这种方法不需要大量惰性气体对液流进行破碎雾化，故所得粉体中的空心球和卫星球较少；但受理论发展不成熟的制约，多用于低熔点金属或合金粉体的制备。等离子雾化法使用等离子场，在熔化金属原料的同时，将其加速到 3~4 倍音速，在下落的过程中冷却固化为球形颗粒，有助于得到高纯粉体；但该方法所得的球形粉体粒度分布较宽，使用前必须进行粒度分级，且微细粉体产率较低，成本较高。离心雾化法是液体在高速旋转状态下借助离心力甩出，在表面张力的作用下形成球形颗粒并在惰性气体作用下固化为最终产品的方法。等离子球化法采用不规则粉体为原料、热等离子为热源，粉体表面在高温下迅速受热熔化，熔融的颗粒在表面张力的作用下形成球形度很高的液滴，进而在极高的温度梯度下迅速冷却固化为球形颗粒；该方法所得粉体具有球形度高、致密性高、粒径可控且粒度分布均匀等优点，但目前仍存在氧含量较高的不足。

二、3D 打印陶瓷材料

医学领域涉及的陶瓷材料主要用于硬组织修复，包括骨组织和牙组织的缺损、病变修复及功能重建。常见医学陶瓷材料有生物活性玻璃陶瓷、氧化锆陶瓷、铝酸钙陶瓷、磷酸钙陶瓷等。由于其优良的力学性能和良好的生物相容性，该类材料被公认为理想的内置材料。磷酸钙，作为骨和牙齿的天然矿物成分，具有优异的生物相容性和生物活性，被广泛应用于硬组织修复。磷酸钙系材料主要包含羟基磷灰石（HA）、磷酸三钙（TCP）[高温相（α-TCP）和低温相（β-TCP），以及各物相的复合（双相磷酸钙 BCP）]。HA 是磷酸钙的热力学稳定相，在生理环境下具有相对较低的降解率。HA 属于六方晶系，晶体沿 C 轴生长，常呈针状貌。人的牙釉质中羟基磷灰石的含量约 96wt%，骨约为 70wt%。TCP 是磷酸钙的高温相，属于三斜晶系，在水溶液中不稳定，溶解率是 HA 的 10~20 倍。长久以来，磷酸钙系列生物陶瓷作为性能优异的硬组织修复材料受到了广泛关注，其骨传导性和骨诱导性已被证实。生物材料骨诱导性所必需的多孔结构，以及骨和牙修复重建的精准外形要求等，都为 3D 打印技术的运用提供了良好的切入点。因此，与通过传统制备方法得到的陶瓷材料相比，3D 打印生物医学陶瓷材料具有内部结构和外形可控的优点，同时保持了良好的生物学性能或力学性能。

目前，常用的陶瓷 3D 打印技术包括激光选区烧结（SLS）、三维打印技术（3DP）、浆料挤出打印技术和光固化打印技术（SLA、DLP）。不同的打印技术对陶瓷原料的理化性质有不同的要求，一方面要保证材料打印的流畅和良好的成型，另一方面要保证结构精度。总体上来说，3D 陶瓷打印原料分为粉体和浆料，SLS 和 3DP 应用粉体原料，浆料挤出打印技术和光固化打印技术应用浆料原料。SLS 技术采用高能激光将每一层粉体按数字模型进行烧结或预烧结固化，再层层叠加形成三维实体；而 3DP 技术将激光或电子束替换成黏结剂，使每层粉体在黏结剂的作用下黏结并固化，再叠加成三维实体。对于粉体原料，颗粒尺寸和分布均一性是非常重要的参数。有报道显示，粉体颗粒尺寸在 6~35 μm 是比较合理的；对于 100~200 μm 的层厚精度来说，基本不会产生缺陷而影响成型效果。如果粉体颗粒尺寸小于 5 μm，由于范德华力的存在，材料颗粒会形成一定的聚集效应，形成毫米级的聚集体颗粒，从而影响打印流畅性和成型精度。另外，粉体颗粒形状对打印效果也有重要影响，球形颗粒粉体流动性好，利于铺粉，后期烧结强度高，是比较理想的粉体形状。近年来，氧化锆陶瓷是 SLS 技术成功应用的范例之一，由于其密度大，耐热性、耐腐蚀性优良，具有良好的透光性和生物相容性，成为新兴的牙科修复材料。对 3DP 技术而言，黏结剂或者胶水的选择很重要。医学 3D 打印用胶水常采用低黏度、无毒、无腐蚀性的水基溶液，通过将有黏结作用的物质与挥发性溶液混合得到。黏结组分包括缩丁醛树脂、聚氯乙烯、聚乙烯吡咯烷酮以及其他高分子树脂。根据不同的打印粉体选择挥发较快的有机溶液，从而提高黏结固化速度，保证成型精度，后期通过陶瓷烧结除去黏结剂。

浆料挤出打印技术和光固化打印技术是目前主流的医学陶瓷 3D 打印技术，常用来打印多孔骨组织修复陶瓷材料，包括磷酸钙、硅酸钙以及不同物相复合陶瓷材料。浆料挤出打印技术，类似熔融沉积打印技术（FDM），采用各种类型的挤出机（常用气压式和螺杆挤出式）将配制好的陶瓷浆料通过细小的挤出头逐层沉积到成型平台上，层层叠加形成三维实体（图 1-3-3-2）。光固化打印技术是在紫外光或可见光照射下，使含有光敏树脂或光敏剂的陶瓷浆料中的树脂快速发生交联反应并固化，再层层叠加形成三维实体的技术（图 1-3-3-3），其成型方式主要分为立体光固化成型（stereo lithography appearance，SLA）和投影绘制图层光固化成型（digital light processing，DLP）。SLA 技术类似 SLS 技术，只是将高能激光源换成了紫外光源或可见光源，同时在浆料中加入光敏树脂。DLP 技术是将 SLA 技术中的点光源换成了投影面光源，可实现面成型堆积。相比之下，DLP 技术在成型精度和效率上比 SLA 技术有一定优势，但在成型尺寸上不及 SLA 技术。

从挤出打印和光固化打印原理可以看出，陶瓷浆料的理化性质对打印的流畅性和成型精度至关重要。3D 打印陶瓷浆料是将陶瓷原料粉体与一定的添加剂混合/复合在一起，形成具有一定流动性、分散均匀、在一定条件下可快速固化的混合物，通常为非牛顿流体。陶瓷浆料的配制可采用湿法合成的纳米级沉积分散液或微米级粉体为主体，加入适量分散剂、消泡剂、表面活性（改性）剂以及固化剂等，充分混合使原料分散均匀，具有一定黏度，并在一定条件下可快速固化。固化速度

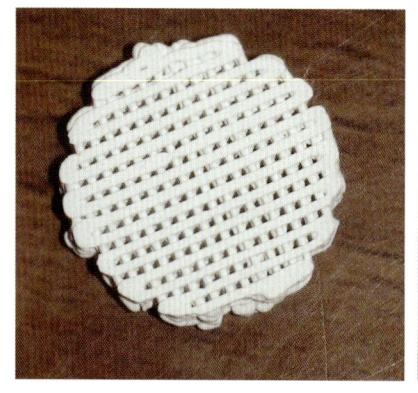 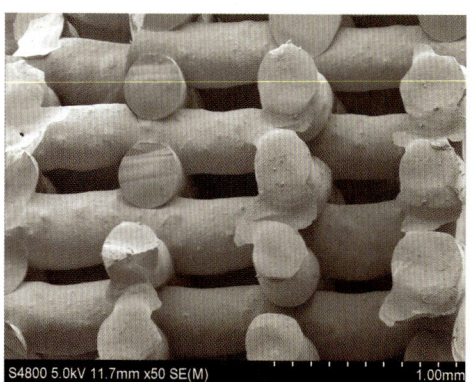

图 1-3-3-2　浆料挤出打印磷酸钙陶瓷支架

是 3D 陶瓷打印浆料的一个重要参数，直接影响打印的成型精度。固化速度过慢会导致打印实体的整体形状改变和结构坍塌，因此要求浆料从挤出头挤出到下一层开始打印前能够固化，理论上越快越好。目前，实用的浆料固化原理有有机溶剂快速挥发固化，如酒精作为固化剂；冷冻固化（固化温度较高的有机物作为固化剂，配合成型平台的低温控制）；温敏高分子固化（一定温度下发生交联固化的高分子作为固化剂，配合成型平台温度控制）；以及光固化打印应用的光敏树脂固化交联。

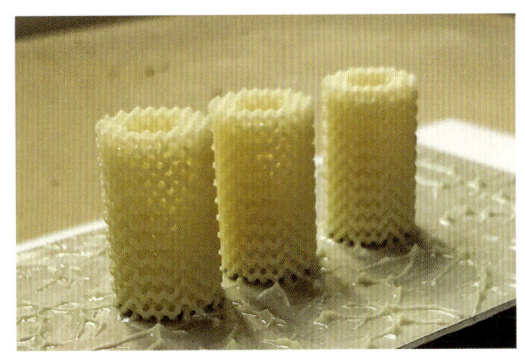

图 1-3-3-3　光固化打印羟基磷灰石陶瓷支架

可根据不同的打印技术和成型精度要求，采用不同的固化剂来配制浆料。比较而言，挤出式打印技术所采用的固化方式，其固化速度相差不大，但对环境（如环境温度控制）和后处理流程（比如冷冻干燥）的配合要求较高，工艺稳定性还需进一步提高。另一方面，光固化打印可以通过调节曝光时间和光照强度等手段，在每一层完全固化后再进行下一层的打印，特别是 DLP 技术可实现面成型，在打印速度、成型精度和工艺稳定性上具有交大优势，使 DLP 技术在医学 3D 打印陶瓷领域的应用越来越广泛。

陶瓷浆料的固含量是影响陶瓷 3D 打印成品力学性能的重要参数。通常情况下，固含量在 50% 以下的陶瓷胚体烧结性能不佳，力学强度差，甚至无法烧结成型。针对骨组织修复的陶瓷 3D 打印成型技术，根据不同应用目的，其胚体固含量在 55%~90%，经烧结可得到力学强度适宜的 3D 打印陶瓷成品。由于陶瓷材料表面微纳孔结构对其生物活性有重要影响，而固含量决定了烧结有机物造成的微纳孔的多少，因此在打印具体的医学陶瓷部件时，需要考虑固含量与微纳孔之间的平衡。另外，陶瓷的孔隙率在影响其力学强度的同时也对生物学性能有重要影响，大量实验证实，60%~80% 的孔隙率是一个相对理想的孔隙率范围。不管是固含量还是孔隙率参数，实际上体现的都是陶瓷打印中需要考虑力学强度与生物学性能之间的平衡。

此外，陶瓷胚体经过高温烧结处理后会出现一定程度的体积收缩，这为 3D 打印陶瓷成品的形状尺寸的精准控制带来困难。经过大量实验统计得知，磷酸钙系陶瓷材料烧结收缩率在 20%~25% 之间，不同的浆料配方制备的陶瓷收缩率会有少许差异。目前，对 3D 打印陶瓷的形状尺寸的控制主要是在实验数据积累的基础上，通过对原始数字模型的适度放大来抵消体积收缩量，从而得到可接受尺寸精度范围内的打印成品。理想的处理方式是在实验数据的基础上建立一套浆料配方、模型形状与其体积收缩率的数字模型，更好地控制成品形状尺寸的精准度。

医学 3D 打印陶瓷的烧结方法与传统方法制备多孔陶瓷的烧结方法基本一致，主要采用马弗炉常规烧结、两步法烧结以及微波烧结。不同的是，医学 3D 打印陶瓷在正式烧结前还需要一个缓慢升温的脱胶过程，以较慢的速度排出陶瓷胚体中有机物，防止在内部和表面出现裂纹、缺陷，影响成品力学强度。脱胶温度一般在 600℃ 左右，需要有排气装置或惰性气体保护的烧结炉来实现。微波烧结由于其升温的快速性和均一性，可有效限制陶瓷晶粒的长大，提高力学强度，在磷酸钙陶瓷和氧化锆陶瓷烧结中均有运用。S. Tarafder 采用微波烧结 3D 打印 β-TCP 陶瓷支架，证实其可明显提高成品的强度。因此，微波烧结在 3D 打印陶瓷领域的应用越来越广泛。

医学 3D 打印陶瓷产品往往还需要进行后处理，一方面通过表面修饰或活化进一步提高 3D 打印陶瓷的生物学性能，如在磷酸钙陶瓷表面采用模拟体液浸泡、水热法、电化学等方法沉积一层类骨磷灰石或者纳米 HA 颗粒，以提高打印陶瓷支架的骨组织诱导性；通过酸蚀方法在陶瓷表面制备更多的微纳孔，增加粗糙度，以促进陶瓷材料在体内对蛋白质的富集和吸附。另一方面，可在陶瓷支架上接枝特定基团或负载特定生长因子、药物来获得多功能陶瓷支架，如在 HA 生物陶瓷支架上负载骨形态发生蛋白（BMPs）或血管内皮生长因子（VEGF）来提高其骨诱导能力和血管化能力。陶瓷类 3D 打印骨修复产品的最大优势在于其材料可生物降解，同时通过设计可以有效定制内置物的骨整合性和骨诱导性，使得此类产品在具有复杂外形特征要求、对力学性能要求不高的颅颌面具有良好的应用前景。图 1-3-3-4 为 3D 打印双相磷酸钙陶瓷支架用于比格犬颅骨缺损的修复，动物实验结果验证打印支架具有良好的骨诱导功能和组织修复重建效果。

综上所述，医学 3D 打印陶瓷材料以磷酸钙、氧化锆等材料为主，主要应用于骨组织缺损修复和牙科修复。不同的打印技术对陶瓷原料浆料有不同的要求，其中陶瓷原料颗粒大小、分散均一性、浆料流动性对打印流畅性和成型精度有重要影响；浆料中的高分子添加剂需满足快速固化的要求，这是打印能否成型的关键；浆料固含量在满足一定生物学性能的前提下尽可能增大，以提高其力学强度。后处理过程可极大提高医学 3D 打印陶瓷的生物学性能，扩展其应用领域。

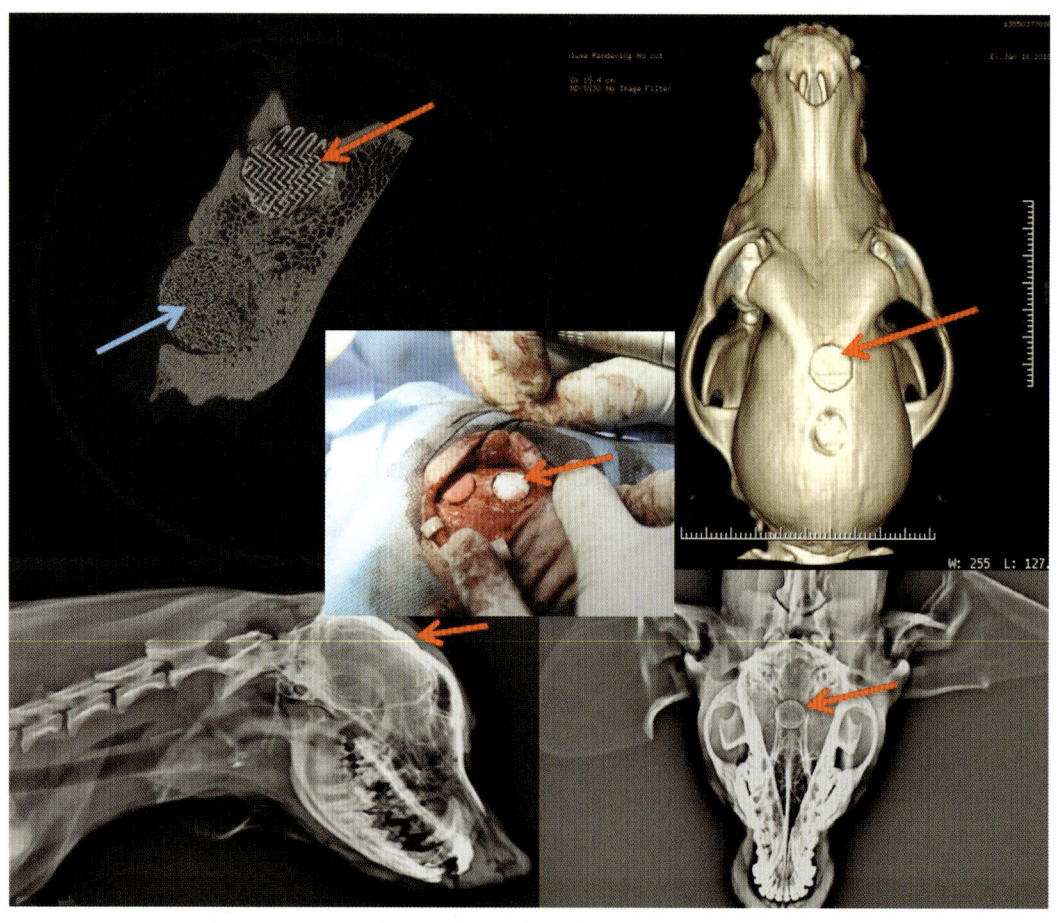

图 1-3-3-4　3D 打印双相磷酸钙陶瓷支架用于比格犬颅骨修复

三、高分子聚合物

高分子聚合物是最常用的3D打印生物材料,已经有多种不同的高分子材料用于制造从手术缝线到血管支架以及韧带替代物等经(美国)食品和药品管理局(FDA)批准的医疗器械。按照来源,高分子材料可分为合成高分子材料(如聚乳酸、聚己内酯和聚氨酯等)和天然高分子材料(包括胶原蛋白、壳聚糖、海藻酸钠以及纤维蛋白等),并按照降解与否分为不可降解和可生物降解两种类型。其中,天然医用聚合物具有优异的相容性,可促进细胞黏附和增殖并保持细胞表型,但其机械强度一般较差。合成高分子材料如常用的聚乳酸(PLA)、聚己内酯(PCL)和聚乳酸-乙醇酸共聚物(PLGA)等,则可较为精确地控制其相对分子质量、理化性质和降解时间,然而其聚合物缺乏细胞黏附的识别位点,可导致细胞分布不均匀和损失。高分子材料大多制备成热塑性长丝、粉末以及反应性单体/预聚物的形式进行3D打印。目前可用各种不同的技术对高分子材料进行3D打印,主要是基于熔体或半熔体和溶液挤出的技术(如FDM熔融层积成型和3D微挤出技术),尤其是对热塑性丝状材料和水凝胶的打印。此外,对于可光固化聚合物的打印,多采用立体平版印刷(SLA)等3D打印技术。3D打印工艺也可在打印聚合物的同时加入增强材料制成复合材料以增强机械性能。纤维、纳米材料、陶瓷粉末(包括羟基磷灰石,磷酸钙和生物活性玻璃)及金属粉末等,都是常用的添加剂,用于制备生物医学领域使用的复合支架。此外,根据加入的纳米颗粒类型,也可在打印支架中引入各类高级功能,如导电性、光响应性、显影功能和磁性。

(一)合成高分子材料

3D打印使用的合成高分子材料,主要以FDM技术中的长丝和立体平版印刷中的光感聚合物的形式应用。因此,热塑性聚合物和可光固化的聚合物是3D打印最常用的材料类型,而热固性生物材料也正被积极开发用于3D打印。近年来,热固性生物弹性高分子材料(如聚癸二酸甘油酯和一系列基于柠檬酸的生物可降解高分子材料)的开发,极大地拓展了3D打印在功能性组织修复方面的应用。

1. 热塑性生物高分子材料　热塑性高分子材料一般熔点较低,加热后可变为半熔体或熔体而可被挤出喷嘴进行打印,打印完成后随着温度降低而固化,因而最早应用FDM技术进行3D打印。聚乳酸(PLA)、聚乙醇酸(PGA)以及其共聚物(PLGA)和聚己内酯(PCL),是最常用的3D打印用热塑性生物高分子材料。这些聚合物具有良好的生物相容性,并可通过脱酯化水解降解;一旦降解,其降解产物也可经自然途径被除去。其中,PCL是一种半结晶和可生物降解的高分子材料,熔点约为62℃,通常用作组织工程的生物材料。PLA因具有较高的熔化温度,通常需要加热至110~140℃以获得适于挤出的流动性。聚合物的降解速率主要取决于结晶度、分子量和立体化学。PLA通常降解较慢,而与PGA共聚可增加聚合物中无定型区域的数量以加快其降解,并可通过调节LA与GA比例来控制降解速率。PCL的降解速度比PLA慢,因而更适合应用于长期内置物的制备。熔体黏度是保证顺利挤出和在挤出后在固化前保持三维形状的重要参数。Ramanath等对作为FDM生物材料代表的PCL的溶体流动行为以及其对最终直接质量的影响进行了研究,并建立了数学模型以进行模拟。此外,这一领域的研究主要集中于打印不同几何形状的支架和优化支架机械性能,并研究它们对细胞的影响,尤其加入无机材料可显著增强打印对象的机械性能。例如,Jakus等通过使用混合溶剂体系制备含有90%羟基磷灰石和10%的PCL/PLGA的液体墨水,基于挤出方法在室温实现了骨生物支架的快速（最高 275 cm³/h）3D 打印，称为超弹性"骨"（HB）。所获得的 HB 支架表现了优秀的弹性（32%~67% 应变和 4~11 MPa 的弹性模量），并因具有 50% 的材料孔隙率而具有高吸收性，既可支持细胞存活和增殖，也可诱导成骨分化。该材料的生物相容性以及支持骨骼再生的能力也在多个动物模型中得以验证。该研究组应用类似的方法制备了含有 PLGA 和石墨烯纳米薄片的液体墨水，并打印出了少至 2 层（<300 μm 厚的物体），多至数百层（>10 cm）的石墨烯结构（3DG）。该 PLGA/石墨烯支架不仅具有良好的机械强度和柔韧性，以及大于 800 S/m 的电导率，更重要的是表现出了良好的生物相容性和促进神经元分化的潜力。鉴于羟基磷灰石的生物活性和石墨烯的导电性，Jakus 等进一步打印了 HB-3DG 复合支架，以在保持 3D 可打印性、导电性和柔韧性的同时，赋予支架促进成骨细胞和神经元分化的能力，有潜力满足复杂功能组织工程的需求。

2. 光固化生物高分子材料　光固化高分子材料必须具有可光交联而固化的部分，如常见的丙烯酸酯。通过不同的光反应功能团，可以控制快速固化动力学和固化时间（2~100 s），而拥有多功能团的聚合物链是通过光交联固化形成 3D 对象的必要条件。可光固化的高分子材料应具有低于处理温度的熔融温度和足够低的玻璃化转变温度，以在加工温度下保持液体状态。加工温度下低黏度也很重要，因为低黏度可以允许反应性官能团相互作用以提高固化效率，缩短制作时间。适用于立体光刻技术的光固化聚合物的黏度为 0.25~10 Pas。基于 PMMA 的骨水泥在颅颌面外科和骨科方面广泛被用作螺钉替代品。由于 PMMA 和常用的丙烯酸酯聚合物多是不可降解的，研究者们正在积极研究具有 pH 敏感化学键的丙烯酸酯单体，以协助材料降解和组织再生。此外，为了加强光固化聚合物的机械性能，研究者们在基于丙烯酰酯的光固化聚合物中加入无机羟基磷灰石，交联后制得的复合材料机械强度达到了纯光固化材料的 4 倍。细胞在甲基丙烯酸酯聚合物上的黏附，也可以通过在聚合物网络中加入 RGD 多肽序列或天然聚合物嵌段来改善。虽然丙烯酸酯在组织工程有着广泛应用，但是对其长期置入存在着一些担忧，因为残留的丙烯酸酯单体及其潜在的降解产物可与细胞蛋白质的官能团进行反应而具有细胞毒性，因此常用光敏性较低但毒性也较小的甲基丙烯酸酯和硫醇—烯系统代替。其中，乙烯基酯能与硫醇单体进行非常有效的共聚，因此硫醇—烯系统已经用于打印无须支撑结构的复杂结构，并且其机械强度可以通过调节交联密度进行调节。

3. 热固性生物高分子材料　热固性材料指在加热后形成共价交联聚合物网络的高分子材料，具有出色的力学性能、热稳定性以及耐化学性，但加工后的热固性聚合物不能再加工，在处理成型上存在难度。与热塑性材料相比，关于可 3D 打印的热固性材料在生物医学领域的研究报道相对较少。一方面是因为可用于 3D 打印的具有良好生物相容性的热固性材料的选择较少（主要包括热固性聚氨酯和小部分的生物环氧树脂），尤其是可生物降解的热固性生物材料的选择更少；另一方面是因为尽管热固性材料的预聚物或反应性单体具有低熔点和良好的流动性而适用于 3D 打印，但其长期的固化过程常难以匹配 3D 打印的连续化制造方式。许多热固性材料在打印后、交联前并不能保持打印出的复杂形状；可一旦交联后，便不能再被挤出并重新塑形。虽然有研究表明部分高反应性的热固性材料，如聚二甲基硅氧烷（PDMS），可以直接进行 3D 打印，但大部分热固性材料的制造仍需要将反应性聚合物或前体置于模具中在高温甚至高压环境中进行固化。因此，目前热固性材料的 3D 打印限于可光固化树脂。但是，光敏树脂通常需要加入光引发剂，不仅带来潜在的毒性和较高的成本，还存在固化速率低的问题，对 3D 打印机的要求也较高。

生物弹性体在一定程度上可与很多人体组织和器官，如心血管、肺、膀胱等的力学性能相匹配，并允许对其降解速率进行调整，因而迅速成为组织工程中一类重要的生物材料，同时在其他生物医学领域也得到了广泛应用。在新发展起来的热固性生物弹性体中，聚癸二酸甘油酯（poly glycerol sebacate，PGS）是一个突出的代表，也是最早引入组织工程领域的生物可降解弹性体之一。PGS具有共价交联三维网络的稳定性、优良的柔韧性，以及更接近天然交联的细胞外基质的机械性能。尽管PGS在生物材料领域获得了广泛认可，但有限的机械强度和苛刻的交联条件限制了其应用。基于柠檬酸的生物可降解高分子材料（citrate-based biodegradable biomaterials，CBBs）是近些年发展起来的另一类热固性生物弹性体。这类材料均是由无毒的柠檬酸和二醇（30）作为单体通过简单而经济的方法合成的。柠檬酸作为一种具有高反应活性的单体，不仅可以参与所有CBBs预聚物的制备，也同时保存了宝贵的侧链活性官能团，以在加热后参与交联形成聚酯网状结构，并允许引入其他的交联网络（如光交联）或高级功能（如粘接、导电和荧光性能）。目前，CBBs已经广泛应用于从软组织到硬组织的修复，从荧光传感到纳米药物传递等多个领域。此外，柠檬酸盐不仅在临床上常被用作抗凝血剂，更在最近的一项研究中显示可以促进间充质干细胞向成骨方向的分化。因此，CBBs不仅具有多功能性、生物相容性和血液相容性，同时也具有促成骨分化的生物活性。

可生物降解的热固性弹性体在组织工程领域的广阔应用前景，激励着研究者们将其加工成3D打印墨水用于生物医学研究。PGS可设计为可光固化的丙烯酸酯化PGS（Acr-PGS），并对其预聚物黏度进行调整，用于定制具有特定形状、高分辨率和多达10层的3D打印支架。该打印支架的机械性能取决于印刷密度并可支持细胞的增殖。此外，在最新的一项研究中，以一定的比例将成孔剂盐粒加入热固性材料的PGS预聚物中可起到增稠剂的作用，以保证通过挤出顺利打印成型；在热固化过程中可起到增强剂的作用，以帮助在交联过程中保持形状；最后，在打印后也可除去盐粒制得多孔结构。更重要的是，该方法也适用于多种热固性材料（如各种交联聚氨酯和环氧树脂）的直接挤出式3D打印。同时，为了提高CBBs的可打印性和扩大其在生物医学领域的3D打印应用，研究者们自行改进了市售的仅可用于长丝材料打印的Ultimaker 2打印机，实现了通过挤出方式打印CBBs预聚物。具体来说，通过加入盐粒至由柠檬酸和1,8-辛二醇缩聚而成的柠檬酸二醇酯（POC）预聚物中，并调节加入盐粒的比例以有效调整预聚物的黏度，使其可被有效挤出打印得到设计的支架。而3D打印得到的POC支架可在热交联和去除盐粒后显示出致密顶层和多孔底层，有效模拟具有致密角质层以及多孔真皮和皮下层的皮肤结构。有趣的是，通过此法打印的POC支架可通过虹吸作用吸附在湿组织如皮肤或伤口上，为未来3D打印抗菌皮肤移植物奠定了良好的基础。此外，在甲基丙烯酸化的聚柠檬酸二醇酯内加入光引发剂和UV吸收剂，混合制成树脂浴，结合高分辨微连续液体界面生产工艺（µCLIP），也成功地定制了生物可吸收血管支架。此外，POC也可与磷酸三钙混合制成复合材料并加入载有布洛芬（IBU）的二氧化硅（SiO_2）微球，通过微液滴喷射的制造系统成功打印出了具有分级的高度多孔网络、适当压缩模量和具有抗菌性能的复合支架，有望用于感染性骨缺损的修复。虽然3D打印可降解热固性生物弹性体仍处于起步阶段，以上对其3D打印工艺和条件的探索，可为未来定制具有理想弹性和降解速率的组织工程支架奠定坚实的基础，也将极大地拓展这一类材料在生物医学领域的应用范围。

(二)天然高分子材料

天然高分子材料来自各种生物,包括人类、动物、植物和细菌等,通常具有更优异的生物相容性。其中,胶原蛋白、纤维蛋白和透明质酸是哺乳动物的细胞外基质成分,由特定的组织或器官细胞分泌。其他来自非哺乳动物来源的天然聚合物,如虾的壳糖类(壳聚糖)和藻类(海藻酸钠和琼脂糖),也被广泛用于再生医学3D打印。此外,去除细胞后得到的器官特异的细胞外基质(dECM),主要为非水溶性结构蛋白(胶原蛋白、层粘连蛋白和弹性蛋白等组成),先前已被证明可增强细胞分化,也正被开发用于3D打印。天然高分子材料主要以水凝胶的形式应用于医学3D打印,并对生物打印的发展起着不可或缺的作用。

(三)水凝胶

用于3D生物打印的"生物墨水"主要由水凝胶组成。水凝胶含水量大于95%,拥有类似细胞外基质的3D网络结构,其理化特性创造了一个合适的环境来支持生物大分子、蛋白质及其细胞,使其特别有利于组织和器官的修复和再生。一般来说,可用于3D生物打印的材料非常有限,主要包括天然水凝胶(如明胶、海藻酸钠和壳聚糖等)和生物相容性良好的合成水凝胶(如改性二嵌段共聚物和丙烯酸酯基聚合物等),而材料选择是3D生物打印中最关键的步骤之一。3D生物打印主要采用喷墨打印、挤出打印和激光辅助打印。制备"生物墨水"通常需将细胞、生物分子或蛋白质悬浮于水凝胶,因此所用的水凝胶应满足以下标准:生物相容,在机械载荷下可提供组织所需的刚度和强度,具有剪切稀化流变学或可在生理条件下凝胶化,具有打印后形状的高保真度。

PEG是最常用的合成聚合物。此外,聚甲基丙烯酸2-羟乙酯(PHEMA)、聚丙烯酰胺和聚N-异丙基丙烯酰胺(PNIPPAm)也可制成水凝胶。对于合成聚合物,可通过控制聚合条件来调节最终产物的分子量和结构,而通过修饰聚合物官能团、连接其他感兴趣的生物分子,以调节材料的生物相容性和生物活性。与合成材料不同,天然高分子材料的性质通常难以控制和操纵。但是,它们能为细胞提供结合位点并更好地模拟体内微环境。合成生物大分子时,可通过改变单体种类和加工方式来改变聚合物的拉伸模量、压缩强度和溶胀率等性质,通过在聚合物主链上添加/改变侧链官能团来实现材料的改性。其中,明胶、海藻酸钠、壳聚糖和透明质酸是最常用于生物打印的天然聚合物。一般来说,由于氢键和分子链交缠,大分子单体之间的物理作用可使其形成弱凝胶,但很难满足组织工程或增材制造应用的要求。研究人员通常采用交联技术,如热交联、离子交联和pH交联等,来改善广泛使用的凝胶材料的机械性能。

多材料打印的开发也可弥补单一材料的缺点。例如,海藻酸钠近于生物惰性并缺乏细胞黏附位点,而且海藻酸钠通过钙离子进行离子交联形成的生物打印结构通常在3~4天后丧失完整性。为了弥补这一缺点,Chung等通过掺加明胶,也就是变性胶原,以增加海藻酸钠"生物墨水"的黏度和生物相容性;而且明胶具有可逆热凝胶作用,当打印好的多材料体系冷却到明胶凝胶化温度以下时,打印结构的机械强度和打印保真度都得到了提高。同样,将热敏性PNIPPAm加入甲基丙烯酸化的透明质酸(HA-MA)中,也可提高复合材料的黏度以提高其打印性能,并可在打印后光交联时为打印结构提供临时支持。具有互穿网络的复合水凝胶,即不同组分聚合物可交联在一起的水凝胶,可进一步增强打印结构的韧性和断裂强度。例如,Hong等通过设计两个相互贯穿的交联网络(海藻酸钠的钙离子交联网络和PEG的共价交联网络)制得了一种高度坚韧和可拉伸的水凝胶。向打印后的水凝胶添加钙离子可使断裂强度从 200 J/m² 增加到 1 500 J/m² 以上，相当于天然软骨。此外，该水凝胶结构在承受机械应力后没有明显形变，主要得益于共价网络的弹性和海藻酸盐的可逆交联在变形期间可重新配置的特点。同样，添加纳米粒子至水凝胶也可带来各种理化特性的显著变化，包括机械强度、剪切稀化特性、抗降解性和生物活性的提高。例如，以纳米羟基磷灰石（200 nm）和/或生物活性玻璃加入聚（乙二醇）二甲基丙烯酸酯（PEGDMA）作为"生物墨水"打印人间充质干细胞（hMSCs），与单独的 PEGDMA 支架相比，不仅有利于水凝胶内细胞的均匀分布和保持较高的细胞活力（>80%），也有效促进了 hMSCs 的成骨分化，有潜力作为骨组织工程材料应用于临床。

四、3D 生物打印材料

3D 生物打印为在体外组装不同类型的细胞，构建具有多层级结构的生物体组织和器官提供了一种快速、有效的手段。重建功能完善的组织或器官，需要有一定结构的框架提供力学支撑，为特定组织细胞以及相关的生长因子提供信号传递途径等。3D 生物打印技术和方法可有效整合这些因素，为在体外构建活体组织或器官提供了一种新思路，因此 3D 生物打印与组织工程的结合越来越紧密，所采用的打印材料也围绕组织工程的要求来选取。这些材料通过 3D 打印的方式在结构和功能上为细胞提供类似细胞外基质（ECM）的生理微环境。目前，3D 生物打印主要分为先打印复杂支架再在支架上接种细胞形成特定组织，以及将材料和细胞同时打印成型两种方式；其设计可以是基于支架（scaffold-based）的和非支架（scaffold-free）的。3D 生物打印技术根据不同的需求可采用高分子材料 3D 打印技术，如光固化、FDM、Inkjet、Bioplotting 技术等，所采用的材料主要是具有可生物降解性、生物相容性以及一定成型能力的高分子材料和水凝胶形态的材料。

先打印支架的方式所采用的材料类似本章第二节中描述的 3D 打印高分子材料，主要是生物材料领域常用的合成高分子材料，包括 PLLA、PLGA、PCL 及其复合。通过调整材料比例和合理的结构设计以利于细胞的存活和生长，达到形成特定组织的目的。例如，Griffith 采用 25% 的 PLLA 和 75% 的 PLGA 复合并打印出含有动静脉管道的小型肝脏模型，并在模型上接种和培养肝细胞，极大地促进了肝细胞的新陈代谢。

材料和细胞同时打印的方式，或称为细胞 3D 打印，常采用水基凝胶系统作为生物墨水（Bioink）进行混合细胞打印。这种生物墨水要求能够模拟天然的 ECM 环境，影响细胞代谢。高分子水凝胶是一种富含水的三维高分子网络，为细胞的三维生长提供可靠的基质支架，有利于基质重建、细胞迁移、以及组织形成过程中细胞间的黏附；具有与 ECM 相似的扩散性质，有利于营养的输送和废物的排放。水凝胶网络结构的理化特性，对细胞在打印基质上的行为有重要影响。这些性质包括黏度、剪切稀化性、黏弹性、细胞相容性/生物相容性、凝胶动力学性质、生物降解性以及水化程度。根据不同的目的和打印技术的不同，综合调节这些性质以达到良好的打印效果。

作为胶原水解产物的主要成分，明胶存在于天然 ECM 中，具有可逆的热敏凝胶化性质并且含有促进细胞黏附的 RGD 序列，并有良好的细胞相容性。因此，明胶成为 3D 生物打印中运用最广泛的生物墨水材料，往往配合其他高分子材料（如聚乙二醇 PEG、透明质酸 HA 等）、交联剂（如藻酸盐）、蛋白（如纤维蛋白原、各类生长因子）等来调节生物墨水的各项性质参数，以满足不同细胞和打印技术的需求。基于大量的文献报道，目前 3D 生物打印墨水制备方案可分为 4 类，分别是多材料生物墨水、互穿网络生物墨水、纳米颗粒复合生物墨水以及超分子生物墨水。

多材料水凝胶生物墨水可克服单一材料的不足，离子交联或共价键交联多种材料可进一步提高打印产品的强度和生理环境下的稳定性。例如，对于明胶—藻酸盐水凝胶墨水，可通过调控组成比例来控制成胶过程，通常在氯化钙溶液中实现交联，并具有一定的生物相容性。甲基丙烯酸修饰的透明质酸（HA-MA）与聚 N- 异丙基丙烯酰胺修饰的透明质酸（HA-pNIPAAM）组成的双交联水凝胶生物墨水，在保证 HA-MA 生物活性的前提下，通过 HA-pNIPAAM 加快成胶速度、提高成型精度，并提高了打印成品的力学强度。此外，还可将 HA-MA 与甲基丙烯酸明胶（Gel-MA）复合成生物墨水，兼具 HA-MA 的刚度和 Gel-MA 的细胞黏附功效，已用于心脏瓣膜的 3D 打印。由其包覆的人主动脉瓣间质细胞在打印 7 天后显示胶原蛋白和黏多糖分泌增多，ECM 开始重建。另外，还有报道用明胶、纤维蛋白原、透明质酸和甘油混合成生物墨水再与聚己内酯互编织组成混合墨水进行打印，以及采用含有胶原、Matrigel 基质胶、纤维蛋白原、透明质酸的生物墨水来打印树状冠状动脉等复杂结构组织。

互穿网络生物墨水是一种复合水凝胶，不同网络结构之间只有有限的相互作用，此种墨水打印出的成品具有较高的机械强度。其中，离子共价键缠结水凝胶（ICE-gels）具有物理、化学交联效应和较高的成胶效率，已应用于生物 3D 打印。例如，用含有聚 N- 异丙基丙烯酰胺和藻酸盐的 ICE-gels 生物墨水成功打印出复杂三维结构实体。纳米颗粒复合生物墨水将少量纳米颗粒材料复合到高分子水凝胶中，调节墨水的各项理化性质以到达预期目的。例如，将纳米羟基磷灰石混合到聚乙二醇二甲基丙烯酸酯（PEGDMA）中形成生物墨水，与人体基质干细胞一起成功打印出骨组织，结果显示纳米羟基磷灰石的加入提高了样品的压缩模量并促进干细胞向成骨细胞分化。超分子生物墨水由具有重复的短链功能基团的超分子组成，其功能基团间存在非共价相互作用，形成较大的相互缠结的高分子聚合体。其最大的特点是功能基团间的非共价作用在较大应力下可以可逆性地断裂，从而带来剪切稀化上的独特流变性能，这正好有利于 3D 生物打印。有报道显示，β- 环糊精或金刚烷修饰后的透明质酸超分子水凝胶具有良好的剪切稀化性和机械弹性，同时具有自修复性能，很好地防止了生物墨水在打印后的不断流动，可提高打印流畅性和结构精度。另外，DNA 杂交技术也是一种制备超分子水凝胶生物墨水的方法。

五、小结

综上所述，3D 生物打印在组织工程领域具有巨大的发展潜力，能够解决目前组织工程发展所面临的一些问题，包括血管生成、复杂的精确微观结构。具有优良打印性能和生物学性能的生物支架材料或生物墨水，是 3D 生物打印成功的重要基础。多材料水凝胶生物墨水是目前应用最广泛的打印墨水，兼具细胞活性和可打印性；互穿网络水凝胶生物墨水的主要优势在其良好的机械性能；纳米颗粒复合水凝胶生物墨水可极大地扩展 3D 生物打印的功能性和目的性；超分子水凝胶生物墨水在成型精度方面具有一定的优势。虽然 3D 生物打印发展迅速，但对如何提高打印分辨率，保证打印中和打印后细胞的存活率、分化率以及形成特定活体组织的成功率等诸多问题，还需要进一步的大量研究工作。

第4章
医学 3D 打印技术类型简介

第一节 3D 打印工艺技术与材料学

用于医疗的 3D 打印技术有很多，包括 FDM、Polyjet、SLA、SLS、SLM、EBM、陶瓷打印、生物打印等。本章将具体分析用于医疗的 3D 打印技术原理与材料，以及其优势和不足。

一、FDM 技术

（一）技术原理

FDM（fused deposition modeling，FDM）是熔融沉积成型是增材制造（additive manufacturing）技术的一种，一般适用于艺术造型、原型制作和加工生产领域。该技术最早是由 S. Scott Crump 于 20 世纪 80 年代晚期创建的，并且于 1990 年由 Stratasys Inc. 商业化。因此，Fused deposition modeling（FDM）这一技术名词也一度成了 Stratasys 公司的一个注册商标。如今，该项技术的专利已到期，成为目前广泛应用的开源 3D 打印技术。各厂商如同雨后春笋一般推出了多种基于该技术的 3D 打印机。

1. FDM 技术原理　如图 1-4-1-1 所示。

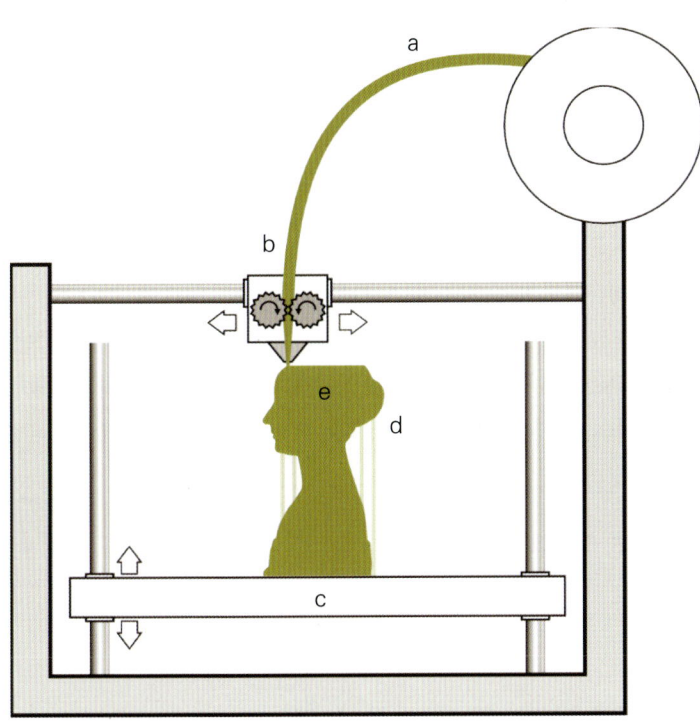

图 1-4-1-1　FDM 打印技术简图。a. 将热塑性塑料制成的线材捆绕在线圈上，线圈不断地将材料供给打印头；b. 为打印头，将材料加热融化，并挤出到程序指定的位置，打印出模型这一层的轮廓；c. 为打印平台，每层轮廓打印完毕后，平台下降一层继续打印；d. 为打印过程中所需要的支撑结构，用来给模型的突出悬垂部分提供支撑；e. 即为我们最终想要得到的模型形体

2. FDM 的工艺流程　首先通过软件将模型转换为 STL（stereolithography file format，STL）文件并将其导入打印机配套的切片软件当中，通过数学算法（设计刀路）进行切片，随后进行支撑设计以及模型在托盘上的布置，为打印过程做准备（打印前处理）。一台打印机可能会有多个打印头，这是为了在成型过程中打印不同类型的材料，以实现不同的功能。比如，一个打印头用来打印成型材料以形成最终的模型，另一个打印头用来打印成型过程中的支撑材料，或者打印另一种颜色的成型材料。这些都需要在打印前处理过程中进行设定。

前处理完毕后开始打印。打印过程中，（细且均匀的）塑料或者金属线材会从材料线圈送出至打印头，打印头可以控制材料的挤出速度（图 1-4-1-2）。在挤出的过程中，驱动轮是负责将材料挤出的驱动机构。线材在进入驱动轮的部分承受拉应力，线材离开驱动轮的部分承受压应力（该部分可理解为将熔融态材料挤出的活塞）。因此，压应力是整个挤出过程中的驱动力。用于挤出熔融态材料的压力大小必须能够克服整个挤出系统的压降（这在一定程度上取决于熔融态材料的黏滞特性）。因为是非牛顿流体，熔融态材料在挤出的过程中会出现剪切稀化现象，其剪应力与剪应变率之间的关系可通过幂函数来表示。

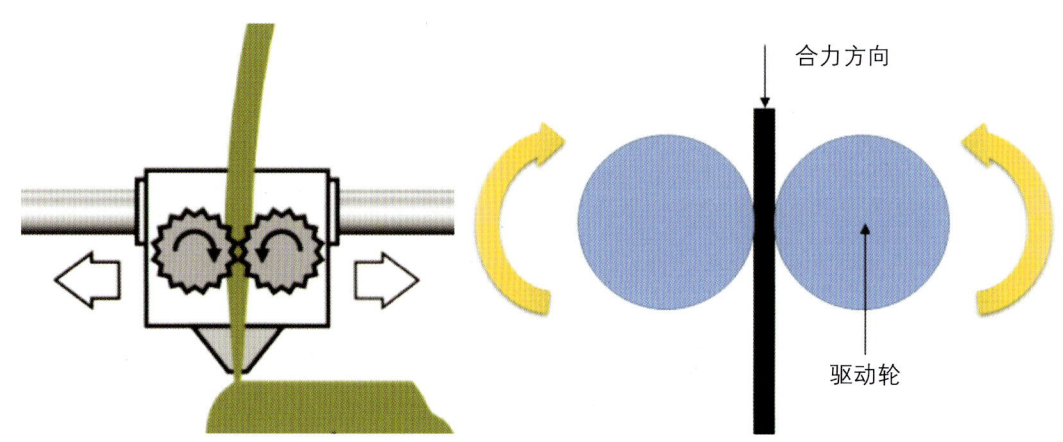

图 1-4-1-2　3D 打印头驱动轮将线材挤出

打印头靠近喷嘴的位置会有加热模块，通过负反馈的闭环控制来确保加热温度的准确性。通过加热使温度高于材料的相变温度，从而将材料变为半熔融态，最后通过喷嘴将其挤出。材料挤出后，温度下降并迅速固化、成型（图 1-4-1-3）。

打印头由数控程序控制（NC-numerical control），打印头根据 CAM（computer-aided manufacturing）制定的路线，由步进电机或伺服电机驱动，在 X-Y 平面上按照程序设定的路径移动，从而使材料在该层上打印出模型相对应的截面轮廓，每打印一层，打印平台向下移动，从而开始打印上面一层，如此往复，一层一层向上叠加，直到模型打印完毕。

模型打印完毕后取出模型，进行后处理，去除支撑（一般支撑，用户可以折断支撑材料；对于水溶性支撑，可以用清洁剂和水将其溶解，就能得到可以使用的零件）。

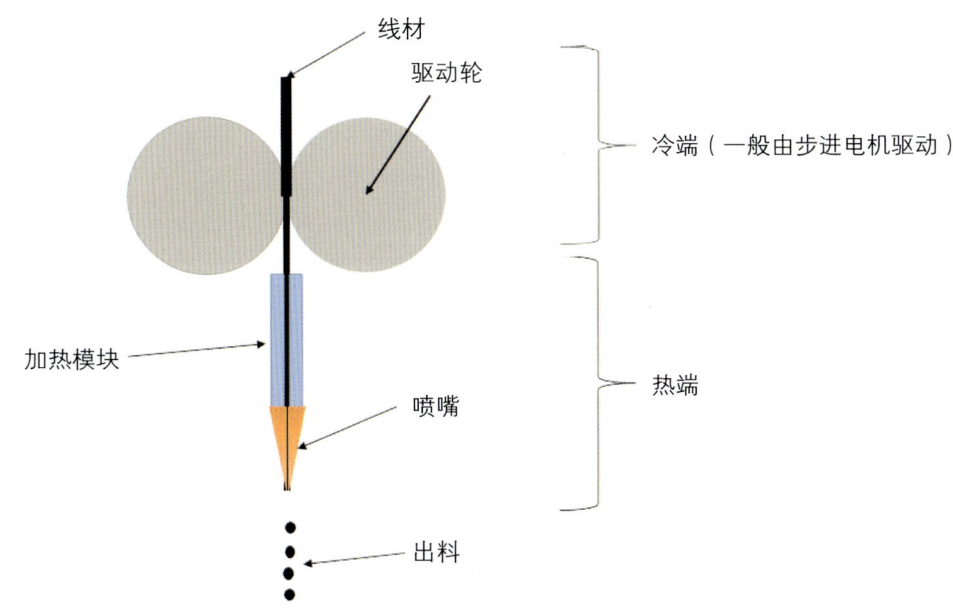

图 1-4-1-3　打印头功能模块简图：冷端驱动，热端加热

（二）打印材料

FDM 打印材料的优点包括：真正的热塑性塑料；优越的性能；坚固且耐用；持久稳定；经济。

1. ABS（丙烯腈-丁二烯-苯乙烯共聚物）　这种材料的打印温度为 210~240℃，加热板的温度为 80℃ 以上。ABS 的玻璃转化温度（开始软化的温度）为 105℃（图 1-4-1-4）。

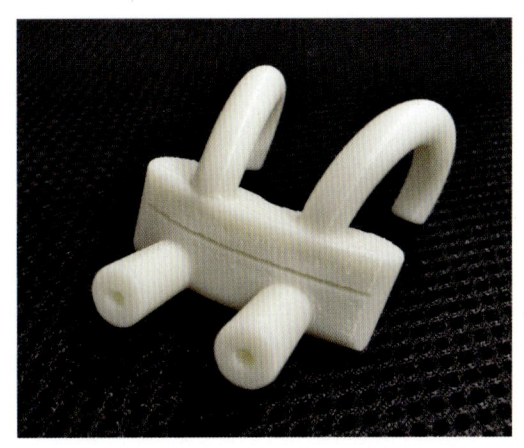

图 1-4-1-4　ABS 材料

（1）打印性能：材料的性质方面，从热端的角度来看，ABS 塑料相当容易打印。无论采用何种挤出机，都会滑顺地挤出材料，不必担心堵塞或凝固。然而，完成材料挤出后的步骤却有点困难。这种材料具有遇冷收缩的特性，会从加热板上局部脱落、悬空。另外，要是打印的物体高度很高，有时还会整层剥离。因此，ABS 打印离不开加热板。

（2）强度：只要以适当的温度打印，让层层材料牢牢粘住，ABS 的强度就会变得相当高。ABS 具有柔软性，即使承受压力也只会弯曲而不会折断（图 1-4-1-5）。ABS 最大的缺点是打印时会产生强烈的气味。虽然许多人不介意这一点，但也有人在通风不良的房间打印 ABS 线材后会不舒服。

2. PLA（聚乳酸）　这种材料为生物可降解性塑料，打印温度为 180~200℃。PLA 的玻璃转化温度也是这种材料最大的缺点，仅有 60℃ 左右，因此用途有限（图 1-4-1-6）。

MECHANICAL PROPERTIES[1]	TEST METHOD	ENGLISH		METRIC	
		XZ AXIS	ZX AXIS	XZ AXIS	ZX AXIS
Tensile Strength, Yield (Type 1, 0.125", 0.2"/min)	ASTM D638	4,550 psi	3,750 psi	31 MPa	26 MPa
Tensile Strength, Ultimate (Type 1, 0.125", 0.2"/min)	ASTM D638	4,650 psi	4,050 psi	32 MPa	28 MPa
Tensile Modulus (Type 1, 0.125", 0.2"/min)	ASTM D638	320,000 psi	310,000 psi	2,230 MPa	2,180 MPa
Tensile Elongation at Break (Type 1, 0.125", 0.2"/min)	ASTM D638	7%	2%	7%	2%
Tensile Elongation at Yield (Type 1, 0.125", 0.2"/min)	ASTM D638	2%	1%	2%	1%
Flexural Strength (Method 1, 0.05"/min)	ASTM D790	8,700 psi	7,000 psi	60 MPa	48 MPa
Flexural Modulus (Method 1, 0.05"/min)	ASTM D790	300,000 psi	250,000 psi	2,060 MPa	1,760 MPa
Flexural Strain at Break (Method 1, 0.05"/min)	ASTM D790	4%	3.5%	4%	3.5%

图 1-4-1-5 ABS 材料强度

（1）打印性能：PLA 几乎与 ABS 完全相反，经常会堵塞热端（尤其是全金属热端更是如此）。这是因为 PLA 熔化后容易附着和延展。这种材料几乎不会收缩，即使是开放式打印机，也能打印巨大的物体，不必担心成品在板子上悬空、歪斜或破损，适合在公共场所进行实地 3D 打印。

（2）强度：虽然 PLA 也能打印出强度相当高的物体，却比其他塑料稍微脆弱一点。要是掉落或撞到东西时，多半会产生缺口或破损而不会弹回来（图 1-4-1-7）。

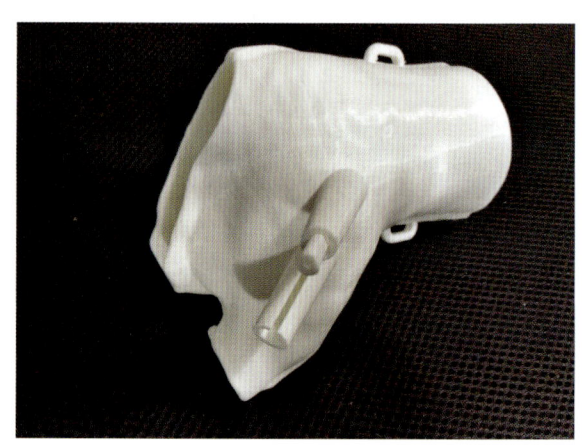

图 1-4-1-6 PLA 材料

虽然 PLA 号称可生物降解，但若不加热就不会分解，还具有耐水性。PLA 不适合置入 60℃以上的器具里，因为这样的温度会让材料变形。此外，这种材料质地脆弱，不能用来制造工具的把手或会多次掉落的零件。

MECHANICAL PROPERTIES[1]	TEST METHOD	ENGLISH		METRIC	
		XZ AXIS	ZX AXIS	XZ AXIS	ZX AXIS
Tensile Strength, Yield (Type 1, 0.125", 0.2"/min)	ASTM D638	6,580 psi	3,790 psi	45 mPa	26 mPa
Tensile Strength, Ultimate (Type 1, 0.125", 0.2"/min)	ASTM D638	6,990 psi	3,830 psi	48 mPa	26 mPa
Tensile Modulus (Type 1, 0.125", 0.2"/min)	ASTM D638	440,730 psi	368,200 psi	3,039 mPa	2,539 mPa
Elongation at Break (Type 1, 0.125", 0.2"/min)	ASTM D638	2.5%	1.0%	2.5%	1.0%

图 1-4-1-7 PLA 材料强度

(三) 技术特点

1. FDM 的优势

（1）该技术清洁、易用，适合办公室环境使用。

（2）支持的生产级热塑性塑料具有机械和环境稳定性。

（3）成本低。FDM 技术不采用激光器，设备运营维护成本较低。

（4）成型材料范围广。ABS、PLA、PC、PP 等热塑性材料均可作为 FDM 成型材料，都是常见的工程塑料，易于获取。

（5）环境污染较小。在整个过程中只涉及热塑材料的熔融和凝固，并且在较为封闭的 3D 打印室内进行，不涉及高温、高压，没有有毒、有害物质释放，环境友好程度较高。

（6）设备、材料体积较小。采用 FDM 技术的 3D 打印机设备体积较小，耗材也是成卷的丝材，便于搬运，适合于办公室、家庭等环境使用。

（7）原料利用率高。没有使用或者使用过程中废弃的成型材料和支撑材料可以回收，能够有效提高原料的利用效率。

（8）后处理相对简单。目前采用的支撑材料多为水溶性材料，剥离较为简单；而其他技术路径后处理往往还需要进行固化处理，需要其他辅助设备，FDM 则不需要。

2. FDM 的缺点

（1）成型时间较长。由于喷头运动是机械运动，成型过程中速度受到一定的限制，因此成型时间较长，不适于制造大型部件。

（2）需要支撑材料。在成型过程中需要加入支撑材料，在打印完成后要进行剥离，对于一些复杂构件来说，剥离存在一定的困难。

与其他 3D 打印技术相比，FDM 技术更适合于对精度要求不高的应用场合。

（四）医疗应用

1. 3D 打印手术规划模型和手术导板　ABS-M30i 是一种具有生物相容性的 3D 打印材料，可用于 3D 打印生物相容性可灭菌部件，能够让医疗、制药和食品包装工程师和设计师直接通过 CAD 软件设计手术规划模型、手术导板（图 1-4-1-8）。

2. 使用 ABS-M30i 进行 3D 打印　ABS-M30i 与 FDM 技术配合使用来构建功能原型、工具，以及能通过 γ-射线或 ETO 杀菌的最终用途零件。这种工程热塑性塑料有良好的机械强度并且符合 ISO 10993 和《美国药典》中的 Ⅵ 级塑料的标准。

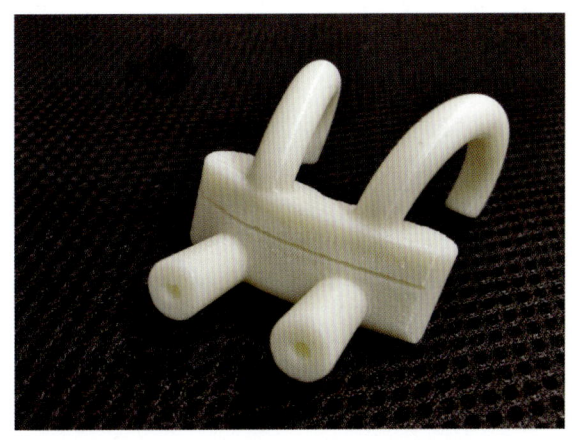

图 1-4-1-8　3D 打印手术规划模型

FDM 技术为 ABS-M30i 提供可溶性支撑材料，因此能够高效且无须手动地移除支撑。ABS-M30i 可与 Fortus 380 mc/450 mc 和 Fortus 900 mc 3D 生产系统配合使用。

二、Polyjet 技术

(一) 技术原理

PolyJet 3D 打印与喷墨打印类似,但 PolyJet 3D 打印机并非在纸张上进行喷墨打印,而是将可固化液态光敏树脂层喷射到构建托盘上。3D 打印机喷射细小光敏树脂液滴,并立即使用紫外线将其固化。薄层聚集在构建托盘上,形成精确的 3D 模型或零件。3D 打印机会在悬垂部分或形状复杂需要支撑处喷射可去除的凝胶状支撑材料(图 1-4-1-9)。

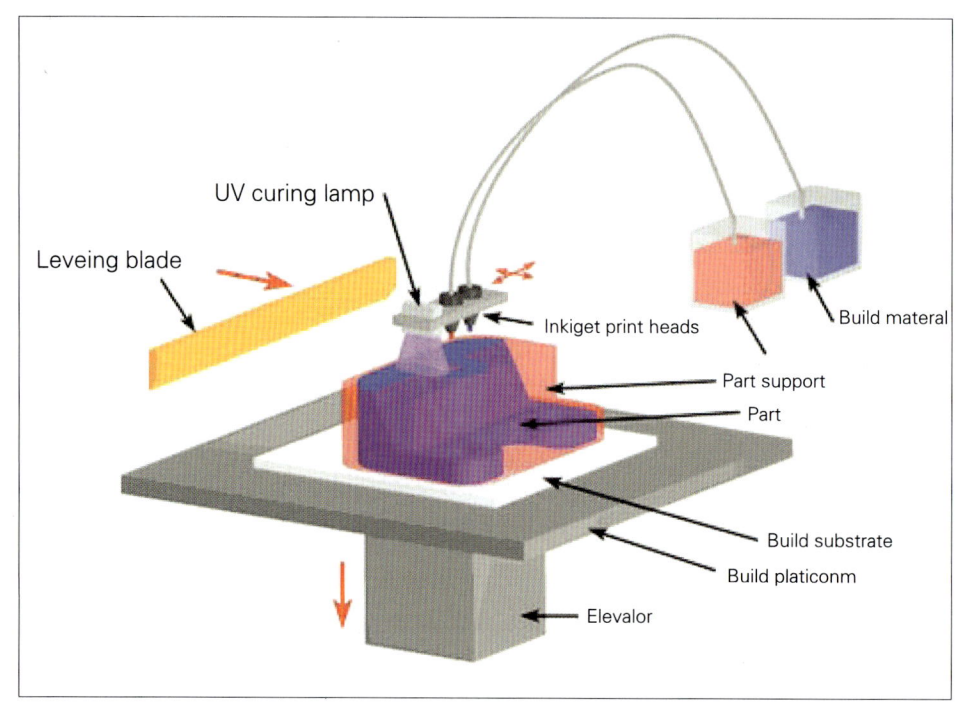

图 1-4-1-9　Polyjet 技术原理图

(二) 打印材料

用于光固化快速成型的材料为液态光固化树脂,或称液态光敏树脂。光固化树脂材料中主要包括齐(低)聚物、反应性稀释剂和光引发剂(图 1-4-1-10)。

齐聚物是光敏树脂的主体,是一种含有不饱和官能团的基料,其末端有可以聚合的活性基团,一旦有了活性种,就可以继续聚合长大;一经聚合,分子量上升极快,很快就可成为固体。

光引发剂是激发光敏树脂交联反应的特殊基团,受到特定波长的光作用时,会变成具有高度活性的自由基团,作用于基料的高分子聚合物,使其产生交联反应,由原来的线状聚合物变为网状聚合物,从而呈现固态。光引发剂的性能决定了光敏树脂的固化程度和固化速度。

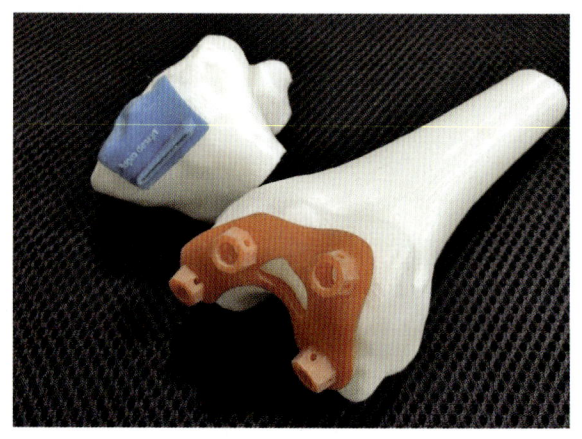

图 1-4-1-10　Polyjet 打印材料

（三）技术优缺点

1. PolyJet 技术的优点

PolyJet 3D 打印技术具有快速加工和原型制造的诸多优势，甚至能快速、高精度地生成具有卓越的精致细节、表面平滑的最终用途零件（图 1-4-1-11）。

（1）高质量。以高达 16 微米的分辨率引领市场，确保平滑和非常精细的组件和模型。

（2）清洁。一般都是用于办公环境，使用非接触式树脂装卸，易去除配套材料，易更换喷头。

（3）方便快捷。都要归功于高速光栅施工搭建，可实现短时间的加工，不需要后固化，可同时施工多个工程。

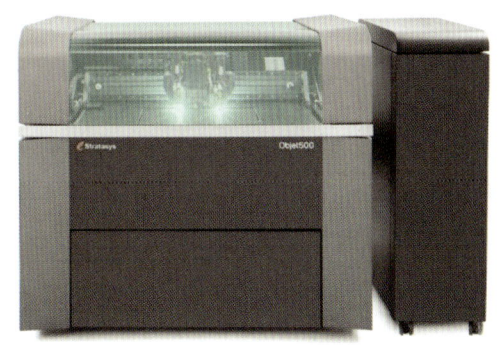

图 1-4-1-11　Polyjet 3D 打印机

（4）高精度：精确的喷涂和施工材料性能确保细节和薄壁。

2. PolyJet 技术的缺点

（1）这个过程需要支撑结构。

（2）生产产品耗费的材料成本相对高。与 SLA 一样使用光敏树脂作为耗材，这个生产成本会很高。

（3）强度比较低。因为材料是树脂，成型后强度、耐久度等于 SLA 一样，都是比较低。

（四）医疗应用

可以使用透明材料、类聚丙烯材料、高温材料、橡胶材料、生物相容性材料等，制作表面光滑和具有柔韧性的部件；可打印需要长时间接触皮肤的医疗器件，如助听器或手术导板（图 1-4-1-12）。基于 Polyjet 技术的 3D 打印机可用于骨科手术导板和高精度模型的快速加工，适合办公环境使用，优势是精度高、材料多选、材料利用率高，并且提供透明材料、软胶材料和生物兼容性材料。

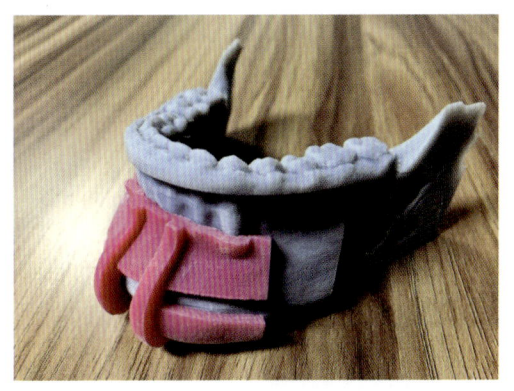

图 1-4-1-12　3D 打印手术导板

三、SLA 技术

（一）技术原理

采用光敏树脂（聚丙烯酸酯）为原料，紫外激光在工控机的控制下根据零件的分层截面信息，在光敏树脂等相应材料的液面进行逐点扫描，被扫描区域的树脂经过光聚合反应而固化，形成零件的一个分层截面，一层固化好后工作平台下降一个分层厚的距离，以便在先前固化好的零件分层截面重新涂抹一层新的液态树脂，然后工控机控制激光再扫描下一分层截面，层与层之间也因此而紧密连接在一起没有缝隙，如此反复直至整个零件成型（图 1-4-1-13）。

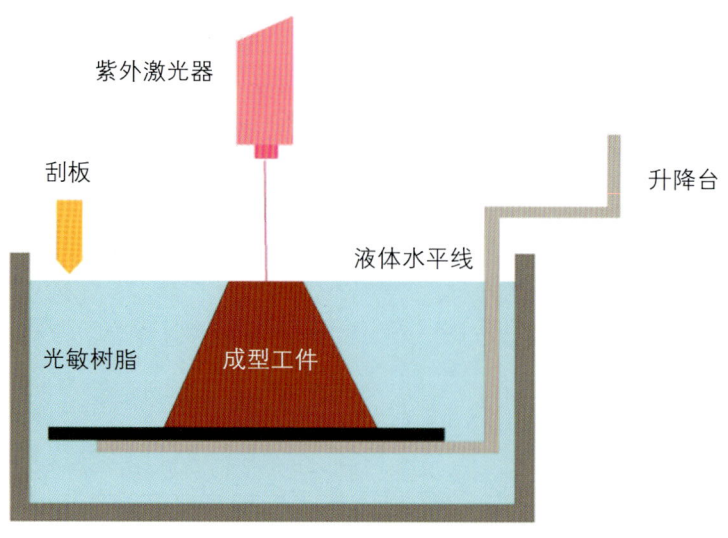

图 1-4-1-13　SLA 技术原理图

（二）打印材料

用于光固化快速成型的材料为液态光固化树脂，或称液态光敏树脂。光固化树脂材料中主要包括齐聚物、反应性稀释剂及光引发剂。

齐聚物是光敏树脂的主体，是一种含有不饱和官能团的基料，其末端有可以聚合的活性基团，一旦有了活性种，就可以继续聚合长大；一经聚合，分子量上升极快，很快就可成为固体。

光引发剂是激发光敏树脂交联反应的特殊基团，受到特定波长的光作用时，会变成具有高度活性的自由基团，作用于基料的高分子聚合物，使其产生交联反应，由原来的线状聚合物变为网状聚合物，从而呈现固态。光引发剂的性能决定了光敏树脂的固化程度和固化速度（图 1-4-1-14）。

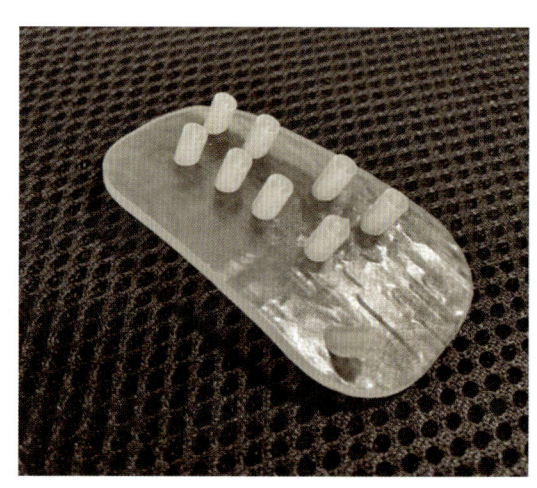

图 1-4-1-14　SLA 打印部件

（三）技术特点

1. SLA 技术的优点　包括：固化快；精度高；可在几秒钟内固化，可应用于要求立刻固化的场合；无须加热，节省能量；各种光源的效率都高于烘箱；可使用单组分，无配置问题，使用周期长；可以实现自动化操作及固化，提高生产的自动化程度，从而提高生产效率和经济效益。

2. SLA 技术的缺点

（1）需要专用的实验室环境，成型件需要二次固化，防潮处理等工序。

（2）尺寸稳定性差。随着时间推移，树脂会吸收空气中的水分，导致软薄部分的翘曲、变形，会明显影响成型件的整体尺寸精度。

（3）氦—镉激光管的寿命仅 3 000 小时，价格较昂贵；由于需对整个截面进行扫描固化，成型时间较长，制作成本相对较高。

（4）光敏树脂对环境有污染，使皮肤过敏。

（5）需要设计工件的支撑结构，以便确保在成型过程中制作的每一个结构部位都能可靠定位；支撑结构需在未完全固化时手工去除，容易破坏成型件。

（四）医疗应用

SLA技术应用于医学领域，充分体现了其先进性。目前，在医学领域中，手术内置物模型、手术中的定位模型、医学教学辅具、组织工程细胞载体支架的制作等方面都用到了激光快速成型技术。激光快速成型后的模型应用于临床实践，能够提高医疗技术水平，有效地降低医疗事故发生率。利用激光快速成型技术制成的人体器官仿真模型，能够在医学临床实践中起到前所未有的积极作用，可产生巨大的社会效益和经济效益（图1-4-1-15）。

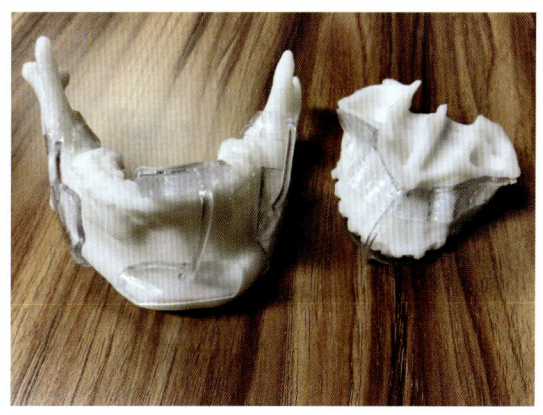

图1-4-1-15　3D打印手术模型

四、3DP技术

（一）技术原理

3DP（three dimensional printing and gluing）也被称为黏合喷射（binder jetting）、喷墨粉末打印（inkjet powder printing）。从工作方式来看，三维印刷与传统二维喷墨打印最接近（图1-4-1-16）。

1. 3DP的供料方式与SLS一样，供料时将粉末通过水平压辊平铺于打印平台上。

2. 将带有颜色的胶水通过加压的方式输送到打印头中存储。

3. 接下来打印的过程就很像2D的喷墨打印机了。系统会根据三维模型的颜色将彩色胶水进行混合并选择性地喷在粉末平面上，粉末遇胶水后会黏结为实体。

4. 一层黏结完成后，打印平台下降，水平压辊再次将粉末铺平，然后再开始新一层的黏结，如此的反复层层打印，直至整个模型黏结完毕。

5. 打印完成后，回收未黏结的粉末，吹净模型表面的粉末，再次将模型用透明胶水浸泡，此时模型就具有了一定的强度。

（二）打印材料

从3DP的工作原理可以看出，其成型粉末需要具备材料成型性好、成型强度高、粉末粒径较小、不易团聚、滚动性好、密度和孔隙率适宜、干燥硬化快等性质，可以使用的原型材料有石膏粉末、淀粉、陶瓷粉末、金属粉末、热塑材料或者是其他粒径合适的粉末等。成型粉末部分由填料、黏结剂、添加剂等组成。

可选择石英砂、陶瓷粉末、石膏粉末、聚合物粉末（如聚甲基丙烯酸甲酯、聚甲醛、聚苯乙烯、聚乙烯、石蜡等）、金属氧化物粉末（如氧化铝等）和淀粉等作为材料的填料主体。选择与之配合的黏结剂可以达到快速成型的目的。加入部分粉末黏结剂可起到加强粉末成型强度的作用。其中，聚乙烯醇、纤维素（如聚合纤维素、碳化硅纤维素、石墨纤维素、硅酸铝纤维素等）、麦芽糊精等，

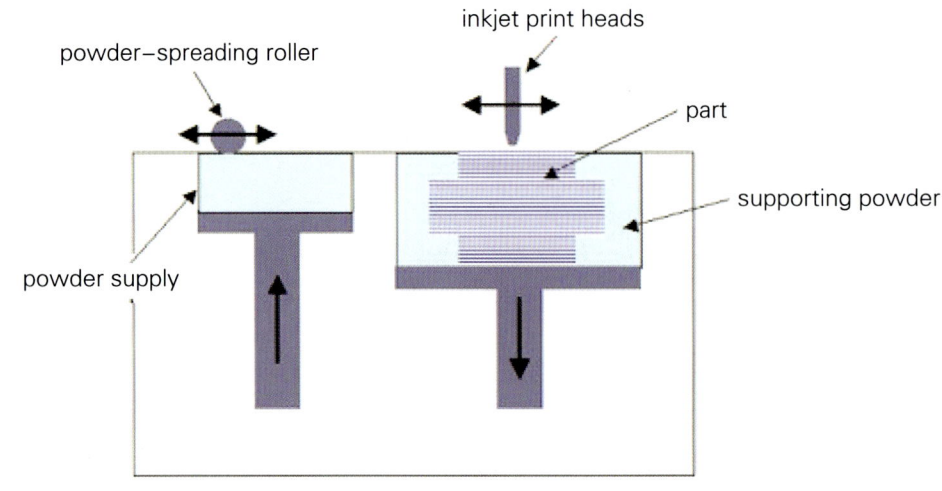

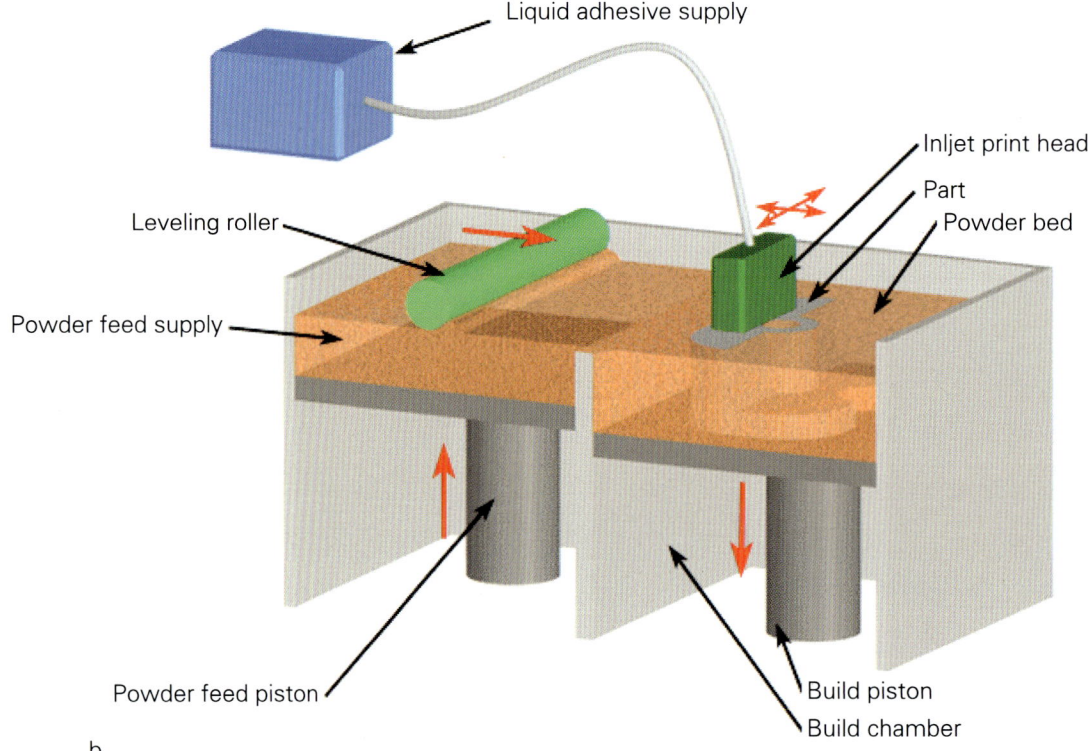

图 1-4-1-16　a. 3DP 技术原理图；b. 3DP 打印原理说明图

可以起到加固作用，但是其纤维素链长应小于打印时成型缸每次下降的高度。胶体二氧化硅的加入，可以使得液体黏结剂喷射到粉末上时迅速凝胶成型。

（三）技术特点

1. 3DP 技术的优点

（1）无须激光器等高成本元器件，成本较低，易操作易维护。

（2）加工速度快，可以 25 mm/h 的垂直构建速度打印模型。

（3）可打印彩色原型，这是这项技术的最大优点。它打印彩色原型后，无须后期上色。目前市面上的 3D 体验馆中 3D 打印人像基本均采用此技术。

（4）没有支撑结构。与 SLS 一样，粉末可以支撑悬空部分，而且打印完成后，粉末可以回收利用，环保且节省开支。

（5）耗材和成型材料的价格相对便宜，打印成本低。

2. 3DP 技术的缺点

（1）石膏强度较低，不能用功能性材料，且打印成品易碎。

（2）表面手感略显粗糙，这是以粉末为成型材料的工艺都有的缺点。

（四）医疗应用

基于该技术可以打印全彩色外观样件及装配原型，可用于医疗教学模型、病例病灶模型、术前规划模型等各种医用模型（图 1-4-1-17）。

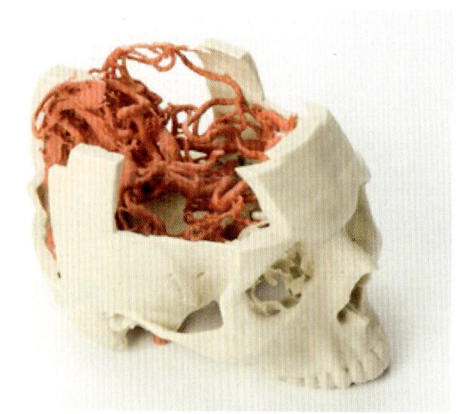

图 1-4-1-17　3DP 技术打印术前模型

五、SLS 技术

（一）技术原理

SLS 技术采用选择性激光烧结加工技术，即用铺粉辊将一层粉末材料平铺在已成型零件的上表面，并加热至恰好低于该粉末烧结点的某一温度；控制系统控制激光束按照该层的截面轮廓在粉末上扫描，使粉末的温度升至熔化点，进行烧结，并与下面已成型的部分实现黏结（图 1-4-1-18）；当一层截面烧结完成后，工作台下降一个层的厚度，铺料辊又在上面铺上一层均匀密实的粉末，进行新一层截面的烧结，直至完成整个模型。在成型过程中，未经烧结的粉末对模型的空腔和悬臂部分起着支撑作用，不必像 SLA 工艺那样另行生成支撑工艺结构。

（二）打印材料

SLS 技术所采用的材料具有明显的优势，包括：出色的机械性能；良好的粉末材料重复利用性；色泽稳定，无色差；出色的抗氧化性能；优异的尺寸稳定性；吸水率低，方便清粉；原型件和最终的制造不需要任何工具；可制造高精度和可重复性制备的零件；没有支撑结构，粉末材料可以回收利用，环保且节省开支；与一般塑料相比具有耐磨、强韧、轻量、耐热、耐寒、易成型、无毒、易染色等优点；高精度，适合成型精密零部件；后处理方便，用压缩空气即可将原型附近的粉末吹

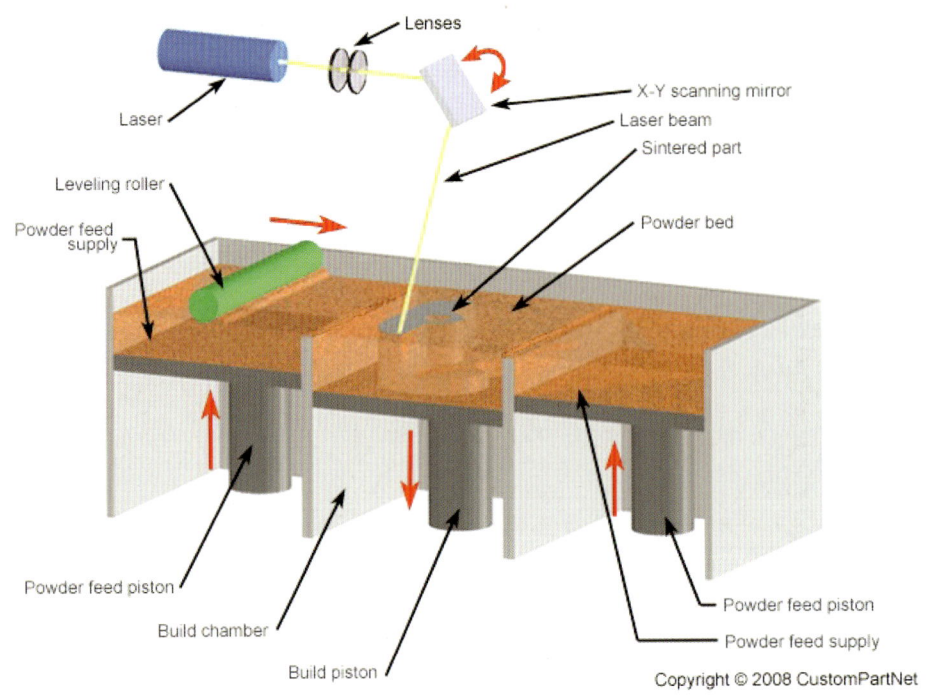

图 1-4-1-18 SLS 技术原理图

掉即可，无须手动剥离或化学溶解支撑（图 1-4-1-19）。

（三）技术特点

1. SLS 技术优点

包括可采用多种材料、制造工艺比较简单、高精度、无须支撑结构、材料利用率高、生产周期短、应用面广等。

2. SLS 技术缺点

（1）打印成品的收缩。尼龙和其他粉末材料在烧结之后三维收缩。收缩率一般取决于许多因素，包括使用的粉末类型、用于烧结颗粒的激光能量、零件的形状和冷却过程。请注意零件不会在所有方向上对称收缩。

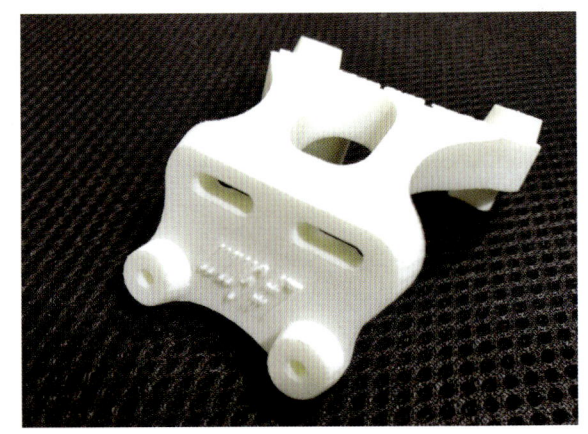

图 1-4-1-19 SLS 技术打印部件

（2）打印后期。打印过程结束后，粉末有足够时间冷却，材料块（可能重达数公斤）可被取出。专家需要从材料块中挖出零件，用吸尘器移除多余粉末，甚至利用风扫去剩下的颗粒。一旦所有的工作完成，烧结的打印品可以加热固化，增加强度。其他完成方式可选也可能需要时间磨砂、染色或涂画表层。

（3）颜色改变和吸湿。如果打印品将被染色、涂画或镀膜，多孔结构是具有优势的，可以显示完成品的问题。它们可能从空气中吸收大量粉尘、油或水，从而改变颜色（例如从白色变成象牙色）或损失重量。需要完全装载打印板。SLS 打印机不管您是否要打印小零件——它需要装载至零件的高度，同时也需要一直把 X 和 Y 轴嵌入在粉末里。即使材料不接触激光，每次使用过后剩余的材料都会被毁坏。这也是为什么 SLS 打印机拥有着尝试一次性处理越多越好的物品。

（4）加工和材料损耗大

每次需要使用新鲜粉末。大部分烧结打印机在接触激光前都会预热粉末，因此材料都会因为温度改变而受到损坏。

（四）医疗应用

此类型技术可应用于康复类器具或外部用固定导板的个性化定制，如手部固定支具、脊柱侧凸康复支具、足部骨折康复支具等（图 1-4-1-20）。

六、SLM 技术

（一）技术原理

SLM 是利用金属粉末在激光束的热作用下完全熔化、经冷却凝固而成型的一种技术（图 1-4-1-21）。SLM 工艺一般需要添加支撑结构，其主要作用体现在：

1. 承接下一层未成型粉末层，防止激光扫描到过厚的金属粉末层，发生塌陷。

2. 由于成型过程中粉末受热熔化冷却后内部存在收缩应力，导致零件发生翘曲等。支撑结构连接已成型部分与未成型部分，可有效抑制这种收缩，能使成型件保持应力平衡。

（二）打印材料

SLM 技术的材料主要为各种金属粉末，包括不锈钢 17-4、不锈钢 PH1、高温合金 IN-718、钴铬钼 MP1、钴铬钼 SP2、铝合金 M280、模具钢 MS1、钛合金 Ti64。其中，应用于医疗领域的主要是钛和钛合金。

材料特性要求：①耐腐蚀；②良好的生物相容性；③低膨胀率；④低密度条件下的高强度。

钛合金部件因其强度高、密度低，以及良好的耐腐蚀性，具有广阔的应用前景。纯钛主要用于化工、工艺工程或医疗技术，以及对良好耐蚀性有特殊要求的场合。钛的另一个优势是低热胀率。

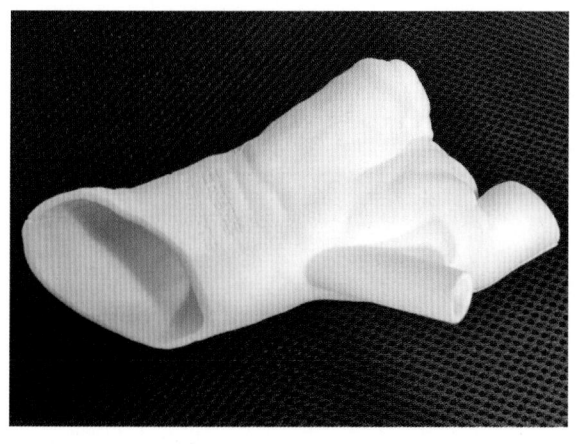

图 1-4-1-20　SLS 技术打印医用导板

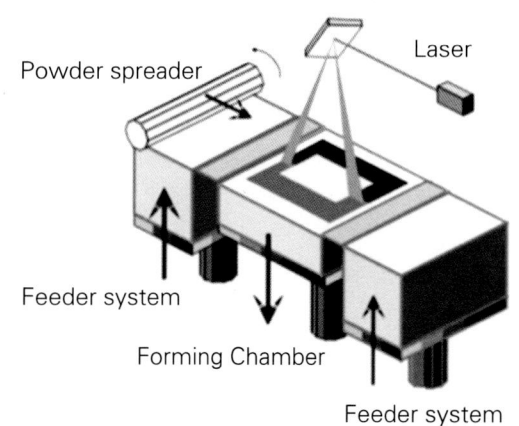

图 1-4-1-21　SLM 技术原理图

此外，钛的生物相容性使其适于医疗应用。因此，如牙科内置物或人工髋关节等均可由钛制成。Ti6AL4V 合金是目前最常用的钛合金，主要因为其力学性能均衡，并已在业内使用多年。根据 SLM 工艺，钛部件展现出均一性、近于无孔的结构，因此其力学特性值不会超出材料的规格范围。在经过硬化、热处理或热等静压后续后处理后，部件的特性即可满足特定要求（图 1-4-1-22）。

机械数据	单位	Ti6A14V[1,3]	Ti6A17Nb[1,3]	Reintitan[1,3]
拉伸强度	Rm [MPa]	1 286 ± 57	1 308 ± 76	>290
条件屈服应力	$R_{p0,2}$ [MPa]	1 116 ± 61	1 147* ± 35	>180
断裂应变	A [%]	8 ± 2	5 ± 1	>20
断面收缩率	Z [%]	30 ± 10	12 ± 4	—
弹性模量	E [GPa]	111 ± 4	108 ± 1	105
维氏硬度	[HV10]	384 ± 5	348 ± 4	130~210
表面粗糙度	Ra [μm]	12 ± 1	12 ± 1	—
表面粗糙度	Rz [μm]	70 ± 3	69 ± 8	36 ± 4

1 层厚 30 μm，2 层厚 50 μm，3 直接加工状态，4 热处理后，* 屈服强度 Re

图 1-4-1-22　钛合金材料参数

（三）技术特点

1. SLM 技术的优点

（1）SLM 工艺加工标准金属的致密度超过 99%，良好的力学性能与传统工艺相当。

（2）可加工材料种类持续增加，所加工零件可后期焊接（图 1-4-1-23）。

2. SLM 工艺的缺点

（1）价格昂贵，速度偏低。

（2）精度和表面质量有限，可通过后期加工提高。

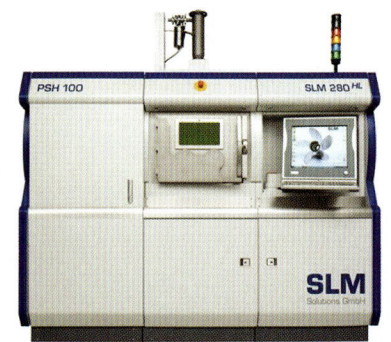

图 1-4-1-23　SLM 技术 3D 打印设备

（四）医疗应用

目前，金属 3D 打印的典型应用包括：人工髋臼杯、人工股骨柄、颅颌面假体、脊柱内置物、人工肩关节假体、人工胫骨平台、人工膝关节假体、牙科内置物等（图 1-4-1-24）。

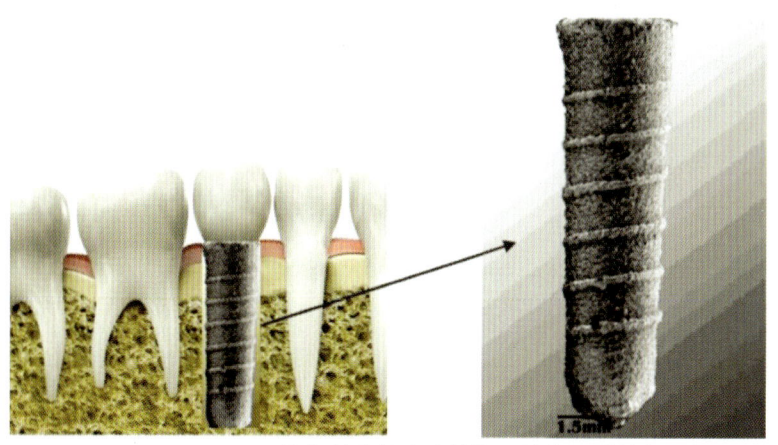

图 1-4-1-24　SLM 技术制造的多孔结构的钛合金牙科内置物

七、EBM 技术

（一）技术原理

EBM 技术使用电子束，将金属粉末一层一层地融化生成完全致密的零件。电子束由位于真空腔顶部的电子束枪生成，电子枪是固定的，而电子束可以受控转向，到达整个加工区域。电子从一个丝极发射出来，当该丝极加热到一定温度时就会放射电子。电子在电场中被加速到光速的一半，然后通过两个磁场对电子束进行控制：第一个磁场扮演电磁透镜的角色，负责将电子束聚焦到期望的直径；第二个磁场将已聚焦的电子束转向到工作台上所需的工作点（图 1-4-1-25）。

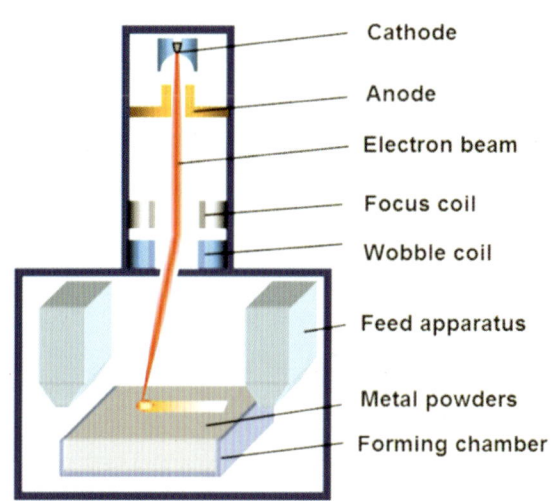

图 1-4-1-25　EBM 技术原理图

（二）打印材料

材料的生物相容性使得在其表面获得来自相邻细胞和组织的预期反应，是外科内置物的一个非常重要的属性。细胞行为（密合性、功能性改变、形态变化和增殖）会受内置材料表面属性的影响，内置材料表面形貌、表面化学和表面能量会对内置物的生物反应产生明显影响。因此，对于内置物的制造，应优选材料是纯钛和钛合金。纯钛具有良好的耐腐蚀性，并被认为是最具生物相容性的金属。只要其表面被暴露在氧化性介质中，就能够自发形成稳定的惰性氧化物层。如果需要生物医学内置物具备更高的强度的话，那么更好的选择则是 Ti6Al4V 合金，该材料也会表现出良好的抗疲劳、耐腐蚀特性，而且比重比较低（图 1-4-1-26）。

此外，能够以粉末形式提供的其他生物相容性材料还有不锈钢 316L 和钴铬合金。高度受控的金属 3D 打印环境（充满中性气体和限制氧气）可确保打印材料的高纯度，保留了期望的材料性能，如良好的机械性能、晶粒细化、低残余应力，并且无须热处理（图 1-4-1-27）。

与传统制造技术（如铸造）生产出来的部件相比，3D 打印的部件往往具有更好的机械性能。因为有的金属 3D 打印工艺会涉及前沿冶金学技术，能够生成独特的微观结构。经过妥善处理，金属 3D 打印能够形成精制晶粒，这是因为热影响区域直接环绕激光熔池，所以能快速获得热能。此外，作为金属 3D 打印价值链的一部分，后处理中的热处理也可以进一步提高预成品的机械性能（图 1-4-1-28）。更好的机械性能意味着可以优化内置物厚度，从而使其变得更轻，在减轻患者的不适感的同时不会牺牲其他属性。

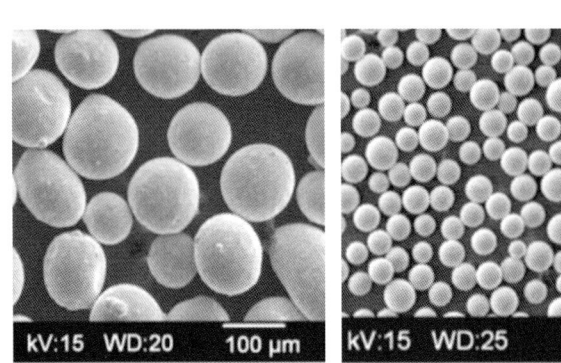

图 1-4-1-26　材料的生物相容性

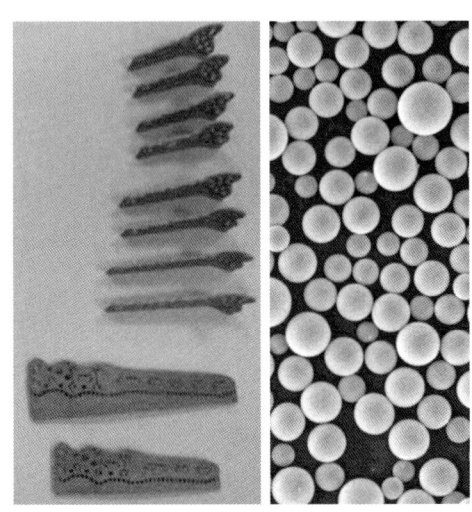

图 1-4-1-27　3D 金属打印

Property H/V	CoCr [EBM]	ASTM F75-07 (ASTM, 2010)
Tensile strength [MPa]	1171/1188	450
Yield strength [MPa]	776/769	655
Elongation [%]	5/7	8
Area reduction [%]	6/8	8
Thermal expansion coeficient [$\times 10^{-6}$ 1/°C]	14-18/13-17	-
Wearing rate [$\times 10^{-8}$ mg/cycle]	3.3/3.44	-

Property	Porous Ti [EBM]	Alternative foams
Porosity [wt %]	57.5	62.5 [2]
Compressive modulus [MPa]	2927	3000 [3]
Compressive strength [MPa]	195	65 [3]
Flexural strength [MPa]	101.98	105 [2]
Tensile strength [MPa]	~78 [4]	70 [2]
Fatigue properties	Fm = 3820 N R = 0.1 N ≥ 5.000.000 cycles	

Properties	Norm (ISO Standars, 2010)	Ti64 (EBM)	Ti64 (cast) (ASTM, 2010)
Yield strenght [Mpa]	760	849	825
Elongation [%]	10	15	10
Area reduction [%]	-	37	15-25
Young modulus [GPa]	-	125	

图 1-4-1-28　EBM 与传统工艺（机械性能对比）

（三）技术特点

1. EBM 技术的优点

（1）窄光束高功率，能打印难熔金属，并且可以熔合不同的金属。

（2）真空环境排除了产生杂质的可能，如氧化物和氮化物，真空熔炼的质量可保证材料的高强度。

（3）激光束式无须预热，电子束式需要预热。电子束式的温差小，残余应力低，加工支撑所需较少（图1-4-1-29）。

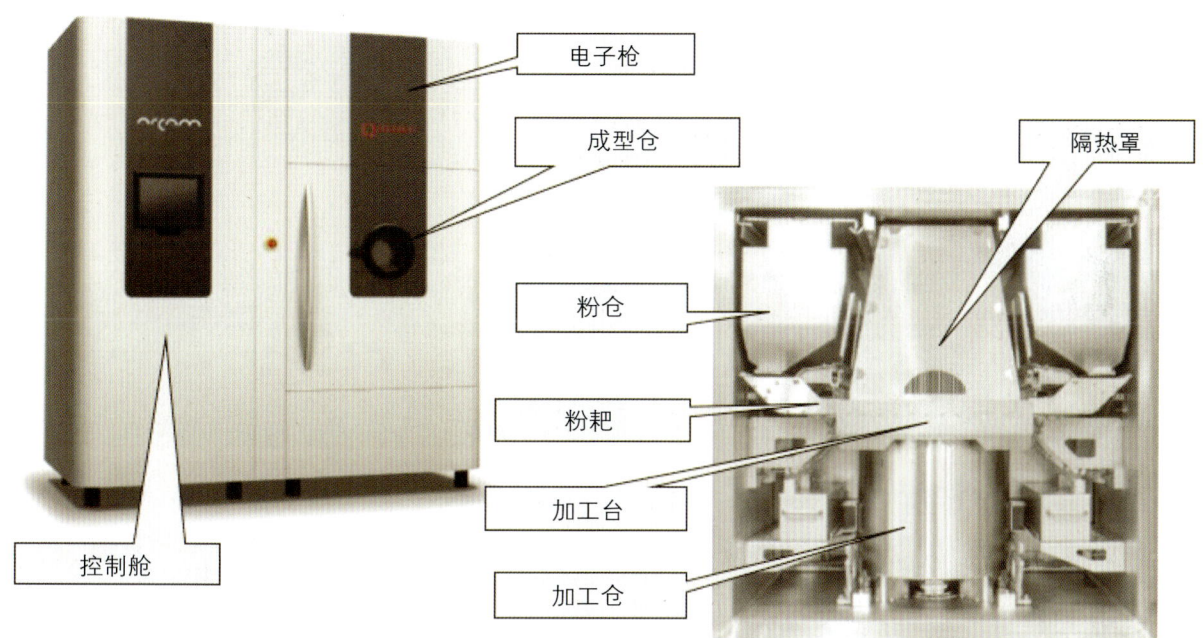

图 1-4-1-29　EBM3D 打印机结构图

2. EBM 技术的缺点

（1）EBM 工艺加工过程中会预热粉末，粉末会呈假烧结状态，不利于小孔、缝隙类特征的打印，如 1mm 的孔易被粉末堵死。

（2）EBM 设备需要真空系统，硬件资金投入更高，而且需要维护。

（3）电子束技术的操作过程会产生 X 线。

（四）医疗应用

目前，金属 3D 打印的典型应用包括：人工髋臼杯、人工股骨柄、颅颌面假体、脊柱内置物、肩关节假体、胫骨平台假体、膝关节假体等。图 1-4-1-30 中所示膝关节假体使用了 Ti64 材料，通过 EBM 技术制造而成，上载传感器，可用于检测骨质疏松。

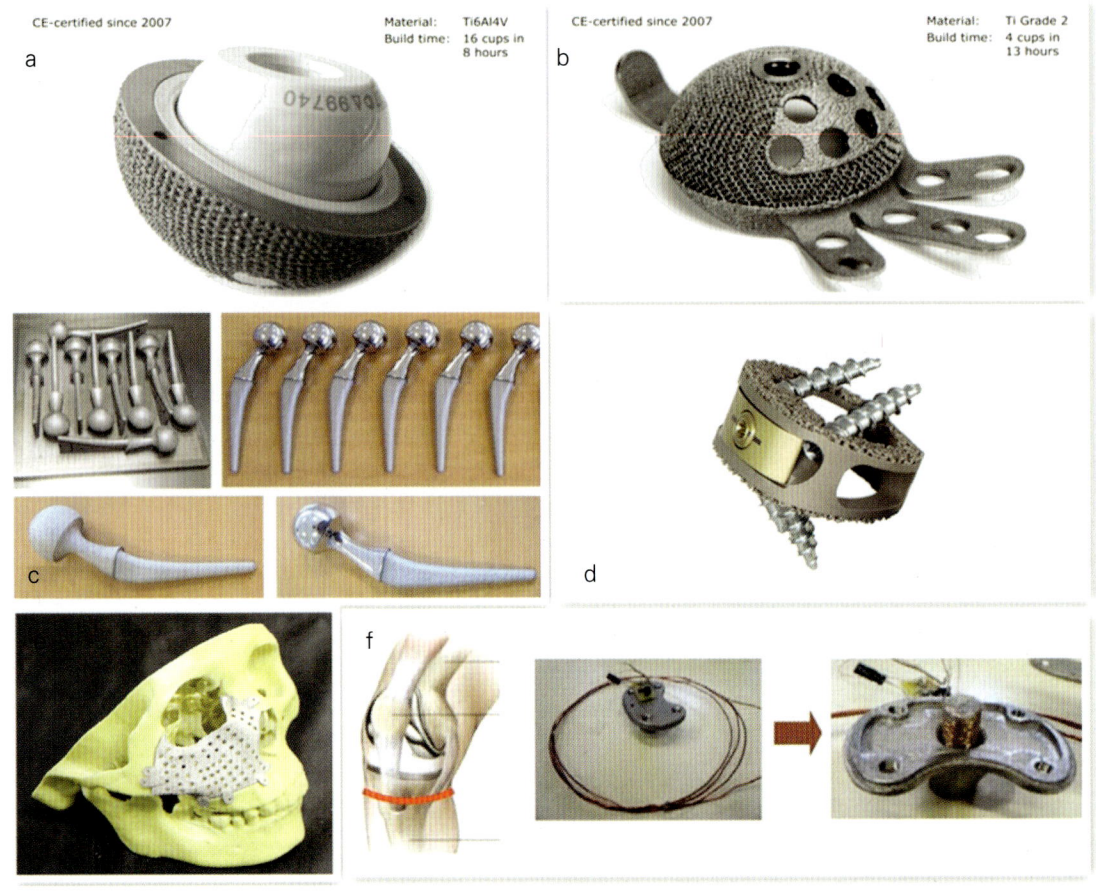

图 1-4-1-30　a.髋臼杯；b.修复杯；c.股骨柄；d.椎间融合器；e.定制化颅颌面修复内置物；f.膝关节假体

八、陶瓷打印技术

（一）技术原理

使用 3D 打印技术实现陶瓷零件成型，得到特定形状、结构的陶瓷坯体。3D 打印用的陶瓷粉末是陶瓷粉末和某种黏结剂粉末组成的混合物。由于黏结剂粉末的熔点较低，激光烧结时只是将黏结剂粉末熔化而使陶瓷粉末黏结在一起。在激光烧结之后，需要将陶瓷制品放入温控炉，在较高的温度下进行后处理。陶瓷粉末和黏结剂粉末的配比会影响陶瓷零部件的性能，黏结剂越多，烧结比较容易，但在后处理过程中零件收缩比较大，会影响零件的尺寸精度；黏结剂少，则不易烧结成型。颗粒的表面形貌和原始尺寸对陶瓷材料烧结性能非常重要，陶瓷颗粒越小，表面越接近球形，陶瓷层的烧结质量越好（图 1-4-1-31）。

在激光直接快速烧结时，陶瓷粉末液相表面张力大，在快速凝固过程中会产生较大的热应力，从而形成较多的微裂纹。目前，陶瓷直接快速成型工艺尚未成熟，国内外正处于研究阶段，还没有实现商品化（图 1-4-1-32）。

坯体后处理包括对陶瓷坯体进行清洗、表面增强、修复、干燥等，使坯体的强度、精度等性能达到要求，有利于随后的热处理环节。

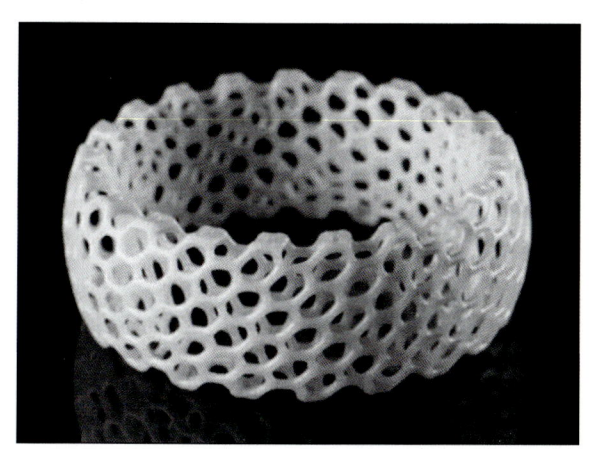
图1-4-1-31　陶瓷打印样件

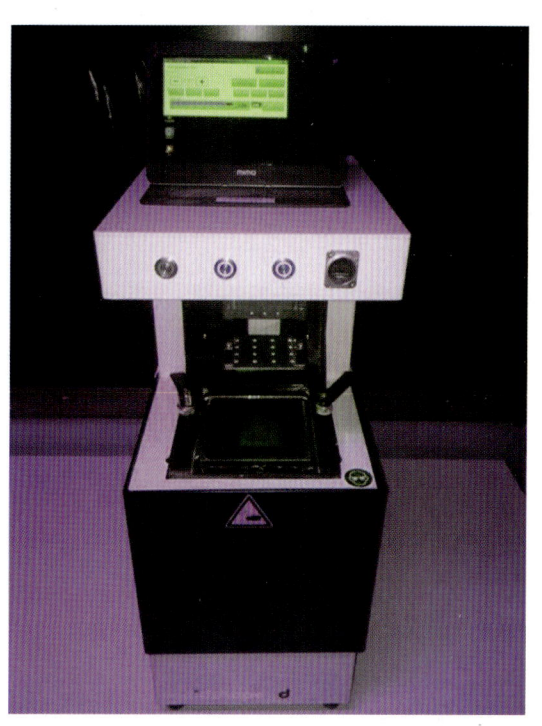
图1-4-1-32　C30打印机

将完好的坯体放入炉子中，按照设定好的温度制度、焙烧气氛和压力进行热处理。这个过程分为脱脂和烧结两个阶段：加热到600℃以上脱去坯体中的有机物（脱脂），是容易出现缺陷的阶段；随后加热到1 000℃以上实现致密化、形成陶瓷（烧结），是晶粒长大、晶界形成、实现陶瓷强度的过程，决定了成品的最终性能。烧结完成等冷却后便可得到最终的陶瓷产品了。

（二）打印材料

陶瓷材料具有高强度、高硬度、耐高温、低密度、化学稳定性好、耐腐蚀等优异特性，是三大固体材料之一。目前，陶瓷3D打印制备的主要有氧化铝陶瓷、氧化锆陶瓷、磷酸钙陶瓷等（图1-4-1-33）。陶瓷材料具有羟基磷灰石的特性（图1-4-1-34），致密度为98%~99%/dth，粒度低于5 μm，抗弯强度为80~100 MPa。

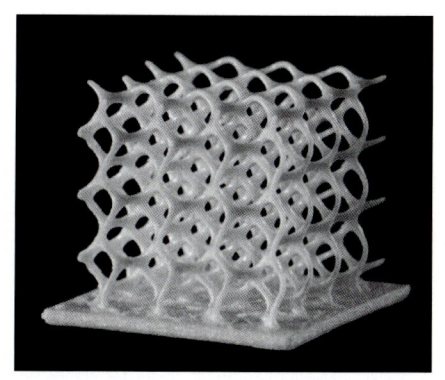
图1-4-1-33　3D陶瓷打印

	Controls	STANDARD	3DCERAM HYDROXYAPATITE
HAP material according standards ISO 13 779-1：2008	Hydroxyapatite cristallinity 结晶度	≥ 95 %	96 %
	Total of other phases	≤ 5 %	4 %
	Ca/P ratio	1,65 à 1,82	1,705

图1-4-1-34　陶瓷材料特性

（三）技术特点

1. 陶瓷打印技术的优点

（1）在内置物的设计上无限制；

（2）严格遵循客户的误差要求；

（3）外科医生可全程控制手术过程；

（4）生产过程中减少了污染的可能。

2. 陶瓷打印技术的缺点　对于陶瓷材料来说，其3D打印加工难度较大，存在很多尚未解决的难题，如表面粗糙度过大、力学性能不理想、孔隙率过大、制件精度低等问题一直存在。一种3D陶瓷打印技术难以适应多种材料，往往需要针对某一种特性的陶瓷性能，研制出一种对应的3D打印技术，成本较高。

随着技术的不断提高、理论的不断完善，陶瓷3D打印技术已有重大的进展，也是目前研究的热点和重点。相信在不久的将来，陶瓷3D打印技术会获得重大的突破，应用范围也会越来越广。

（四）医疗应用

陶瓷3D打印技术在医学领域有着良好的应用前景（图1-4-1-35），并且随着技术的发展，应用范围也会进一步扩展。

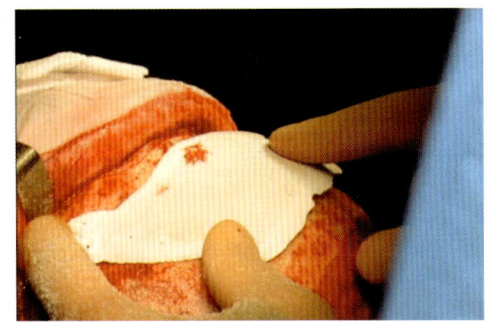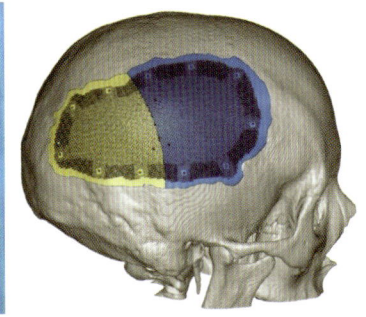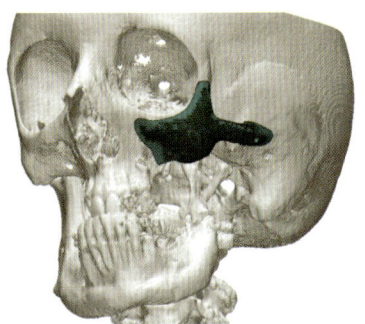

图1-4-1-35　陶瓷打印骨替代物

九、生物打印技术

（一）技术原理

将熔化的、黏稠的液体或凝胶（融合细胞材料）从材料墨盒流出（挤出），由三轴机械系统控制的挤出头输出，通过物理或化学作用实现固化，从而创建三维实体（图1-4-1-36）。

在数字三维模型驱动下，按照"增材制造"原理定位装配生物材料或细胞单元，制造医疗器械、组织工程支架和组织器官等制品的装备（图1-4-1-37）。

机器首先读入由医学影像数据重建或设计的三维模型，将模型离散成多个片层，计算机控制打印喷头挤出由生物材料或细胞组成的"生物墨水"逐层打印，不断重复这一过程，直至三维组织前体打印完成。随后，细胞开始重新组织、熔合，形成新的血管等组织结构（图1-4-1-38）。

3D生物打印机可以有多个打印喷头，喷头可以打印人体细胞，也可以打印纯生物材料（主要成分是水凝胶，可用作细胞生长的支架）。生物打印采用来自患者自己身体的细胞，所以不会产生排异反应。

简而言之,生物打印机与主流 3D 打印机的不同之处在于,它不是利用一层一层的塑料,而是利用一层一层的生物材料或细胞构造块,去制造真正的活体组织。

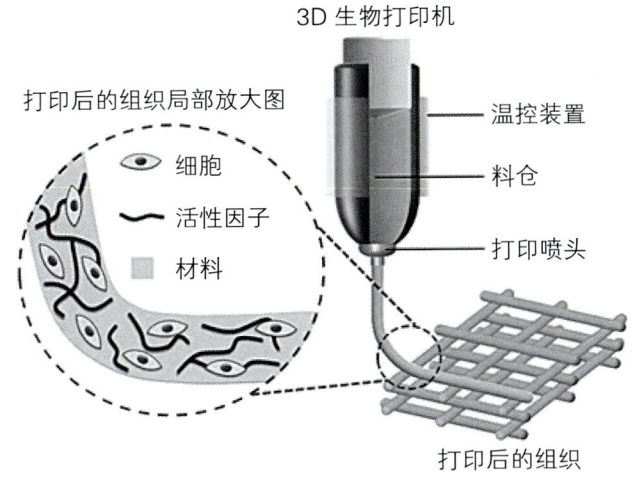

图 1-4-1-36　生物打印技术原理

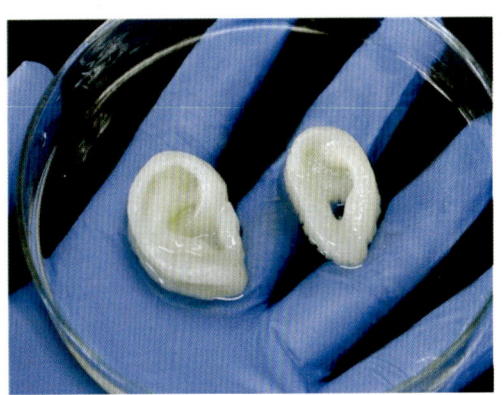

图 1-4-1-37　生物打印义耳

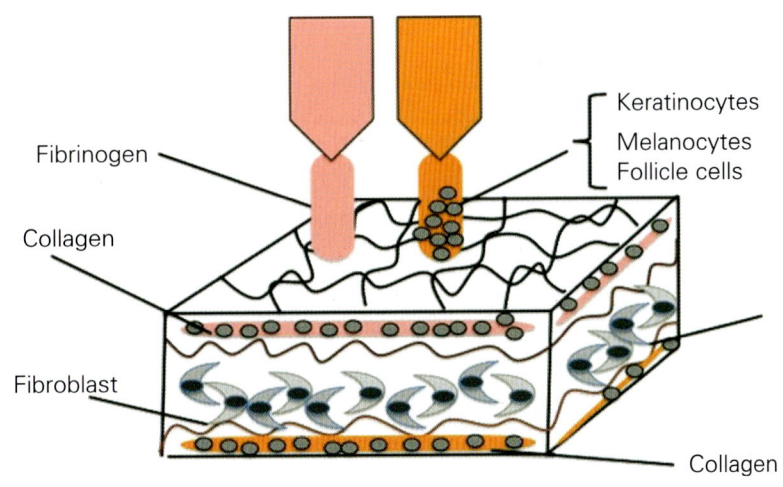

图 1-4-1-38　生物打印分解图

(二) 打印材料

根据应用领域,大致可分为以下几类:

1. 骨再生　包括羟基磷灰石、聚己内酯、磷酸三钙、左旋聚乳酸、聚乳酸-羟基乙酸共聚物等。
2. 药物控释　包括聚己内酯、左旋聚乳酸、聚乳酸-羟基乙酸共聚物等。
3. 软组织、细胞打印和器官打印　包括琼脂、卵磷脂、藻酸盐、壳聚糖、明胶、透明质酸、纤维蛋白、胶原蛋白等。

(三) 技术特点

1. 生物打印技术的优点　生物三维打印技术突破了传统组织工程技术生物功能设计的局限性,

可精确控制细胞在支架材料中的定点分布，微观上构建具有适合细胞生存的微环境，为细胞提供真正的三维均衡生长环境，使得骨软骨再生成为可能。

生物 3D 打印技术发展迅猛。在生物医学领域，三维打印技术因其快速成型和构建复杂形状的能力表现出了无可比拟的优势。在骨科领域，可将患者的虚拟影像迅速转换成三维实体模型，也可以实现材料结构的个性化定制以及与病变部位的解剖学匹配，已广泛应用于骨科疾病的诊断、治疗和康复。尤为重要的是，三维组装细胞和材料的生物打印技术使组织再生修复效率更高，具有广阔的应用前景。

软骨的修复不仅包括软骨层，也包含软骨和松质骨之间的过渡结构的修复。生物三维打印可以制备由复合材料和梯度成分组成的具有多层次复杂结构的支架，借助生物三维打印机对损伤部位进行有针对性的个性化打印，这种复合梯度材料将有助于软骨等多层结构的修复。与以往的骨和软骨修复材料相比，生物三维打印的骨和软骨的组织工程支架具有生物相容性好、免疫排斥低、精度高等优点，可能是今后临床进行软骨缺损修复的完美手段。

2. 生物打印技术的缺点　生物打印技术要想真正地应用于医药领域，如何进行大规模生产、如何控制质量、如何克服管理障碍等，都是需要解决的问题。我们相信生物打印技术在组织工程和医药领域终将大放异彩，但前路困难重重，需要我们更加努力地去克服。

（四）医疗应用

器官移植可以拯救很多器官功能衰竭或损坏的患者生命，但这项技术也存在器官来源不足、排异反应难以避免等弊端。不过，随着生物 3D 打印机的问世，这些问题的解决有了新的技术手段。

我们今天能做到的是打印软组织、皮肤，可以应用于药物研究，研究人员可以利用它测试新药在早期阶段所存在的问题并对它的疗效进行评估。同时，这个过程能让我们生产更多的实用性模型，2D 模式下的细胞培养不能够形成合适 3D 环境的模型。采用生物打印后，新药物疗效验证的临床实验速度加快，减少了动物实验失败的次数。在美容领域，所追求的目标是完全消除动物实验，很多公司目前正在致力于发展皮肤组织模型。优秀的科学家们发表了很多成果，这些科学家来自材料科学、神经成像、毒理学等领域。在临床研究方面，患者的 CT 和 MRI 扫描数据被用于生成 STL 文件，以打印实体 3D 模型，这种模型可以用于内置物的生产。

未来，生物 3D 打印的发展方向是从非专用设备、专用设备向高通量集成化专用装备方向发展。材料研究方向从无生物相容性材料、生物相容性材料、可降解生物相容性材料向打印专用生物材料方向发展。

十、3D 打印技术在金属内置打印方面的优势

1. 设计高度自由化。
2. EBM 技术可以为实体和多孔内置物提供一种独特的加工方法。
3. 可以制造各种多孔结构的内置物（图 1-4-1-39）。
4. 有效减少"应力遮挡"。钛金属具有高弹性模量，容易导致内置物与骨之间的弹性失配，限制了这种材料的使用。弹性模量低有助于避免"应力屏蔽"（即由于置入内置物导致骨骼正常应力的消失），而"应力屏蔽"则会导致骨密度降低（图 1-4-1-40）。

由于金属 3D 打印技术能够指定构建对象的孔隙度，因此可以通过改变体积率和多孔结构的尺寸分布来解决这个问题。多孔钛制内置物的弹性模量会随孔径的增加而减小，而内置物可以通过量身定制具有类似生物骨的机械性能（图 1-4-1-41）。

5. 可以使骨组织与内置物更好地结合。通过传统减材技术制造的金属内置物通常会在表面涂以多孔涂层，以便骨生长并与内置物结合。而金属 3D 打印则能够实现提供强度的致密承重结构与精确而互相连接的开放气孔的完全结合，诱导骨生长，并使其与内置物有机地结合在一起（图 1-4-1-42）。

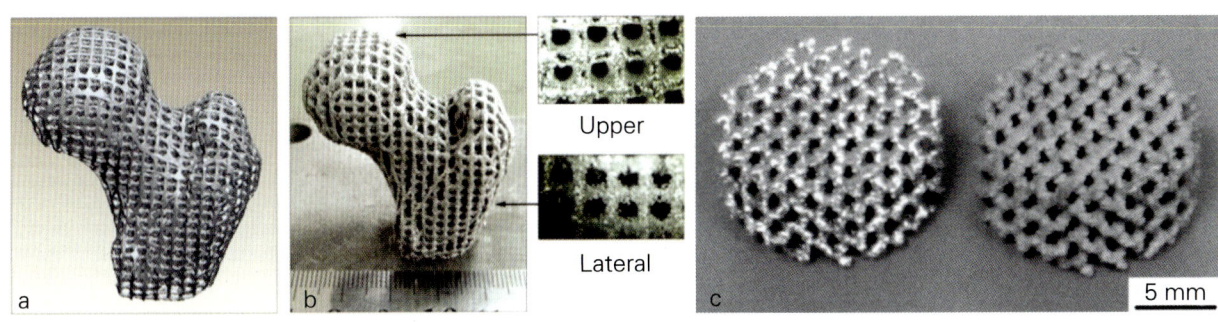

图 1-4-1-39 3D 金属打印多孔内置物

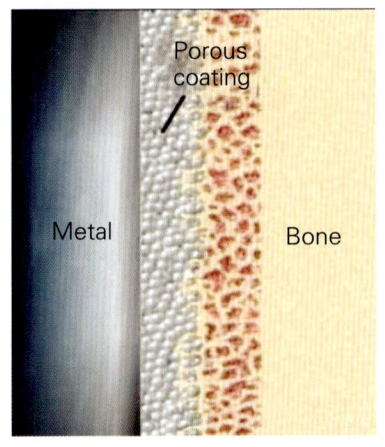

图 1-4-1-40 应力屏蔽示意图

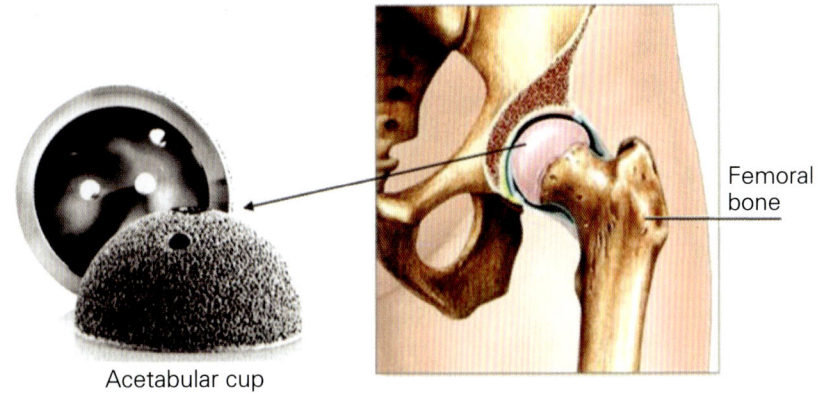

图 1-4-1-41 3D 金属打印内置物

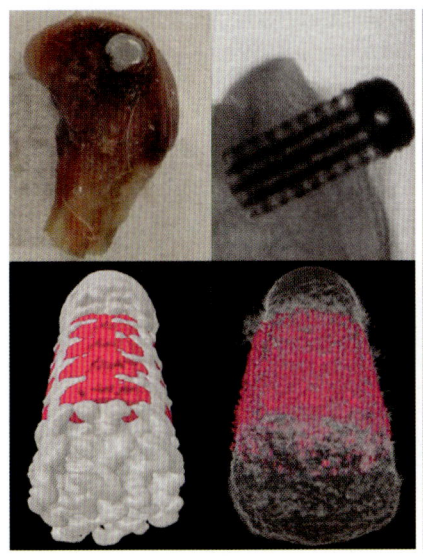

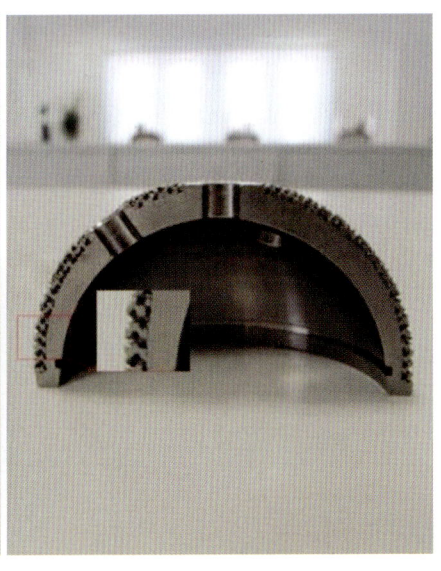

图 1-4-1-42 3D 金属打印内置物

第二节 3D 打印设备

一、FDM 设备

目前,FDM 设备主要为 Stratasys FDM 3D 打印设备。

(一) Stratasys F123 系列

Stratasys F123 系列将强大的 FDM 技术与"从设计到打印"Grab CAD 软件相结合,提供功能多样且智能的解决方案,可快速、高效地制作原型,制作精确、可靠的零件;同时,在多个用户之间共享项目,让新的产品设计更快投入市场(图 1-4-2-1)。

Stratasys F123 系列易于操作和维护,不受操作人员的经验限制。用户可以很方便地将其用于从概念验证到设计验证再到功能性能实现的每一个原型制作阶段。各种常用 CAD 文件格式可以直接导入软件。该系列的三款打印机 Stratasys F170、F270™ 和 F370™ 可以满足客户在原型制作中每一个阶段对于功能和预算的不同需求。最低设置意味着可以简单地实现即插即用,使整个办公室都能具有专业的 3D 打印功能。自动校准可确保用于故障排除的时间更少,而将更多时间用于原型制作。快速、方便的材料互换可提升设计团队的效率。

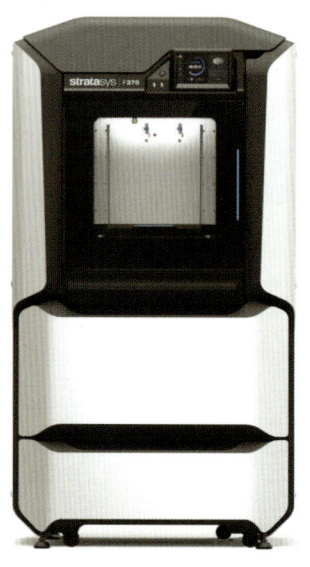

图 1-4-2-1　Stratasys F123 系列

(二) StratasysFortus 380/450mc 系列

1. **直接数字制造**　数小时内即可将设计从虚拟转换成现实。从具有严格公差的功能性原型,到承压能力强的制造工具,Fortus 380mc 和 450mc 3D 生产系统在速度、性能和精度方面设立了更高的标杆。支持的高性能工程热塑性塑料越来越多,增材制造的竞争优势因此而得到持续强化。

2. **高性能 FDM 系统**　借助 380mc 和 450mc 3D 制造系统,能够以前所未有的速度构建高精度、可重复的零件,制作夹具、卡具、模具等最终用途零件,以及可经受严格测试的功能性原型。有 4 种层厚度可供选择,因而能够在强度、细节和 FDM 最短建模时间之间取得平衡。为了最大限度地节省时间,Fortus 380mc 和 450mc 可构建复杂零件,速度超过之前的系统。两者均采用全新的触摸屏界面,便于进行直观操作和维护。

此外,Stratasys 公司还拥有其他 FDM 系列产品,以应对来自不同领域的应用方案。

二、Polyjet 设备

(一) Stratasys J750

Stratasys J750 具有如下的特点:

1. **自动映射颜色**　Stratasys J750 可提供栩栩如生的色彩:中性色调、霓虹效果、阴影与增亮、纹理以及超过 36 万种颜色的渐变，通过设计软件自动映射到真实模型（图 1-4-2-2）。

2. 轻松选择材料　一次装填 6 种材料，以应对丰富的材料变化，无须更换存储仓。可任意混合刚性、柔性、透明或不透明材料，并将混合的材料应用到单个模型或组合托盘。材料选择快捷、简单，充满乐趣。

3. 更精细的层和更快的打印速度　以最小到 0.014 mm 的层厚度——相当于皮肤细胞宽度的一半，打印超光滑的表面和超微细节。另外，下一代打印头的喷孔数量翻倍，不但打印速度更快，而且打印质量更好。

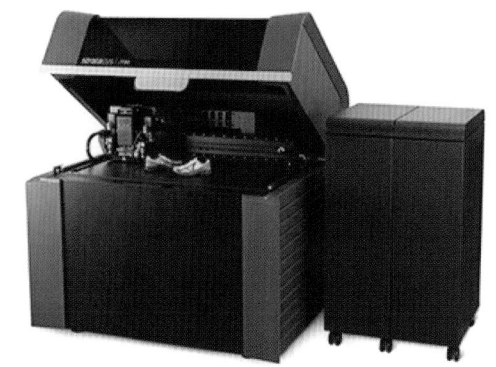

图 1-4-2-2　Stratasys J750

（1）细节和真实性：直接以 CAD 格式打印精确螺纹或清晰的追踪码。Stratasys J750 拥有 14 μm 的层精度，使用户可以看见、触摸、测试和完善每一细节。

（2）惊人的产量：可凭借宽大的打印空间和在单一打印作业中更换多种材料的功能，将各种部件置于托盘上以加快生产工具和原型。

（3）高效：加工部件更加省时。PolyJet 模型光滑、美观，可立即投入使用，而无须进行额外固化或后期处理。

4. 高性价比　Stratasys J750 拥有更快的 3D 打印速度，更换材料的次数更少，而且可自动映射颜色，将最大限度地提高效率，从而降低每个部件的打印成本。Stratasys J750 的多功能性得益于其卓越的材料处理能力。这款打印机可直接在托盘上按特定浓度和微结构调配多达 6 种材料，从而生成数以千计的颜色、透明度和软硬度。

（1）全面的色彩饱和度：可通过混合刚性不透明材料，以超过 36 万种颜色进行打印，从而实现一流的真实性。

（2）柔韧性：类橡胶材料可实现各种亮度和差别的颜色、不透明度以及弹性特征。

（3）透明度：可混合透明材料，实现各种色彩和透明度。

（4）强度和耐久性：模拟标准的 ABS 塑料，以生产坚固且耐热的耐用工具和原型。与类橡胶材料结合，实现一流的耐用性和各种肖氏硬度值。

5. 打印软件　从 PolyJet Studio 开始，工作流程明显简化。全新的软件界面直观，使其易于选择材料，优化打印，并管理打印队列。此外，该软件还大大改善了 STL 和基于壳体的 VRML 文件的颜色分配，用户界面直观；能够添加颜色纹理和渐变，节省打印准备时间。

（二）Stratasys Objet 30 Prime

Stratasys Objet 30 Prime 具有如下特点：

1. 全球最全面的桌面 3D 打印机　以极致的精准和多样性，直接在桌面上通过 3D 打印实现各种创意。Objet 30 Prime 是世界上唯一能够使用 12 种材料并提供柔性和生物相容性等特种性能的桌面型 3D 打印机（图 1-4-2-3）。

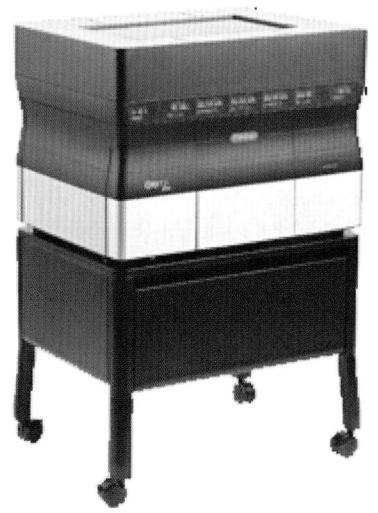

图 1-4-2-3　Objet 30 Prime

2. 在桌面上使用多达 12 种 3D 打印材料　探索桌面 3D 打印新境界，精确打印消费产品原型，制作表面光滑并具有柔韧性的部件，使用橡胶材料来制作垫圈、插头和密封垫的原型。同时，还可 3D 打印可直接使用的、需要长时间接触皮肤的医疗器件，如义耳或手术导管。

Objet 30 Prime 功能多样，能提供三种打印模式：高品质、高速和全新的草稿模式。草稿模式是 Prime 独有的快速经济的打印模式，无论是瞬间灵感的捕捉还是最终设计的检查，都能以三维形式实现最大胆的创意。无论 3D 打印的对象是什么，Objet 30 Prime 的高效、安静和紧凑都使其成为得力助手。此外，Stratasys 公司还拥有其他 Polyjet 系列产品，以应对来自不同领域的应用方案。

三、SLA 设备

UnionTech™（联泰）的系列光固化（SLA）3D 打印机可以打印制作患者的骨骼和器官等成型模具，帮助医生在 SLA 成型模型上模拟手术，准确对准患处，减少正常组织的损伤，提高手术成功率。

另一方面，UnionTech™（联泰）的系列光固化（SLA）3D 打印机还可以制作个性化定制助听器外壳或助听器模型，有效提高客户制造商实现规模化和按需生产的能力，使快速原型制造和批量生产成为可能（图 1-4-2-4）。

UnionTech（联泰）lite 300HD 的主要技术参数：

成型范围：300 mm × 300 mm × 200 mm；300 mm × 300 mm × 250 mm；300 mm × 300 mm × 300 mm。

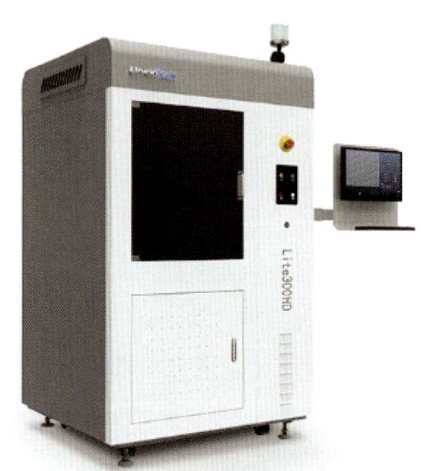

图 1-4-2-4　SLA 设备

成型精度：± 0.1 mm（L ≤ 100 mm）或 ± 0.1% × L（L>100 mm）。

分层厚度：0.05~0.25 mm。

定位精度：± 0.008 mm/层。

分辨率：0.001 mm。

扫描方式：振镜扫描。

扫描速度：6~10 m/s。

光斑直径：0.12~0.20 mm。

操作系统：Win7/WinXP。

控制软件：RSCON5.3。

数据格式：STL。

四、SLS 设备

目前，所使用的 SLS 设备主要为 EOS FORMIGA P 110，具有如下特点：

1. 小巧的数字化制造系统　"FORMIGA" 品质已经成为塑料增量制造技术的品质标签。作为 FORMIGA P 100 的后续产品，FORMIGA P 110 仍然是小型激光烧结系统的不二之选，提供了进入激光烧结领域的理想通道。

FORMIGA P 110，的成型尺寸为 200 mm×250 mm×330 mm，可直接通过 CAD 软件在数小时内使用聚酰胺或聚苯乙烯生产塑料产品。对于具有复杂几何结构的小系列和个性化产品的经济生产，该系统是理想的选择——符合医疗设备产业和高价值消费品的需求。各种 EOS 参数既注重经济效益又注重最佳曲面质量。凭借最短的生产周期和相对低的投资成本，FORMIGA P 110 可以完全集成于要求最高程度灵活性的生产环境（图 1-4-2-5）。

2.用于生产　FORMIGA P 110 提供了许多技术创新，系统的工艺稳定性和可重复性得到进一步的提升。除了其他因素外，这是通过新的集成四通道加热和单点高温计实现的。在配有中央供氮系统的工厂中，外部氮连接保证了成本的最低化。经过验证和测试的配料和涂敷系统确保了产品的高质量，尤其是 FORMIGA P 110 在垂直槽壁处实现了最高的曲面质量、极小的焦点直径，可制作出厚度仅为 0.16 英寸（1 英寸约为 2.54 cm）的槽壁，使得该系统成为制作小型、精细组件（如连接器）的理想选择。FORMIGA P 110 的使用极其方便，只需要最少数量的配件，由此实现了低功耗，从而降低了运营成本。FORMIGA P 110 是一款入门级的激光烧结系统，架设要求不高，可在 2 天内完成系统的安装和设置；可以方便地在工作站进行数据准备，使得该系统也非常适合分散式生产环境（图 1-4-2-6）。

3.自动化和智能功能　人体工程学的配套设备和高度自动化，使得 FORMIGA P 110 易于操作，实现了机器生产能力和材料的优化利用，并尽可能使系统最佳化集成于工业生产环境。新研发的集成过程链管理（IPCM+）解决方案提供了根据生产需求定制的粉末搅拌站和集成粉末再循环设备。高度自动化实现了最短的停机时间，提高了生产率。此外，通过 EOSPACE 软件，可以很容易对构建室中的部件进行排版，从而可以对可用空间进行优化利用，意味着更短的生产时间和更低的成本。

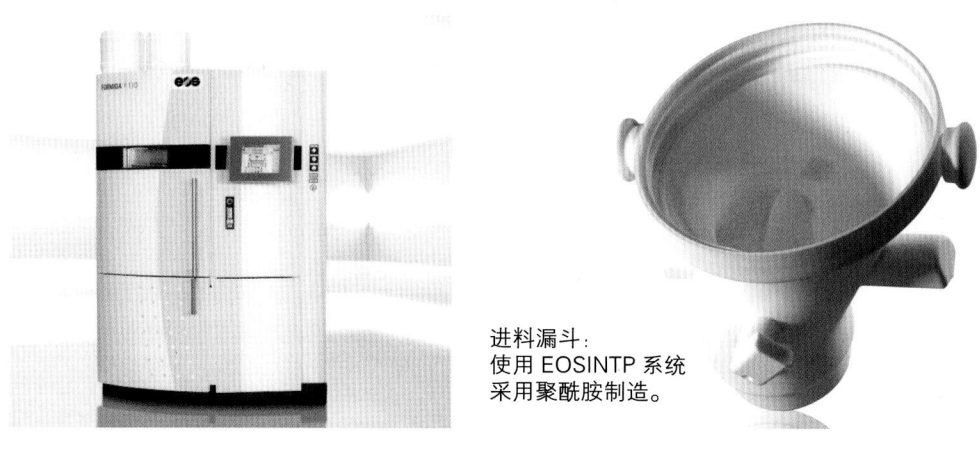

进料漏斗：
使用 EOSINTP 系统
采用聚酰胺制造。

图 1-4-2-5　FORMIGA P 110

技术参数	
成型尺寸	200mm×250mm×330mm （7.9×9.8×13in，不包括高温计测量点）
成型速度（取决于材料）	最高可达 20mm/h（0.79in/h）
层厚度（取决于材料）	0.06mm（0.0024in）、0.1mm（0.0039in）、0.12mm（0.0047in）
支撑结构	不需要
激光器类型	CO_2，30W
精密光学部件	平场聚焦透镜
构建过程的扫描速度	最高可达 5m/sec（16.4ft/se.）
电源	16A
功耗	2kW
氮气发生器（包括外部氮连接）	集成
压缩空气供应	最小 6,000hPA（87psi）；10m³/h（13.08m³）
尺寸（宽×厚×高）	
机器（配粉末容器和触摸屏）	1,320mm×1,067mm×2,204mm（51.97in×42.01in×86.77in）
建议安装空间大小	3.20m×3.50m×3.0m（126in×137.8in×118.1in）
重量	约 600kg（1,323lb）
后处理工作站（可选）	1,200mm×700mm×1,500mm（47.24in×27.56in×59.06in）
粉末搅拌站（可选）	700mm×500mm×1,000mm（27.56in×19.69in×39.37in）
数据准备	
软件	EOS RP 工具（可选）；桌面 PSW
CAD 系统的数据接口	STL（可选项：所有标准格式的转换器）
网络	以太网

图 1-4-2-6　FORMIGAP 110 产品技术参数

五、SLM 设备

目前，SLM 设备以 SLM Solutions 金属打印机为主，有各种不同的型号。

（一）SLM125

选择性激光熔化设备 SLM 125 可基于 3D-CAD 数据打印高品质金属零件。该设备兼备紧凑性、经济性以及高精度，主要适用于小批量加工，如研发领域。双向铺粉专利技术成就了其在同类型设备中最快的成型速度，而气体循环过滤技术不仅已获得专利，同时也实现了操作的安全化。惰性气流即使在调节到最低消耗量时也能够达到最理想的工艺特性。

SLM 125 可选配用于读取 CAD/STL 数据或切片数据的全开放式软件，允许用户根据需求进行自定义加工参数，实现个性化加工。打印材料可选择不锈钢、工具钢、钴铬合金、镍基合金、铝合金、钛合金等。设备的紧凑结构和少量粉末传输部件可保证快速、便捷地换粉。另外，大量的选配和扩展功能使该系统能够适应各种客户的个性化需求（图 1-4-2-7）。

筛粉设备PSM与SLM 125配合使用能够达到最佳效果。筛粉过程中大颗粒粉末会被筛选出来并被分离至一个存储瓶内，达到颗粒范围内的可重复利用粉末将被传输至存储容器中并可直接再次使用。该机型主要技术参数见图1-4-2-8。

（二）SLM 280

选择性激光熔化设备SLM 280 2.0的加工尺寸为280 mm³×280 mm³×365 mm³，提供拥有专利的多激光技术，能够根据传统批量生产使用的CAD数据及设置个性化参数一次性加工金属部件。SLM 280 2.0提供不同的配置。除了使用400 W或700 W单激光配置外，还可选配双激光（1×700 W+1×1 000 W）或双并行激光（2×400 W+2×700 W）配置。新系统提供（40 L）粉罐和两个（各5 L）供粉瓶，保证在加工最大行程零件时可实现不间断打印（过量系数为1.6）。溢流瓶的尺寸和摆放位置均进行了升级设计，大大改善了用户体验（图1-4-2-9）。

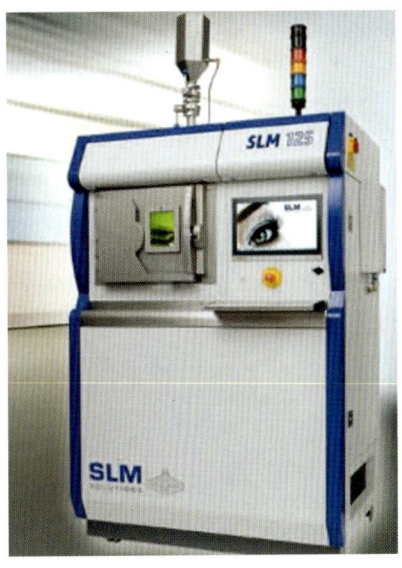

图1-4-2-7 SLM 125

技术参数

加工尺寸（长×宽×高）	125×125×125 mm³ 扣除基板厚度
3D光路系统配置	单激光（1×400 W）IPG光纤激光器
加工速率	最高25 cm³/h
可加工层厚	20 μm-75 μm，1 μm/步
最小结构尺寸	140 μm
光斑直径	70-100 μm
最高扫描速度	10 m/s
加工过程中平均惰性气体消耗	2 L/分钟（氩）
排氧过程中平均惰性气体消耗	70 L/分钟（氩）
电气连接/输入功率	400 Volt 3NPE, 32 A, 50/60 Hz, 3 kW
压缩空气要求/消耗	ISO 8573-1: 2010 [1:4:1], 50 L/分钟 @ 6 bar
机器尺寸（长×宽×高）	1,400 mm x 900 mm x 2,460 mm
机器重量（含/不含粉末）	约750 kg / 约700 kg

图1-4-2-8 SLM 280技术参数

整个加工过程在惰性气体保护环境中进行，惰性气体循环不仅安全有效，而且大幅减少了气体消耗。通过有效清除加工舱内废弃烟尘，实现加工工艺的深度优化。保证成型面上形成恒定气流条件的同时，可有效减少烟尘对激光保护镜片的污染。该机型主要技术参数见图1-4-2-10。

（三）SLM 500

通用型选择激光熔化设备SLM 500凭借其超大的生产空间和四激光技术成为一款高性能设备，极为丰富的基础设备和广泛的配置选择实现了以应用为导向的设备配置。作为SLM 500的核心部件，该设备采用了拥有专利技术的多激光系统，凭借双激

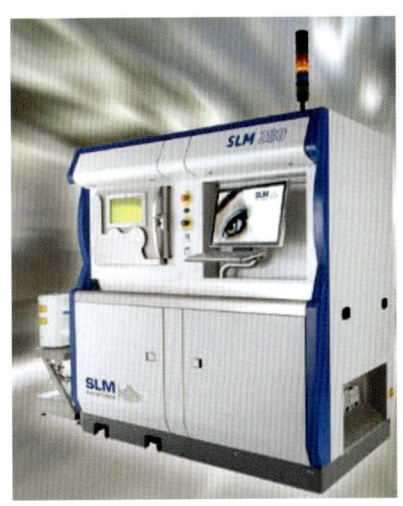

图1-4-2-9 SLM 280

技术参数

加工尺寸（长×宽×高）	280 × 280 × 365 mm³ 扣除基板厚度
3D光路系统配置	单激光（1×400W），两个相同激光（2×400W）
双激光配置	单激光（1×700W），两个相同激光（2×700W）
带切换单元	两个不同激光（1×700W和1×1,000W） IPG光纤激光器
加工速率	最高55 cm³/h
层高可变	20 μm-75 μm
最小结构尺寸	150 μm
焦点直径	80-115 μm
最高扫描速度	10 m/s
加工过程中平均惰性气体消耗	2.5 L/分钟（氩）
排氧过程中平均惰性气体消耗	70 L/分钟（氩）
电气连接/输入功率	400 Volt 3NPE, 64A, 50/60 Hz, 3.5-5.5 kW
压缩空气要求/消耗	ISO 8573-1: 2010 [1:4:1], 50L/分钟 @ 6 bar
机器尺寸（长×宽×高）	3,050 mm × 1,050 mm × 2,850 mm（包括PSH100）
机器重量（含/不含粉末）	约1,500 kg / 约1,300 kg

图 1-4-2-10　SLM 500 技术参数 1

光（2×400 W 或 2×700 W）及可选的四激光（4×400 W 或 4×700 W）光学配置，专门设计用于生产领域（图 1-4-2-11）。

该设备在 SLM 500 设备和筛粉站（PSX）之间配备了全自动化粉末管理，可连续筛分金属粉末并供给加工过程，省去了耗时的手动向设备再填充。通过独立的拆分站（PRS），可以高效地执行如缸体清理和零部件拾取等作业。同时，在清理第一成型缸过程中便可以直接利用备用成型缸开始后续打印任务，缩短批量化打印时间。使用软件 Magics RP、模块 Support Generator SG+ 和切片软件 SLM Build Processor 执行加工文件的处理与生成，可下载和编辑专业领域使用的数据。此外，可通过多种监控系统对设备加工过程进行实时监测，从而保证产品打印质量。该机型主要技术参数见图 1-4-2-12。

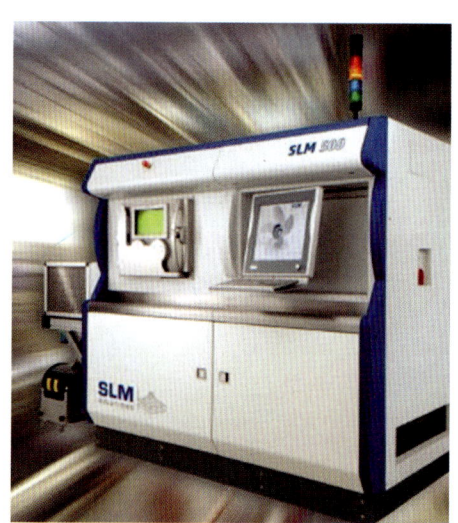

图 1-4-2-11　SLM 500

技术参数

加工尺寸（长×宽×高）	500 × 280 × 365 mm³ 扣除基板厚度
3D光路系统配置	双激光（2×400W），四激光（4×400W） 双激光（2×700W），四激光（4×700W）IPG光纤激光器
加工速率	最高105 cm³/h
层高可变	20 μm-75 μm
最小结构尺寸	150 μm
焦点直径	80-115 μm
最高扫描速度	10 m/s
加工过程中平均惰性气体消耗	5-7 L/分钟（氩）
排氧过程中平均惰性气体消耗	70 L/分钟（氩）
电气连接/输入功率	400 Volt 3NPE, 64A, 50/60 Hz, 8-10 kW
压缩空气要求/消耗	ISO 8573-1: 2010 [1:4:1], 50 L/分钟 @ 6 bar
机器尺寸（长×宽×高）	5,200 mm × 2,800 mm × 2,700 mm（包括PSX, PRS）
机器重量（含/不含粉末）	约3,100 kg / 约2,400 kg

图 1-4-2-12　SLM 500 技术参数 2

六、EBM 设备

目前，EBM 设备以 Arcam Q10 为主。Arcam EBM® 工艺提供了设计自由，为产品个性化定制开拓了良机，特别适合大批量压接经由先进 Trabecular Structures™ 生产的内置物，以及使用患者 CT 扫描数据构建的一次性定制内置物（图 1-4-2-13）。

Arcam Q10 采用 Arcam MultiBeam™ 技术，可以发射 3 000 W 功率的电子束并保持扫描速度，支持多点同时熔融。由于在真空和高温环境中加工，EBM® 工艺消除了残余应力并确保优越的材料性能。该机型主要技术参数见图 1-4-2-14。

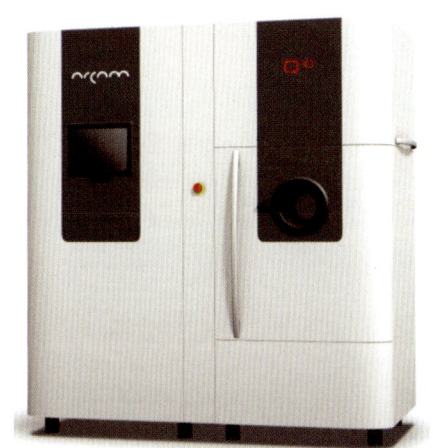

图 1-4-2-13　Arcam Q10

最大加工尺寸	200 x 200 x 180 mm (W x D x H)
最大电子束功率	3000 W
阴极类型	单品
电子束最小直径	100 μm
最大电子束扫描速度	8000 m/s
主动冷却	水冷散热器
加工真空度	1 x 10-5 mbar
加工环境	氦气分压 2 x 10-3 mbar
加工过程中的氦气消耗	1 升/小时
加工冷凝期间的氦气消耗	50-75 升/构建
供电电源	3 x 400 V, 32 A, 7kW
尺寸	1850 x 900 x 2200 mm (W x D x H)
重量	1420 kg
CAD 接口	标准：STL

图 1-4-2-14　EBM 技术参数

（一）标准内置物

Arcam EBM® 工艺具有较高的成本效益，用于制造压接内置物和骨水泥内置物。内置物的固体部分和多孔部分在一个工艺步骤中加工完成，相比传统的多孔材料，省去了昂贵的二次加工过程，也保证了固体部分和多孔部分之间的结构连续性。此外，还可以制造各种的多孔内置物（图 1-4-2-15）。

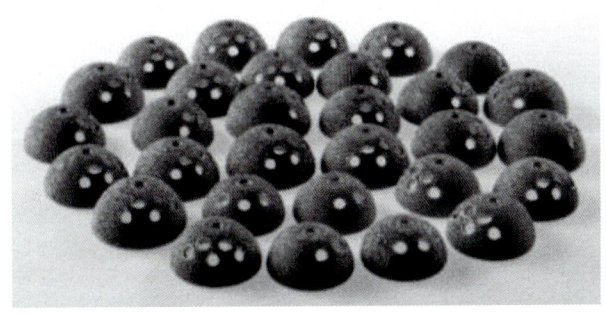

图 1-4-2-15　Arcam EBM 工艺内置物

（二）Trabecular Structures™ —设计多孔材料

Arcam EBM® 技术消除了传统加工多孔材料方法中特有的设计约束，使用者有机会设计并制造独有的骨小梁结构（trabecular structure），可以开发具有所需的性能的独特的骨小梁结构设计（根据孔的几何结构、尺寸、相对密度、粗糙度或结构厚度进行优化）。这一切都可以先 CAD 环境中开始，从而使投资最小化（图 1-4-2-16）。

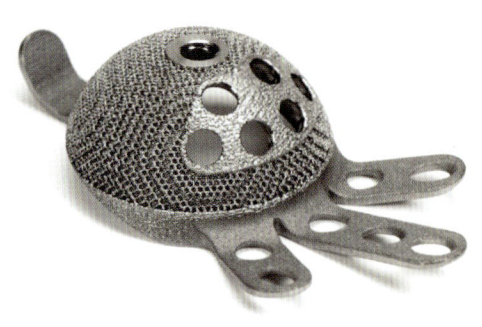 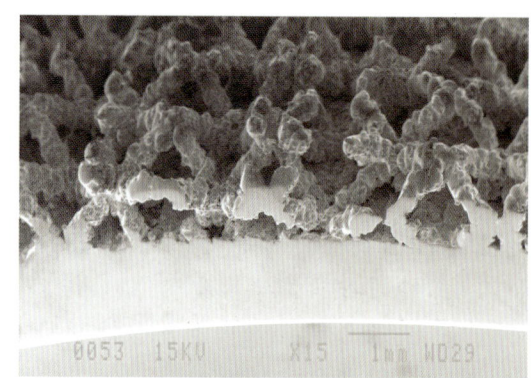

图 1-4-2-16　Arcam EBM 工艺多孔材料

（三）专用内置物

Arcam EBM® 技术提供直接的"从 CAD 到金属成品"工艺，允许使用来自 CT 的数据创建所需内置物的精确 CAD 模型，随后构建真实的零件（图 1-4-2-17）。

Arcam Q10 的特点包括：
- 设计自由；
- 操作界面易于使用；
- 新一代电子束枪；
- 改进构建平台的隔离性能；
- 快速冷却；
- 封闭式粉末处理；
- 用于构建验证的 ArcamLayerQam™；
- 适于大批量生产。

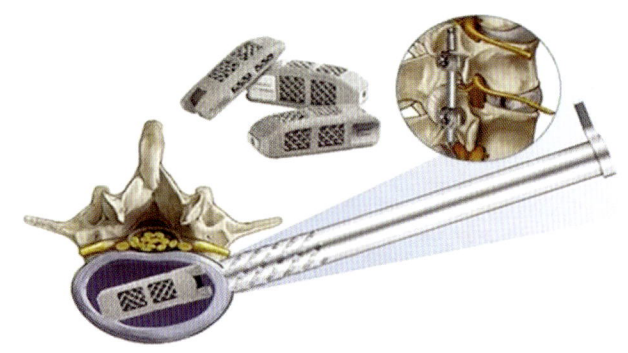

图 1-4-2-17　采用 Arcam EBM 工艺制造的个体内置物

七、陶瓷打印设备

目前的陶瓷 3D 打印设备主要为适于打印陶瓷材料的 3D 打印设备——C30（图 1-4-2-18），是法国 3Dceram 公司与 Rapidshape 联合研发的一款简单易用的桌面陶瓷 3D 打印机。该打印机的技术参数见图 1-4-2-19。

C30 系统可以给用户带来全新、便利的陶瓷制品生产工艺，通过专有的力学反馈专利技术可以更轻易且精准地控制每层的打印精度，大大提高了打印速度。同时，C30 支持氧化铝（Al_2O_3）、氧化锆（ZrO_2）、羟基磷灰石（HAP）等多种打印材料，更换打印材料只需几分钟，其特殊的打印材料存储系统可以大大减少料损（图 1-4-2-20）。C30 不仅兼顾了桌面机的便捷性，同时继承了 3Dceram 工业陶瓷的高质量。C30 以高性价比的方式满足用户多元化的需求。

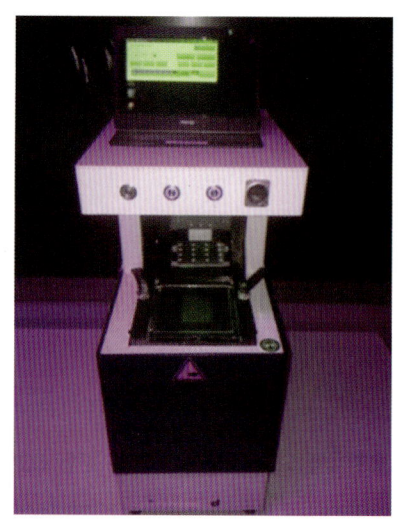

图 1-4-2-18　C30 打印机

C30性能参数

打印幅面	~ 50 * 40 mm (+/- 1 mm)
光源宽度	+/- approx. 22 μm
打印层厚	25, 35, 50, 100 μm
可打印最高高度	85 mm
光源	LED
分辨率	HD 1200 x 950 px

控制&系统

操作界面	7寸触摸屏
材料流量控制系统	已集成
数据接口	机器上USB接口，且可与其他设备通过网络连接
FFS	独特的力学反馈技术保证机器快速精准运行
设备支持文件格式	.STL文件 和 .SLC文件

设备安装概况

电源要求	110 – 250 V , 50/60 Hz
外部尺寸	282 * 617 * 331 mm [宽*高*长]
重量	约15公斤

图 1-4-2-19　C30 技术参数

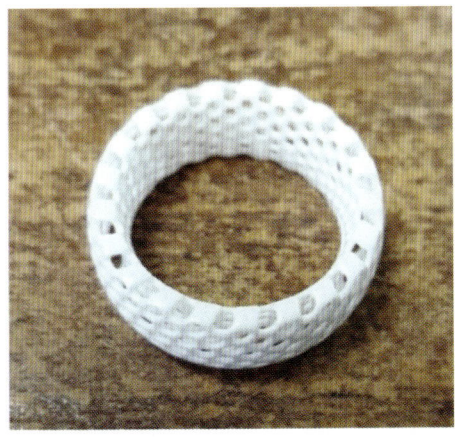 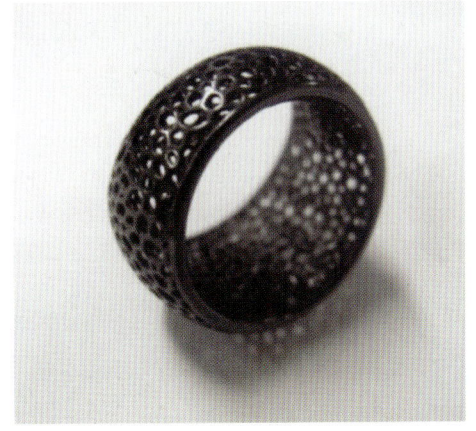

图 1-4-2-20　C30 3D 打印产品

八、生物打印设备

（一）INKREDIBLE+ 生物 3D 打印机

作为性能与价格的平衡之选，INKREDIBLE+ 生物 3D 打印机正悄然以更低的成本使生物 3D 打印得到进一步推广。

INKREDIBLE+ 生物 3D 打印机是一台气动挤出式的生物打印机，配备了 2 个打印头和紫外光固化系统，用来打印复杂的人体组织和用于组织工程研究的器官。对于想要进入生物 3D 打印领域的创新者来说，这是一款易用且性价比很高的生物 3D 打印机。得益于 LCD 控制器，打印机可以作为单独的硬件来进行操作和使用，也可以通过配套的软件来监视其工作情况。三维设计文件被转换成 INKREDIBLE+ 的机器坐标和指令，从而使得生物打印机能够按照设定的路径打印。在打印过程中，通过从下而上一层一层地挤出生物墨水或人体细胞、生物水凝胶材料的混合物，直到整个 3D 结构被打印完成。结构打印完成后，根据使用的生物墨水不同，通过紫外光固化系统或离子溶液来实现交联（图 1-4-2-21）。INKREDIBLE+ 生物打印机的基本参数见图 1-4-2-22。

INKREDIBLE+ 生物 3D 打印机是第一种市售的真正的"桌面级"生物打印机。最新优化升级过的桌面生物 3D 打印机适用于人类软组织和组织模型的生物打印，适用于高新研究领域的应用。INKREDIBLE+ 生物 3D 打印机可使实验室的生产力得到显著提升。INKREDIBLE+ 生物 3D 打印机是一种拥有双打印头和 UV LED 固化系统的气动挤出式生物打印机，可打印复杂的人体组织模型和用于组织工程学研究的器官，是一款为想要进入 3D 生物打印领域并开始轻松打印活性组织的革新

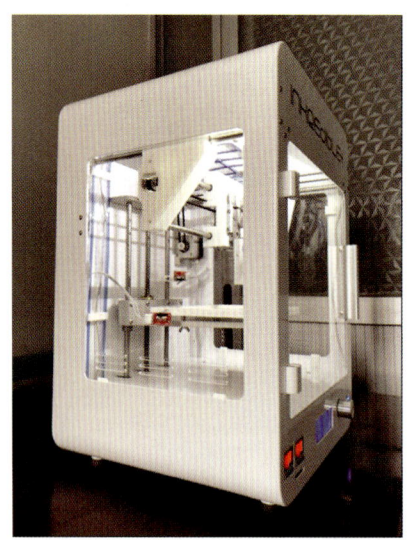

图 1-4-2-21　INKREDIBLE+ 生物打印机

打印机型号	INKREDIBLE+
打印技术	气动挤出
双打印头	支持
加热材料仓	支持
无菌操作室技术	支持
成型尺寸（mm）	130 x 80 x 100
打印机尺寸（mm）	300 x 320 x 430
数据传输	SD 存储卡，USB
UV 紫外线交联光固化系统	标准配置 365nm，（405nm 可选）
打印分辨率	XY:10 微米　Z:2.5 微米
打印层厚	100 微米
打印头伺服控制	高精度气动式

图 1-4-2-22　INKREDIBLE+ 生物 3D 打印机技术参数

者们所推出的经济友好型设备。得益于无菌操作室专利技术，INKREDIBLE+ 生物 3D 打印机可以在实验室的工作台上良好运行，通过高效空气过滤器来使得舱内的气压大于舱外气压，保证了生物打印机内的无菌环境。此外，INKREDIBLE+ 生物 3D 打印机也包含了加热墨盒的系统，从而使得生物打印机的用途更加多样（图 1-4-2-23）。

双打印头可以在同一个构件中使用不同种类的细胞进行打印，无须切换墨盒或暂停打印，使得打印用来防止复杂结构崩塌的支架结构成为可能（图 1-4-2-24）。

CELLINK 的无菌操作室专利技术使得 INKREDIBLE+ 生物 3D 打印机可以在生物实验箱之外运行——真正的桌面级生物 3D 打印机诞生了！通过高效空气过滤器来使得舱内的气压大于舱外气压，保证了生物打印机内的无菌环境（图 1-4-2-25）。

UV 紫外线交联固化系统加强了结构，从而使其可以在移动过程中不被破坏。INKREDIBLE+ 的配置标准是 365 nm 波长的紫外线 LED，同时还有 405 nm 波长选项，可进一步扩大生物墨水交联固化的范围（图 1-4-2-26）。

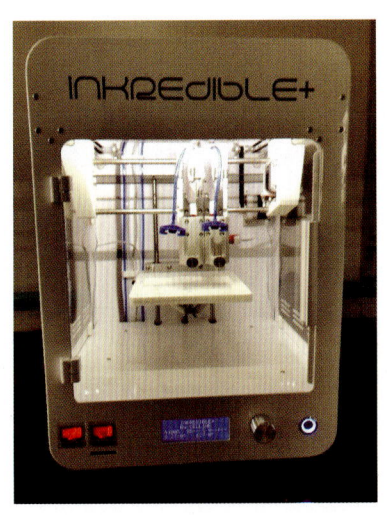

图 1-4-2-23　无菌环境，高精度和多功能性生物打印机

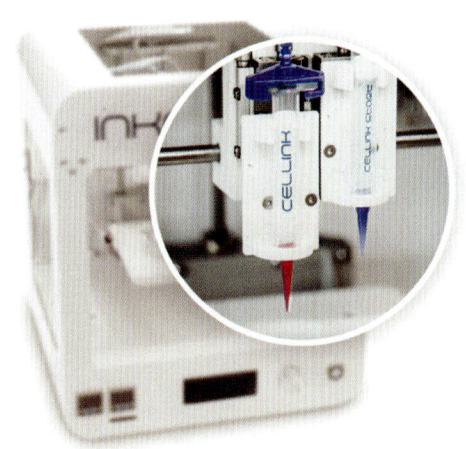

图 1-4-2-24　双打印头

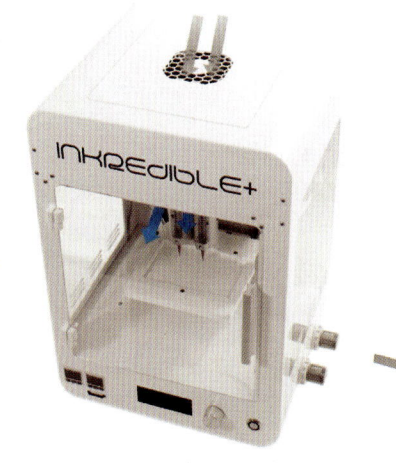

图 1-4-2-25　无菌室技术

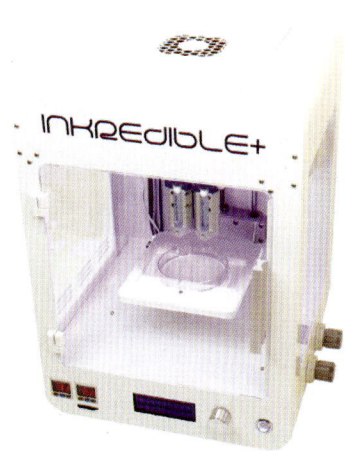

图 1-4-2-26　UV 紫外线交联固化系统

（二）Bioplotter 生物打印机

EnvisionTEC 3D-Bioplotter 生物打印系统（图 1-4-2-27）自从 2000 年开始应用于医药领域。到目前为止，使用 Envision 3D 生物打印机的大部分研究都处于预临床阶段，来自材料科学、神经成像、毒理学等领域的优秀科学家们发表了很多相关成果。

组织工程和可控药物释放需要具备定义良好的外部和内部结构支架，3D-Bioplotter 生物打印机具备制造这种支架的能力，材料为单一快速成型设备采用的各种材料，从聚合物熔化体上的软性水凝胶到坚硬的陶瓷、金属。能够覆盖这么多的材料种类和打印原理，这也是这种生物 3D 打印技术的突出特点之一。

3D-Bioplotter 生物打印机的软件可以轻易地设计出复杂的内部结构模式，用来控制力学性能、增加细胞黏附能力，以及实现营养介质在 3D 打印内置物内部连通孔隙的流动。

EnvisonTEC 拥有独特的 3D 生物打印流程，其特点如下：

1. 直接使用原材料（粉末，颗粒等），无须预先处理的线材；
2. 完全可以使用医疗级材料；
3. 为无菌生物安全性环境使用设计，内置无菌和颗粒过滤器处理过的压缩空气；
4. 材料存储于无菌材料盒，避免与打印机的接触，便于清理和消毒；
5. 用户可以创建自己的流程参数；
6. 独特设计，既可作为高级组织工程研究的工具，也可用于生产制造环境；
7. 可以使用 3D-Bioplotter 生物打印机系列的所有硬件和软件选项；
8. 包含加热平台和无菌过滤器，可用于细胞打印和器官打印。

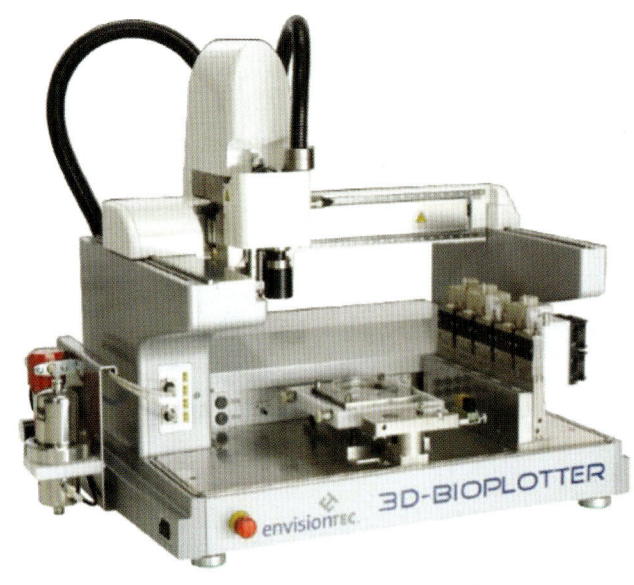

图 1-4-2-27 3D-Bioplotter 生物打印机

第三节 3D打印制备流程

一、个性化医疗服务流程

3D打印制备的一般流程见图1-4-3-1。

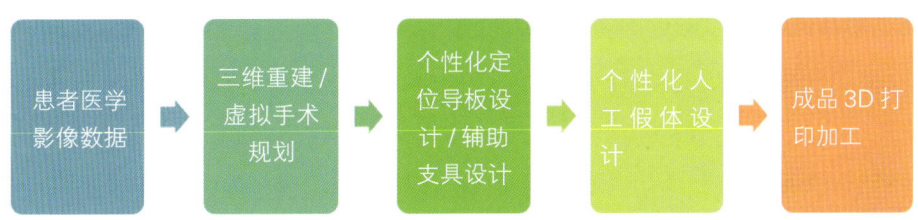

图1-4-3-1 3D打印制备流程

(一)数据采集

一般以CT、MRI提供的影像数据(DICOM格式文件),或者通过扫描仪获得体表的扫描数据(STL、OBJ格式文件),获得建模所需要的数据(图1-4-3-2)。

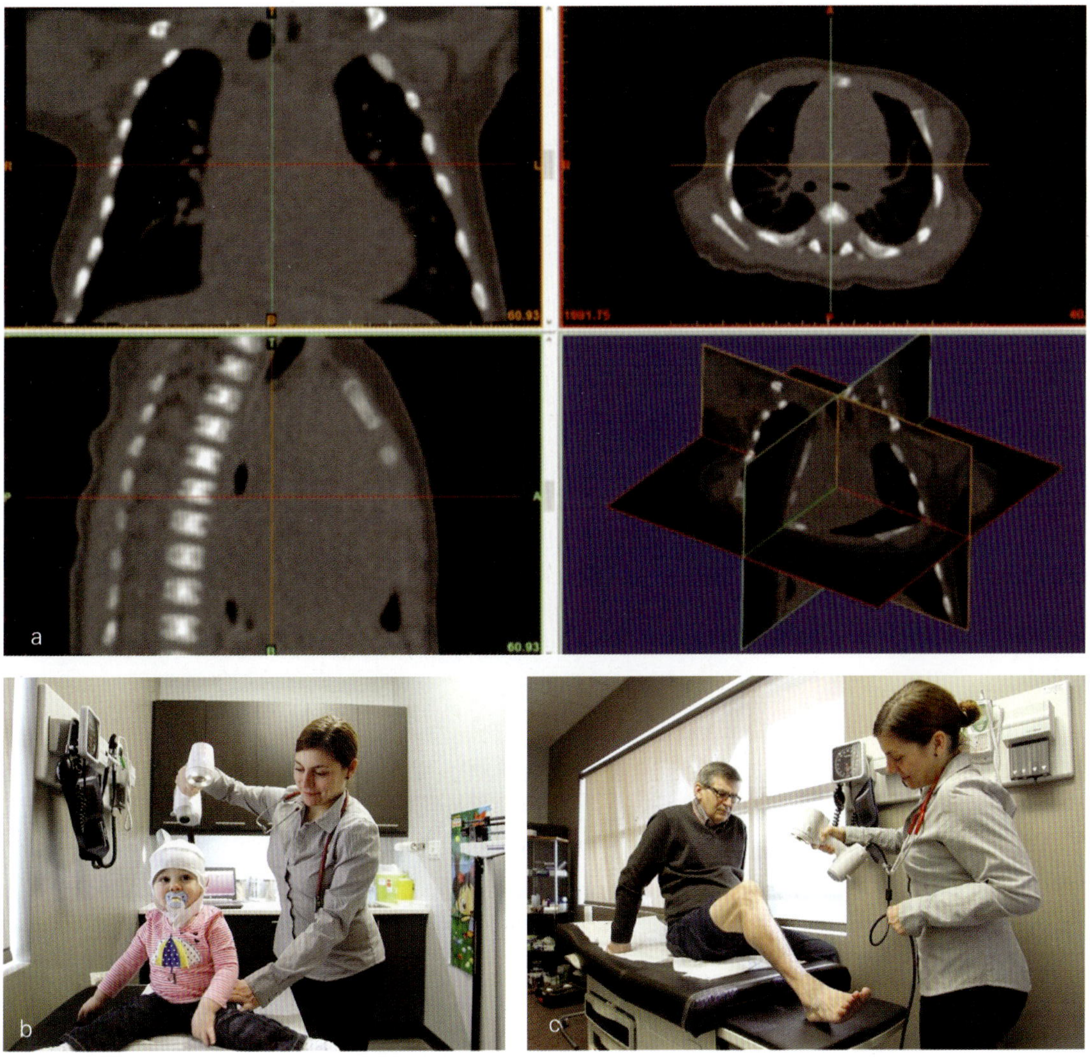

图1-4-3-2 a.医学影像数据(DICOM);b,c.医用三维扫描仪HCP

（二）设计

根据所得到的 CT 数据、扫描仪体表扫描数据，进行图像重建（图 1-4-3-3）、建模以及相应的产品设计（包括导板、植入物、辅具、假肢、模型等，图 1-4-3-4）。设计模型以 STL（图 1-4-3-5）等格式输出。

得到的模型数据需要进行打印前处理（图 1-4-3-6），将其导入打印机所对应的前处理软件中，进行切片、添加支撑、托盘布置等操作。

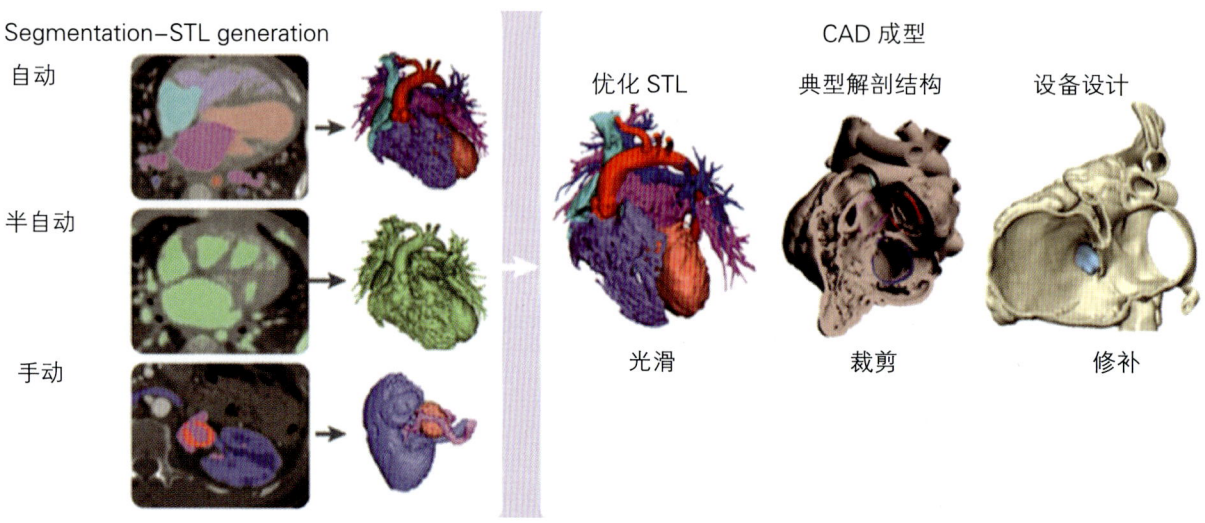

图 1-4-3-3　图像重建

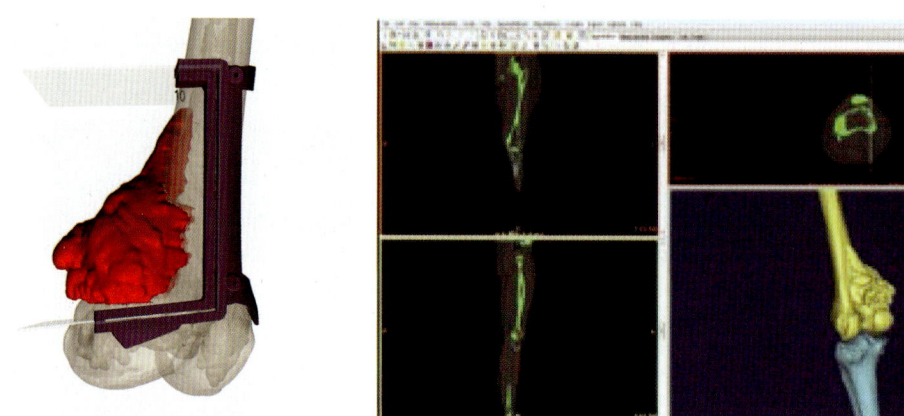

图 1-4-3-4　Mimics 医学建模设计软件

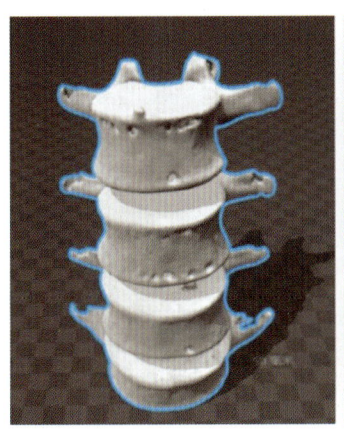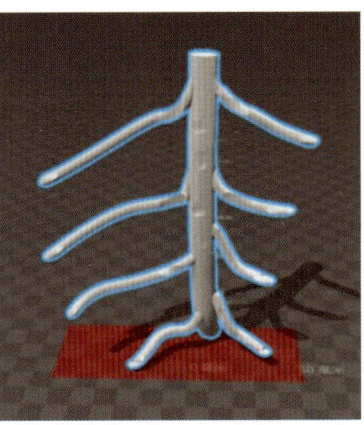

图 1-4-3-5　STL 格式的三维模型，椎体（左）神经（右）

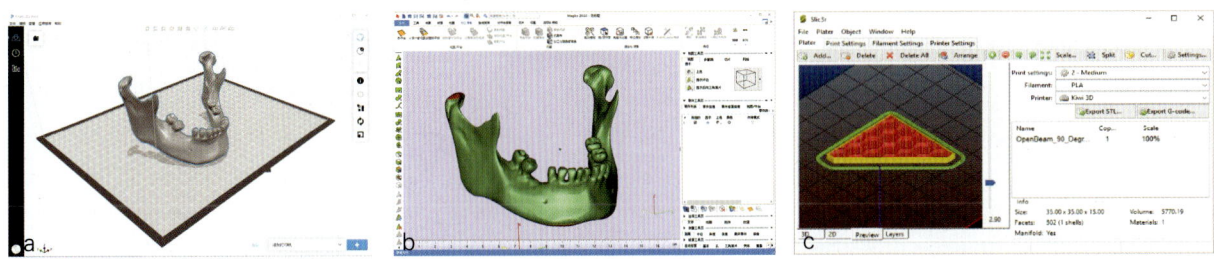

图 1-4-3-6　a. GrabCADPrint 打印前处理软件；b. Magics 打印处理软件；c. Slic3r 切片软件

（三）3D 打印

获得的模型数据，通过前处理、添加支撑、托盘布局并设置其他打印参数后，便可打印。打印过程需要选择合适的打印机和打印技术，以及可以使用的打印耗材（图 1-4-3-7），并兼顾打印机的分辨率和打印时间等。选择材料时，需要考虑到材料的机械性能、颜色、透明度、生物相容性，以及成本、可回收性等因素。

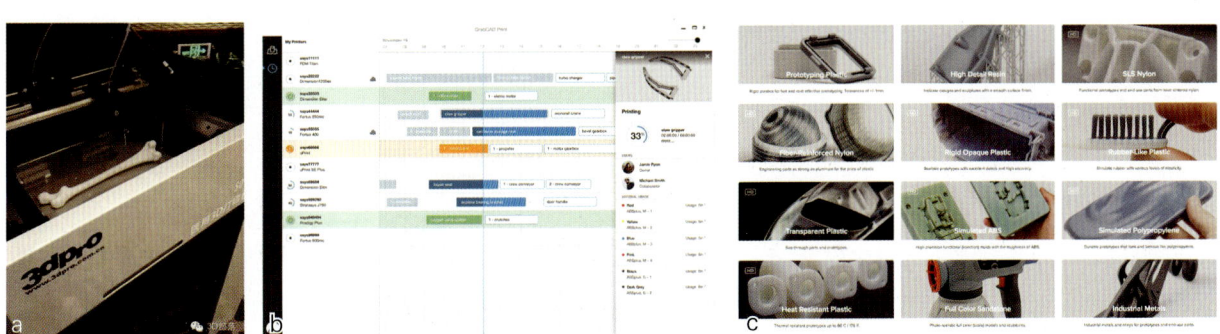

图 1-4-3-7　a. 3dpro 501M 医用 3D 打印机；b. GrabCADPrint 打印管理模块；c. 医疗应用常用耗材

（四）后处理

3D 打印的后处理有很多，包括清洗、去支撑、紫外线二次固化、抛光、消毒等。应根据特定的打印工艺和材料，来合理选择后处理工艺（图 1-4-3-8）。

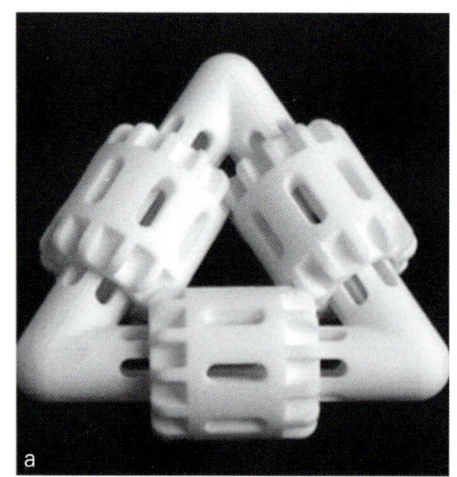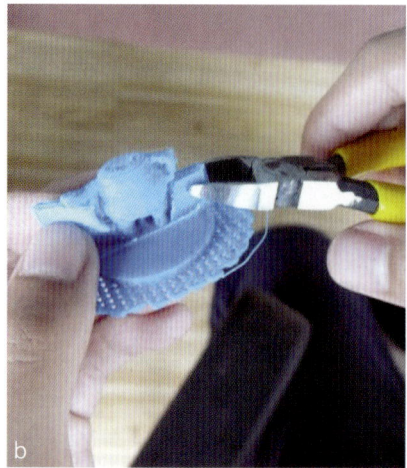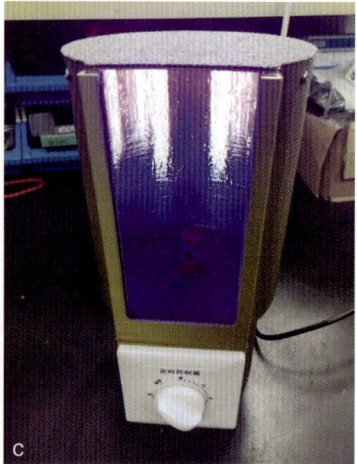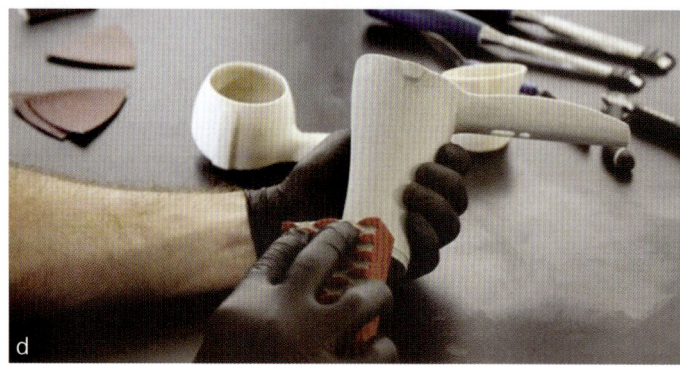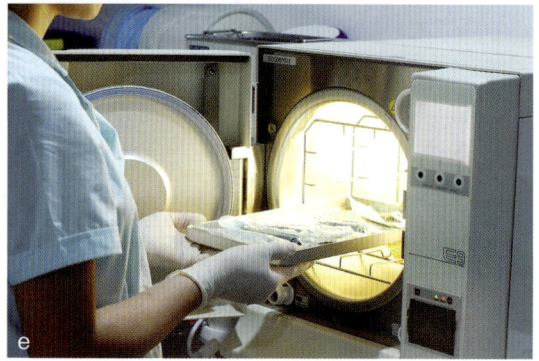

图 1-4-3-8　a. SLS 尼龙粉末的清洗；b. 支撑的手动去除；c. 紫外线二次固化设备；d. 抛光；e. 消毒

（五）导板材料的消毒

对于所有的 3D 打印导板，建议使用低温等离子消毒法进行消毒：过氧化氢低温等离子体灭菌法能够快速地杀灭包括细菌芽孢在内的所有微生物，灭菌过程中仅排除少量氧气和水，无毒性残留物，具有灭菌温度低、速度快，灭菌物品干燥、环保、安全等优点，是目前不耐高温、不耐湿热医疗器械和物品的最佳灭菌方法，强烈推荐用于 ABS、PLA、尼龙、石膏、光敏树脂等 3D 打印骨科手术用导板的消毒。

（六）装配和安装

将已经可以投入使用的 3D 打印产品装配安装到工作位置（图 1-4-3-9）。

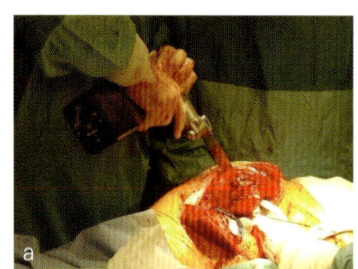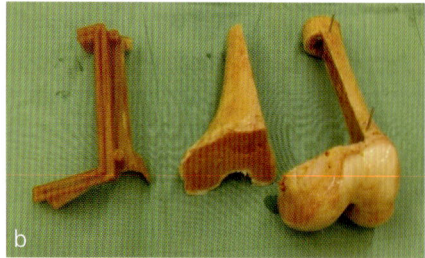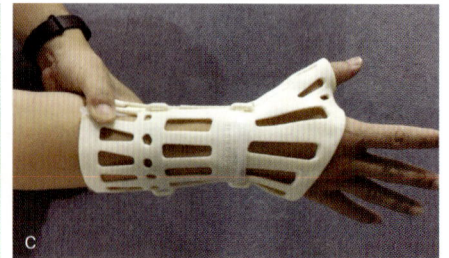

图 1-4-3-9　a，b. 导板的安装及使用；c. 护具的安装

（七）跟踪随访

当 3D 打印产品投入使用后，需要定期对病患进行跟踪随访，从而了解产品的使用效果并获得相应的问题反馈，从而能够及时对患者的治疗进行跟进，也为下次的产品迭代开发积累宝贵经验。

（八）实例分析——3D 打印金属内置物

1. 内置物模型重建，设计（图 1-4-3-10）；
2. 内置物打印前处理（图 1-4-3-11）；
3. 内置物 3D 打印制造（图 1-4-3-12）；
4. 内置物 3D 打印后处理（图 1-4-3-13）；
5. 内置物医疗后处理（消毒灭菌）（图 1-4-3-14）；
6. 内置物手术置入（图 1-4-3-15）。

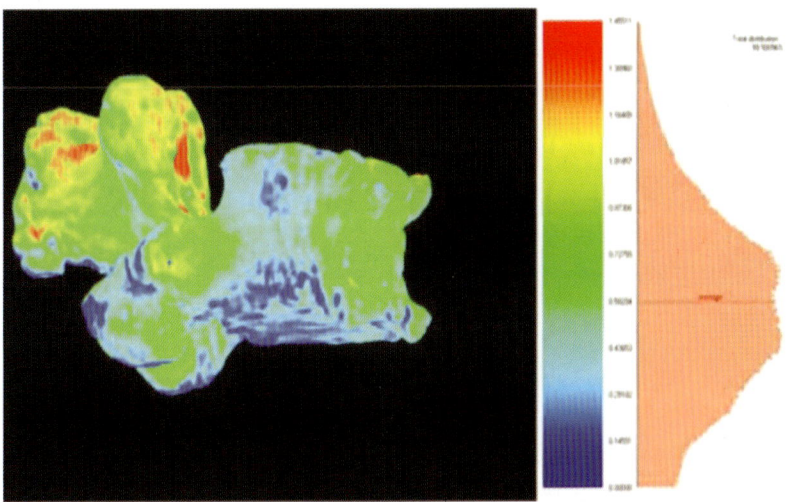

图 1-4-3-10　模型重建设计及有限元分析

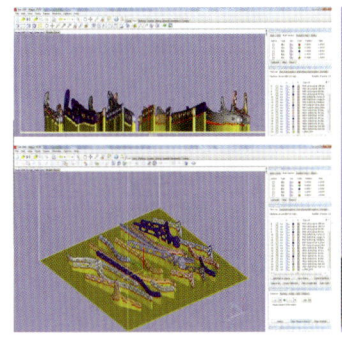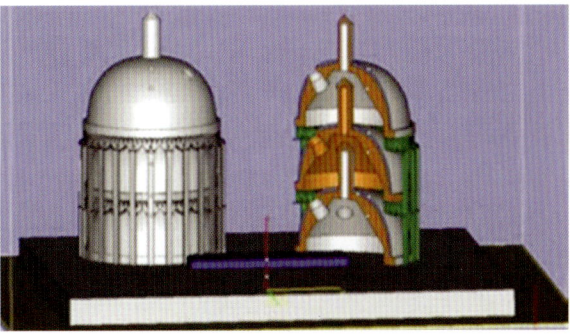

图 1-4-3-11　内置物打印前处理（切片，排版，支撑设计等）

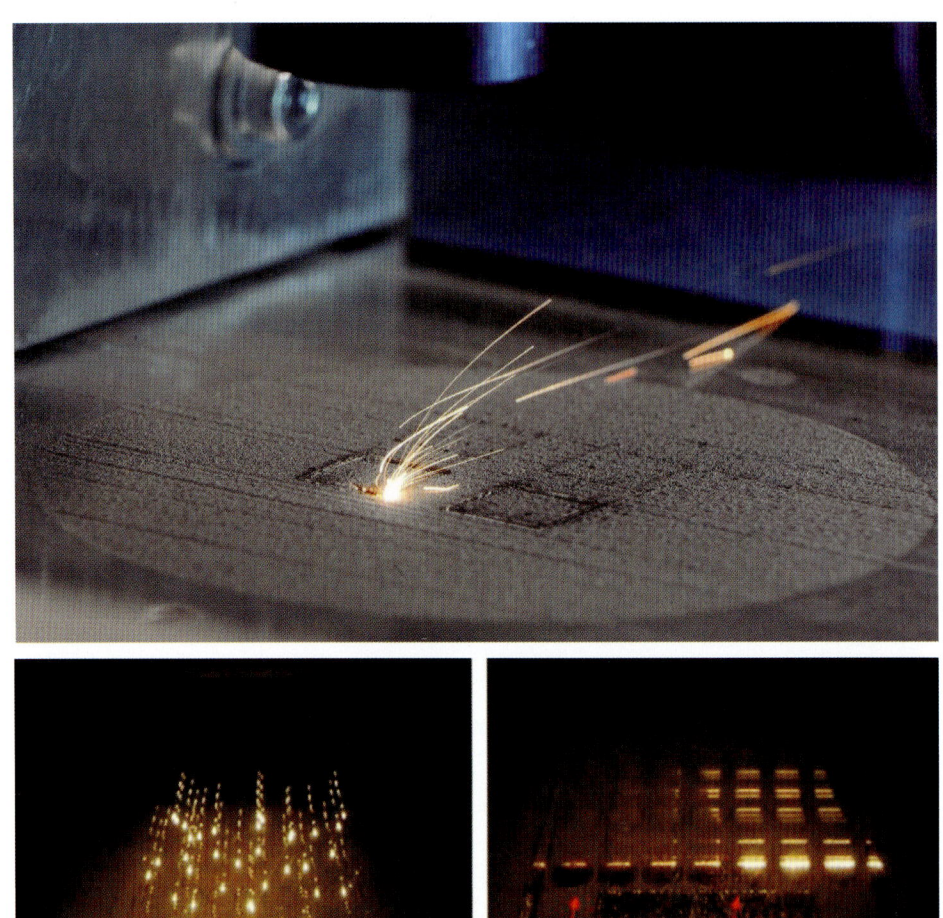

图 1-4-3-12 内置物 3D 打印制造

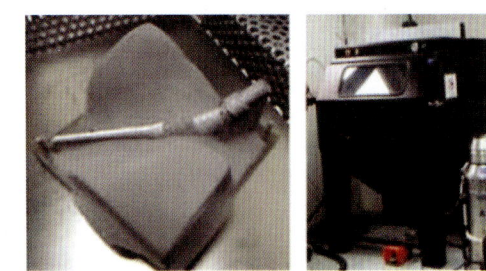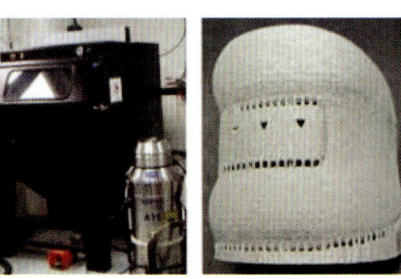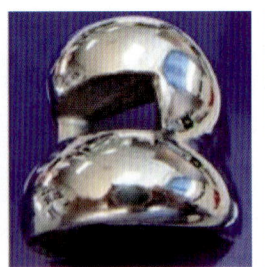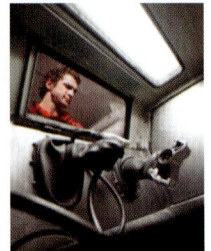

图 1-4-3-13 内置物 3D 打印后处理（去支撑，喷砂，抛光等）

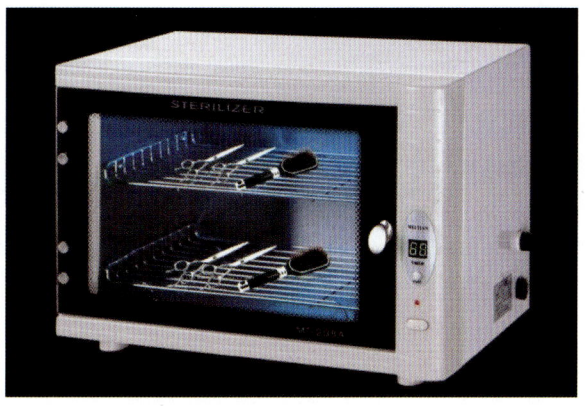

图 1-4-3-14　内置物医疗后处理（消毒灭菌）

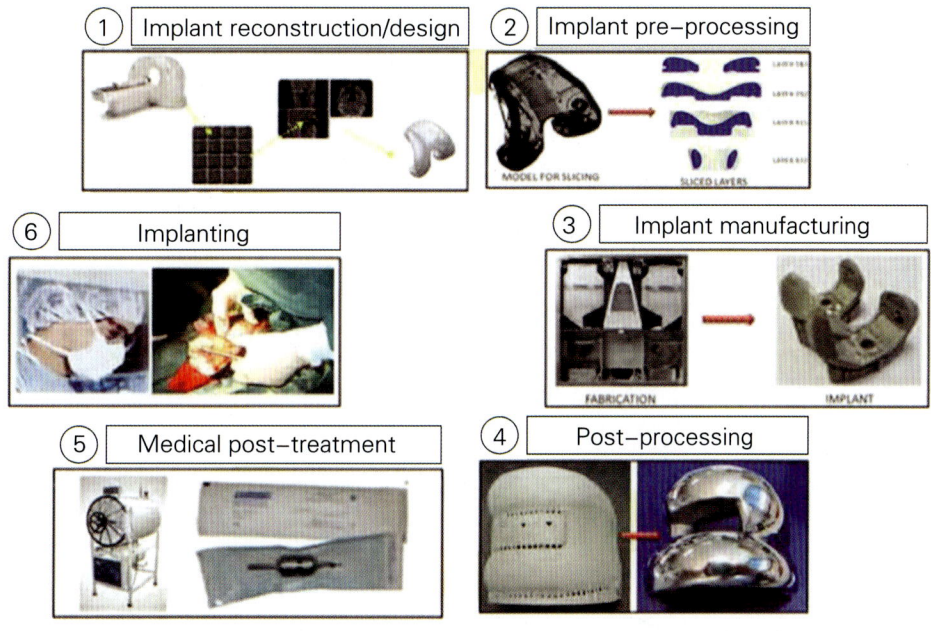

图 1-4-3-15　3D 打印内置物流程

第 5 章
常用数字化医学设计软件

第一节 Mimics 软件

Materialise 公司发明的 Mimics 软件至今已经有 20 余年的历史。该软件每年都会更新，2017年更新至 20 版。Materialise 公司总部位于比利时鲁汶，作为快速原型制造行业的专业机构始建于1990 年，并且在快速原型制造商业化伊始就一直活跃于该领域，积累了大量的专业知识，并将这些专业知识融入软件的功能中。Materialise 公司的研发团队近 300 人，分别工作于比利时鲁汶、乌克兰基辅和马来西亚吉隆坡三个研发基地。所有研发项目是在 ISO 9001∶2000 认证下进行的，从而保证了软件开发的品质和定期的产品更新，同时保证了优良的售后服务和技术支持。Materialise 目前在全球设立有 16 个直属分公司或代表处。

Mimics 软件是一套高度整合而且易用的 3D 图像生成与编辑处理的结构模块化软件，可以根据用户的不用需求提供不同的软件模块搭配。Mimics 软件可以交互式读取 DICOM 格式的 CT/MRI/Micro/ 工业 CT 图像和非 DICOM 的普通图像格式如 BMP/TIFF 等，以最精确、灵活和便捷的方法建立三维模型。强大的分割工具让使用者可以分割医学影像、测量、模拟手术以及直接在三维模型上进行设计策划和编辑，然后以通用的 CAD（计算机辅助设计）、FEA（有限元分析）、RP（快速成型）格式输出，可以在 PC 机上进行大规模数据的转换处理。

下面我们重点介绍介绍 Mimics 软件组成中的几个模块。

一、Mimics base 模块

运用 Mimics base 模块，用户可以用分割和编辑工具操作图像数据，来选择骨骼、软组织、皮肤等感兴趣的区域（ROI）。一旦感兴趣区域已经被分割出来，就可以三维重构获得三维模型，并可以通过旋转、平移、放大、缩小、改变透明度、剪切等操作更全面地观察模型；也可以通过二维图像与三维数据的对比对模型进行精确检测和基础测量，如距离、角度及面积等。在精确的三维模型的基础上，通过添加 Mimics 的其他软件模块，实现生物医学、医疗和材料科学等领域的测量与分析、模拟仿真、正向设计、快速成型 /3D 打印和有限元分析（FEA）以及流体动力学计算（CFD）建模（图1-5-1-1）。

支持的输出格式有：STL（ASCII 和二进制），DXF，VRML，PLY。

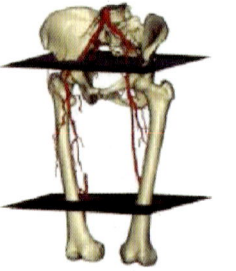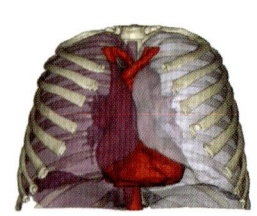

图 1-5-1-1　Mimics 软件 1

二、Design 模块

Design 模块包含直接基于 STL 模型文件进行设计修改、矫正再设计、种植体设计的所有工具。在 STL 水平进行设计的优点是能够保持解剖学数据的精度不受损,并能够简化设计过程。这一"正向工程"不需要回到 CAD 软件中就可以完成,使工作更有效率,而且对于比较复杂的模型可以做到不用简化模型就可进行操作。该模块包含草图设计、基本几何体生成、参考几何体生成等功能,提供了一套标准的 CAD 工具(拉伸、旋转、镜像、中空、布尔操作等等),可直接基于解剖结构进行定制化内置物、笼式结构、截骨面以及手术导板的设计(图 1-5-1-2,3)。

三、Analysis 模块

Analysis 模块主要包括两部分功能。一部分是模型特征分析功能,如对几何模型进行比对分析,可对术前术后的解剖结构进行对比分析,如曲率分布分析、血管壁厚分布分析等,并以彩色云图显示输出。除了模型的特征分布分析,Analysis 还可测量模型任何一点或三角面片的特征。Analysis

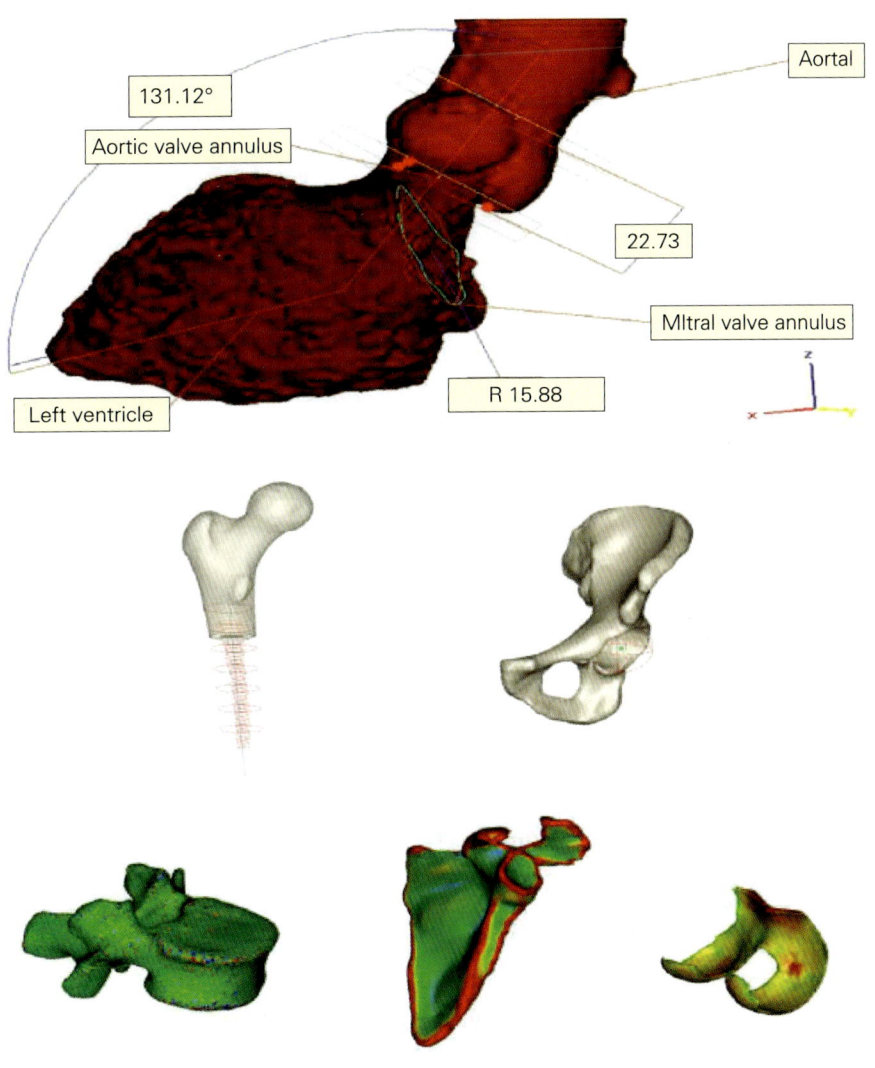

图 1-5-1-2　Mimics 软件 2

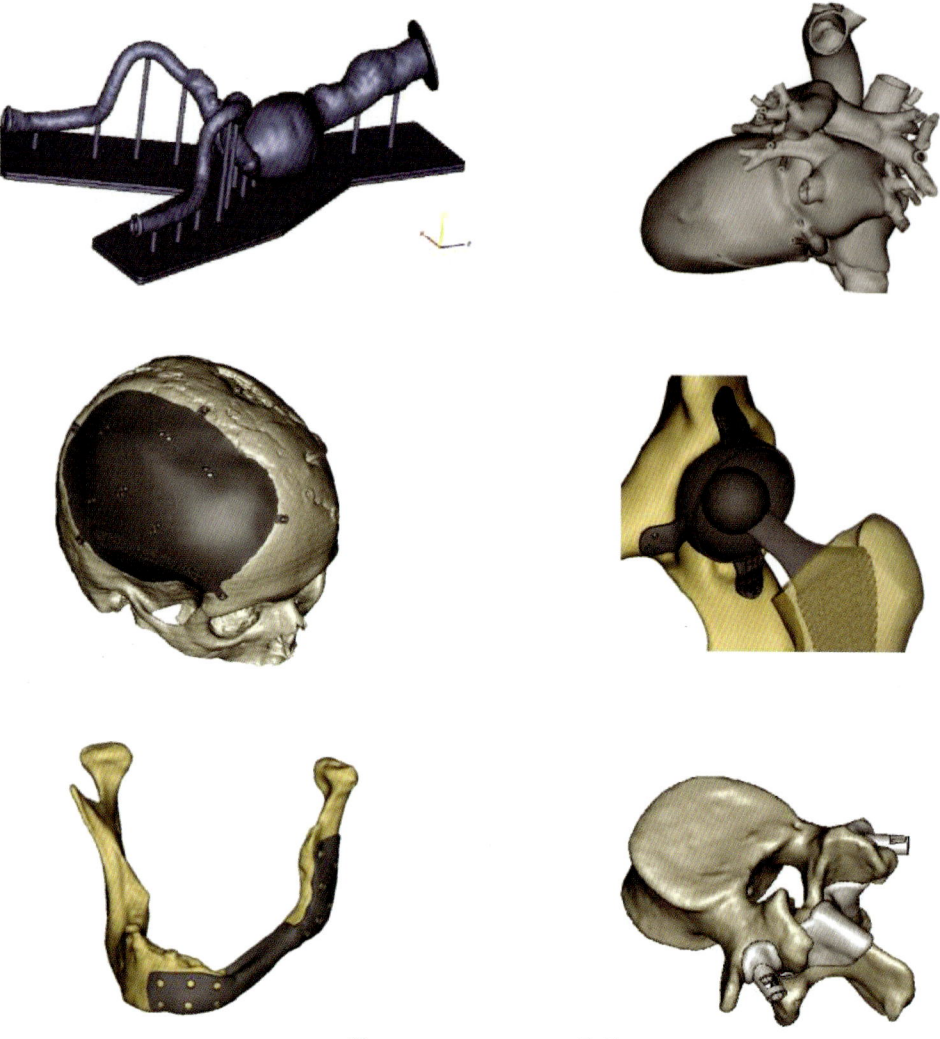

图 1-5-1-3　Mimics 软件 3

模块还可以选取医学解剖数据中的重要参数并转化为点、多义曲线、多义曲面，拟合或创建点、线、面、圆、球、圆柱、样条曲线、自由造型曲面和中心线等，用于后续的工程设计与应用。

四、Simulation 模块

Simulation 模块可以在患者数据的基础上进行手术的模拟和规划。在三维模型的基础上，使用系统定义的常见人体学测量模板，完成各种必要的人体学测量；也可以自己定义测量模板，从而可以进行两点间距离、两条线间夹角、点到面的距离等各种人体学测量。在测量的基础上，基于人体学测量的结果，通过 Simulation 模块可模拟各种手术，完成截断、移动、配准等工作，从而可将骨块复位，放置接骨板和螺钉，匹配放置内置物、牵引器等，并可求内置物与骨组织的相交部分，从而评估手术过程中需要移除的骨量，辅助临床医师进行术前的手术规划与操作（图 1-5-1-4~6）。

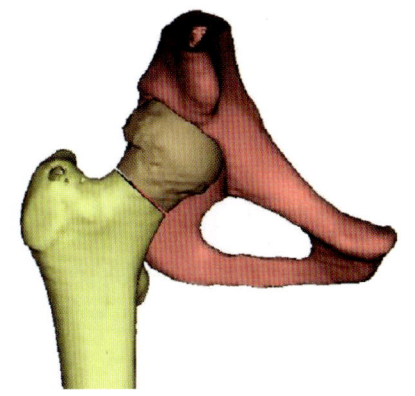 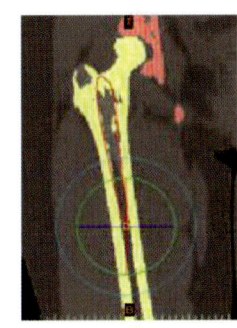 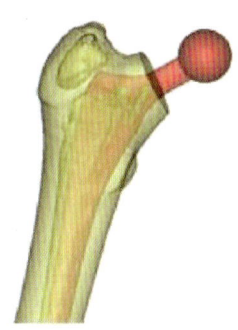

图 1-5-1-4　Mimics 软件 4

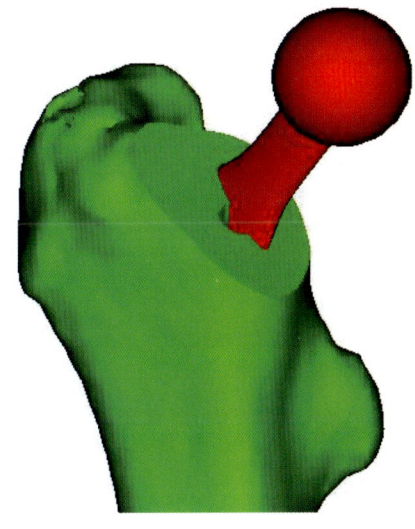 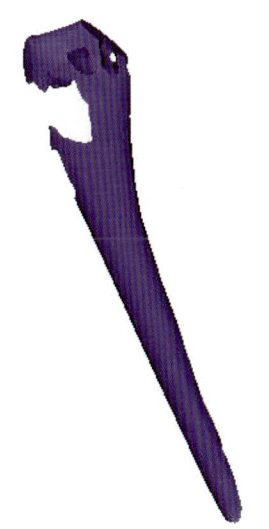

图 1-5-1-5　Mimics 软件 5　　　　　　　图 1-5-1-6　Mimics 软件 6

五、C&V Segmentation 模块

C&V 分割模块提供专门的半自动化分割心脏、冠状动脉等 4D CT 数据的工具，帮助用户高效分割数据。用户可以通过几个种子点来标记左/右心房、左/右心室、主动脉、肺动脉以及其他感兴趣的区域，通过软件自动计算，通过一个操作就可分割出所有选取的区域，从而进行三维显示，并一次性三维重建获得三维模型。通过起点，终点标记路径的方法分割冠状动脉，进行三维重建。除此之外，C&V 分割模块帮助用户更快更容易分割 4D 心脏周期数据（图 1-5-1-7）。

六、Pulmonary 模块

该模块使用创新的软件算法，使用户能够高效、精确地分割气管、肺及肺叶。

Pulmonary 模块内置快速计算中心线功能，并使用国际通用的肺气管标记法自动标记肺气管的解剖学结构，可自动匹配吸气和呼气时两组肺气管的 STL 文件并分析呼吸前后肺的体积变化（图 1-5-1-8，9）。

根据用户的需求，可以与中心线正切的角度切割肺气管末端，有助于 FEA 和 CFD 分析。

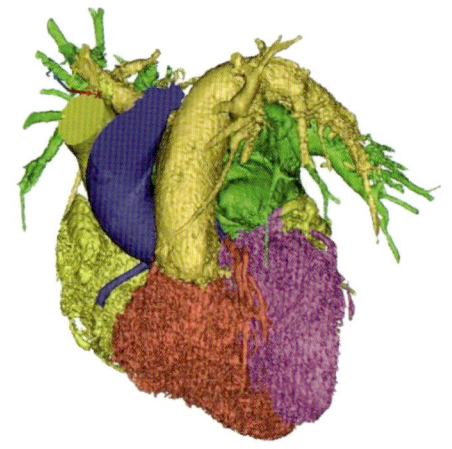 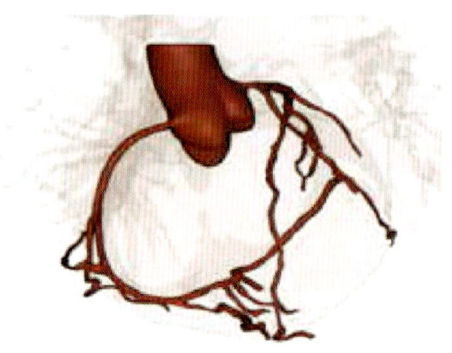

图 1-5-1-7　Mimics 软件 7

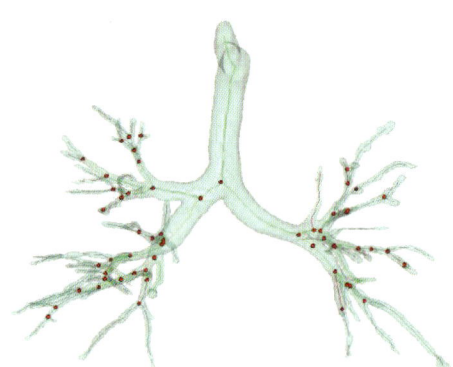 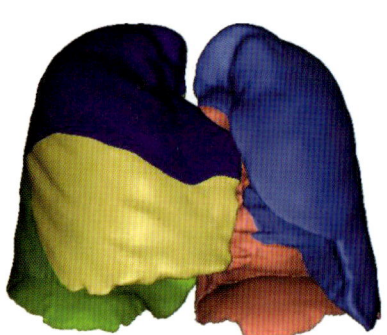

图 1-5-1-8　Mimics 软件 8

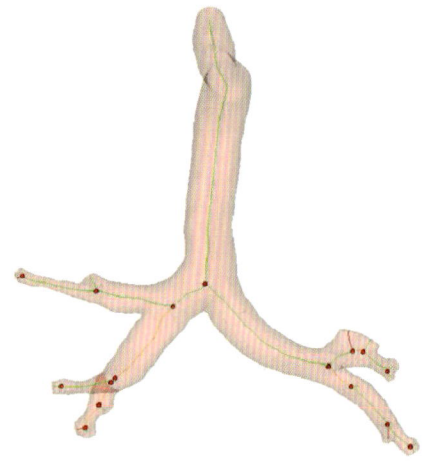 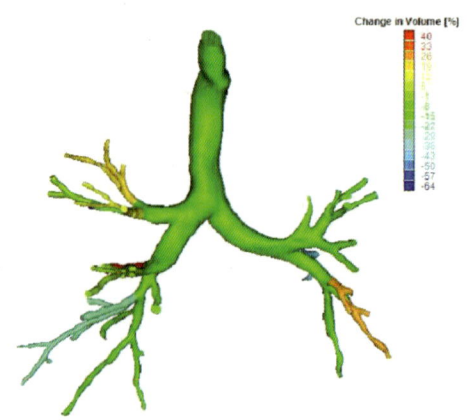

图 1-5-1-9　Mimics 软件 9

七、Reverse Engineering 模块

为方便用户将患者数据导入 CAD 软件设计通用假体,该模块提供了与 CAD 软件的接口。这一模块包含了分割工具和智能化自动划分面片算法,为用户提供了将 STL 文件转化为 IGES、STEP 文件的完整解决方案,实现了 CT 数据到 C0 级曲面的一键处理(图 1-5-1-10)。

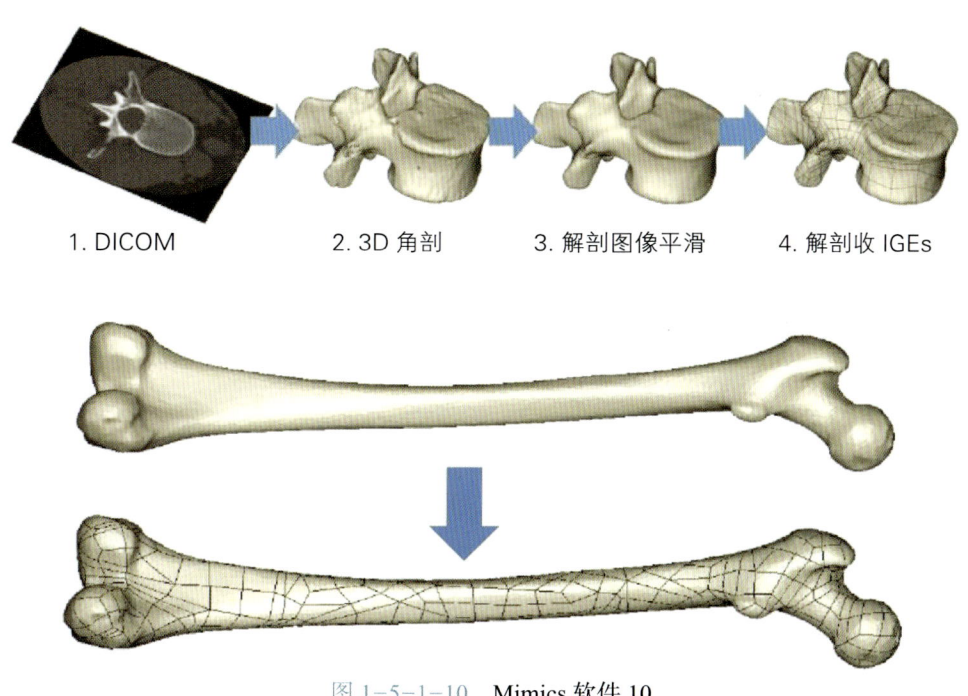

图 1-5-1-10　Mimics 软件 10

八、FEA/CFD 模块

FEA/CFD 模块通过输出网格文件,为用户提供由扫描图像到有限元分析(FEA)和计算流体力学(CFD)的接口。用户能够基于扫描图像计算三维对象,并且为后续的 FEA 准备面网格和体网格,也可以对多个三维模型进行组装,让其相交面享有相同的网格节点。FEA 模块的网格优化器能够保证用户获得最优化网格模型,方便在 FEA 软件中的计算。基于扫描图像的 Hounsfield 单位(灰度)提取的二维模板,可以为体网格赋以材料属性(图 1-5-1-11~14)。

支持的接口有:Patran Neutral,Abaqus,Ansys,Fluent,Nastran,COMSOL。

九、X-ray 模块

该模块联合使用 X 线影像和 CT 影像(或 MRI 影像),研究骨组织和内置物的三维位置,帮助分析并改进手术规划,方便医生针对复杂案例进行交流和方案设计。

该模块配有手动和根据轮廓线(或点)匹配 X 线片的功能,或通过轮廓线测量进行匹配的功能。同时,添加了对 2 个三维模型的位置差异和 2 个模型上对应点的位移测量,可用于准确测量术

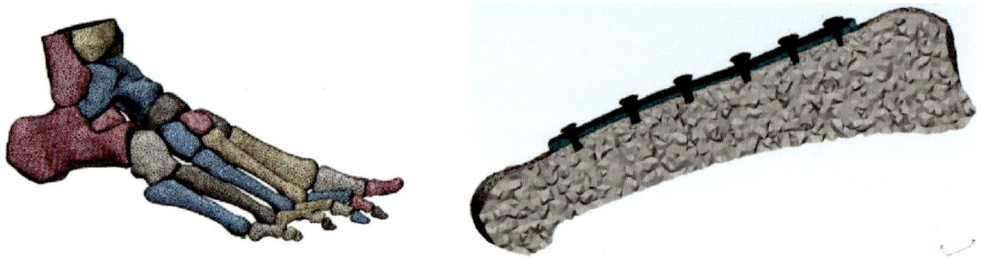

图 1-5-1-11　Mimics 软件 11

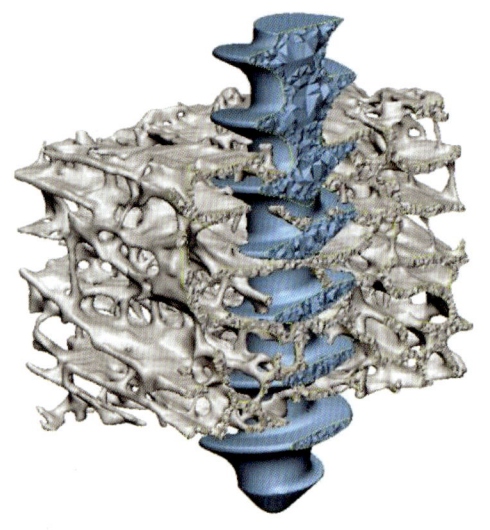

图 1-5-1-12　Mimics 软件 12

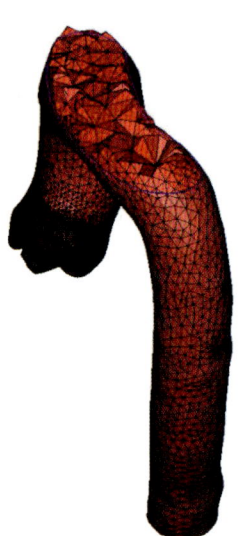

图 1-5-1-13　Mimics 软件 13

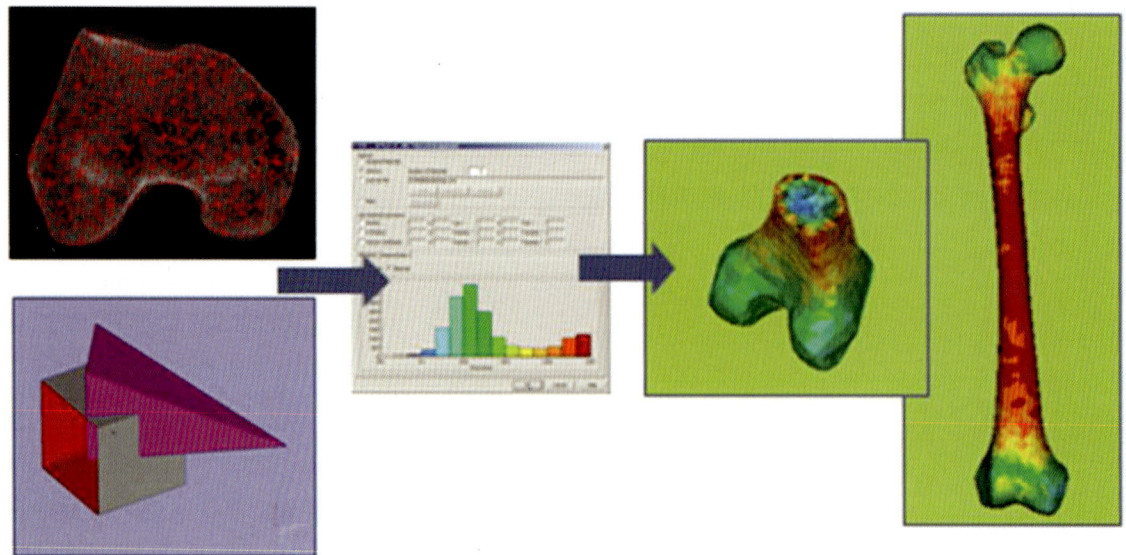

图 1-5-1-14　Mimics 软件 14

前和术后骨组织的生长情况，或内置物的匹配情况。该模块可以通过设置参数虚拟拍摄 X 线片来寻找最佳的扫描方案或获取内置物位置的最佳观察角度信息（图 1-5-1-15~18）。

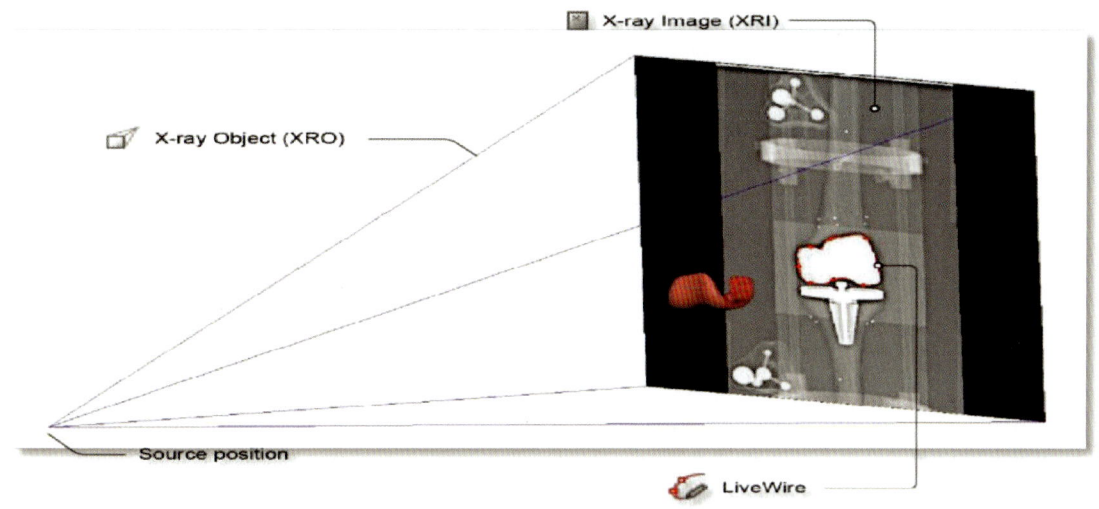

图 1-5-1-15　Mimics 软件 15

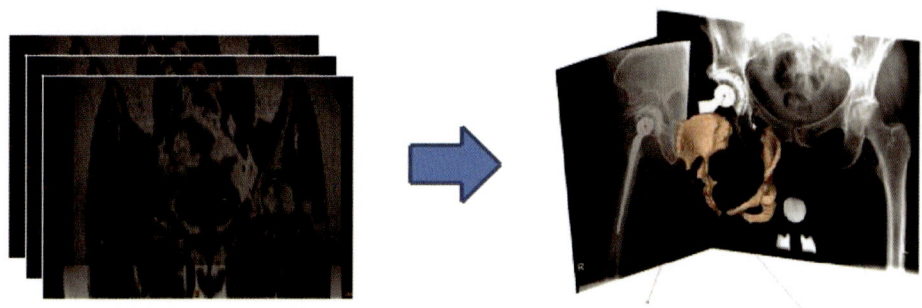

图 1-5-1-16　三维物体和 X 线片配准

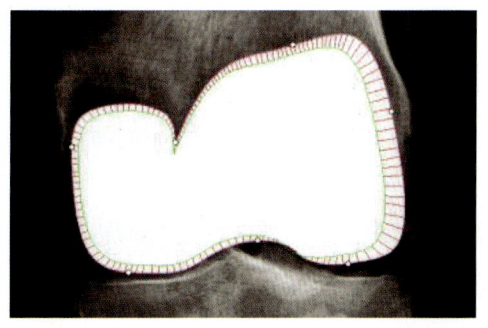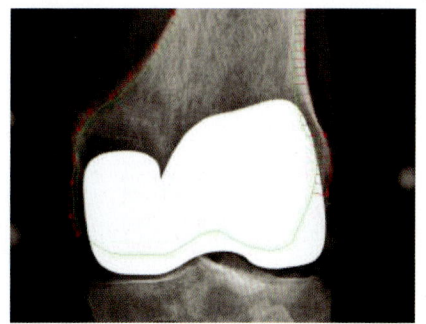

图 1-5-1-17　通过轮廓线测量匹配后的精准度

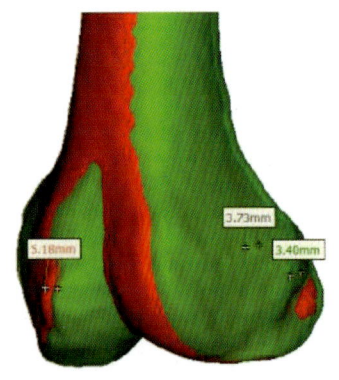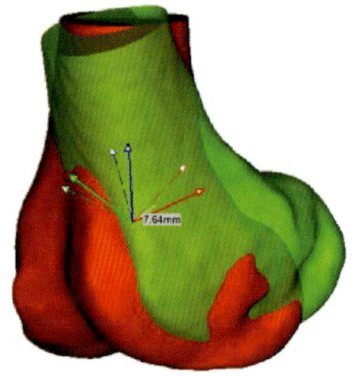

图 1-5-1-18　术前术后骨组织标志点或重心的位移测量

第二节　Magics 软件

一、3D 打印数据前处理介绍

3D 模型的获取有三种方式，一种是借助 3D 扫描仪，另外一种是利用 CAD 等建模软件进行 3D 模型设计，第三种就是基于 CT 或者 MRI 数据利用 Mimics 软件提取 STL 模型。由于 STL 模型结构简单，没有几何拓扑结构的要求，缺少几何拓扑要求的健壮性，同时部分三维造型软件在三角形网格算法上存在缺陷，以致不能正确描述模型的表面。据统计，从 CAD 到 STL 转换时会有近 70% 文件存在各种不同的错误。如果不对这些问题进行处理，会影响后面的切片处理和扫描处理等环节，产生严重的后果。那么，获得的模型需要符合哪些特点才能进行 3D 打印，3D 打印模型需要符合哪些条件呢？

首先，STL 模型必须为封闭的，通俗地说就是"水密的"（Water-tight）。没有经验的工程师检查模型的水密性有些困难，因此多借助于数据前处理软件来实现。

其次，模型要有厚度。CG 行业的模型是以面片的形式存在的，通常是没有厚度的，但是 3D 打印不接受没有厚度的零件，一定要为模型增加厚度。

第三，物体模型必须为流形（manifold）。简单来看，如果一个网格数据中存在多个面共享一条边，那么它就是非流形的（non-manifold）。

第四，法线方向正确。模型中所有的面法线需要指向一个正确方向。如果模型包含了错误的法线方向，则 3D 打印机无法判断模型的内部还是外部。

第五，物体模型大小合适。3D 打印物体模型的最大尺寸根据 3D 打印机可打印的最大尺寸而定。当模型大小超过 3D 打印机所允许的最大尺寸，就不能被完整地打印出模型来。

第六，确定 3D 打印机可以打印的最小厚度。虽然由于品牌不同、技术不同，各种 3D 打印机的参数会略有不同，但对可以打印的最小厚度都有一定的限制。因此，在打印前需要先确定 3D 打印可打印的最小壁厚，然后通过软件确认模型上是否有零件壁厚小于最小壁厚的情况，不然，会出现模型打印失败或错误。一般最小厚度要求为 2 mm，不同的 3D 打印机会略有不同。

第七,45度法则。如模型包含任何超过45度的突出物,都需要额外的支撑材料或通过复杂的建模技巧来完成模型打印。3D打印的支撑结构比较难实现,同时添加支撑又耗费材料又难处理,而处理后会破坏模型的美观。

第八,预留容差度。对于需要组合的模型,我们需要特别注意预留容差度。要找到正确的度可能会有些困难,一般解决办法是在需要紧密接合的地方预留0.8 mm的宽度,在较宽松的地方预留1.5 mm的宽度。这并不是绝对的,需要深入了解相关3D打印机的性能。

上面列举了一些3D打印数据前处理的注意事项。注意,这并不是全部的注意事项,因为不同的3D打印机的要求会有一些不同,因此还要根据实际情况来确定具体的应对办法。不过针对上述的部分需求,有一些软件可以用来帮助打印机用户解决这些数据处理难题,其中Magics软件是应用最广泛的一款软件。

二、Magics软件介绍

Magics软件是Materialise公司于1990年发布的3D打印数据前处理软件,已有超过27年的历史,也是3D打印行业公认的最好的数据处理软件之一,目前在3D打印行业使用广泛,市场占有率超过90%。作为一款专业的STL文件处理软件,Magics具有功能强大、易用、高效等优点,是进行3D打印必不可少的软件,常用于零件摆放、模型修复、添加支撑、切片等环节(图1-5-2-1);可以解决从设计数据到机器需要的切片数据之间的数据衔接问题,是很多3D打印机,如EOS、Concept Laser、SLM solution、西安铂力特、上海联泰、陕西恒通等厂商的标准配置数据处理软件。

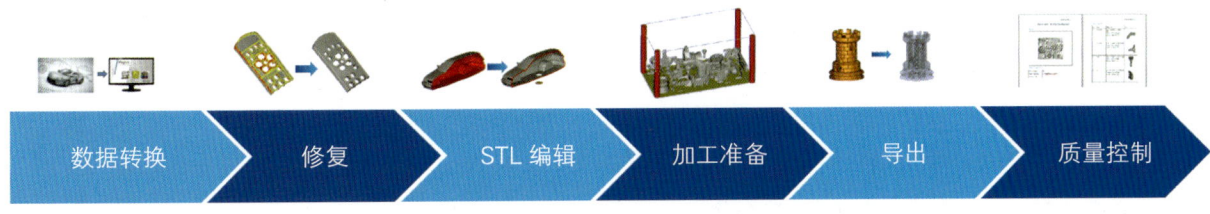

图1-5-2-1 Magics工作流程

Magics RP是一个基于STL文件的Windows程序,软件简单易用、兼容性强,下拉菜单和工具栏按钮方便用户进行相关操作。STL文件用三角形的组合来表达模型表面,很好地满足了快速成型以及其他环境对文件的要求。几乎所有的CAD软件都支持把文件导出为STL格式,因此Magics可以兼容很多主流CAD文件,如IGES、VDA、CATIA、VRML、Unigraphics等。结合STL文件修复技术,STL文件可以直接从Magics输出到RP系统,或者导入分析软件进行FEA(有限元分析)或CFD(流体力学计算)。

三、Magics的功能介绍

Magics的主要功能分为数据转换、文件修复、STL编辑、加工准备、文件导出、质量控制等几个部分。

(一)数据转换

由于 3D 打印设计软件种类繁多,导出的文件格式也各不一样,面对这种情况,Magics 开发了针对各种格式的数据接口,将其他格式的文件转换成 3D 打印机可以接受的 STL 文件格式。在与其他 CAD 软件的接口,Magics 构建了主流 CAD 格式和点云格式与 RP 机器之间的桥梁。通过导入三维文件和点云文件,Magics 中可以对工程师设计的模型进行快速修复,随后进行加工或者继续进行模具设计。导入时,用户可以定义文件转换的精度,设置得越小,那么得到的 STL 文件也就越精细。Magics 提供以下文件格式导入功能:

1. 设计软件支持　Catia、Pro/Engineer、UG、Solidworks、Google Sketch up。
2. 国标准格式　.IGES、.STEP。
3. 点云数据　.asc。
4. 犀牛数据　Parasolid(.xt)。
5. 3D Max 软件格式　3ds files(.3ds .prj)。
6. 硬件制造厂商自主文件的支持　3D system layer contour(.slc)、OBJ(.obj)、3DM(.3dm)。
7. Materialise 文件　.mgx .mxp(3-matic 项目文件).magics。
8. 其他　DXF files(.dxf)、ZCP/PLY files(.zcp .ply)、ZPR files(.zpr)、Acis files(.sat)。

(二)修复

修复功能是指针对 STL 文件常见的一些格式问题,Magics 可以进行修复。STL 文件的来源繁多,设计师在设计时往往不会针对 STL 的数据需求来设计,目前 STL 文件中需要修复的错误有 6 种。

1. 法向错误　三角形的顶点次序与三角形面片的法向量不满足右手规则。这种错误主要是由于生成 STL 文件时,顶点顺序的混乱导致外法向量计算错误。此类错误一般不会影响文件的切片过程或导致制作失败,不过为了保证三维模型的完整性,必须加以修复。在 Magics 软件中,被诊断出法向错误的三角面片显示为红色(图 1-5-2-2)。修复时反转有问题的三角面片即可,注意运用标记工具以提高模型修复的效率。

2. 孔洞错误　孔洞错误主要是由数据格式转换过程中三角面片的丢失或者设计时漏画三角面片引起的。特别是当 CAD 模型中有两个较大曲率的曲面相交时,在曲面相交部分会因三角面片丢失而出现孔洞错误。由于存在面的缺失,孔洞错误会导致切片不完整,进而影响零件的 3D 打印过程,导致打印失败,是一种比较严重的错误。孔洞错误在 Magics 软件中也显示为红色(图 1-5-2-3),不过要注意与法向错误区分。在 Magics 软件中,针对孔洞错误可以通过添加新的面片以填补缺失的区域。

3. 缝隙错误　缝隙错误通常是由顶点不重合引起的,可以视为比较小的孔洞错误。缝隙错误和孔洞错误都是由三角面片缺失导致的。但对于裂缝错误,修复通常是移动点使其重合在一起。缝隙错误在 Magics 软件中常显示为黄线(图 1-5-2-4)。

4. 边界错误　边界错误指的是在 STL 文件中,如果某个连接处出了问题,这个边界称为边界错误,并用黄线标示;一组错误边界构成错误轮廓。每一个三角面片与周围的三角面片都应该保持良好的连接,边界错误在 Magics 软件中以黄线标示(图 1-5-2-5)。面片法向、缝隙、孔洞、重叠错误都会导致边界错误。对不同位置的边界错误,应确定坏边原因,找到合适的修复方法。

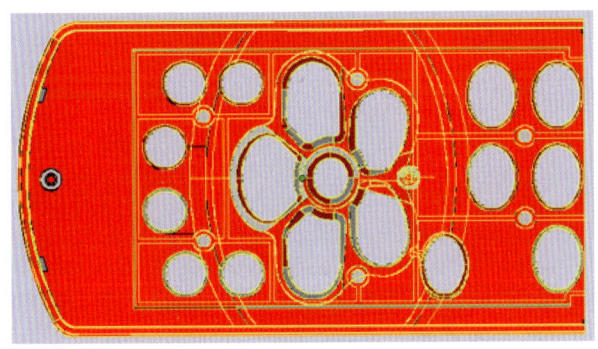
图 1-5-2-2　法向错误

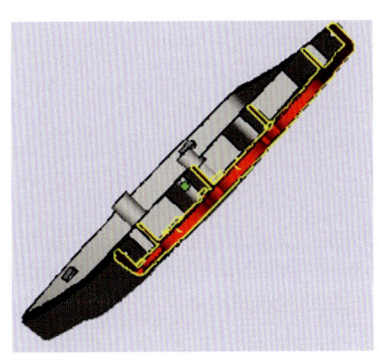
图 1-5-2-3　孔洞错误

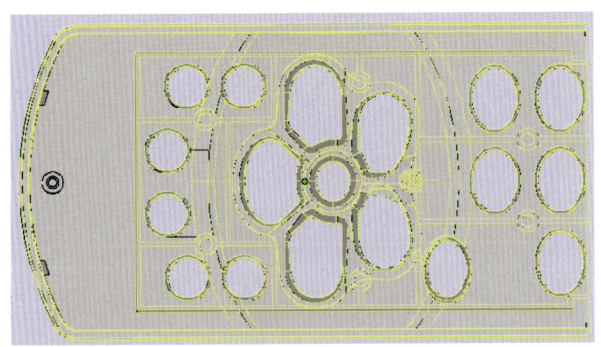
图 1-5-2-4　缝隙错误

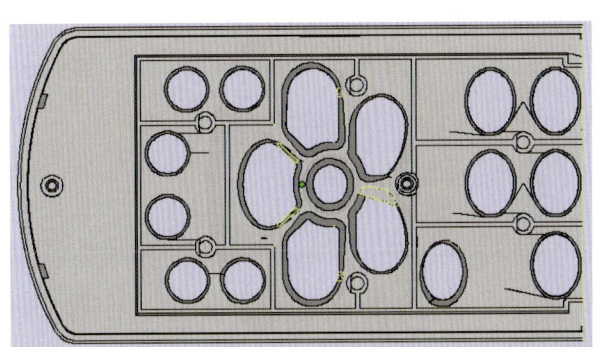
图 1-5-2-5　边界错误

5. 多壳体　壳体是一组相互正确连接的三角形的有限集合，一个正确的 STL 模型通常只有一个壳。多壳体的存在通常是由于零件造型时没有进行布尔运算，结构与结构之间存在分割面。STL 文件可能存在由非常少的面片组成的、表面积和体积为零的干扰壳体。这些壳体没有几何意义，可以直接删除。

6. 重叠或相交　重叠错误主要是由三角形顶点计算时舍入误差造成的。三角形的顶点在 3D 空间中以浮点数表示，如果圆整误差范围较大，就会导致面片重叠或者分离。某些情况下，表面没有被修剪好，会出现过长或者交叉的现象，利用 Magics 软件内置工具可以很容易地修复这类错误。

当拿到 STL 模型而不知道用的是什么建模软件时，转存成 STL 格式时存在缺陷的可能性非常大。在打印前可以先导入 Magics 软件中进行诊断，或用切片软件切片预览打印过程，看有没有问题。

Magics 软件针对各种错误都有相对应的修复方法。为了方便用户操作，Magics 软件还内置了修复向导，可以引导客户按照一定的顺序来修复数据，达到最好的 3D 打印效果。同时，Magics 也提供灵活的手动修复方法，可用来修复一些比较复杂的错误。Magics 软件是功能最强大的商用 STL 文件修复软件。

（三）STL 编辑

STL 编辑是针对 3D 打印工艺的需求，对 STL 文件作一定的设计更改。需要说明的是，这个设计更改不是对基础设计进行更改，而是针对一些由于设计满足不了工艺需求之处做出修改，包括零件的切割、布尔操作、面的平移、缩放、加厚、抽壳等。例如，3D 打印机的平台都有大小限制，如果一个零件太大，平台放不下，那就需要通过把大的零件切割成小的部分来实现（图1-5-2-6、7）。

（四）加工准备

加工准备是指在零件发送到 3D 打印机前，需要对零件进行方位调整和支撑生成。方位调整指的是把零件摆放到一个模拟 3D 打印加工平台的盒子里，来确定零件打印的位置。有些零件由于形状特殊，需要根据形状来确定摆放的方向和位置。例如，圆筒状物体如果平放打印的话，由于材料的收缩可能会导致圆筒变成椭圆形筒状。而支撑生成则是数据准备过程中非常重要的一个环节，目前 SLA、SLM、FDM、EBM、DLP 等工艺都需要生成支撑来实现 3D 打印过程，而并非是只要把零件导入 3D 打印机里就可以进行加工。支撑生成可以在 CAD 软件、机器自带的支撑软件或者第三方软件中进行，而 Magics 软件则是目前市场上用得最多的支撑生成软件。Magics 软件主要支持 SLA、SLM、DLP 和 EBM 的支撑生成，目前还不支持 FDM 的支撑生成。

Magics 软件的支撑生成模块可以快速、便捷、自动对修复好的模型进行支撑生成操作，生成的支撑牢固、可靠、易于移除，实现设计数据和生产数据之间的无缝衔接。Magics 软件里可以生成的支撑形式多样，Magics RP 含有全自动的智能化支撑生成算法，只需简单设置支撑生成的参数，就可以自动生成高质量的支撑；而且二维绘图式的支撑编辑功能，让你随心所欲地进行支撑的设计和修改，快速自动地生成最优化的支撑。依据表面几何形状，有多种支撑结构样式，包括网状支撑、线支撑、块状支撑、点支撑、锥形支撑等。Magics 软件还支持导入 STL 文件作为零件的支撑（图1-5-2-8）。

（五）加工文件导出

在准备好数据以后，需要以特定格式导出进行 3D 打印，主要分为 STL 文件、切片文件、图像文件、向量文件等几种格式。不同品牌、不同技术的 3D 打印机所需要的输入格式各不相同，Magics 软件支持大部分机器的输入格式，如切片模块可以生成输入 3D Systems、EOS、Stratasys 以及 Sanders 等品牌机器的切片文件，C-Tools 模块可以生成 3D Systems SLA 250 机型需要的 SLI 切片格式。

为了确保打印质量，Magics 软件也有切片预览的功能，可以让用户在生成切片文件之前对切片进行预览，查看切片质量（图1-5-2-9）。

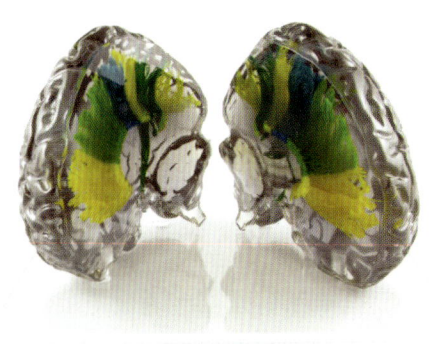

图1-5-2-6 切割操作（Materialise©）

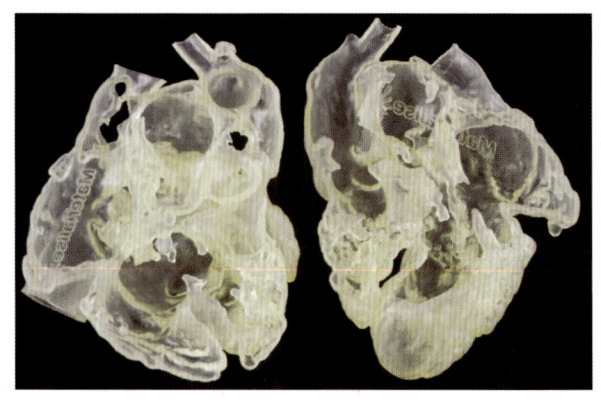

图1-5-2-7 编辑（Materialise©）

第5章　常用数字化医学设计软件

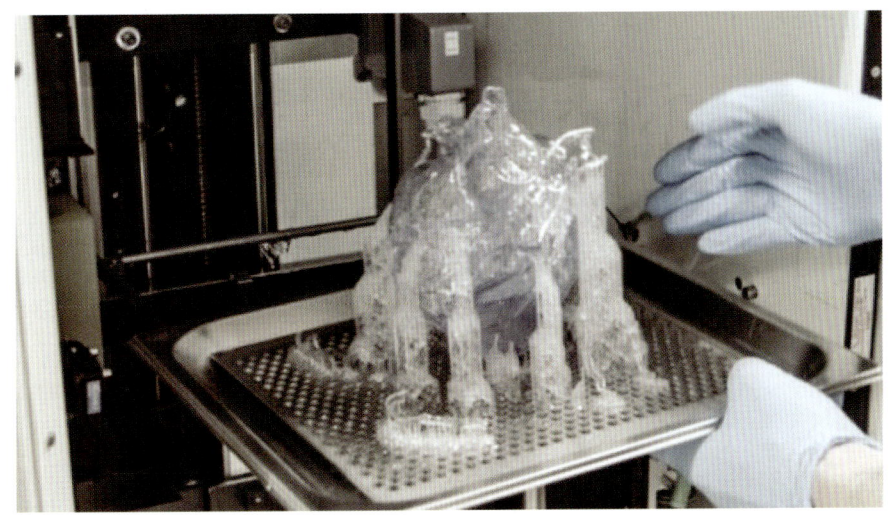

图1-5-2-8　Magics软件的支撑（Materialise©）

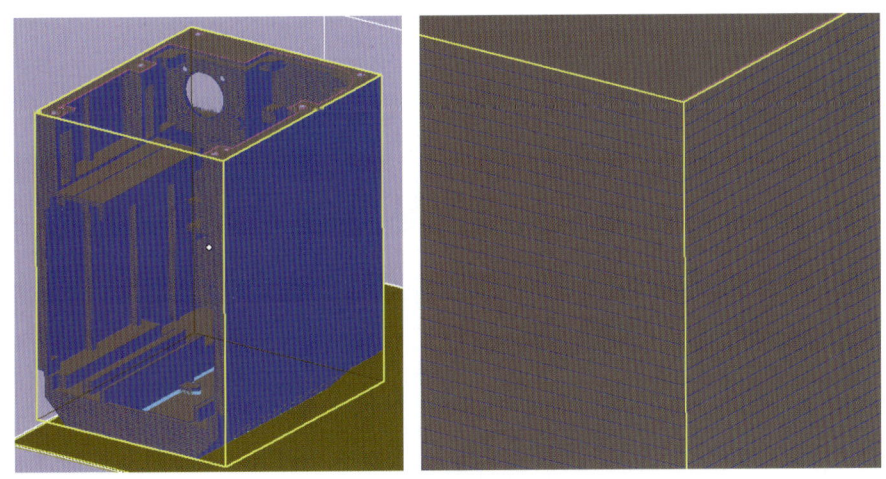

图1-5-2-9　切片预览（Materialise©）

（六）其他功能

Magics软件除了上述功能之外，还有很多模块支持3D打印的各种需求。根据工艺的不同，Magics软件里有很多额外的模块可供选择（图1-5-2-10）。这些模块是根据各种不同的工艺所开发的，能够满足不同工艺的需求。

Structures模块是针对3D打印过程中为了减少零件质量和节省材料消耗的需求所开发的模块。同时，这个模块由于可以生成多孔结构，在医学3D打印中使用非常广泛，被用于医疗器械的开发。例如，人工臼杯就是一种多孔结构（图1-5-2-11）。

四、Magics软件在医疗3D打印中的作用

综上所述，Magics软件作为一款工艺数据准备软件，在3D打印过程中起着承上启下的作用。作为一款数据处理软件，它更多的是在后台发挥作用，在医生或者生物医学工程师将医疗影像数据提取为STL数据后，或者从其他软件获得医疗模型、内置物、导板等数据后，把数据发送给操

作 3D 打印机的工程师来准备加工打印数据。此时，Magics 软件可以帮助工程师来根据不同的工艺来准备打印数据，如为需要打印的医疗模型添加支撑，为医疗模型打上患者的标签，把医疗模型切割等；它不像 Mimics 软件那样直接介入医疗数据的设计过程，却也是医疗数据被打印出来所必不可少的。

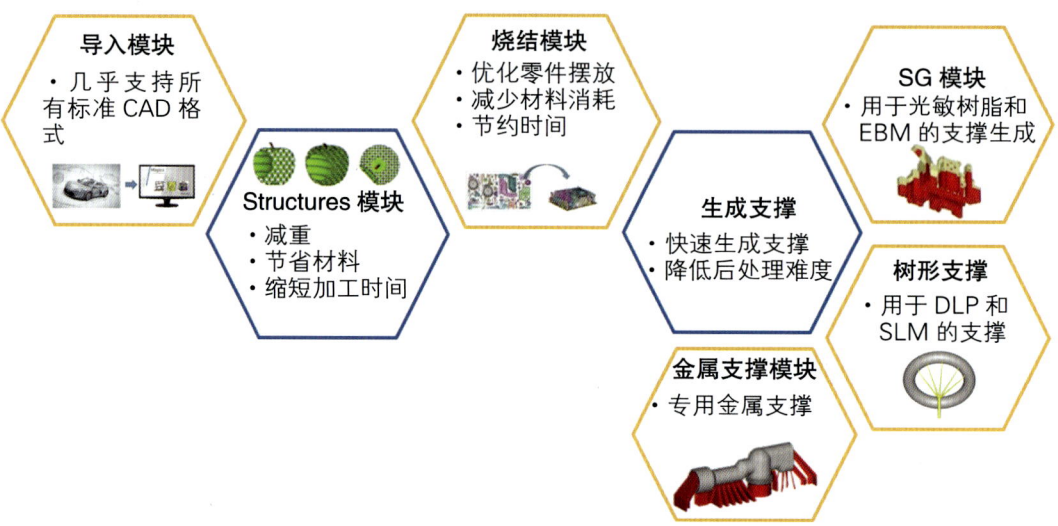

图 1-5-2-10　Magics 的额外模块（Materialise©）

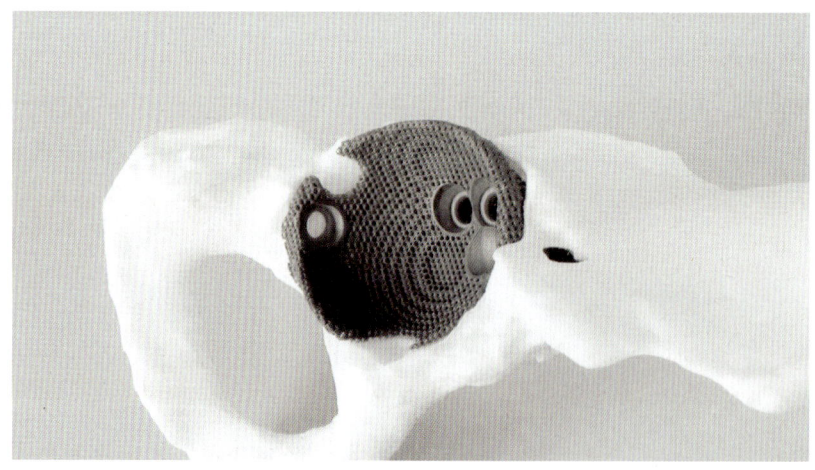

图 1-5-2-11　多孔结构（Materialise©）

第三节 3-matic 软件

一、医学逆向工程软件介绍

在进行数字化医学模型设计时，多是首先基于逆向工程原理，利用软件把三维医学模型从三角面片模型转化成 NURBS 曲面的三维解析模型（analytical model），即将 STL 格式转化成 CAD 格式，之后再导入其他 CAD 软件进行后续设计或者有限元分析。

逆向工程（reverse engineering，RE）又称反求工程，是指从实物上采集大量的三维坐标点，并由此建立该物体的几何模型，进而开发同类产品的技术。相对于 CAD 中"从无到有"的设计过程，逆向工程被认为是一个"从有到无"的过程，是将产品样件或二维断层图像序列转化为三维模型的数字化技术和几何建模技术的总称。简单来说，逆向工程就是根据已经存在的实物，通过对其表面几何信息（包括实物原型三维光学扫描的点云数据或者人体断层扫描数据）反向推出其结构数据，还原为三维数字模型的过程。曲面拟合是逆向工程的关键过程，几何建模是逆向工程的关键环节。逆向工程软件通常都集中于处理和优化密集的扫描点云，通过点云数据可重构三维曲面，最终输出到 CAD 软件，进行后续的参数化结构和功能改善设计。

目前，逆向工程软件集中应用于工业领域，主要应用于光学扫描的点云数据处理、曲面重建、检查分析和产品设计。已知的逆向工程软件超过 20 种，一些大型 CAD 软件提供逆向工程模块或软件，如 Pro/E 的 ICEM Surf 模块、SolidWorks 的 RevWorks 模块、Autodesk 的 Alias 软件和 Unigraphics 的 Imageware 软件等；部分光学扫描仪也自带逆向工程处理软件，如尼康公司的 Focus 软件和 3D3 公司的 Leios 软件等。除此之外，还有 DezignWorks、HIPP、ParaForm、RapidWorks、Verisurf 和国产的 QuickForm 等逆向工程软件。

在数字化医学设计领域中，适用的专业逆向工程软件有 3DReshaper、3-matic、Geomagic、Imageware、PolyWorks、PowerSHAPE、Rapidform 和 Rhino 等，具体功能对比见表 1-5-3-1；随后是各软件简介，最后总结了如何选择合适的逆向工程工具。

二、常用医学逆向工程软件简介

1. 3DReshaper　由法国 Technodigit 公司针对建筑、工业和牙科等领域的表面重建和三维表面检查而开发的逆向工程软件，针对有限元分析而优化其 STL 网格模型的功能，另有 Dental CAD 模块。

2. 3-matic　由比利时 Materialise 公司针对快速成型而开发的逆向工程软件，现是 Mimics 软件套件的一部分，可通过相应接口与 Mimics 无缝衔接，可生成满足有限元要求的立体网格模型；另有专门针对颅骨缺损修复设计的模块。

3. Geomagic Studio　由美国 Geomagic 公司针对三维扫描数据的产品设计、快速成型和分析开发的专业化逆向工程软件，已应用于骨科、整形外科和康复器械的开发。另外，其插件 DICOM Importer 可实现口腔科的锥形束 CT 扫描（CBCT）数据的导入，从而实现 CBCT 数据到三维 RP 模型和 CAD 模型的转化。

表 1-5-3-1　医学逆向工程软件功能对比

软件名称	国家	光学扫描	临床模块	FEA模型	修复功能	测量功能	设计功能	二次开发	导入STL/点云	导出IGES/STEP
3DReshaper	法	√	√	√	√	√	×	√	√	√
3-matic 0	比	√	√	√	√	√	√	×	√	√
Geomagic Studio	美	√	×	×	√	√	√	√	√	√
Imageware	德	√	×	×	√	√	√	√	√	√
PolyWorks	加	√	×	√	√	√	√	√	√	√
PowerSHAPE	英	√	√	×	√	√	√	√	√	√
Rapidform	韩	√	√	×	√	√	√	√	√	√
Rhino	美	√	×	×	√	√	√	√	√	√

注：临床模块，指有针对临床应用的功能模块；FEA 模型，指可直接转化成 FEA/CFD 网格模型；修复功能，指可修复导入的 STL 三角面片模型；设计功能，指可进行二维和三维的设计修改

4. Imageware　为德国 SIEMENS 公司 Unigraphics 软件中的逆向工程造型软件，具有高级表面处理、曲面造型、逆向工程和三维检查等功能。

5. PolyWorks　由加拿大 Innovmetric 公司为光学扫描数据的三维检查分析而开发的逆向工程软件，可为有限元前处理提供生成四边形网格模型的功能。

6. PowerSHAPE　是英国 Delcam 公司的系列软件之一，是一款逆向/正向混合设计 CAD 软件，集实体、曲面和三角形造型建模技术为一体，有专门针对牙科和矫形鞋垫设计开发的模块。

7. Rapidform　是韩国 INUS Technology 公司开发的用于处理三维测量、扫描数据的分割、曲面生成、曲面检测的参数化逆向工程软件，另有针对牙科的专用模块。

8. Rhino（犀牛）　是美国 McNeel 公司开发的一款小巧但功能强大的三维造型和逆向工程软件，所提供的高级曲面工具可应用于动画、工程模型的设计制作。

上述软件均可以实现从人体三维面模型的 STL 格式到 CAD 格式的转换和设计，但具体到采用哪种逆向工程工具，我们可进一步考虑：

1. 导入格式　如我们需要导入内置物的光学扫描三维点云数据，上述几种软件均可实现，但需要进一步了解其转化处理效率和操作便捷性。

2. 研究领域

（1）如研究方向包括口腔医学，则可考虑包含牙科模块的软件，如 3DReshaper、PowerSHAPE 和 Rapidform。

（2）如研究范围还应包括工科需求，则需有考虑该软件的通用性和是否有强大的设计功能，可至少排除 3DReshaper。

3. 用户群体　目前，数字医学领域主流五大逆向工程软件是 3-matic、Geomagic Studio、Imageware、PowerSHAPE 和 Rapidform。

三、3-matic 软件及其最新功能介绍

3-matic 软件是由比利时 Materialise 公司针对 3D 打印模型设计而开发的数字化医学设计软件,现已并入 Mimics 创新软件套件,可与 Mimics 软件其他模块无缝衔接,具有基于 STL 模型的强大的设计功能。3-matic 软件是一款可以让用户直接对 STL 文件进行修改的 3D 设计软件,同时也可以修改 CAD 和扫描数据,包括从绘制纹理到正向工程乃至复制设计的修改。

基于数字化 CAD 的正向软件是 3-matic 软件的核心理念。3-matic 的所有操作都基于三角片进行处理,可以减少逆向工程和传统 CAD 之间的反复操作。它改变了产品设计准备到产品研发制造的过程,形成了一种以正向工程为理念的生产流程。数字化 CAD 与传统 CAD 不同之处在于传统 CAD 大多通过 NURBS 的点、线、面三种几何元素描述模型,而数字化 CAD 用单一的三角片元素表示模型。

最新的 3-matic 软件版本还增加了一些针对 3D 打印很实用的重要功能:

1. 基于点的复制构图(point-based pattern) 在 Finish 工具栏下的此功能可让操作者在一个对象里面通过选择一些点,简单地复制形成另一个对象。

2. 生成肋状结构(create rib pattern) 在 Design 工具栏下的"create rib pattern"这个新功能,可以为 3D 模型创建一个条状加强结构。肋状结构的建立可以由用户来操作,设定肋的密度,高度和厚度等参数,并且根据不同的曲率加入任何 3D 模型中,使 3D 打印出来的模型更加坚固(图 1-5-3-1)。

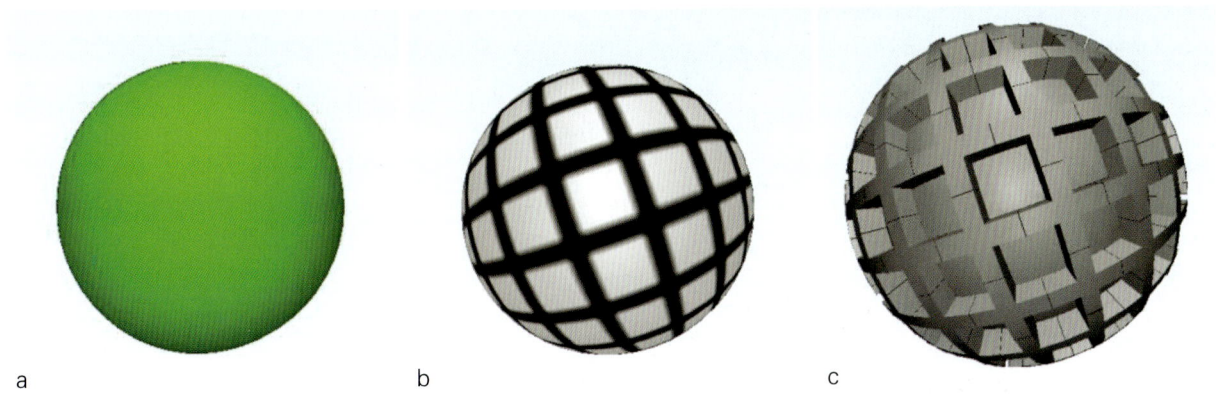

图 1-5-3-1 创建肋状结构。a. 原始模型;b. 构造预览图;c. 最终加强肋结构图

3. 使用尺子工具进行渲染查看(render with a ruler) 可使用户操作更加快捷,增强了模型的可视化,并且还提高了透明的渲染效果,在细节方面也有所增强。

4. 生成 Cage 内置物(create cage) 在 Design 工具栏下的"create cage"功能允许用户为 3D 对象生成网格状结构,可用于定制脊柱椎间融合器等。网格一般为方形,还可以设定网格大小、梁的直径等参数(图 1-5-3-2)。

5. 片型纹理(Slice-based texturing) 输出一个 2D 纹理到"magics build processor"(主要即时处理大型 2D 纹理的切片),使其转化成 3D 纹理。因其跳过了 STL 的 2D 纹理转换,故消除了数据大小带来的问题。

6.导出3D PDF文档（export 3D PDF） 可以把STL模型通过Export命令导出生成3D PDF文档，方便分享查看。

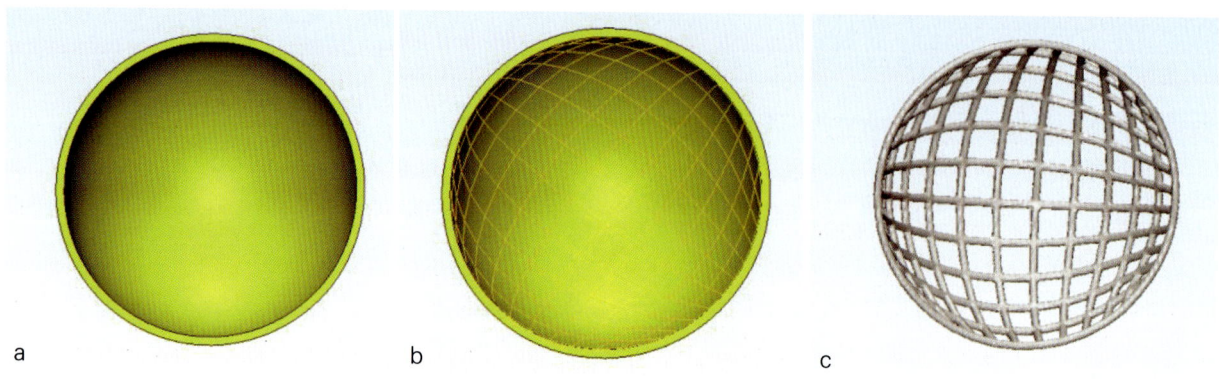

图1-5-3-2 生成cage结构。a.原始模型；b.构造示意图；c.生成cage结果图

第四节 Geomagic Studio 软件

一、Geomagic 软件介绍

（一）Geomagic 及其主要产品

Geomagic是一家世界级的软件及服务公司，在汽车、航空、医疗设备和消费产品生产等众多工业领域得到了广泛应用。公司旗下主要产品为Geomagic Studio、Geomagic Qualify和Geomagic Piano。其中，Geomagic Studio软件是应用广泛的逆向工程软件，可以帮助用户从点云数据创建优化的多边形网格、表面或CAD模型；Geomagic Qualify软件则建立了CAD和CAM之间所缺乏的重要联系纽带，允许在CAD模型与实际构造部件之间进行快速、明确的图形比较，并可自动生成报告；而Geomagic Piano软件是专门针对牙科应用的逆向软件。显然，3D打印中使用最多的还是Geomagic Studio软件。

（二）Geomagic Studio 软件的使用范围

1.零部件的设计；

2.文物及艺术品的修复；

3.人体骨骼和义肢的制造；

4.特种设备的制造；

5.体积和面积的计算，特别是不规则物体。

（三）Geomagic Studio 软件的主要功能

1.点云数据预处理，包括去噪、采样等；

2.自动将点云数据转换为多边形（polygons）；

3.多边形处理，主要有删除钉状物、补洞、边界修补、重叠三角形清理等；

4. 把多边形转换为 NURBS 曲面；

5. 纹理贴图；

6. 输出与 CAD/CAM/CAE 匹配的文件格式（IGES, STL, DXF 等）。

（四）Geomagic Studio 软件的优势

1. 支持格式多，可以导入/导出各种主流格式文件；

2. 兼容性强，支持所有主流三维激光扫描仪，可与 CAD、常规制图软件及快速设备制造系统配合使用；

3. 智能化程度高，对模型半成品曲线拟合更准确；

4. 处理复杂形状或自由曲面时，效率比传统 CAD 软件更高；

5. 自动化特征和简化的工作流程可缩短培训时间，并使用户可以免于执行单调乏味、劳动强度大的任务；

6. 可由点云数据获得完美的多边形和 NURBS 模型。

二、Geomagic Studio 模块简介

Geomagic Studio 提供业界最全面的解决方案，可将三维扫描数据和多边形网格转换为精确的曲面化三维数字模型，用于逆向工程、产品设计、快速成型和分析。作为将三维扫描数据转换为参数化 CAD 模型和三维 CAD 模型的最快速的方法（图 1-5-4-1），Geomagic Studio 提供了 4 个处理模块，分别是扫描数据处理（capture）、多边形编辑（wrp）、NURBS 曲面建模（shape）、CAD 曲面建模（fashion）。

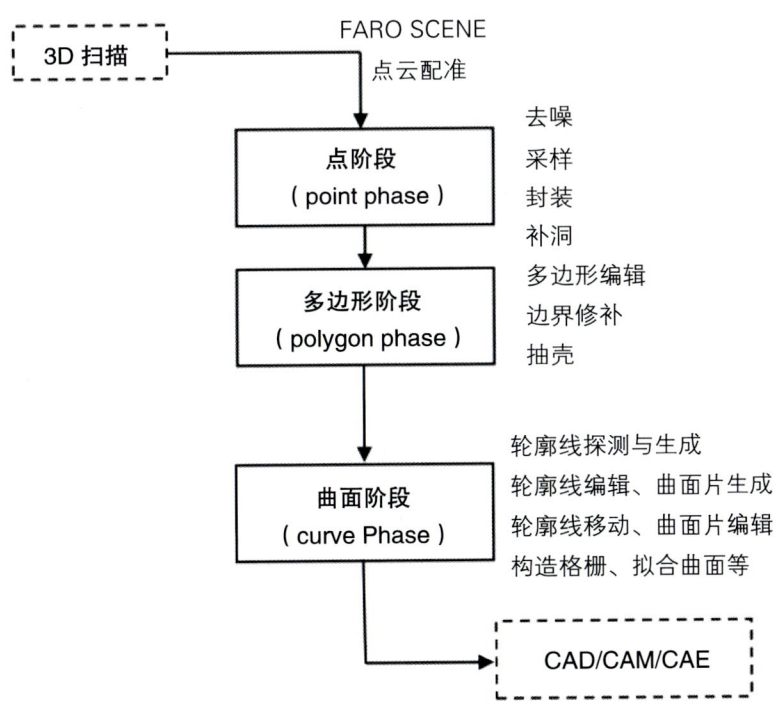

图 1-5-4-1　Geomagic Studio 软件建模流程图

（一）扫描数据处理

1. 处理大型三维点云数据集；

2. 从所有主要的三维扫描仪和数字化仪中采集点数据；

3. 优化扫描数据（检测体外孤点，减少噪音点，去除重叠）；

4. 自动或手动拼接与合并多个扫描数据集；

5. 通过随机点采样、统一点采样和基于曲率的点采样，降低数据集密度。

（二）多边形编辑

1. 根据点云数据创建精确的多边形网格；

2. 修改、编辑和清理多边形模型；

3. 一键自动检测并纠正多边形网格的误差；

4. 检测模型中的图元特征（如圆柱、平面）以及在模型中创建这些特征；

5. 自动填充模型中的孔；

6. 将模型导出成多种文件格式（包括含有完全嵌入式三维模型的 PDF），以便在标准的 CAD 系统使用，包括 STL、OBJ、VRML、DXF、PLY 和 3DS 等。

（三）NURBS 曲面建模

1. 根据多边形模型一键自动创建完美的 NURBS 曲面；

2. 通过绘制的曲线轻松创建新的曲面片；

3. 根据公差自适应拟合曲面；

4. 创建模板以便对相似对象进行快速曲面化；

5. 输出尖锐轮廓线和平面区域；

6. 使用向导对话框来检测和修复曲面片错误；

7. 将模型导出成多种行业标准的三维格式（包括 IGES、STEP、VDA、NEU、SAT）。

（四）CAD 曲面建模

1. 根据网格数据自动拟合平面、柱面、锥面、挤压面、旋转曲面、扫描曲面、放样曲面和自由形状曲面；

2. 自动提取扫描曲面、旋转曲面和挤压面的优化的轮廓曲线；

3. 使用现有工具和参数控制曲面拟合；

4. 自动扩展和修剪曲面，以便在相邻曲面间创造完美的锐化边界；

5. 将参数化曲面、实体、基准和曲线无缝传输至 CAD，以便自动构建自然的几何形状；

6. 将基于历史记录的模型直接输出到主要的机械 CAD 软件包，包括 Autodesk Inventor、Pro/ENGINEER、CATIA 和 SolidWorks。

三、Geomagic 软件应用方式

Geomagic Studio 可满足要求严格的逆向工程、产品设计和快速原型的需求。借助 Geomagic Studio，能够将三维扫描数据和多边形网络转换成精确的三维数字模型，并可以输出各种行业标准

格式，包括 STL、IGES、STEP 和 CAD 等文件格式，为用户已有的 CAD、CAE 和 CAM 工具提供完美补充。

（一）提供全面解决方案，衔接数字和物理世界

使用 Geomagic Studio，可以帮助用户从点云数据中创建优化的多边形网格、表面或 CAD 模型。通过 Geomagic Studio 建立数字化模型，可以将自由曲面设计和普通的机械设计结合起来，使用一个实体零件创建参数化的 CAD 模型，然后对即造零件执行计算机流体力学（CFD）和有限元（FEA）分析。

Geomagic Studio 能帮助用户完全掌控曲面处理过程，使用户能够创造 NURBS 模型来精确呈现即造零件。自动化一键式曲面创建方式适合于快速创建模型。对于曲面相似的对象，可以用创建模板方式加速曲面重构。另外，Geomagic Studio 提供了一整套综合工具用于调整曲面片布局、重构曲面与多边形网格比较等，结果模型可导出为 IGES 或 STEP 文件。

（二）利用现有物理对象，捕获并再现设计意图

借助内置智能程序，Geomagic Studio 能快速提取设计意图并创建优化 CAD 曲面。Geomagic Studio 会自动识别解析曲面，如平面、柱面、锥面和球面，也能准确创建和扫描任意形状的 CAD 曲面。为了减少下游编辑工作，约束曲面拟合使曲面能精确对齐，而自动表面延伸和修剪能拉伸表面和锐化边界（图 1-5-4-2）。

如果不需要完全可编辑模型，自动修剪和缝合功能能快速建立一个准 CAD 曲面（图 1-5-4-3）。

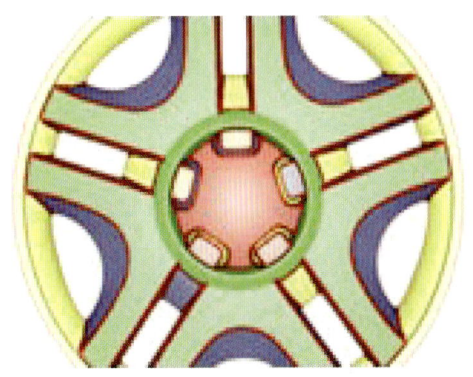

图 1-5-4-2　捕获设计意图以自动识别解析面

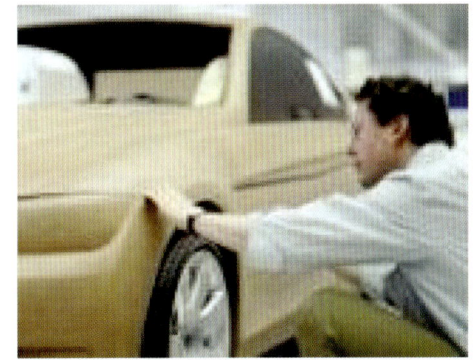

图 1-5-4-3　利用现有模型生成点云

通过扫描油泥模型、有机对象或已有的物件实现跳转设计过程时，用户没有必要从一无所有开始设计。Geomagic Studio 支持市场上所有主流的三维扫描仪，能通过一个插件提供直接控制。用户可以对齐、合并、注册、拼接点云数据。另外，用户可以通过删除体外孤点和降噪来进一步优化数据。

（三）多边形网格的处理

通过多边形编辑工具（包括一键式自动网格修补工具）、交互式砂纸、曲率敏感光顺和孔洞填补，即使在没有完美的扫描数据的情况下，用户依然可以创建高质量的三角网格面模型。智能简化工具

在简化数据后保证了高曲率多边形的实现，能创建更为有效的模型，以用于快速制造和3D打印（图1-5-4-4）。

（四）CAD系统扩展

参数转换器为Geomagic Studio和CAD系统提供了一个智能连接，让用户将参数模型真正应用于流行的CAD系统，包括SolidWorks、Pro/ENGINEER和Autodesk Inventor。用户使用Geomagic Studio并与CAD系统协同工作的同时，没有必要为了修剪和缝合模型而学习一套新的工具或引进不同的流程，从而不影响用户的标准处理过程（图1-5-4-5）。

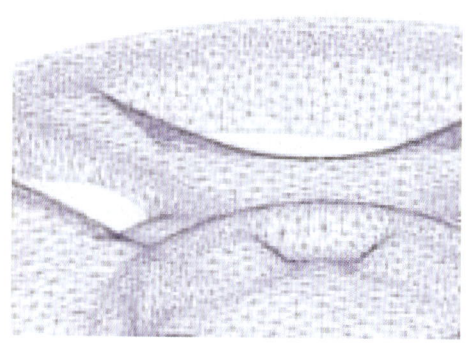

图1-5-4-4 强大的多边形处理能力

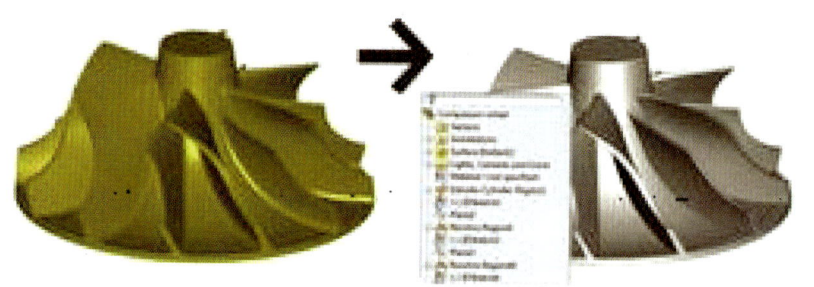

图1-5-4-5 丰富的CAD接口

（五）Geomagic软件特点

Geomagic Studio实现了从点和多边形的处理，到曲面和完整参数模型的创建，无缝连接了三维模型处理的各个方面。

1. 准确再现设计意图　通过内建的智能化模块，Geomagic Studio能快速获取设计意图和创建所需下游编辑工作量最小化的优化CAD曲面。Geomagic Studio自动鉴别解析曲面（平面、圆柱体、圆锥和球体）、扫描曲面（延伸和旋转）和自由曲面。

2. 利用三维扫描数据创建参数模型　参数转换功能可将Geomagic模型无缝转换成CAD几何特征。通过Geomagic Studio将参数曲面、实体、基准和曲线转换到CAD系统而无须中间文件如IGES或者STEP，节省了产品开发时间(图1-5-4-6)。

3. 约束曲面拟合使下游编辑工作量最小化　约束的曲面拟合能进一步精确处理模型以更好地捕捉设计意图。可以指定被选曲面的方向矢量，拟合多个不连续区域为单一曲面，使多个曲面共面、同轴和同心（图1-5-4-7）。

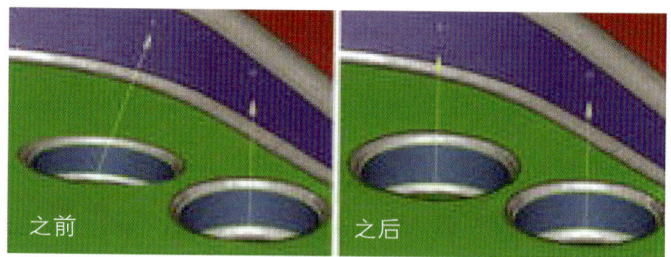

图1-5-4-6 约束曲面拟合减少下游编辑工作

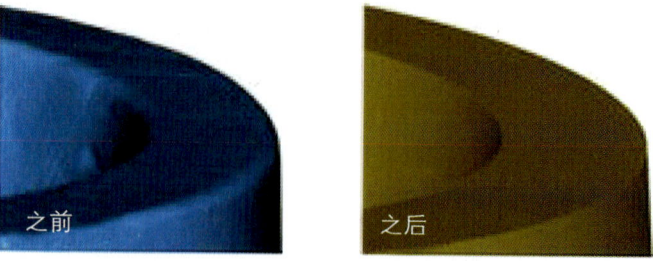

图1-5-4-7 更好的自动延伸创建锐边

4. 自动延伸和剪截曲面来完善模型　为了在 CAD 系统中能更快、更轻松地修改模型，自动曲面延伸和修剪功能延伸了相邻曲面，使之互相交叉并创建锐性边缘，方便模型在 CAD 中能更快、更方便地被修改。利用 CAD 系统的强大功能和灵活性，创建真实的倒角半径和倒角边（图 1-5-4-8）。

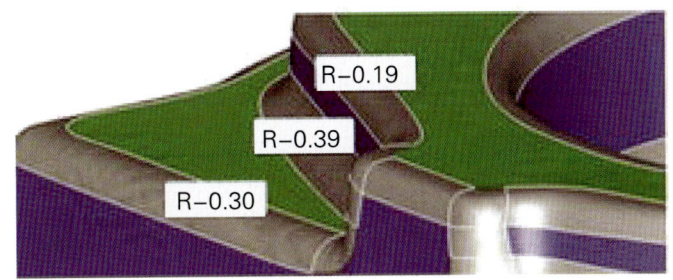

图 1-5-4-8　自动获取多边形网格边界半径

5. 获得网格边界的半径以在 CAD 系统中快速创建倒角　网格半径解析系统自动分析并测量多边形网格边界上的可变和固定半径——这些数据是创建精确倒圆角的关键。通过在 CAD 系统中创建倒圆角，可以通过现有的软件工具创建强大的模型解决方案。

6. 独特的区域探测算法创建最精确的表面　Geomagic Studio 利用独特的区域探测算法，快速和轻松地创建最精确的扫面和自由形状曲面。该软件可创建一个与曲面最佳拟合的最优化曲面外形，而不是创建一个基于单个横截面形状的曲面外形。

7. 交互式重塑物理模型　在三维建模过程早期，交互式多边形编辑工具增加了雕刻和重塑模型的控制力和灵活性。通过使用一组新的自由式编辑工具，用户可以雕刻、切割和变形多边形模型上的被选中区域。

8. 自动探测并纠正网格错误　在多边形网格上，"网格医生"自动探测并纠正错误，最终生成具有高质量曲面的多边形网格模型。它能在数秒内便查找并修复成千上万的问题，如果需要，也提供问题区域的手工查找。

9. 生成更好的曲面　曲率敏感式光顺能够光顺噪音数据区域，同时又维持高曲率区域细微的细节，可精确描绘对象每个细节的高质量曲面。

10. 快速填充复杂的孔　当修补十分复杂的孔时，新的切线补孔选项增添了更多的控制力和灵活性。通过 Geomagic Studio 的全套补孔技术，用户能重建那些缺少扫描数据的区域，节省重新扫描对象的时间和费用（图 1-5-4-9，10）。

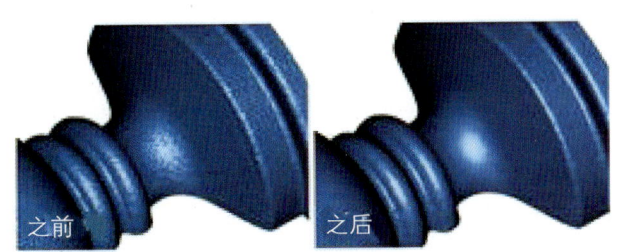

图 1-5-4-9　光顺化生成更准确的高质量曲面

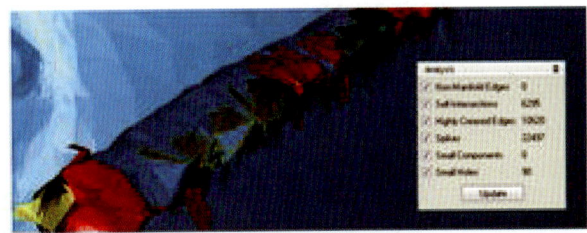

图 1-5-4-10　更强的纠错处理错乱三角面更佳

第五节　SimpleWare 软件功能简介

Simpleware 是一款强大的医学用图像处理、建模和分析软件，具有丰富的功能扩展、较强的实用性，为骨科医生进行数字骨科学实践提供了理想的平台。通过 Simpleware 软件，可以对二维平面序列图像（主要包括 CT/MRI 数据）进行提取、分割以及合并操作，利用初步提取到的数据可以重建三维图像，并可以生成封闭的 STL 格式文件，根据扫描数据利用 3D 打印技术进行制造。

Simpleware 三维建模软件集成了目前世界上最先进的断层扫描数据三维重建和有限元建模前处理技术，开创了生物力学有限元建模仿真技术的新时代。软件的解决方案是基于核心的图像处理平台 ScanIP 模块，同时提供用于有限元网格模型生成的 ScanFE 模块和人工假体模型 CAD 内置的 ScanCAD 模块，为从三维断层扫描图像数据转换成 CAD/ 快速成型 / 有限元仿真模型提供了软件解决方案。Simpleware 软件为三维图像处理、CAD 模型与数值仿真模型之间搭建了更为快捷的桥梁（图 1-5-5-1）。

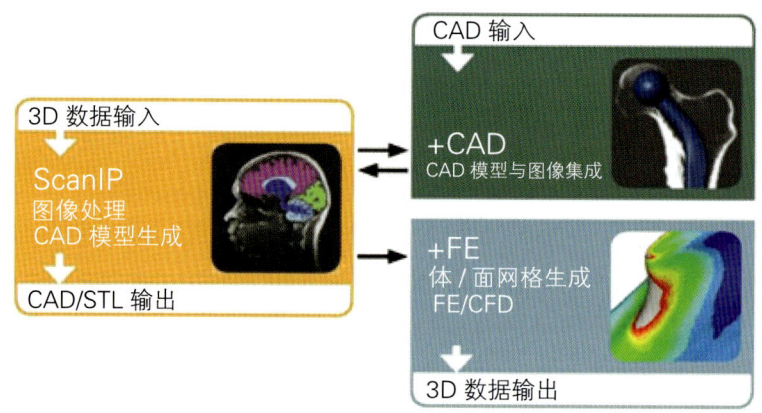

图 1-5-5-1　Simpleware 软件模块示意图

一、Simpleware 软件的重要模块

（一）ScanIP 模块

ScanIP 模块是三维重建模块，功能是将二维平面图像转换为三维重建模型。它提供了一系列用于图像可视化、图像处理以及图像分割的工具，可以帮助用户对数据（如 MRI、CT、microCT 等）中感兴趣区域的可视化并对相关区域进行分割操作。经过处理后的图像能够重建为 STL 或 IGES 文件，用于 CAD 分析、RP 制造等；也可结合 ScanFE 模块生成体网格，直接输出到常见的商业有限元软件中进行结构分析或者流体力学分析。ScanIP 支持 DICOM、Interfile、ACRNEMA 1、ACR-NEMA 2、Analyze、Meta-Image、Raw image data、Stack of 2D image（*.jpg、*.tif）等多种文件格式，提供二维 / 三维可视化用户平台，拥有包括水平集方法在内的强大的半自动化分割工具，提供去除金属伪影、体保留 / 拓扑保留光滑，以及生成精确的多部分表面网格以及 STL 文件等功能。

其主要优点在于：①拥有直观的用户界面，用户易学易用；②可生成高质量的 STL 文件和表面模型，无须手动修正或重建网格；③实现自动化执行可重复的任务和操作；④可直接将图形界面转换为输出和可视化界面，准确、高质量地描述数据。ScanIP 易于学习和使用，内置视频录制功能，并能基于处理后的数据导出可用于 CAD 或 3D 打印的曲面模型/网格。附加模块可用于通过扫描数据导出 CAE 网格、整合图像数据、建模、导出 NURBS 曲面、计算有效材料属性等。模块案例如图 1-5-5-2，3 所示。

ScanIP 模块提供的图像处理工具包括图像重采样、噪声过滤、金属伪影过滤、形态过滤、绘制/擦除工具、相连区域增长、孔洞填充、阈值算法、布尔运算、重叠检查、网格光滑过滤器以及缩减网格数目等，这些高质量图像处理工具可对三维图像进行可视化和分割操作，并可生成多部分具有复杂内部结构的 CAD 模型，从而为逆向工程、非破坏性的工业制品检测以及生物结构分析提供新的解决方案。

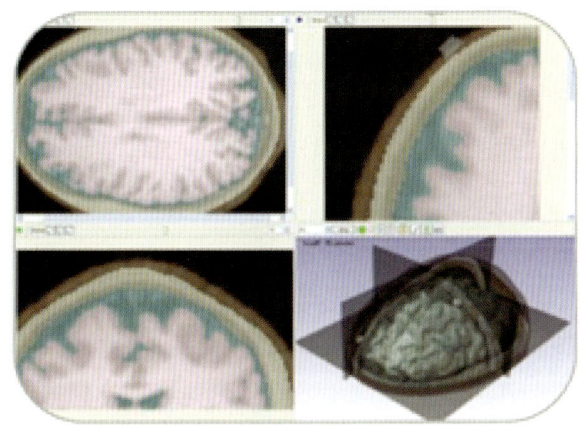

图 1-5-5-2　用 ScanIP 处理 MRI 图像后得到的大脑模型（纽约城市大学，美国）

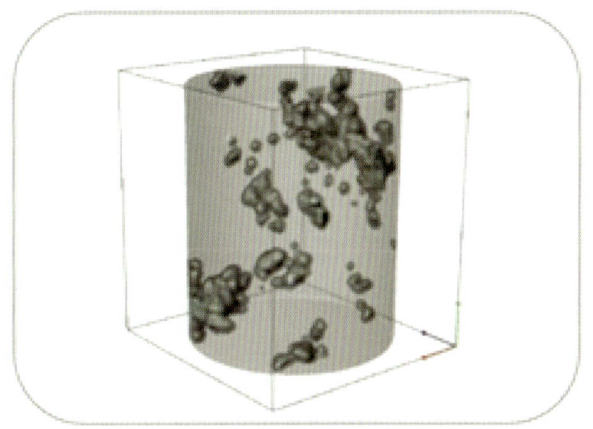

图 1-5-5-3　使用 ScanIP 可视化的复合材料模型（伦敦帝国学院，英国）

（二）ScanFE 模块

ScanFE 模块是有限元前处理工具模块，为已分割好的三维图像数据转换成多部分有限元体模型提供了精确的方法，其独特的三维网格划分技术使得生成的有限元模型具有无可比拟的精确度和复杂度。ScanFE 网格划分是基于 ScanIP 生成的模型进行的，可生成体网格或表面网格，自动生成接触面，并对分割部分进行材料属性的分配。ScanFE 生成的高质量网格可直接输入一系列商用有限元软件和 CFD 软件。图 1-5-5-4 和图 1-5-5-5 是该模块的应用案例。

ScanFE 支持的输出格式主要包括有 Abaqus（*.inp）、Ansys（*.ans）、Comsol（*.mphtxt）、I-Deas（*.unv）、LS-Dyna3D（*.dyn）、MSC.Patran Neutral（*.out）、Fluent（*.msh）以及 STL（*.STL）等。ScanFE 输出的参数包括节点、体单元（四面体/六面体）、壳单元、线性节点单元和中间节点单元、接触面、基于表面灰度值的材料属性、节点/单元集等。ScanFE 可将任意几何形状的复杂物体的数据集生成网格，提供拓扑保留和体保留的光滑算法，对感兴趣的多结构/区域进行网格划分，保证接触表面/界面的一致性，生成用户可定义的自适应网格，根据图像信号强度实行材料属性的分配等。

ScanFE 模块在生成模型时采用简捷、精确的技术，为采用其他数值分析软件难以解决的复杂问题提供了新的解决途径。除了逆向工程、复杂零/组件的非破坏性检测外，ScanFE 模块还可用于对纳米/微米结构的复合材料和泡沫材料的逆向材料特征的描述，以及基于活体扫描的个体化医学

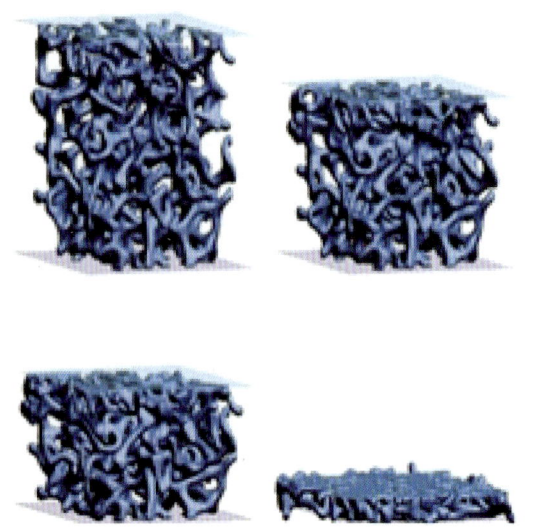

图 1-5-5-4　使用 Ls-Dyna 模拟泡沫状材料压缩过程（NASA，美国；ARUP 公司和 First Numerics 公司，英国）

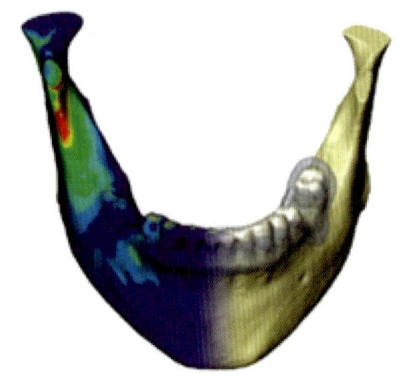

图 1-5-5-5　COMSOL Multiphysics 模拟植入下颌骨的应力分析（COMSOL 公司，意大利）

模型等领域的研究。ScanFE 模块能够快速自动生成精确模型，从原始数据到模型生成只需要数十分钟，可在普通的个人电脑上生成复杂的网格；它还可对复杂耦合的流体结构区域进行网格化，保证低扭曲度的高质量表面网格或体网格的实现，使生成的快速成型模型与有限元网格模型几何形态保持精确一致。此外，ScanFE 模块还可将表面网格或者体网格直接输出到有限元软件和 CFD 软件求解器，操作简便，兼容性强。

ScanFE 模块的主要优势是：①自动、高效、快速进行运算，几分钟内即可完成从图像分割到分析模型的生成；②在普通的个人电脑即可处理生成复杂的网格，完成复杂模型不依赖于高性能计算机；③在分割与平滑图像的过程中可保持图像精度不变，仅取决于图像质量的拓扑/形态学的精确度；④与 FEA 和 CFD 划分网格保持一致，尤其适用于流固耦合分析，其强大的多部分模型避免了间隙和重叠。

（三）ScanCAD 模块

ScanCAD 模块是 CAD 工具模块，功能比较简单，提供了常用的 CAD 软件接口，可以借助 CAD 软件的强大功能进行常规的医学辅助设计。骨科医生往往需要在该软件界面内进行个性化测量与设计以节约成本和时间，因此 ScanCAD 模块本身的功能亟待加强，需要针对专业用户进行二次开发以增强其功能。

目前，ScanCAD 模块可将输入的 CAD 模型在图像数据中进行交互式定位，所获得的组合模型以多部分 CAD 模型的形式自动输出，或者通过 ScanFE 模块自动转换生成多部分有限元网格或 CFD 网格。ScanCAD 模块与 ScanIP 模块的组合使用，可以为 CAD 模型与三维图像的融合提供一系列的工具。例如，模块可基于在术前扫描中定位不同内置物的 CAD 模型获得患者的个性化模型；通过组合模型的运用对术后性能进行评估，并可直接测量多种组合模型。

ScanCAD 模块支持的文件格式主要包括 IGES（.iges 或 .igs）、STEP（.step 或 .stp）和 STL

（.stl）等。其所提供的工具可用于二值化和多值检测、CAD模型植入预览、同时显示二维和三维视图、旋转/移动/用户自定义、运动约束、带有透明度功能的表面绘制和体绘制，以及三维体和切层视图模式的组合等。

ScanCAD模块能够提供二维或三维视图的用户图形界面，支持多个CAD模型导入，可将大部分常见的CAD文件直接导入三维图像，对非水密的CAD模型进行动态修复，利用实时交互式输入或键盘输入进行定位，并可沿着用户定义的矢量进行限定性运动定位。

ScanCAD模块为CAD模型与图像数据的融合提供了一种独特的方法，同时还能确保扫描图像的形态和保真度，较好地解决了医学设计中出现的三维仿真问题，如利用ScanCAD模块功能进行人工关节的术前三维匹配与选择等。ScanCAD模块提供友好的交互式用户界面环境，使骨科医生可根据患者的个性化模型预测骨科手术结果、设计新的骨科手术方式及开发新型内固定器械等。ScanCAD模块的应用案例如图1-5-5-6，7所示。

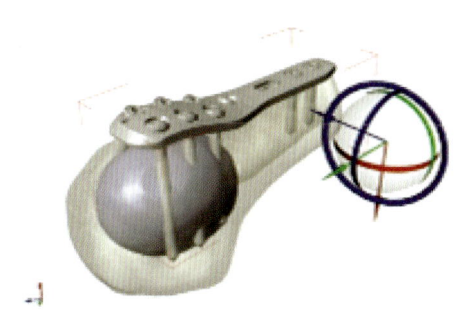

图1-5-5-6　肱骨近端接骨板在骨折后的相对定位+CAD模型（都柏林大学，爱尔兰）

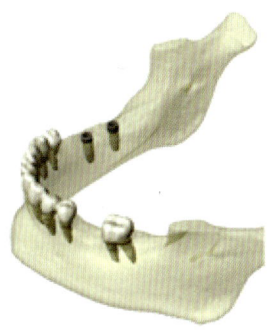

图5-5-7　CT图重建的下颌骨和植入牙齿的CAD模型（COMSOL公司，意大利）

二、Simpleware软件的应用

使用Simpleware软件的工程师分布于多个行业和领域，包括医学（生物力学与骨科、内置物设计与制造、生理流动与血流动力学、细胞动力学）、自然科学（食品科学、生物仿生、古生物学、考古学）、工业应用（逆向工程、复合材料分析、无损检测评估）、3D打印等领域。

第六节　宝葫芦外科手术模拟器

一、概述

宝葫芦医疗科技有限公司致力于研发搭载三维医学影像处理技术的数字医学软件、病例数据库产品及医疗3D打印工具，其独有的医学三维影像快速分割技术和医学3D打印设计软件，得到了代表世界最高水平医疗机构之一的美国梅奥诊所（Mayo Clinic）高度认可，并在相关领域联合进行研发（图1-5-6-1）。

宝葫芦（BOHOLO）软件是一款基于影像学图像后处理技术的三维可视化临床研究平台系统，于2009年首次发布，是专门为骨科设计的三维影像处理和分析终端系统，拥有3D模拟技术的全部自主知识产权。通过对软硬件性能的充分利用和高度优化，宝葫芦系统能在目前主流配置的PC上高速运行，自由编辑，兼容Windows7-64位操作系统以及Vista、Unix和Linux等操作系统，数据的输入和输出支持DICOM 3.0标准。目前，国内已有解放军战略支援部队特色医学中心（原解放军306医院）、华西医院、天津医院、北京大学人民医院、解放军南部战区总医院等多家医院开展使用。

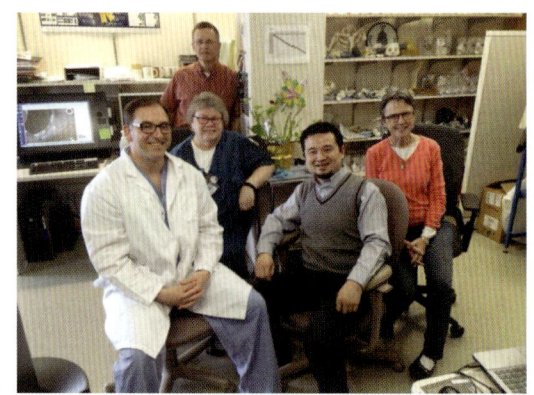

图1-5-6-1　邵志民博士与梅奥诊所专家一起讨论团块快速分割技术

既往如要对医学图像进行3D数字化分析，需要借助多个软件才能达到目的，并且大部分软件的设计出发点是用于工业、建筑、材料等领域分析，未考虑主流医学用户的临床需要，往往操作复杂、学习困难，缺乏整合和兼容性。宝葫芦软件是专门针对骨科医师的临床需要进行设计和开发的，具有以下优点：①全中文操作界面，简单友好；②与摄片角度无关的全三维数字化术前、术后分析系统，良好融入当前临床路径；③功能强大的骨科工作站，临床实用性突出；④操作上考虑到骨科医师的特点和需求，流程直观简明；⑤能够与现有的PACS系统进行无缝集成，可作为PACS系统在骨科的终端环节；⑥整合三维全息骨科病例数据库、数字人体解剖资料库和器械资料库等信息。

二、宝葫芦外科手术模拟器的功能

（一）三维图像测量技术

宝葫芦软件具有一套多功能三维图像测量工具模块，可帮助完全不具备立体几何基础的骨科临床医师对三维图像进行快速测量。该技术具有以下特点：①全三维交互式测量系统：直接在三维物体上标记点、线、平面等，操作简单直观。②组合式测量：在现有标记的基础上可推导出更多的标记和测量（支持无限多种、无限多层次的自由组合），如两线之间可以求垂线，线到平面可以求投影，平面之间可以求相交线等，很多临床上的使用测量指标可以完美再现，并且支持创新性指标的开发。③直接支持多种骨科参数的快速确定，如颈干角、前倾角、骨皮质厚度、跟骨结节关节角、Cobb角等（图1-5-6-2）。

（二）伪彩渲染的多平面重组成像

CT通常只能得到与扫描方向一致的横断面像；而多平面重组成像（MPR）可以通过图像后处理技术，以CT源数据为基础重建横断面、矢状面、冠状面图像，可以避免部分容积效应对横断面图像的影响，消除遮盖和重叠密度，消除难以显示关节面的盲区并且明显提高了分辨率，有利于对骨与关节细微损伤的观察。但MPR无法显示骨骼的三维空间形态，尤其是扁骨、不规则骨，以及在骨骼交错重叠的部位，如腕骨、中足等损伤较难辨别的位置。宝葫芦系统不仅可以重建带多重伪彩渲染的MPR横断面、矢状面、冠状面及自由切割平面的影像，还可将伪彩渲染的MPR成像与色彩一致的三维表面重建成像（SSD）进行对照，从而清晰判断微损伤部位（图1-5-6-3）。

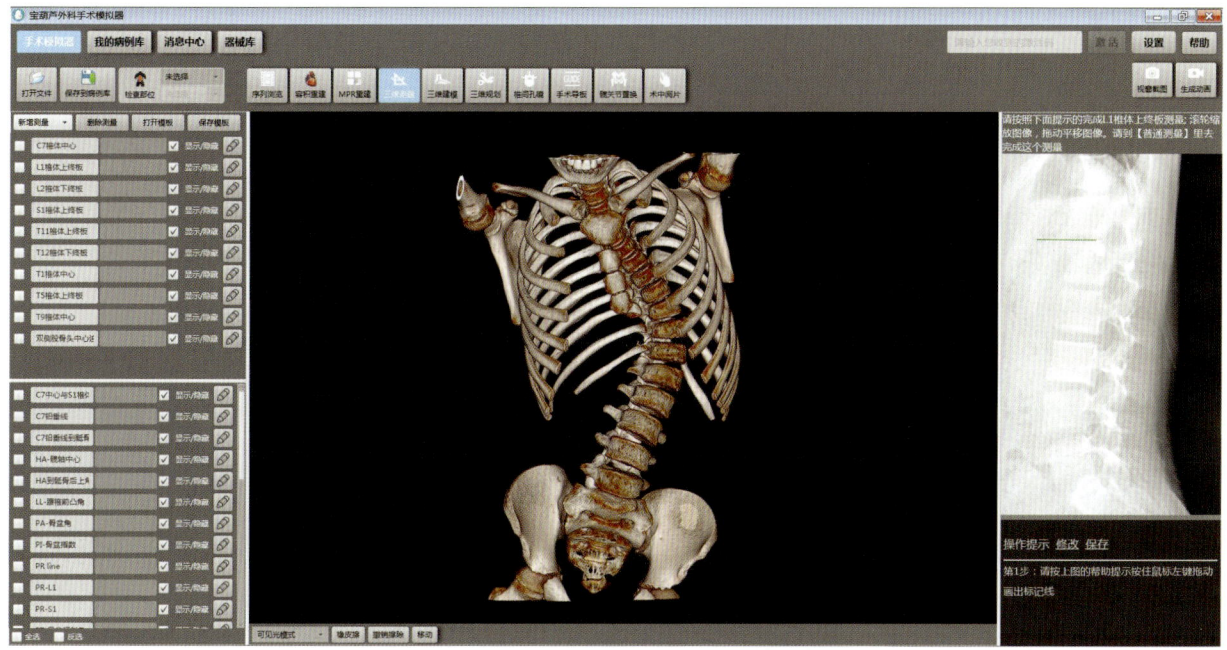

图 1-5-6-2　脊柱侧凸畸形的三维测量

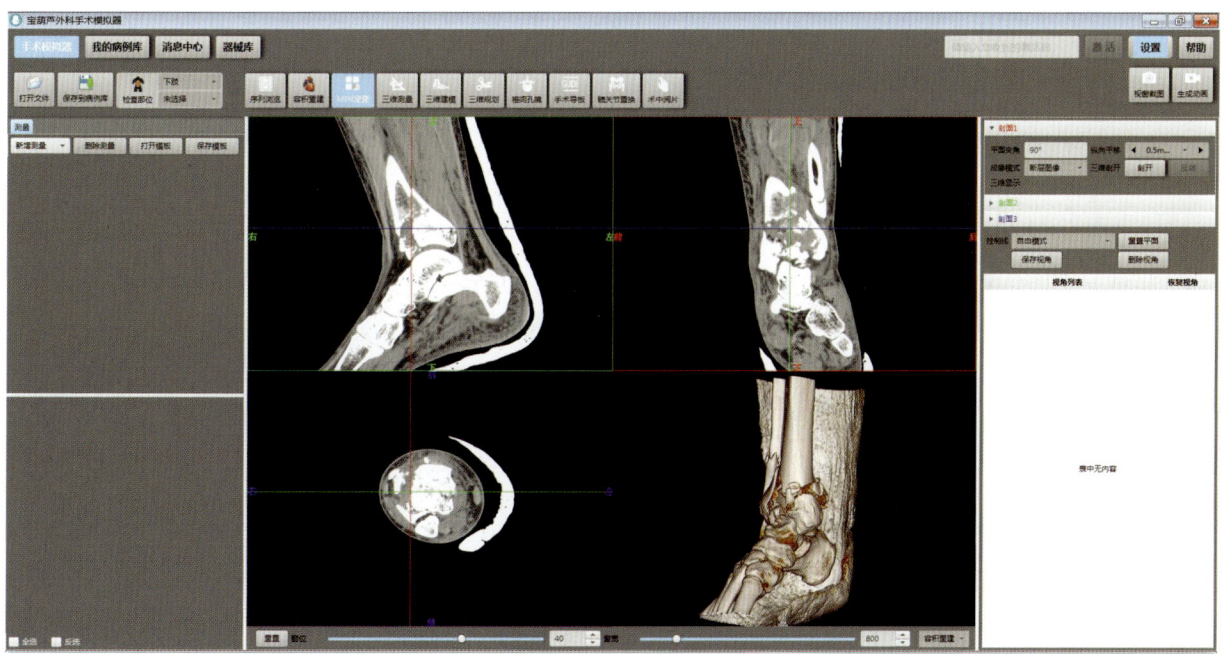

图 1-5-6-3　踝关节骨折的伪彩渲染正交 MPR 影像

(三)高速高清三维容积成像

宝葫芦系统在 PC 机上经过数秒预处理,即可利用薄层 CT 源数据(DICOM 格式)快速实现仿真彩色渲染的高精度、结构丰富的三维重建,并可进行实时交互、旋转、平移、缩放等任意视角的观察;通过调节组织透明度和相应配色方案,可实时显示骨骼及其周围软组织层次鲜明的变化(图 1-5-6-4),图像质量可媲美大型的 CT/MRI 工作站,并同时支持 MRI/CT 三维重建;对于骨科内置物也可以自动提取与显示(图 1-5-6-5)。

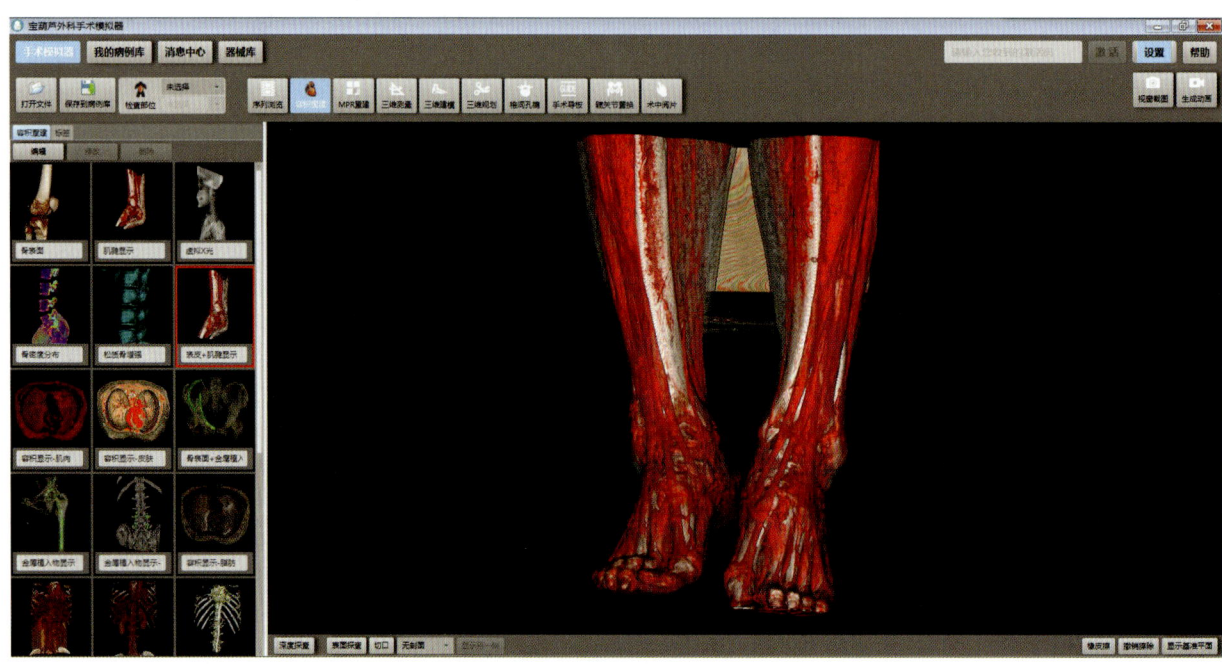

图 1-5-6-4　足踝部的高清三维容积表皮+肌腱成像

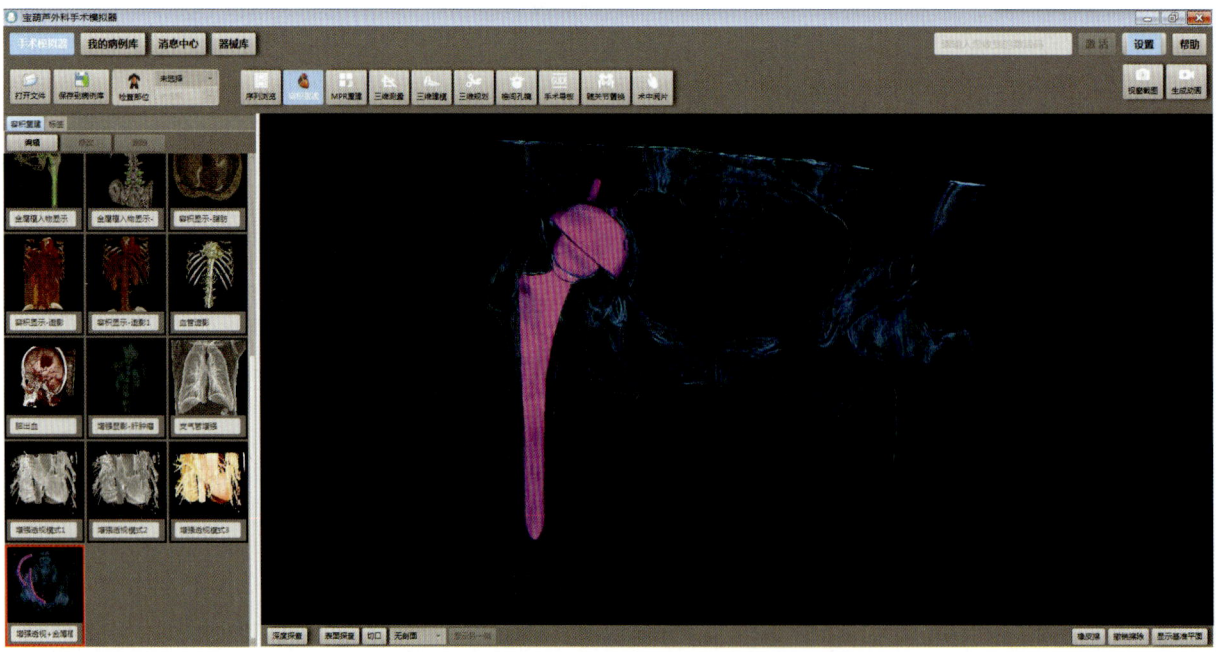

图 1-5-6-5　全髋关节置换术后的高清三维容积成像

(四）智能三维图像分割技术

对于传统的二维分割而言，用户需要一帧一帧地手工处理图像，工作量大，并与操作者的个人经验、对局部解剖的熟悉程度密切相关，可重复性和可比性差。与以往分割技术不同，宝葫芦系统的分割操作全部是基于三维的、智能化的，具有一组迄今为止功能最强大的图像分割工具模块（包括智能分割、自动分割、表面刻饰、直线切割、折线切割、三维区域去除等），可帮助完全不具备图像处理专业技术的临床医师快速完成图像分割。其特点包括：①无须逐帧读片，工作简便迅速，几乎不需要调整任何参数。对于同样的分割问题，操作速度比二维分割快 10~20 倍。②操作界面简便直观，分割质量和精确度高（图 1-5-6-6，7）。③采用电脑自动算法进行最优分割，对人为操

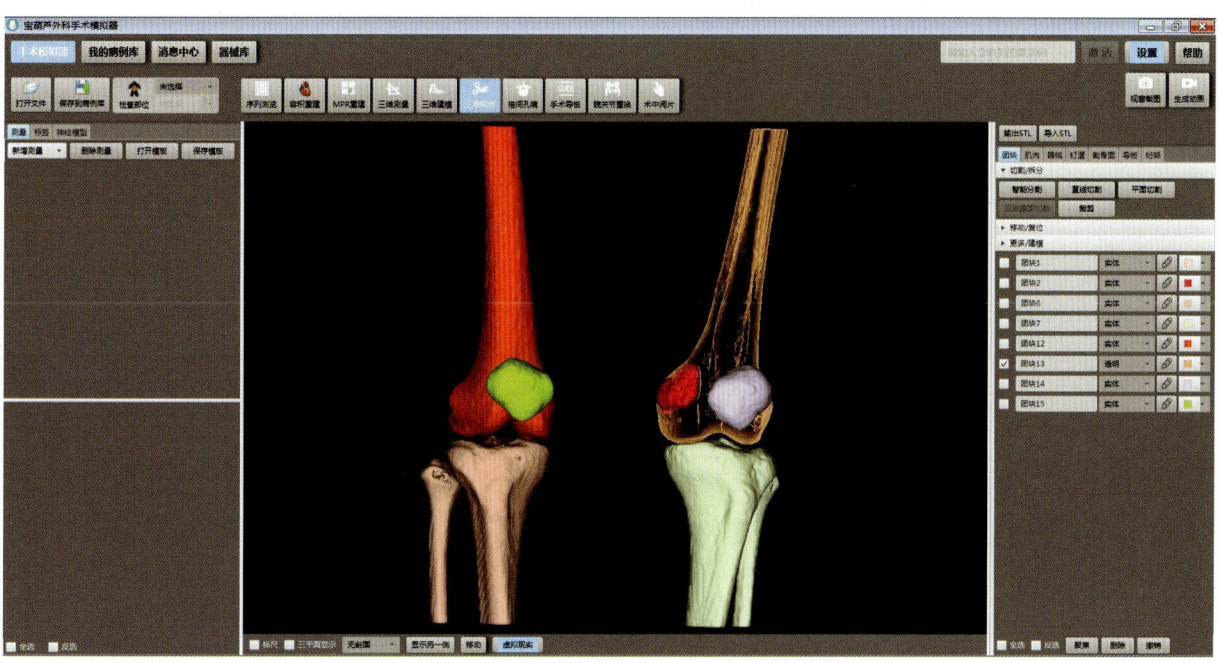

图 1-5-6-6　股骨远端肿瘤的智能三维图像分割

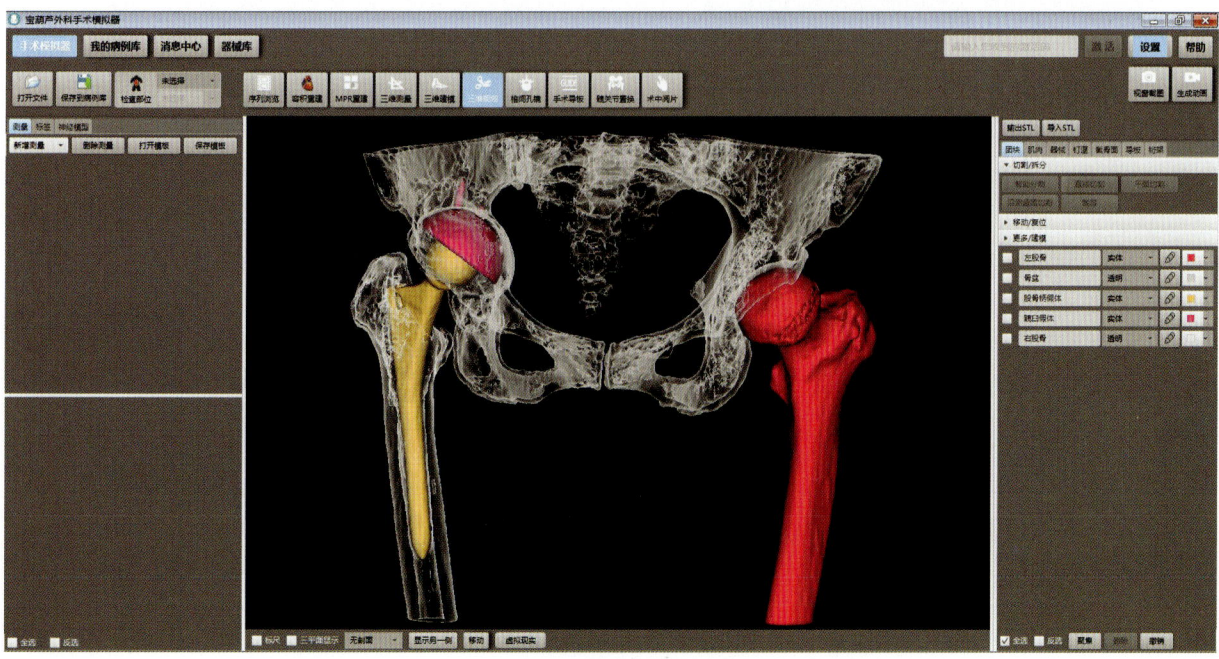

图 1-5-6-7　右髋关节置换术后的智能三维图像分割

作依赖少,即使用户缺乏读片经验或电脑操作经验,也仍然能够准确地完成分割,并且结果的一致性高、可重复性强,特别适合于复杂骨折、畸形的拆分,对于相关的循证医学、手术前后对比研究以及建立统一的标准也非常重要。

(五)虚拟骨科手术

宝葫芦系统在图像智能分割技术的基础上,通过简易有效的控制,快速模拟骨科手术方案,包括复位、截骨、置入内置物等,对手术设计、骨折块复位、畸形矫正、内置物选择与置入、术前与患者及其家属的沟通和宣教等具有重要参考价值。

1. 切口和入路模拟　利用BOHOLO外科手术模拟器的"探查""切口"功能,在患者三维影像建模基础上,可探得深部组织内血管、神经的走行,骨折断端与周围组织的情况,从而设计手术入路(图1-5-6-8~10)。

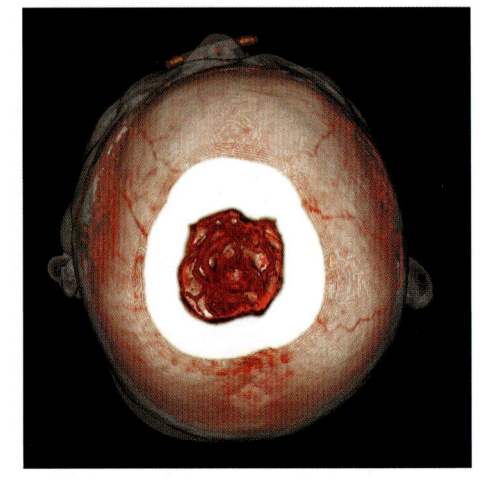

图1-5-6-8　颅内血管分布观察

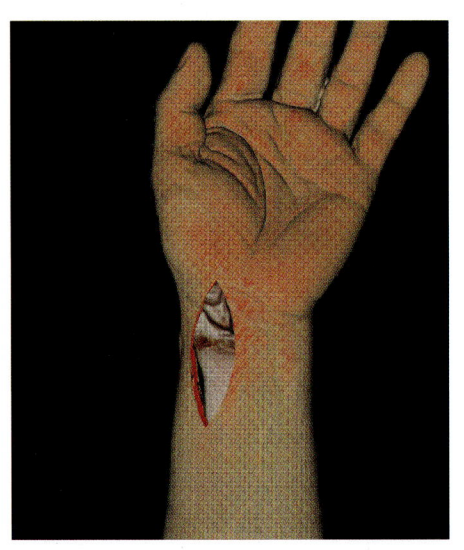

图1-5-6-9　腕关节骨表面容积重建下切口观察

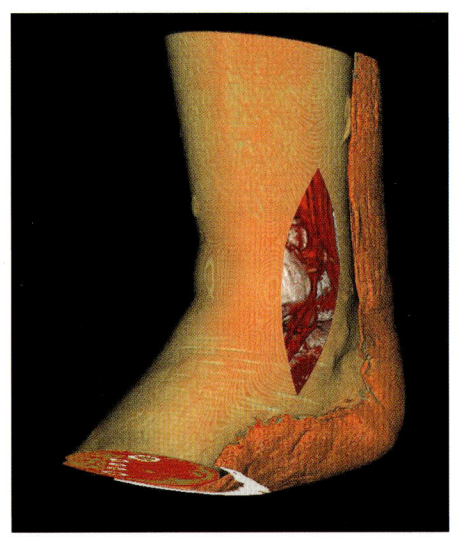

图1-5-6-10　踝关节表面+肌腱容积重建下切口观察

2. 骨折复位模拟　BOHOLO软件的智能化解剖结构分割功能,可精准、快速地对骨块进行分割,可提供方便、快捷的罗盘三平面移动(图1-5-6-11),以及自由、直观的旋转—移动控制(图1-5-6-12)等选择。术前了解骨块移位角度、距离,计算骨缺损量、规划手术切口、骨块复位方式等(图1-5-6-13~16)。

3. 内置物及置入过程模拟　在BOHOLO外科手术模拟器中,可将临床使用的内置物等比例1∶1导入,医生可在术前模拟各型内固定与实际案例的匹配程度,选择最优方案,并可测量内置物尺寸、螺钉长度、螺钉置入角度等(图1-5-6-17,18)。

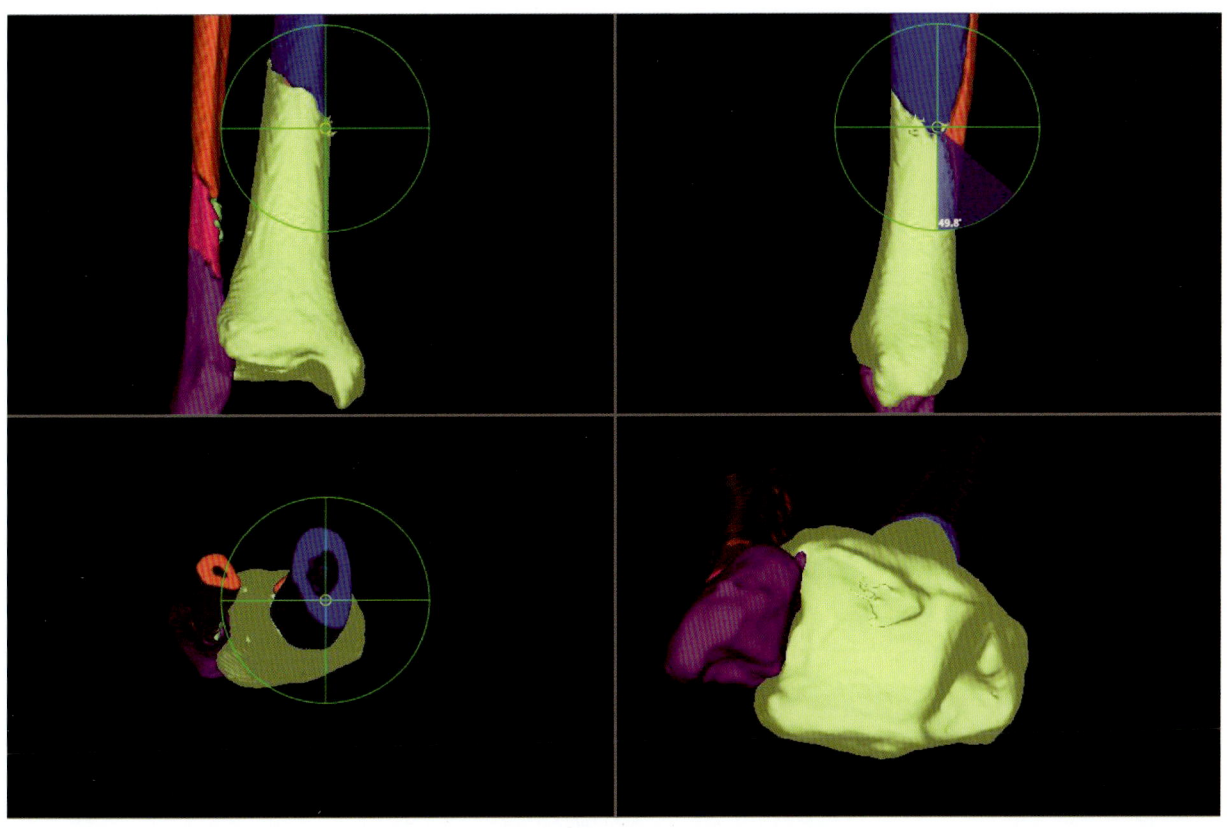

图 1-5-6-11　BOHOLO-罗盘三平面移动

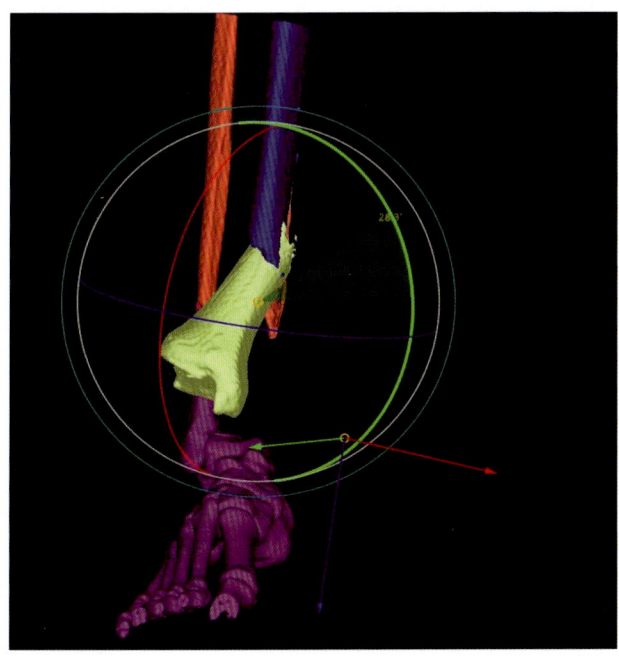

图 1-5-6-12　BOHOLO-旋转—移动控制

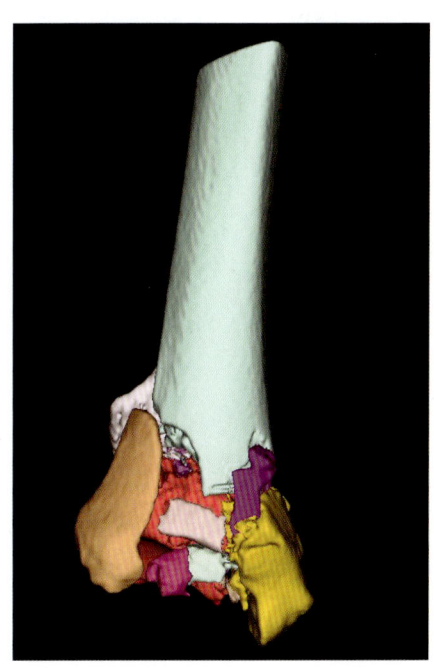

图 1-5-6-13　Pilon 骨折分割复位前

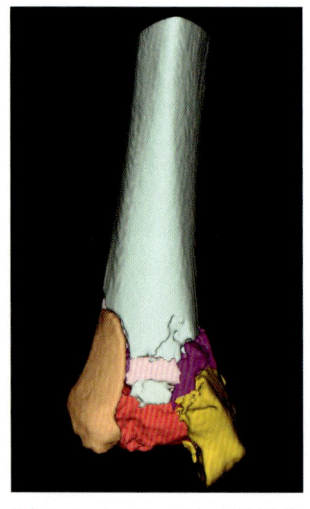

图 1-5-6-14 Pilon 骨折分割复位后

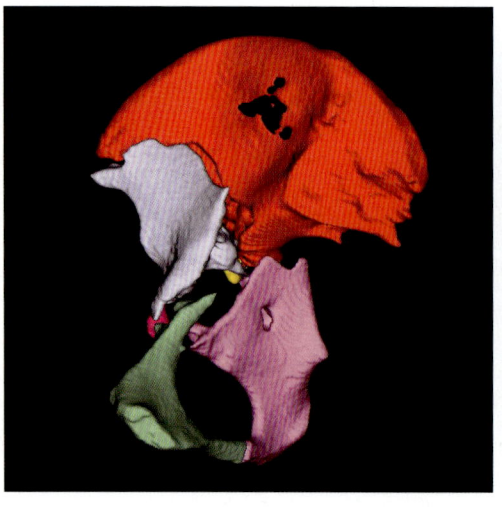

图 1-5-6-15 骨盆骨折分割复位前

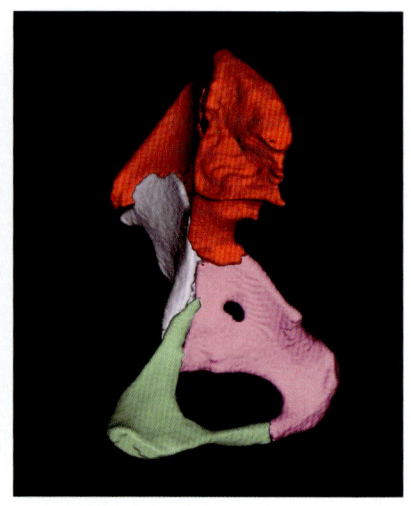

图 1-5-6-16 骨盆骨折分割复位后

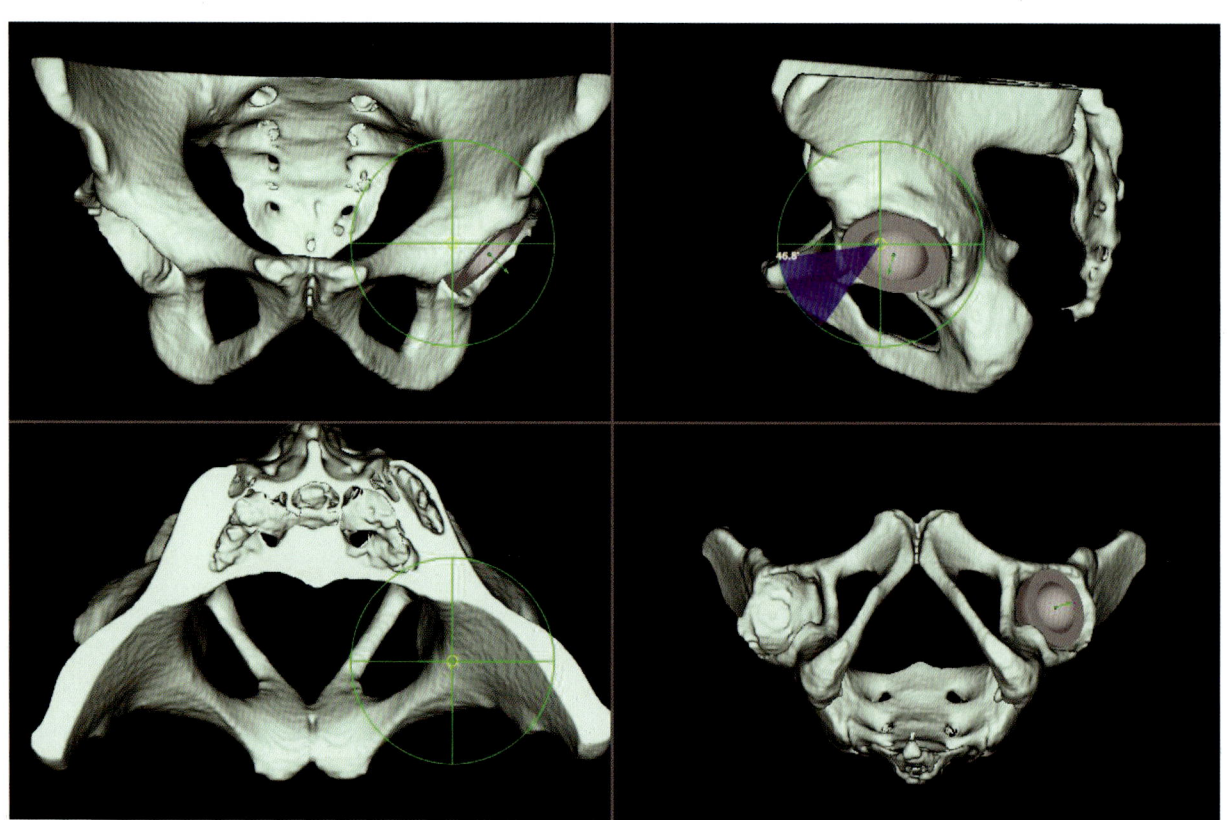

图 1-5-6-17 髋关节置换假体置入模拟

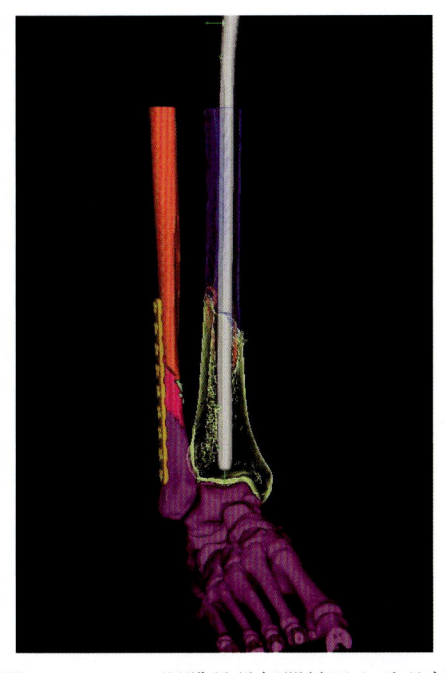 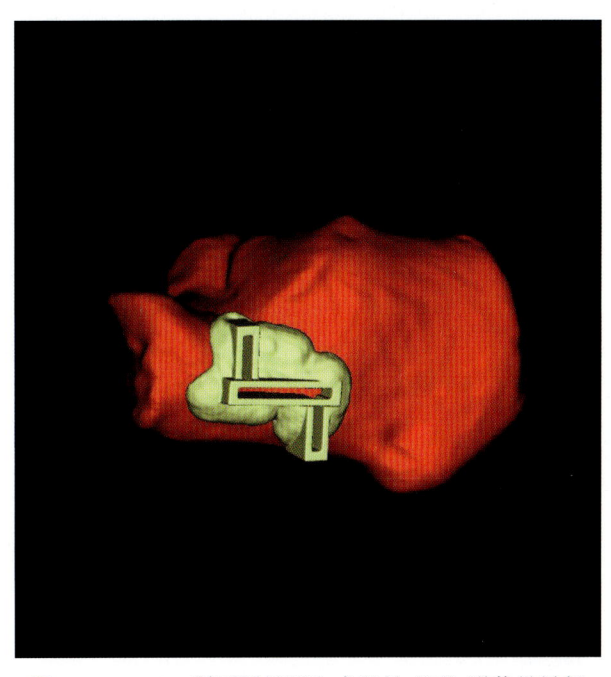

图 1-5-6-18　胫腓骨骨折器械置入后观察　　　　图 1-5-6-19　利用测量面生成跟骨 "Z" 形截骨导板

4. 提供多种手术导板设计功能

（1）通用导板设计：可自行添加由精准测量得出的线、面来任意调节模拟钉道与截骨面，通过各种几何组合生成不同的临床医用导板（图 1-5-6-19，20）。

（2）专科手术导板设计：系统支持不同的专科化手术导板设计，包括胫骨高位截骨、骶髂关节螺钉、平行螺钉、椎弓根钉导板等（图 1-5-6-21，22），提供定制导板制作流程，通过特定的骨性解剖视角、智能的置钉方法，快速制作个性化手术导板。

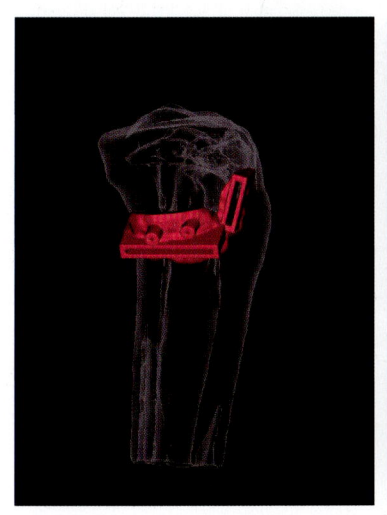 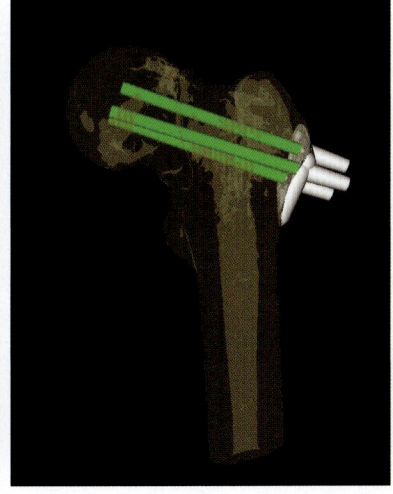 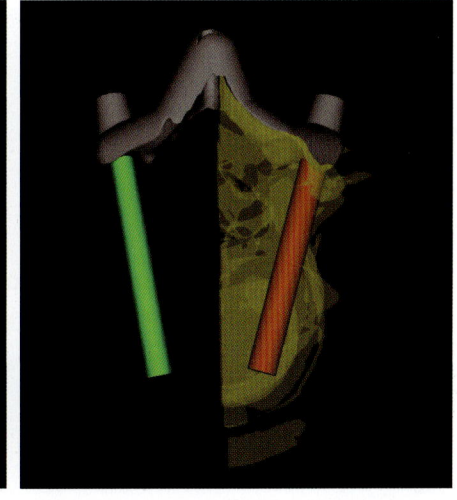

图 1-5-6-20　利用测量线、面生成胫骨高位截骨导板　　图 1-5-6-21　利用专科导板制作股骨颈平行螺钉导板　　图 1-5-6-22　利用专科导板制作椎弓根钉导板

5. STL 文件输出与导入　可直接输出 STL 文件，将具有临床意义的病灶模型或制作完成的导板进行输出打印（图 1-5-6-23），从视觉三维转化为空间三维，在打印的模型上进行操作演练等。同时，支持 STL 模型导入，进行编辑、对比观察及移动操作（图 1-5-6-24）。

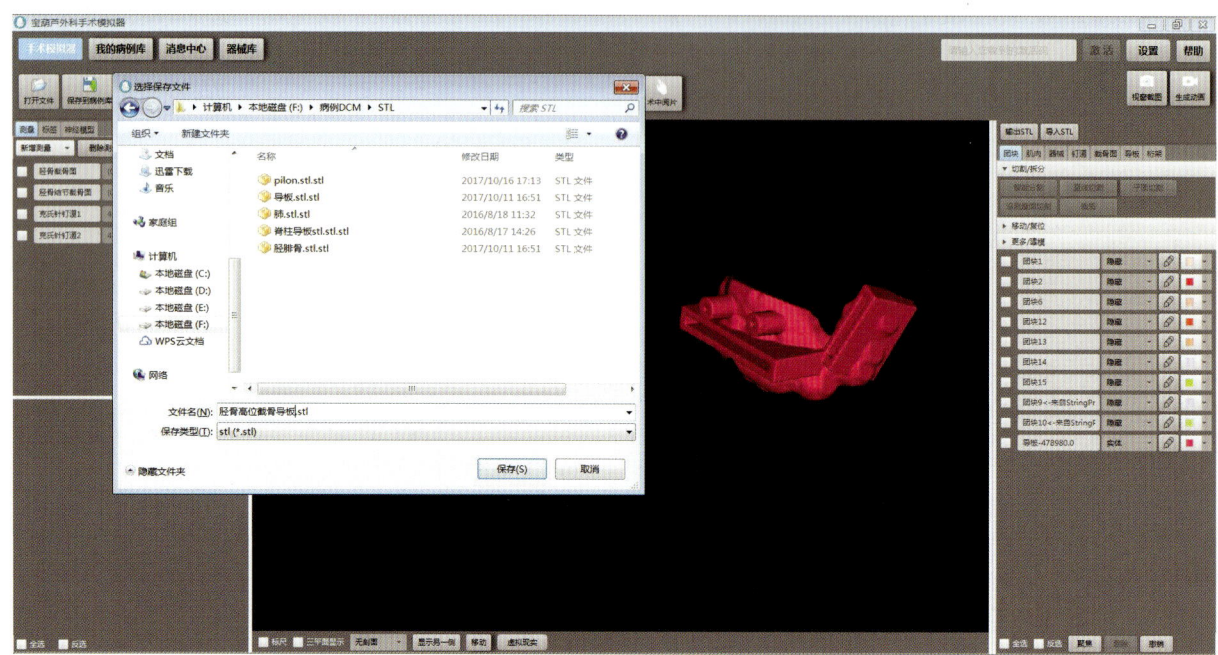

图 1-5-6-23　制作完成的导板可直接输出为 STL 格式文件

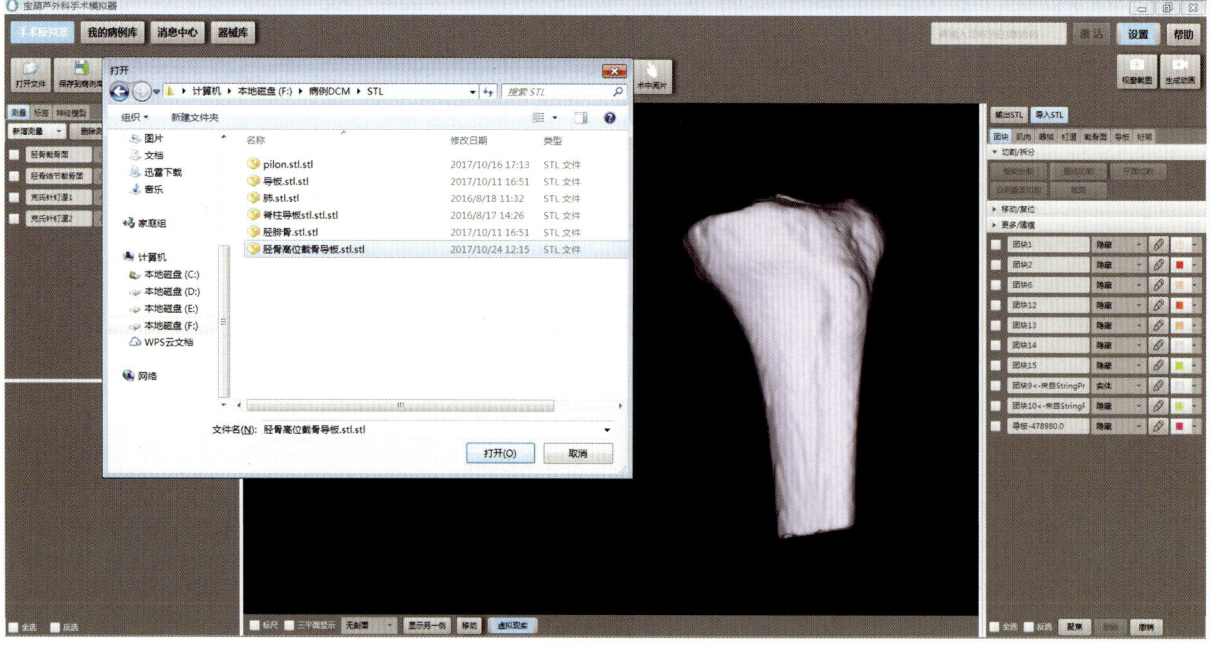

图 1-5-6-24　导入 STL 格式文件进行操作

（六）数字骨科资料库

宝葫芦系统创建了一组信息丰富的数字化资料库，包括三维数字化骨骼、数字化内置物虚拟模型器械库及患者数字化信息资料库。进入宝葫芦系统资料库，可以自设检索条件进行自由检索，如性别、年龄段、疾病分型、内置物名称、手术日期等，并且调出的信息还可再现任何方向的三维视角，并可进行三维编辑。此外，对于存入资料库的信息，可以选择用户设计的专用高比例压缩格式，也可以用 DICOM 格式存储。目前，一块容量为 500 G 的移动硬盘即可保存多达 2 000 例患者的层厚为 0.625 mm 的 DICOM 格式数字化资料或 5 000 例以上的专用格式数字化资料。借助这些资料库，临床医师可以研究患者的解剖结构，完成虚拟手术设计、积累病例资料以及开展临床研究等。

1. 外科器械库　系统设有独立的器械库（图 1-5-6-25），支持临床医师自主导入器械文件，器械精度可达 0.1 mm，结合其他模块可进行快速、完整、真实的手术训练，提升临床医生的临床手术技能。配合 BOHOLO-VR 外科手术模拟工作站，可在虚拟现实模拟练习中提供与真实手术完全一致的工具组件，达到术中操作手势、还原机体各组织结构的逼真模拟效果（图 1-5-6-26）。

2. 信息化病例库　BOHOLO 外科手术模拟器提供海量专科病例数据库（图 1-5-6-27），可批量导入 DICOM 数据，形成个人、科室或院级病例库，具有病例检索功能、分类、标签功能，按时间轴排序，多次就诊资料可合并管理。每个病例包含患者的完整信息，如文本病史编辑、图片信息、多媒体资料、非标数据（图 1-5-6-28，29）等。支持三维预览、预览截图导出、EXCEL 报表导出等功能，便于病种分类、科研成果关联、互相检索或调取。

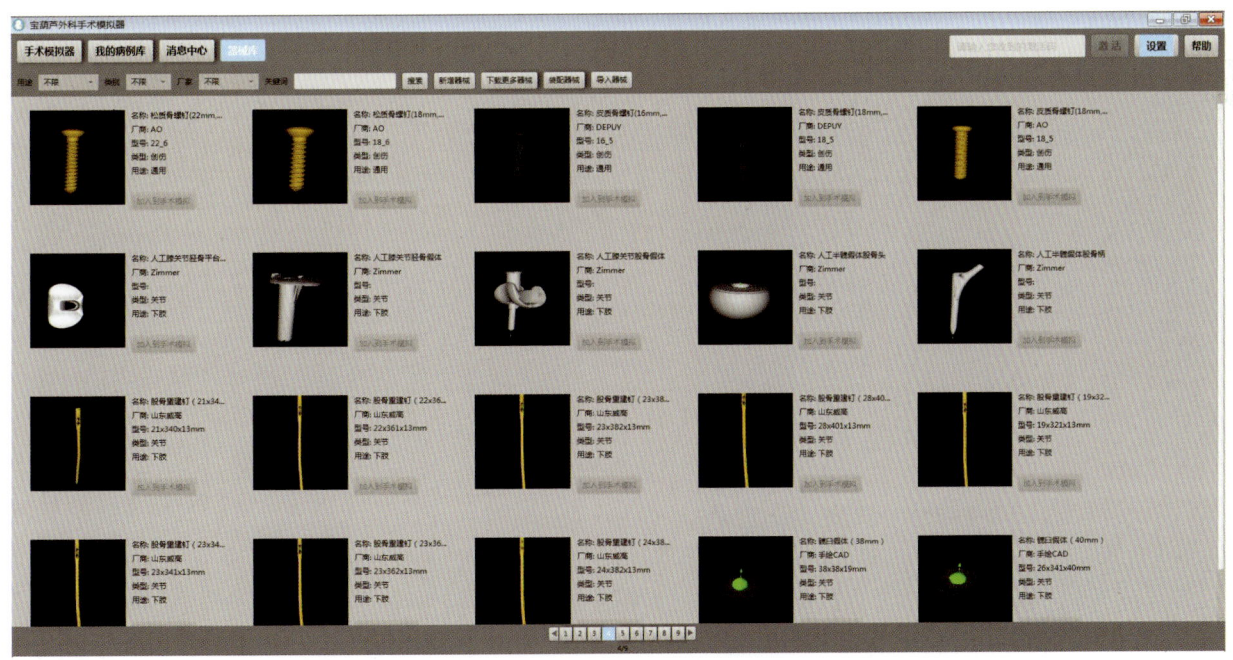

图 1-5-6-25　BOHOLO 器械库

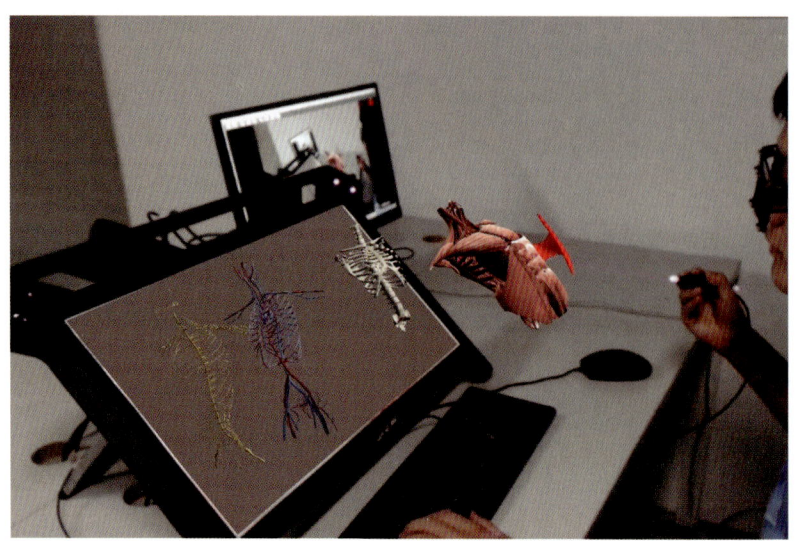

图1-5-6-26　BOHOLO虚拟现实场景模拟练习

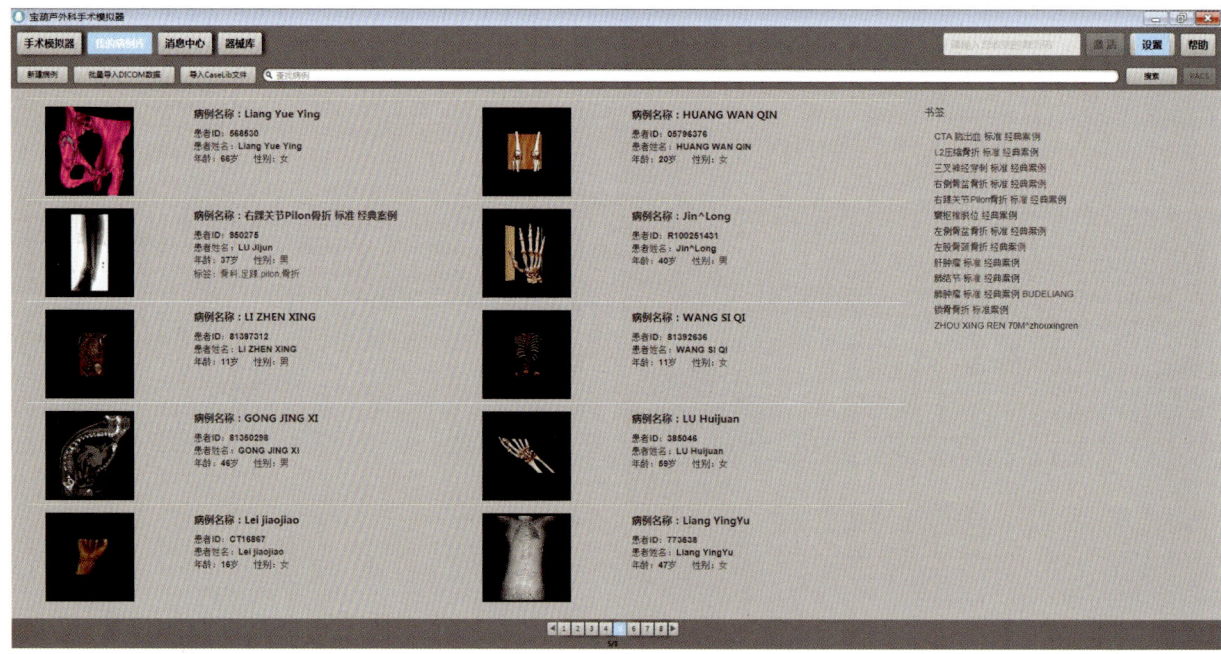

图1-5-6-27　BOHOLO病例库

（七）远程数据交互功能

宝葫芦系统支持的功能包括三维数据共享、数据隐私保护，并支持常见的文本对话、消息、群组功能等。

1. BOHOLO病例数据在线传输　BOHOLO软件可根据用户的发送病例请求，自动匹配系统内通讯录黄页：匹配与用户账号相关联的医院、科室、医生通信信息；匹配与用户账号所在地域相关联的服务供应商信息；匹配宝葫芦医学中心所能提供的在线医学辅助服务通信信息（图1-5-6-30）。

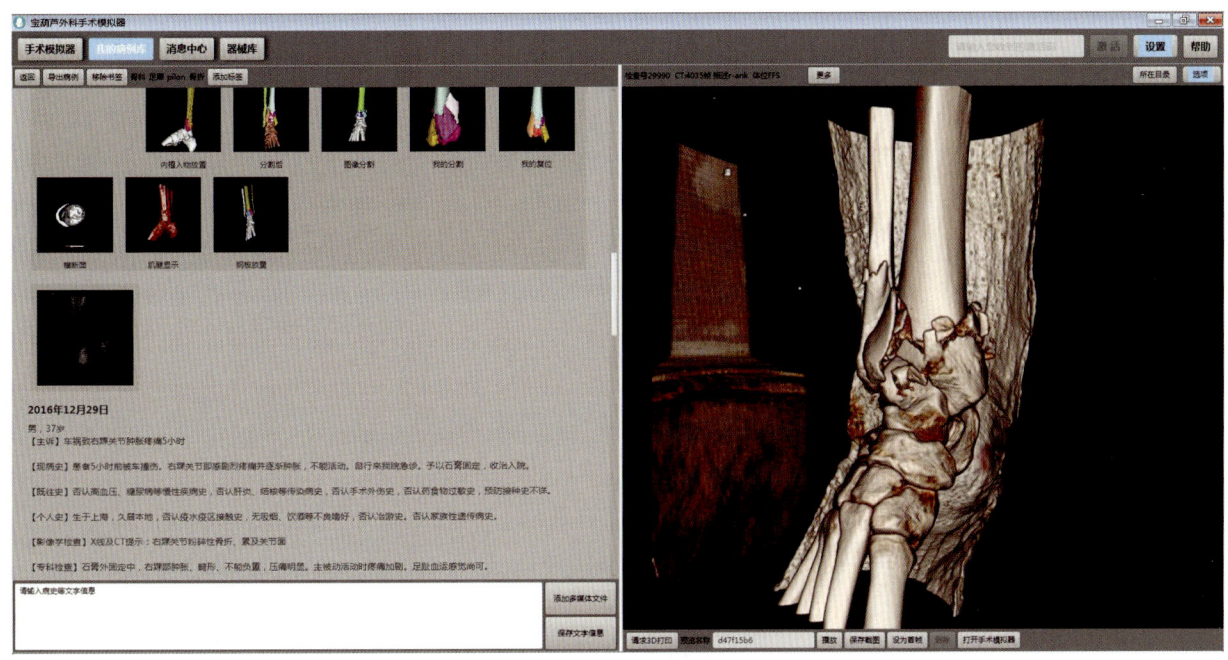

图 1-5-6-28　病例详情页

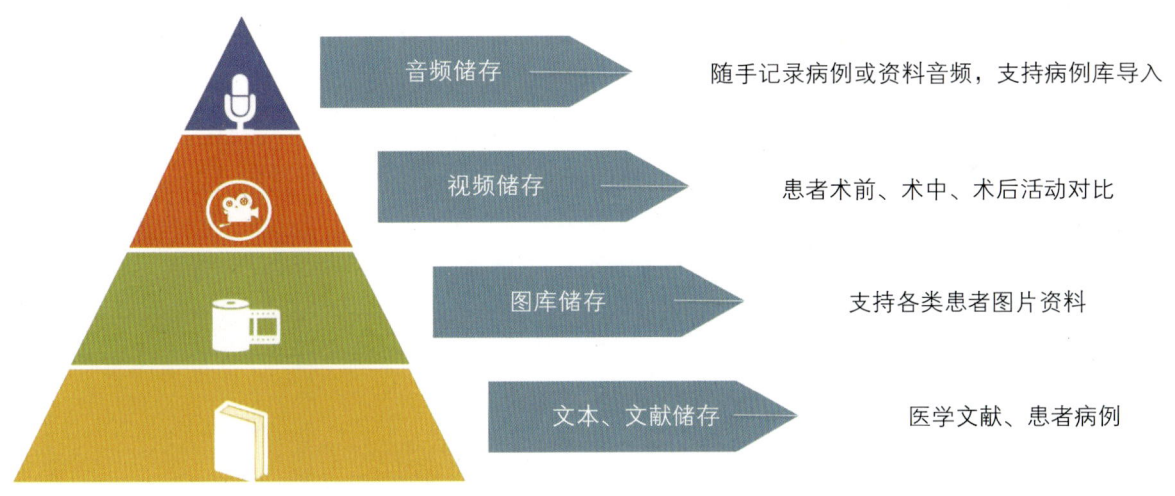

图 1-5-6-29　支持非标数据录入

2. BOHOLO 病例社交平台分享　手机扫描病例详情页中的二维码，即可分享到微信好友、朋友圈、微博、QQ 等各类第三方分享平台；也可将病例二维码置于 PPT 中，供参会者随时用手机浏览病例；通过推送按钮，可一键将规划结果发送至手机终端，随时查看（图 1-5-6-31）。

3. BOHOLO 病例官网发表　BOHOLO 为每位注册用户提供了免费的病例发表渠道：通过在官网发表病例，用户还可以通过检索方式，浏览相似病例数据内容，为临床医生及科室的学术科研、教学的数据积累提供共享平台（图 1-5-6-32）。

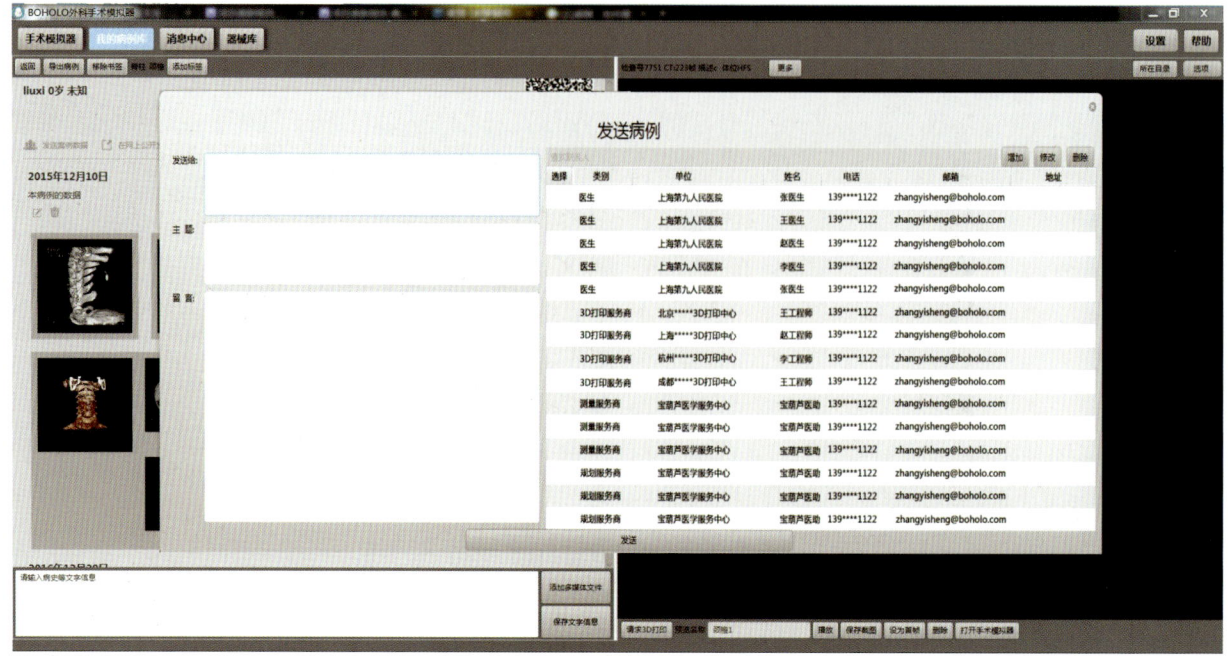

图1-5-6-30 病例数据在线传输

三、宝葫芦外科手术模拟器的应用

（一）导板设计

1.通用导板设计 通过添加钉道与截骨面，可形成多种不同的临床医用导板，满足不同的临床要求。以下以胫骨高位截骨导板为例进行介绍。

（1）标记规划面和规划线：建模分割后，选择需要规划的团块；通过"钉道""截骨面"功能在团块中添加需要的规划线或规划面；所生成的规划线可以模拟克氏针通道，规划面可以模拟截骨面，并可对模拟通道及截骨面的长度、大小、位置进行调整（图1-5-6-33）。

（2）喷涂导板：进入"导板"列表，可自由选择喷涂导板范围；喷涂完成后，可对导板进行进一步裁剪（图1-5-6-34）。

（3）操作体会：通过添加测量点、线及测量面的方式，先完成必要的测量，再快速生成克氏针通道和截骨面，更方便、更准确；自由修改通道、截骨面的长度、方向、大小等参数，符合多方向畸形的截骨要求；导板完成后可模拟截骨，并模拟截骨后骨块位置，进一步验证其准确性。此方法还适用于各长骨多平面截骨、各类穿刺置钉等导板的设计。利用此方法，可设计多钉道、多平面截骨方案，如跟骨"Z"形截骨、骨盆肿瘤截骨，以及肱骨、股骨矫形等。

2.专科导板设计 简化专科导板制作流程，通过特定的骨性解剖视角、智能置钉方法，几分钟

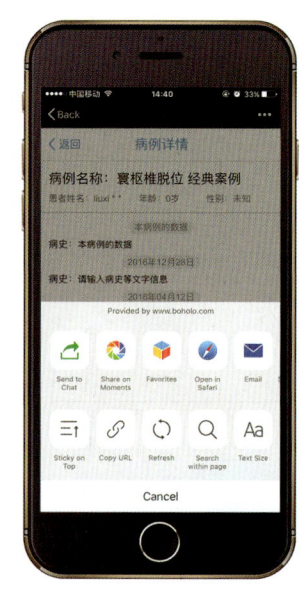

图1-5-6-31 病例社交平台分享

第 5 章　常用数字化医学设计软件

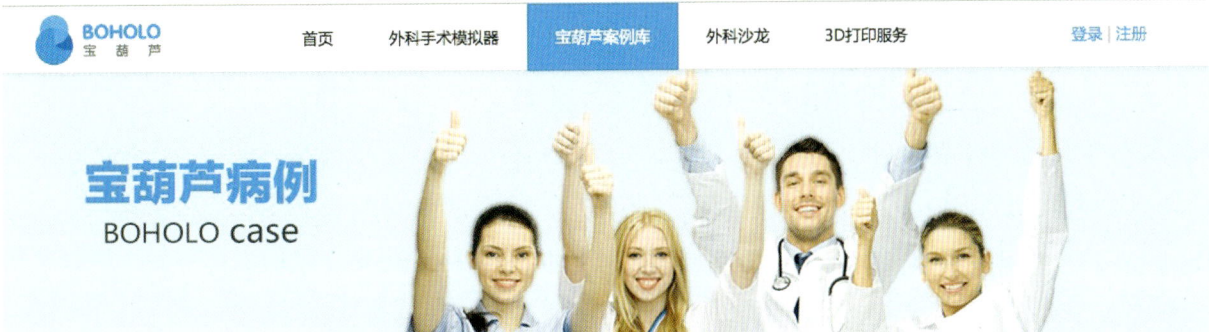

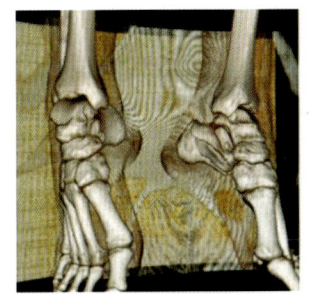
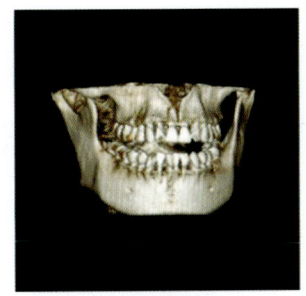
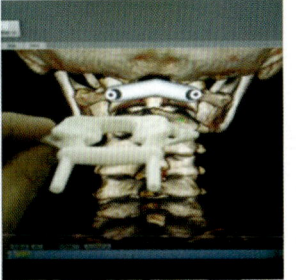
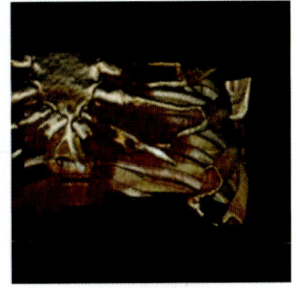

病例名称：▇▇▇
患者姓名：XU＊＊
年龄：29岁　性别：男

病例名称：▇▇▇
患者姓名：鰲孀䶂
年龄：2岁　性别：未知

病例名称：寰枢椎脱位 经典案例
患者姓名：liuxi＊＊
年龄：0岁　性别：未知

病例名称：▇▇▇
患者姓名：▇▇▇
年龄：64岁　性别：男

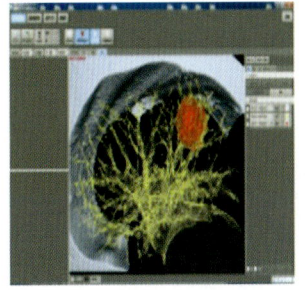
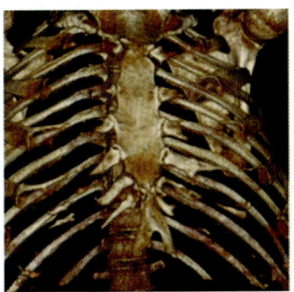
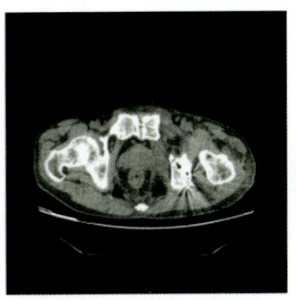
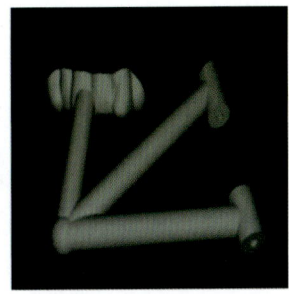

病例名称：肺肿瘤 标准 经典案例
患者姓名：BUDELIANG＊＊
年龄：65岁　性别：男

病例名称：肺结节 标准 经典案例
患者姓名：LUNG_
年龄：0岁　性别：未知

病例名称：右侧骨盆骨折 标准 经典案例
患者姓名：Zhang＊＊
年龄：60岁　性别：男

病例名称：三叉神经穿刺 标准 经典案例
患者姓名：SHI＊＊
年龄：70岁　性别：男

图 1-5-6-32　病例官网发表

内即可完成导板设计，快速制订术前方案。以下以胫骨高位截骨导板（图1-5-6-35）为例进行介绍。

快速建模后，进入"手术导板"—"胫骨高位截骨"模块，然后选择需要规划的胫骨。在正、侧位视角下，将胫骨平台对齐红线，调节高/低位截骨线；一键定位截骨面，并可二次编辑截骨面的大小、位置、软件角度；定位克氏针，自动平行于所定平面，并可二次调节；通过涂喷自定义导板范围。BOHOLO提供的简易制作方案，让医生结合患者实际设定个性化的截骨平面，从制作到完成导板仅需几分钟，生成的3D模型还可用于病例讨论、术前演练和医患沟通等（图1-5-6-36）。

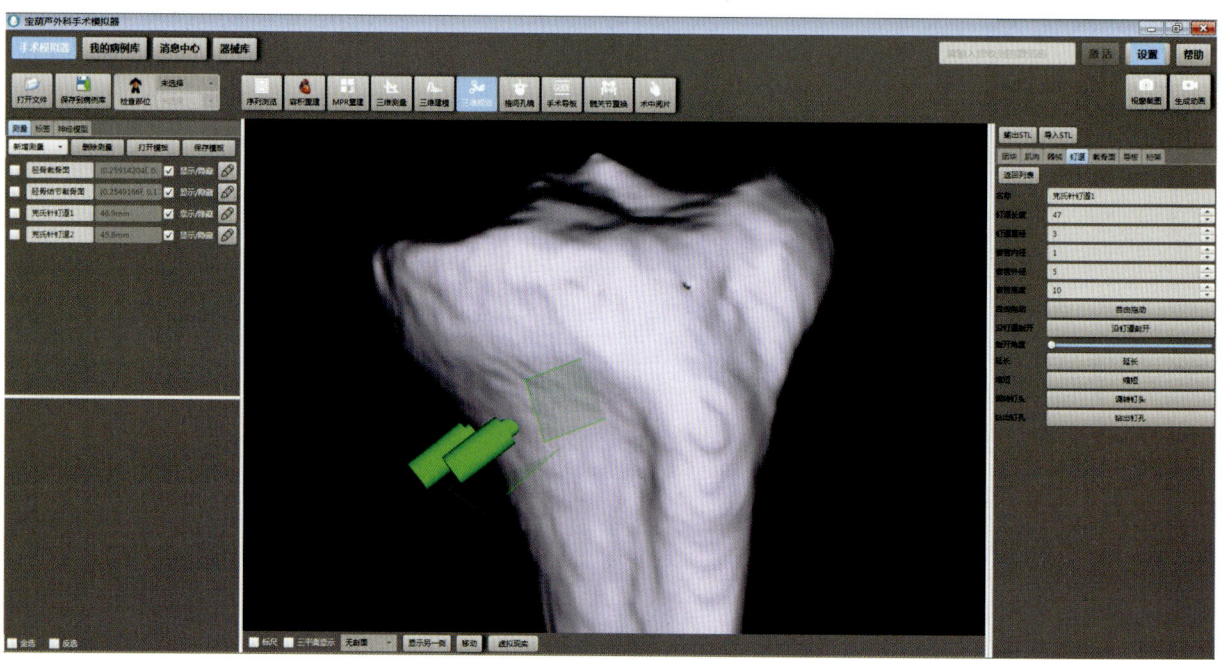

图1-5-6-33　添加与编辑钉道、截骨面

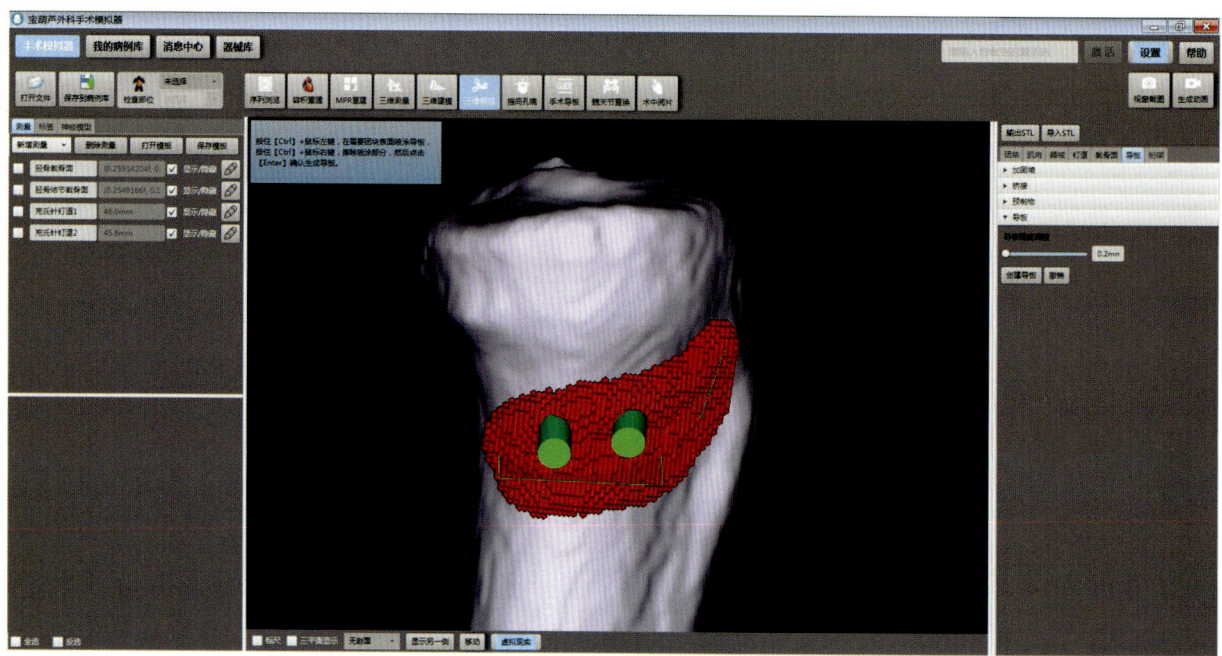

图1-5-6-34　自由喷涂生成导板

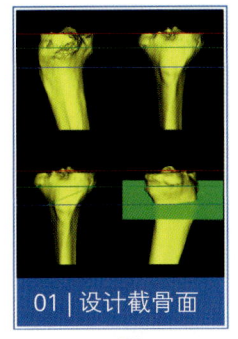 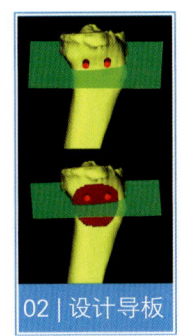 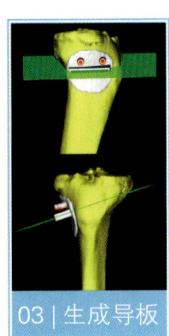

图 1-5-6-35　三步完成胫骨高位截骨导板

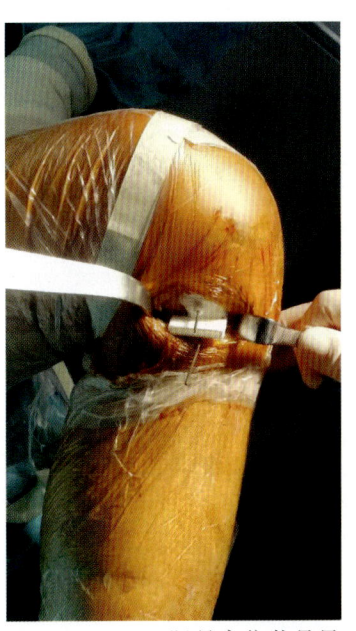

图 1-5-6-36　胫骨高位截骨导板术中应用

（二）髋关节置换术前规划模块

使用患者完整的影像数据，在 BOHOLO 髋关节置换术前规划模块呈现的三维还原效果中，完成对手术所需的臼杯大小、假体覆盖率、外倾角、前倾角等数据的测量，并用所完成的规划参数、规划影像及患者信息，实现一键生成报告并打印。

1. 模块功能　BOHOLO 髋关节置换术前规划模块，可应用于全髋关节置换和翻修术前规划，在术中快速辅助参数定位；结合髋关节置换定位器或生成导板，直接应用于术中；支持生成手术规划方案报告；辅助医生完成术前患者沟通及科室内部手术讨论、临床教学。

2. 模块操作流程

（1）重新定义三平面：在三维建模的基础上，进入"髋关节置换"术前规划模块，通过三个相垂直的视角图，对髋关节进行旋转移动，使双侧髂前上棘和耻骨联合中点对齐侧视图和底视图显示区域内的红色标线，重新定义骨盆前平面，自动生成以此骨盆前平面为基准的冠状面、矢状面及横断面（图 1-5-6-37）。

（2）放置髋臼器械：通过罗盘移动对臼杯假体进行移动，器械移动的同时可准确计算臼杯大小、假体覆盖率、外倾角、前倾角以及竖直、水平距离等术中重要参数，完全不需要手动测量任何数值（图 1-5-6-38）。

（3）输出 STL 文件或生成报告：完成的规划结果可直接输出为 STL 文件并进行打印，或生成规划报告，帮助医生进行翔实的术前沟通，减少医患误解（图 1-5-6-39，40）。

3. 产品优势　精准测算手术参数，帮助医生减少因为主观判断而出现的术中偏差；医生在术中利用髋关节置换辅助定位工具，结合术前测算出的具体参数，可以实现快速准确的臼杯位置摆放，有效缩短术中测量和调整的时间；规划过程相关图片和视频资料，也可用于手术讨论和临床教学。

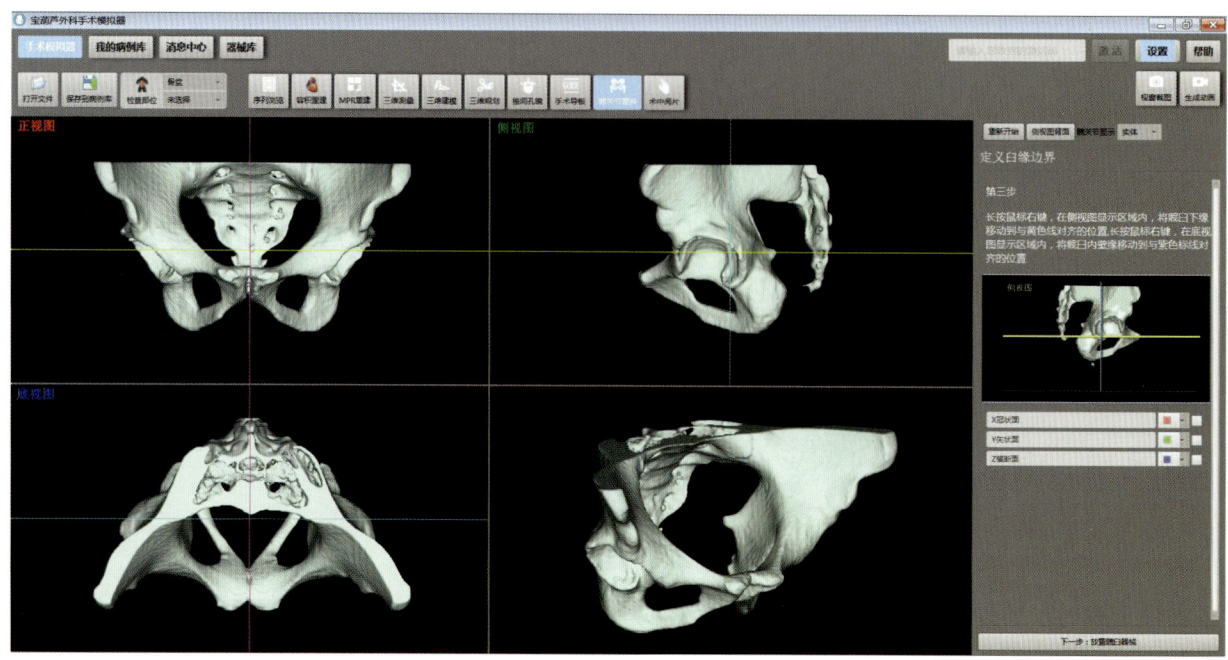

图 1-5-6-37 重新定义三平面

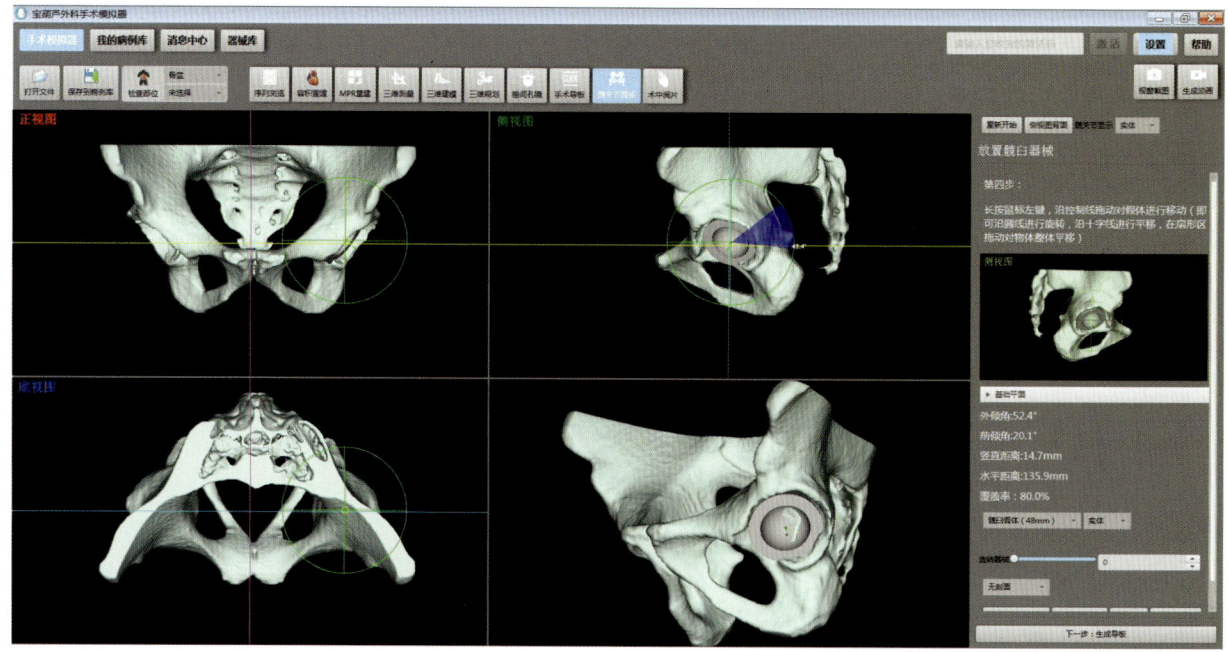

图 1-5-6-38 放置髋臼器械

（三）椎间孔镜规划

1. 模块功能　快速放置孔镜套管，标记高危部位，实时计算定位参数，通过二维投影、三维虚拟 X 线等形式观察套管路径，帮助用户进行手术规划。

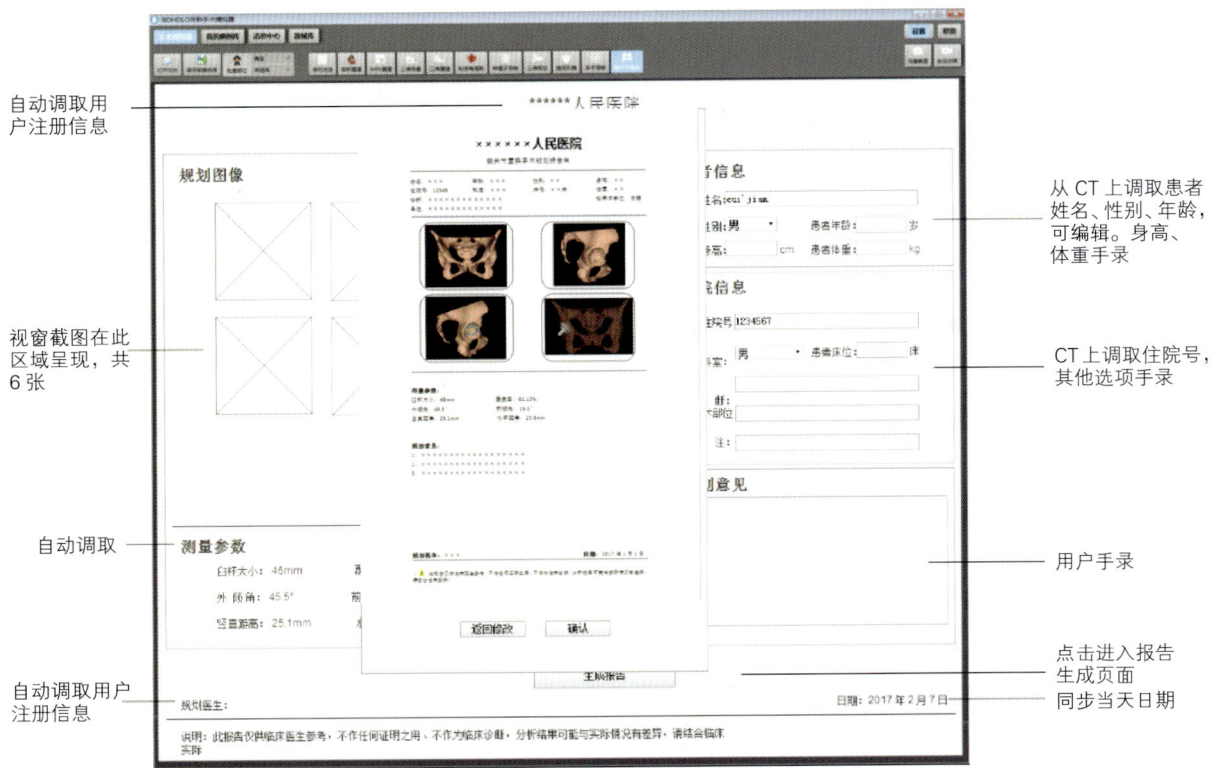

图1-5-6-39 生成报告

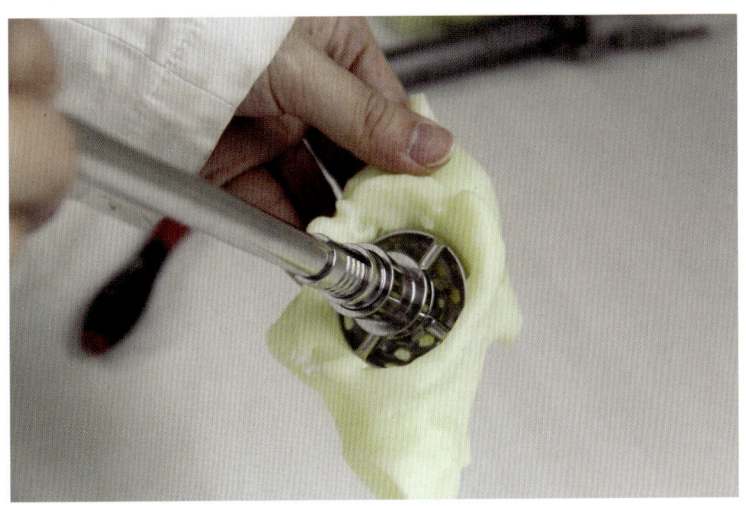

图1-5-6-40 3D打印后进行术前演练

2. 模块操作流程

（1）MPR形式调整、移动套管，三维容积渲染模拟入针。

（2）沿套管剖面逐层观察人体组织，标记关键部位，避免损伤神经、血管等。实时回报距离、角度参数，确定孔镜入路（图1-5-6-41）。

（3）术中实时图像配准，360度合成X线，术中CARM与术前规划交互对照，允许采用真实数据进行虚拟现实穿刺训练（图1-5-6-42）。

3. 产品优势　BOHOLO椎间孔镜规划模块提供多元化操作、训练模式。术前虚拟现实模拟提供无限次空间方位练习，结合同业临床标准化手术范例，可使医生在三维视角下进行手术模拟，加深对病例、病灶的三维结构理解，提高培训有效性，缩短培训时间；结合术前测算出的具体参数，可快速定位孔镜入路，减少患者、医生辐射量。

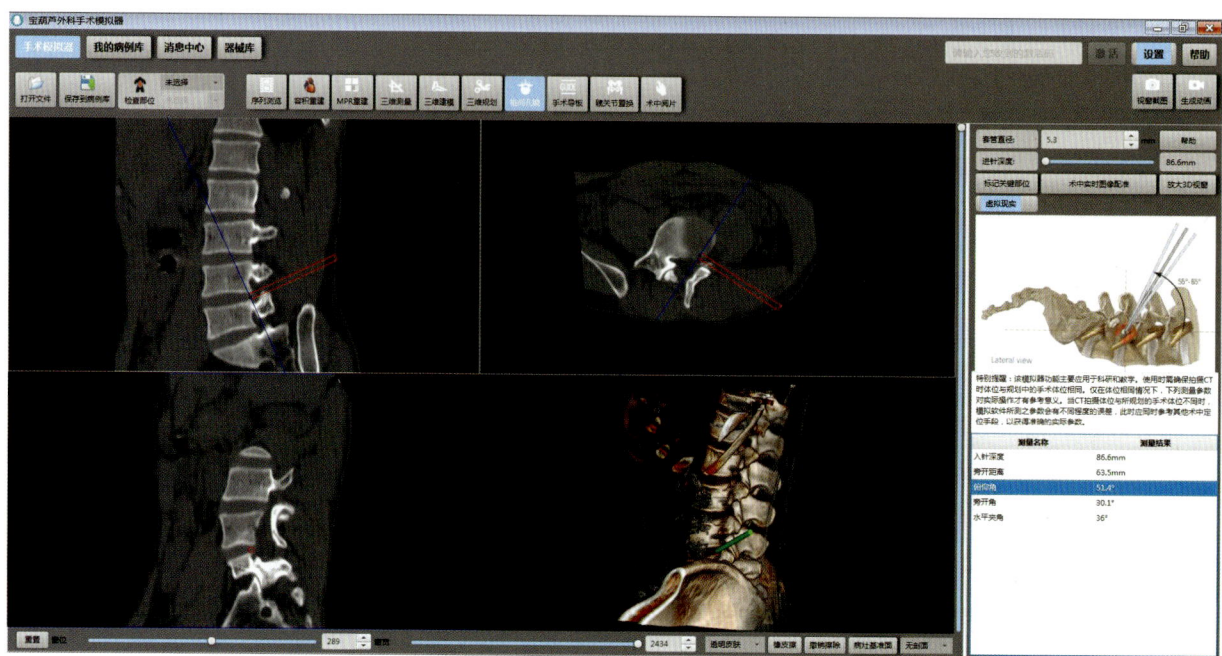

图1-5-6-41　实时参数显示

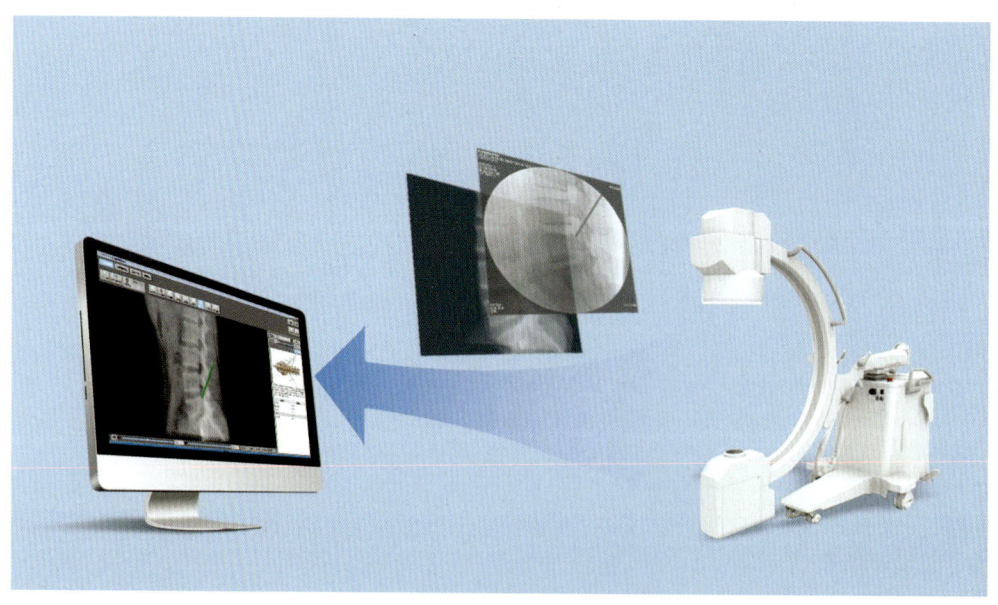

图1-5-6-42　术中实时图像配准

第 6 章
三维重建与医学 3D 打印影像学支持

第一节 医学影像获取设备

3D 打印骨科相关实物数据来源通常为患者本人的数字化影像资料，如 CT、MRI 等。患者原始二维断面影像数据（DICOM 格式）经过数字化软件三维重建，依据手术规划设计术中操作标志以及具有导向作用的导向装置，建立与手术部位骨表面解剖形态完全一致的三维逆向导板并与导向装置相拟合，利用 3D 打印机通过读取文件的截面信息并将这些截面逐层打印堆积而构成实体导板。影像学资料的扫描精度会直接影响 3D 打印骨科模型的精准性。因此，规范患者骨骼影像数据资料的采集尤为重要。制作 3D 打印骨科手术导板首先需要采集患者 CT 或（和）MRI 等断层影像数据。

一、MRI

MRI 对软组织有较好的解析力，但鉴于 MRI 扫描层厚问题，一般很少使用 MRI 进行精确数据采集，多用于标注软组织、病变范围。MRI 扫描序列中 T1 序列对解剖结构显示较清楚，适于骨关节三维模型重建和导板设计；而 MRI 增强二维断面图像适合标记肿瘤及其浸润范围，肿瘤软组织浸润范围可作为肿瘤切除导板 CAD 设计时导板非贴骨部分高度和外形的参考。不推荐直接采用 MRI 图像用于三维重建，但部分高场强 MRI 设备的 3D 序列采集薄层数据与 CT 数据可以融合、配准，有助于用 CT 影像进行 3D 打印骨科导板的设计和测试。

二、CT

CT 对骨组织、造影剂的解析能力较强，CT 影像是数字化设计最常用的医学数据来源。基于 3D 打印设计需要，CT 数据需要满足以下要求：①设备选择：推荐使用螺距小的多排螺旋 CT，不推荐使用传统的级进式 CT 或单排螺旋 CT。②扫描范围：以能够满足临床需要为准。③扫描间距：推荐 ≤ 1 mm。④ CT 扫描参数设定：依据临床需要。⑤分辨率：推荐像素矩阵为 512×512、像素尺寸范围为 0.1~0.5 mm 的 CT 设备。⑥扫描体位：扫描体位摆放正确可使随后的三维设计、测量正确进行。CT 扫描摆放肢体建议使肢体长轴与扫描方向一致；如果存在外固定或者骨关节畸形时，建议减少两者的成角角度。建议使双侧肢体对称摆放。按照解剖学姿势摆放时，双上肢伸直附于体侧、手心朝前，双下肢靠拢、足尖朝前。⑦造影剂：根据临床需要可以选择使用。⑧金属异物：如存在金属异物，CT 扫描过程中会产生金属伪影，将影响骨骼成像的精确性，采集数据时应该采用能够有效去除伪影的扫描参数，同时尽量去除体表金属异物或者移开有金属的肢体。

三、三维扫描仪

三维扫描仪（3D scanner）是一种科学仪器，用来探测并分析现实物体或环境的形状（几何构造）与外观数据（如颜色、表面反照率等性质）。收集的数据常被用于进行三维重建，在虚拟世界中创建实际物体的数字模型。这些模型的用途广泛，在工业设计、瑕疵检测、逆向工程、机器人导引、地貌测量、医学信息、生物信息、刑事鉴定、数字文物典藏、电影制片、游戏创作素材等领域都可见其应用。三维扫描仪的制作并非仰赖单一技术，各种不同的重建技术各有优缺点，成本与售价也有高低之分，并无一体通用之重建技术。仪器与方法往往受限于物体的表面特性。例如，光学技术不易处理闪亮（高反照率）、镜面或半透明的表面，而激光技术不适用于脆弱或易变质的表面。

医学三维扫描仪也称 3D 人体扫描仪，是利用光学测量技术、计算机技术、图像处理技术、数字信号处理技术等，进行三维人体表面轮廓的非接触自动测量。人体全身（半身）扫描系统充分利用光学三维扫描的速度快以及白光对人体无害的优点，在 3~5 秒内对人体全身或半身进行多角度、多方位的瞬时扫描。人体全身（半身）扫描系统通过计算机对多台光学三维扫描仪进行联动控制快速扫描，再通过计算机软件实现自动拼接，获得精确完整的人体点云数据。

人体全身（半身）扫描系统获取的人体点云数据包含完整人体各个部位的准确的三维信息（整体精确度达到 0.5 mm）。基于人体点云数据可生成完整的人体网格模型（点云数据模型），即面片模型；基于人体点云数据，通过人体参数化数字处理软件可获得不同部位的准确人体参数。

功能强大的三维扫描软件，为三维数字扫描需要提供了完美的解决方案，可以根据需要来控制扫描文件的大小和精细程度。这一完善的扫描软件，通过简捷的用户界面，引导使用者对扫描结果进行编辑、保存和重复使用；同时，可内置于多种 CAD 软件中，更容易进行数据处理。

设计所使用的三维设计软件应具备以下条件：①兼容 DICOM 格式图像文件，符合 PACS 系统要求；②具备 2D 视图、3D 重建轮廓视图；③具备基础测量、不同阈值分割、兴趣区修改、三维重建、改变光滑度等基本功能；④能够生成 STL 等格式的文件；⑤支持基于 STL 文件进行修改设计，能够生成基本几何体和参考几何体，具备基本 CAD 功能（如拉伸、旋转、镜像、中空、布尔操作和逆向工程软件所具有的良好的点云分析、处理，曲线、曲面建立、修剪、拉伸、对齐等）。

第二节　医学影像支持与要求

医学序列图像三维重建是曲面重建与简化的重要应用领域。为了认识和研究包括人体在内的生物体的内部结构和变化，人们采用了分解和合成的方法。分解过程是用一簇等间距的平行平面将人体和生物体的有关部分切成很薄的切片，即将其分解成切片序列，通过对切片的观察，人们可以了解其内部结构与变化；合成过程是将对每一切片观察的结果按顺序叠加起来，以形成有关部分结构的原来的空间形态，也就是从切片序列合成原物模型。分解过程所产生的切片可以是生理切片，也可以是 CT、MRI 影像；合成可以由计算机进行，如基于计算机的曲面重建，也可以由人脑想象。当然，运用计算机合成应该是发展的方向。

边界提取是数据采集的重要手段，切片的表现形式是结构复杂的图像，有必要把不同的部分区别开来，把各区域的边界勾画出来。也就是说，要进行图像分割和边缘检测，可以采用图像处理的有关方法（如阈值法、虫随法等）进行；但出于医学图像的特殊性，必要的人机交互还是不可少的。图像分割和边缘检测的目的，是要为切片图像的各个区域建立以多边形表示的边界，或者说从图像上采集边界线上各个顶点的坐标信息。制作切片为隐藏在内部的边界的采集和测量提供了方便，也是三维重建的必要准备。

切片定位是要求将切片图像按切片原来的相对位置重叠起来使之不走形。切片定位的方法可分硬定位和软定位两类，硬定位是利用切片图像坐标有定位的基准点，重叠时，只要使上下两张图像的基准点对齐重合即可；软定位是在硬定位无法进行的情况下采取的方法，其根据是生物组织的完整性和连续性，即当切片很薄时，相邻切片中的生物结构应基本一致，或者说相邻切片的图像应基本相同。软定位的主要方法有特征点法、区域重叠法、两步定位法、闪烁显示法等。

特征点法是在图像各区域的边界线上选定若干点，同时在区域内部选定若干点（如区域的形心等），以这些点作为特征点；上下两幅图像重叠时，取对应的特征点距离的平方和达到最小值的位置为这两幅图像应选定的定位位置。区域重叠法是将上下两幅图像重叠时，以对应的区域重叠部分的面积之和达到最大值的相对位置作为图像应选定的定位方法。

两步定位法是将特征点法和区域重叠法相结合的方法，用特征点法做粗定位，用区域重叠法做精细定位，以提高定位的速度和精度。

交替闪烁显示法是通过相邻图像交替来进行定位的方法，将相邻两切片图像在计算机屏幕上交替显示，其中一幅静止，另一幅可做平移、旋转等变化，这时视觉上产生一种动态图像的感觉，取这种运动感觉达到最小时的两幅图像的相对位置为应选定的定位位置。

自20世纪70年代初CT问世后，随着微电子学和计算机技术的迅速发展，CT设备也得到不断完善和继续开发，现代CT设备是放射诊断学、临床医学、生物医学工程学、计算机均微电子学等诸多学科相结合的产物。人体检查用CT采用了两种先进的技术，即滑环扫描技术和高分辨率扫描技术，而针对滑环扫描技术又开发了快速扫描和螺旋CT扫描技术。螺旋CT扫描具有速度快、覆盖面广、无间隙，便于进行各种方式、各个角度的影像重建等优点。近来，由于计算机软件技术和快速运算处理技术的不断发展和进步，目前已可以同时对许多医学影像进行综合处理，能够很容易地显示解剖学和病理生理变化等方面的情况。螺旋CT扫描就是在X线管的连续运转和体轴连续移动的组合基础上，在极短时间内完成多层数据的收集，从而得到了体轴方向具有良好分辨率的容积扫描数据，可以通过"多相位扫描法""容积透视法"和"最大强度投影法"等显示三维立体图像。其中，多相位扫描法是把物体的表面形状用多角形的集合立体显示；由于它以物体的表面为对象，不具有内部结构的数据，所以不能进行内部透视。容积透视法因能够显示物体的内部结构，所以能够进行任意断面的切出或内部透视观察，而且还能添加伪彩，从而能更准确地显示解剖构造。最大强度投影法是具有较高的解像度，同时又保持了原有的CT值，可以得到立体感较高的图像。然而，目前CT重建图像虽可以高解析度显示，但不能以一些其他接口格式（如.igs）导出，为CAD设计所用。因此，目前多将螺旋CT扫描后的原始DICOM数据导入其他三维重建软件进行重建和分析。

第三节　医学影像学三维建模与优化

随着数字化技术和医学科技的迅速发展，3D打印技术在医学领域得到了广泛应用。借助于3D打印技术，医生可以将虚拟影像变为实体模型，形成了一种有别于传统方法的新途径，为医学领域带来了新的理念和工作模式。其中，利用3D打印技术制备骨科模型是最早开展的技术之一，目前已在临床上得到了广泛应用。如何精准三维重建其解剖标志以指导临床手术是关键。

三维重建技术主要是通过对物体三维的建立，构建一个可供计算机表现和处理的数据模型，即通过计算机去处理、操作及分析三维物体的性质，也能在计算机上客观展示事物。对于三维重建技术来说，目前主要是利用计算机的图像处理技术以及MRU数据和CT数据等进行三维图像的构建。尽管这些技术方法侧重点不同，但是其应用方法和原理较为接近。

一、三维重建理论技术

（一）数据获取

3D打印骨科模型原始数据的获取主要依靠电子计算机断层扫描（computed tomography，CT）和磁共振成像（magnetic resonance imaging，MRI）这两种非接触式方法。利用CT和MRI采集数据时，应针对不同组织与不同目的需求合理选择扫描方式和参数；针对体表数据采集，可以采用表面扫描等方法。

（二）图像数据格式、传输和存档

用于重建和存档的医学二维断面图像，推荐使用符合DICOM的数字影像和通信标准格式，不推荐使用由PACS系统生成的其他格式图像；推荐采用移动存储介质和固定存储介质相辅的数据保存和存档调用方式，以保证数据安全和查询便捷性。

（三）模型设计与优化

利用专业软件对获取的数据进行处理，根据临床需求利用突出体绘制、面绘制、三维软件的重新构建等不同方法，构建器官和组织的三维几何模型，然后在不同的角度对重新构建完毕后三维结构进行剖切、测量、定位和观察，为疾病的诊断、手术方案的制订、手术后的评估等，提供更准确、全面的数字信息。同时，在进行模型设计时要兼顾后期所选用的3D打印方式。

例如，扫描条件设定为层厚0.625 mm、电压120 kV、电流150 mA，扫描矩阵为512×512。将CT机工作站上DICOM格式的连续断层图片刻录到CD-ROM中，获得所有尸体标本的CT原始数据。将DICOM格式原始数据导入Mimicsl软件中，导入方式为"无损压缩"（lossless compress）。数据导入后软件自动界定骨组织阈值，形成各断层图像的骨组织表面轮廓线，并根据骨组织不同的灰度值对标本进行分割，通过"阈值分割"（thresholding）提取标本的轮廓信息，二维图像以蒙板（mask）形式保存并重建为三维模型，重建的模型三维模型以STL格式保存。

二、生物医学图像三维重建技术应用研究进展

（一）数据三维重建技术

利用计算机技术把二维图像数据转化为三维数据，可重建三维单个细胞、组织、病变器官以及生物体；对各个区域和病变体等进行定量和定性分析，可确保临床治疗的安全性，以及诊断的可靠性和准确性。

1.超声数据图像三维重建技术　目前，三维超声技术已经在心血管系统、腹部疾病的检查，以及妇科、眼科等多个专业中得到广泛应用。三维超声工作站软件的出现，使得可以通过常见的普通二维超声诊断设备实现超声三维成像。动态性三维超声造影技术，能够在超声造影时形成连续性三维图像，显示血管的三维形态，也能够对血管空间的结构和灌注的情况进行深入观察。由于超声数据图像三维重建技术可以重新构建和肿瘤的空间位置，因此该技术可在外科手术以及良性肿瘤、恶

性肿瘤的临床治疗中得到应用。

2. CT超声数据图像三维重建技术　64排螺旋CT所采集到的数据可以常规的二维图像显示，也能够通过后期处理重新构建三维立体、器官表面、多层表面等，对各层面结构进行实时或者近于实时显示，是目前临床最常用的检查方法。由于该方法具有效率高、精准度好、速度快、低辐射、无创等优点，在肿瘤、口腔和颅脑等部位的检查，以及心血管疾病的诊断方面应用广泛。

3. MRI超声数据图像三维重建技术　MRI的软组织辨别能力较强，MRI三维重建也可进行任意方向的切层，无电隔离辐射、无骨性伪影。MRI三维成像凭借其自身优势，在肌肉、关节、中枢神经系统的检查等方面应用广泛。近年来，伴随MRI血管成像技术的迅速发展，MRI技术更成熟，出现了如实时内镜技术、灌注成像技术、弥散成像技术、功能MIR以及血管成像MIR等。此类技术在心血管类疾病、肺部肿瘤疾病、胰腺疾病和胃肠疾病、脑组织等的诊断领域得到了广泛应用。

（二）组织学切片数据图像三维重建技术

生物体连续切片图像数据三维重建技术是一种形态学研究技术，原理为利用一系列平行平面对三维物体进行切割，可获得同样间隔的二维截面图像数据，然后通过计算机的图像处理技术全面整合各个截面的信息，进而获得三维立体的物体图像。总的来说，组织学切面三维重建技术可构建各类生物结构，具有成本低、精准度和清晰度高的优势，可为各类研究工作提供三维数据与信息。

（三）电镜数据图像三维重建技术

电镜图像数据三维重建技术是全新的技术种类，把计算机的图像处理技术、电子衍射技术、电子显微镜技术等整合，是当下最具发展空间的一种新技术。此技术的应用需首先对各生物样品进行拍照（多角度的拍照），进而生成生物单分子和复合物的三维结构以及电子密度图。未来，电镜数据图像三维重建技术和数学、物理等领域之间的联系将更密切，为生物科学的工作人员提供更准确、更多的信息。

第四节　医学图像的融合技术

图像融合（Image Fusion）是指将多源信道所采集到的关于同一目标的图像经过一定的图像处理技术进行处理，提取各自信道的信息，最后合成同一图像以供观察或进一步处理。简单来说，医学图像融合就是将解剖结构成像与功能成像两种医学成像的优点结合起来，为临床提供更多、更准确的信息，其最终结果必然是1+1>2。

20世纪90年代以来，随着计算机技术、通信技术、传感器技术、材料技术等的飞速发展，医学图像融合技术也获得了重大发展，经历了异机图像融合和同机图像融合两个阶段。

图像预处理是融合前的一项工作。很多研究人员认为图像预处理过程并无必要，因为图像预处理过程并不是为了视觉优化，而且这个过程常不能被用户观察到。实际上，对于一些有先验知识的图像，在预处理阶段可以把对先验知识融入图像，用这样的图像再去融合，就能得到比较好的结果；如果不加预处理，采用图像融合方法进行融合的结果的可靠性会明显降低。

经过融合后，系统将输出一幅图像，理论上这幅图像将含有所有输入图像的有效信息。输出的这幅图像可以直接用于观测，或者经过后处理（即图像信息应用）后直接为控制系统所使用。由于融合过程中已经对图像进行了信息提取，后处理就会相对容易很多。

医学图像融合是指将通过相同或不同的成像方式获取的图像经过一定的变换处理，使其空间位置和空间坐标达到匹配；图像融合处理系统利用各自成像方式的特点对两种图像进行空间配准与结合，将影像数据注册后合为一个单一图像。图像融合技术需要具有相同的定位坐标系统，扫描时不必改变患者位置，避免了由于患者移位所造成的误差。采集后两种图像不必进行对位、转换及配准，计算机图像融合软件可方便地进行二维和三维的精确融合，融合后的图像同时显示人体解剖结构和器官的代谢活动，大大降低了整个图像融合过程中的技术难度，避免了复杂的标记方法和采集后的大量运算，并在一定程度上解决了时间、空间的配准问题，图像可靠性大大提高。

一、异机图像融合

在同机融合显像设备没有出现前，图像融合的研究仅限于异机图像融合。最初，其研究内容仅限于将通过相同或不同成像模式（imaging modality）所得的图像经过必要的几何变换、空间分辨率统一和位置匹配后，进行叠加获得互补信息，增加图像信息量。而现在，异机图像融合的研究范围包括图像对位、融合图像的显示和分析，利用从对应解剖结构图像（MRI，CT）获取的先验信息对发射型数据（如SPECT，PET）做有效的衰减校正、数据重建等。

按图像融合对象的来源，异机图像融合可分为同类图像融合（innermodality，如SPECT、CT等）和异类图像融合（intermodality，如SPECT-CT、PET-MRI、MRI-CT、MR-B超等）；按图像融合的分析方法，可分为同一患者的图像融合、不同患者的图像融合以及患者图像与模板图像的融合；按图像融合对象的获取时间，可分为短期图像融合（如跟踪肿瘤的发展情况时，将1~3个月内的图像进行融合）和长期图像融合（如进行治疗效果评估时，将治疗后当时的图像与治疗后2~3年的图像进行融合）。临床工作人员根据研究目的的不同，不断设计出更多的融合方式。

异机图像融合大致包括特征提取，设计误差评估，对图像数据进行处理使误差最小，将变换后的图像数据进行对位和综合显示，分析综合数据等。其中，对位技术是图像融合的关键和难点。

二、同机图像融合

同机图像融合是伴随着同机显像设备的发展而发展的。1991年，Hasegawa等首先提出了同机图像融合设备的设想。1999年，通用电器公司（GE）推出了全球第一台医用同机图像融合设备Hawkeye，将XCT球管、探测器及放射性核素探头装在同一旋转机架上，患者可同时进行CT和SPECT检查。得到的X线图像不仅可以用来与SPECT图像进行融合，还可以通过不同软组织和骨骼对X线与γ光子的不同衰减比例因子，由CT值计算线性衰减系数，进行SPECT的衰减校正。由于这一台划时代设备的出现，使得图像融合技术发生了根本性的变化。

总之，在医学影像设备的发展中，功能图像和解剖图像的结合是一个发展趋势，而图像融合的潜力在于综合处理应用这些成像设备所获得信息以获取有助于临床诊断的新信息，在肿瘤的精确定位、早期诊断和治疗中发挥了重要作用。随着功能成像和解剖成像技术的不断进步，图像融合技术必将得到进一步的发展，为临床诊断带来一场新的变革。

第二篇
医学 3D 打印的临床应用

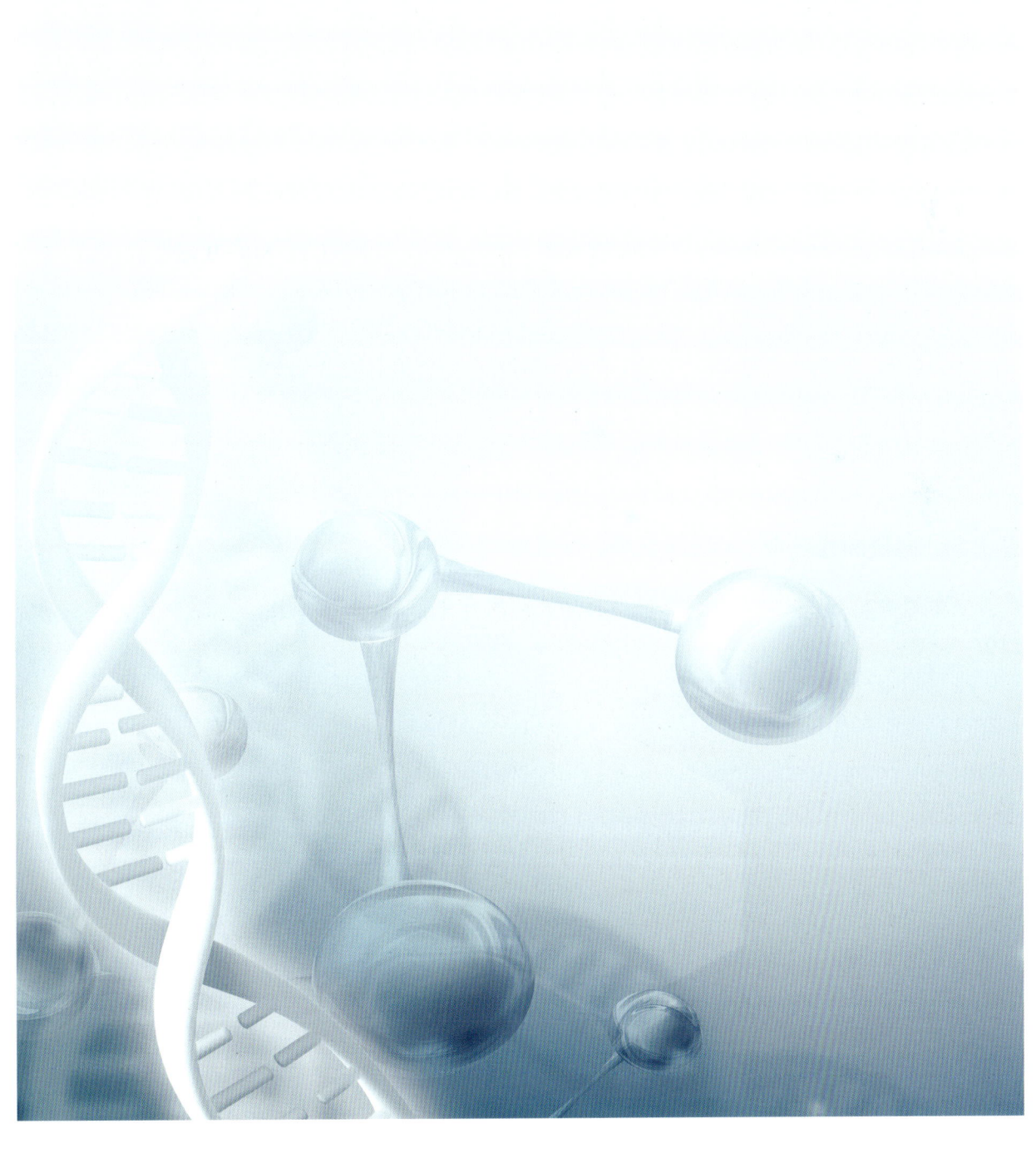

第7章 医学3D打印模型在临床中的应用

第一节 医学3D打印模型的定义和分类

一、定义

医学3D打印模型是利用3D打印技术，以逐层制造方式将塑料、金属、陶瓷、粉末、液体，甚至活体细胞层作为材料，制造形成的医学三维立体模型。3D打印作为一种与传统的材料去除加工方法相反、基于三维数字模型的新工艺，其内容涵盖了产品生命周期前端的"快速原型"（rapid prototyping）到全生产周期的"快速制造"（rapid manufacturing），以及其他所有相关的打印工艺、技术、设备类别和应用。随着医学领域对个性化、精准化的要求日益增高，医学3D打印模型的需求量越来越大。目前，应用较多的3D打印技术主要包括光固化立体印刷（SLA）、熔融沉积制造（FDM）、选择性激光烧结（SLS）以及三维喷印（3DP）等。

二、分类

目前，医学3D打印模型主要包括以下几类：

1. 体外医疗模型　通过3D打印制造能将器官或组织内部构造逼真显示的3D模型，可将其直接应用于医学教学、临床培训及科研，使医学知识的传播更为清晰、直观，有利于医学生对知识的掌握；医生也可借助此类模型于术前全方位了解病变局部的解剖关系，从而制订手术计划并模拟手术过程，提高手术成功率。

2. 个性化医疗器械　包括个性化医疗内置物和手术导板。目前广泛应用的医疗内置物包括助听器、义肢、义齿、人工关节等，这类3D打印模型不仅能将内置物的个性化发挥至极致，也能在一定程度上降低手术成本；同样，3D打印的手术导板也实现了医疗辅助器械的个性化设计，使得内置物的置入更为精准与安全。

3. 生物模型　3D打印出具有生物活性的人体器官和组织，使打印出来的组织形成自有血管和内部结构，从而具备真实器官和组织的功能。此类模型在再生医学领域、器官修复方面意义重大。国内外学者已成功打印出了微型肝脏、血液可进出的血管网络、血管化的脂肪组织等，使人造器官的营养供给、废物排出、细胞活性保持等成为可能。

第二节　数字化模型的设计

数字化模型的设计是 3D 打印的核心部分，也是 3D 打印技术个性化的体现。随着科技的不断进步，在数字化软件的支持下，3D 模型的设计对于非专业人士来说不再是空中楼阁。近年来，越来越多的非专业设计人士尝试应用 3D 模型服务于自身所专注的领域。在医学领域中，我们常利用各种数字化软件进行体外医疗模型的设计和医疗器械的个性化设计，并将其广泛应用于术前规划、数字教学、康复医疗等领域。在术前规划中，主要是利用体外医学模型为医生提供术前指导，让医生能够全面清楚地在术前分析手术入路等。在数字教学中，与传统教学模式相比，数字模型可以更清晰、更生动地展示教学内容，能够有效地提高学生的学习效率。在康复医疗领域，通过数字模型，可以为患者定制个性化支具，提高患者的生活质量。当然，3D 模型的应用远不止这些，数字化模型在未来的应用将会更加广泛。

目前，数字化模型的设计主要有两种途径：第一种为"无中生有"，即由设计者自己通过软件设计 3D 模型。常用的软件有 Solid Works、Maya、Rhino3D 等。通过这些软件，设计者可以按照患者或者客户的需求，通过实体建模或曲面建模得到自己想要的个性化 3D 设计。另一种为"3D 照相"技术，即利用 3D 智能扫描技术帮助我们实现 3D 模型设计。该技术通过对现实存在的 3D 物体进行扫描和数据采集，利用 3D 建模软件 Mimics、Geomagic 等获得逼真的数字重建模型。与第一种 3D 模型"从无到有"的设计过程相比，第二种 3D 模型的设计相对来说简单一些。在临床实际应用中，我们主要通过第二种设计方法进行三维重建，以获得真实客观的三维模型；必要时，则辅以第一种方法，以达到个性化定制的要求。具体来说，我们首先利用各种智能化的 3D 扫描系统对现实存在的 3D 物体进行全方位扫描，在获得物体的原始数据后，通过修补漏洞、降噪、重网格化等一系列操作，最终得到以患者真实情况为基础的高质量的三维重建模型。如有需要，还可加入上各种个性化的编辑设计。最终通过 3D 打印机输出，形成实体化模型。这种方法大大减少了人工工作量，提高了工作效率。

一、体外医疗模型的设计

以新型肝脏管道铸型标本的数字化设计为例，演示体外数字化模型的设计过程。

提高对肝脏内部解剖结构的认识，是开展精准的肝脏切除的首要问题。随着人类医学事业的不断发展，人们对肝脏的认识不断加深，有必要探索一种新的肝脏管道铸型制作方法来弥补传统方法的不足。计算机三维重建技术、快速成型技术，以及逆向工程技术的管道铸型制作方法，为我们提供了新的方向。

1. 实验数据采集　将灌注好的肝脏标本放入 64 排螺旋 CT 行断层扫描，获取标本的断层图像数据。图像保存为 DICOM 格式，获得的 DICOM 图像数据刻录于 DVD 光盘中备用。

2. 扫描数据的自动化导入　医学三维重建软件 Mimics 提供自动或人工导入 DICOM 格式连续断层图像的模块，以自动导入图像模式，选择无损压缩模式，确定图像的空间方位，将完整 DICOM 格式影像数据导入 Mimics 中。

3. 扫描数据的分割提取　在 Mimics 软件系统中通过选取合适的阈值范围，将相关的组织分割开来，生成二维轮廓，即蒙版（Mask）。然后通过一系列蒙版分割工具生成肝静脉、门静脉及肝组织的独立蒙版。计算初级蒙版的三维模型，利用剖切地图功能找到不需要的蒙版信息，用"蒙版编辑"下的擦除工具将不需要的蒙版删除，然后用"区域增长"功能将蒙版上彼此不相连的区域细分为亚组，随后对细分的蒙版进行二次编辑，生成相应组织的独立蒙版，标定不同的颜色和名称以示区别，利用"填充蒙版"功能将有部分缺损的蒙版填充完整。

4. 三维模型重建　肝组织、门静脉及肝静脉的二维蒙版生成后，运行"计算三维模型"，设置重建模型的相关参数，如重建模型质量及相关参数。如图 2-7-2-1 所示，重建的三维模型清晰直观，形态逼真，可视化效果好，肝组织模型可透明显示，内部的肝脏管道结构可以很形象地显示出来。将重建好的等比例三维模型以 STL 格式导出并保存。

5. 三维模型后处理　为了获得良好的表现效果，将重建完成的模型导入逆向工程软件 Geomagic Studio 进行后处理，以优化模型。对导入的模型进行局部光滑、松弛、补洞等三角面片阶段的处理，处理后的模型表面更加光滑，显示效果更加逼真、形象，获得的肝管道模型以 WRL 格式进行保存，肝实质模型以 STL 格式保存。为了满足解剖教学和临床应用的需要，另外设计了肝脏亚段解剖模型，在 Geomagic Studio 中基于传统的肝段分段方法，利用"曲线裁剪"功能对肝管道模型进行分割，获得独立的 8 个肝段模型，整体文件以 WRL 格式保存。将获得肝脏管道模型和肝段模型导入虚拟现实编辑软件 Vrml-pad 中进行编辑，利用软件内置的"显示"功能编辑 RGB 颜色信息，根据模型对应的实体器官上的不同生理功能，将肝静脉模型渲染为蓝色，门静脉渲染为粉色，8 个肝段分别渲染为 8 种不同的颜色，完成渲染后保存为 WRL 格式文件，见图 2-7-2-2。

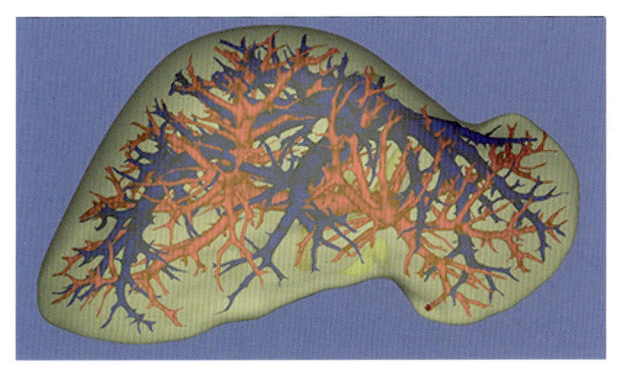
图 2-7-2-1　肝脏管道三维重建模型

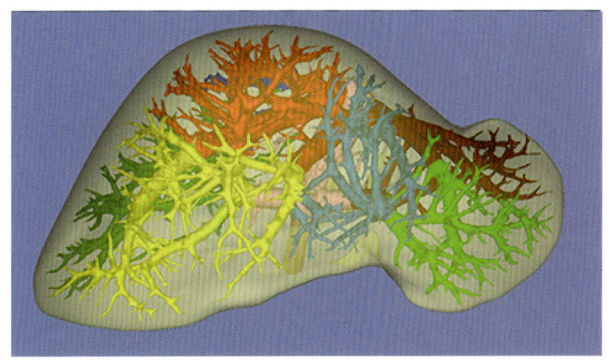
图 2-7-2-2　肝段管道三维重建模型

6. 三维模型快速成型制造　采用 Spectrum ZTM 510 24 位彩色高分辨率 3D 打印机，利用粉末逐层堆积打印所需的模型，见图 2-7-2-3。

二、医疗器械的个性化设计

以胸椎个性化手术导板为例，演示医疗器械的个性化设计。

胸椎椎弓根后路手术是比较常见的一种手术，但是如果椎弓根螺钉置入位置不当，存在损伤周围关键结构的风险。因此，有必要设计手术导板辅助椎弓根螺钉的正确置入。通过数字化模型的设计，可以为患者设计个性化的椎弓根辅助正确置入导板。

1. 重建数字化模型　将患者的胸椎 CT 数据导入医学专用影像学处理软件 Mimics，通过选定合适的阈值、蒙版分割、三维编辑等功能获得选定胸椎区域的三维数字模型。

2. 确定置入轨迹　将建立好的三维数字模型导入 Geomagic 软件，参考临床医生的意见和手术要求，确定椎弓根螺钉的最佳置入轨迹。

3. 设计置入导板　在 Unigraphics NX 软件中，利用"块"命令，按照设定的参数绘制长方体，分别与最佳置入轨迹、胸椎椎体进行布尔运算，得到手术导板（图 2-7-2-4），并保存为 STL 格式文件。

4. 生成个性化导板　将数据导入 3D 打印系统，基于快速成型技术生成个性化的椎弓根螺钉置入手术导板（图 2-7-2-5）。

综上所述，我们不难发现，数字模型的设计在智能化数字软件的支持下并不复杂。在掌握不同软件的操作方法后，根据不同的手术需要与患者的需求，可以设计出多种不同的数字模型，而正是这种多样性构成了模型设计的创新性。

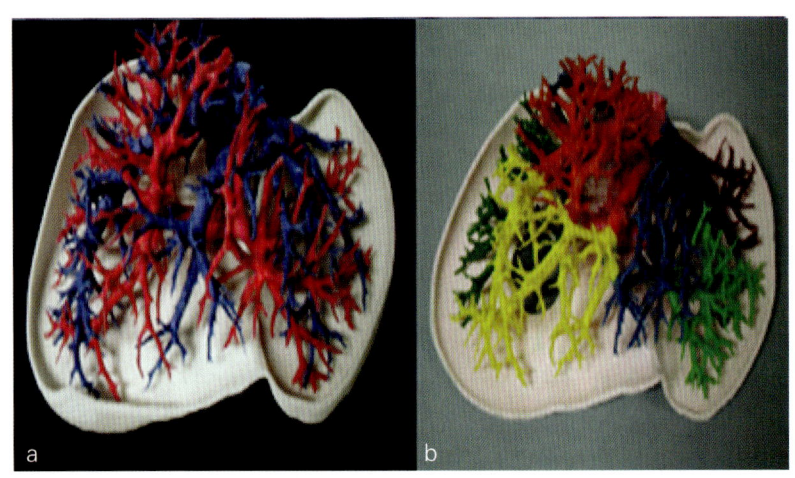

图 2-7-2-3　快速成型管道模型
a. 肝脏管道铸型快速成型模型；b. 肝段管道铸型快速成型模型

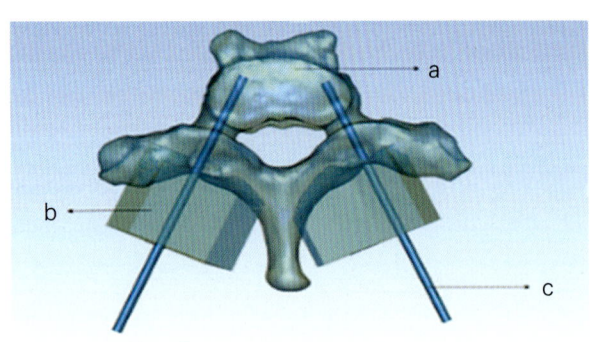

图 2-7-2-4　个性化置入导板的设计
a. 胸椎；b. 导板；c. 模拟螺钉置入的轨迹

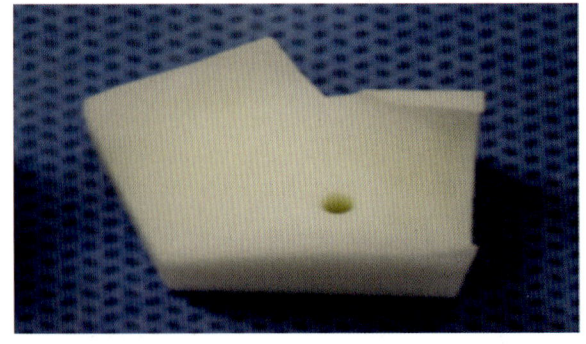

图 2-7-2-5　快速成型个性化导板

第三节　模型的加工制备

在完成数字化模型的设计后，将设计文件导入与 3D 打印机相匹配的软件中，进行打印和打印后处理，完成模型的加工制备。具体来说，在 3D 打印时，软件通过计算机辅助设计技术（CAD）对文件进行一系列"数字切片"，并将这些切片的信息传至 3D 打印机进行打印。目前，常用的医学模型 3D 打印机类型及材料主要有以下几种。

一、SLA

光固化立体成型工艺（stereo lithography appearance，SLA）以液态光敏树脂为材料，利用紫外激光束照射薄层树脂使其逐层固化，层层叠加以构成三维模型（图 2-7-3-1，2）。

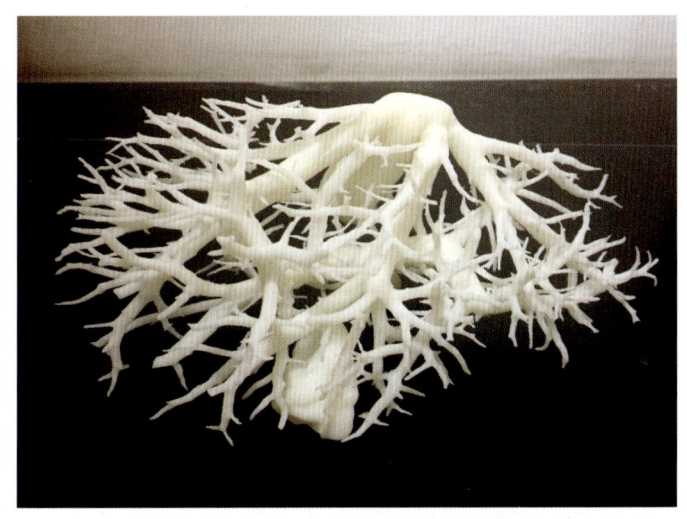
图 2-7-3-1　肝脏血管和胆囊模型

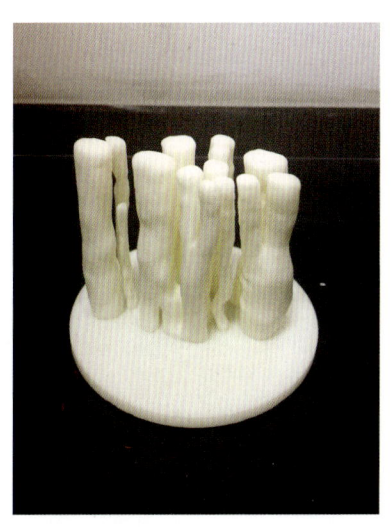
图 2-7-3-2　神经纤维束

SLA 技术成型速度快、效率高，所打印的模型精度高、表面质量好，因此可以用于制作较为精细的医学模型制备，如血管、神经等；但它也存在一些缺点，如材料较贵、有污染性、后期加工难度大、模型不易储存等。

二、FDM

熔融沉积成型工艺（fused deposition modeling，FDM）是指利用高温将热塑性材料融化，通过打印喷头挤出细丝，在工作台上堆积成型。该方法可用的材料较多，如 ABS、PLA 等。图 2-7-3-3~5 为利用该法打印的医学模型，这些模型有助于医生在术前了解患者的病变情况，提供模拟手术辅助，更好地进行手术规划，提高手术成功率。医生可以在术前在胫骨平台骨折患者的膝关节模型（图 2-7-3-3）上观察骨折情况，规划手术方案并进行模拟手术。重度脊柱侧凸患者的术前全脊柱模型（图 2-7-3-4）有助于医生更直观地观察患者脊椎畸形的实际情况。图 2-7-3-5 为主动脉夹层患者的主动脉及动脉夹层模型，通过这个模型，医生可以清晰看到夹层的位置、与动脉分支的关系等。

FDM 技术可用材料多、干净安全，但它成型速度较慢且精度不高，模型表面较为粗糙，仅能单色或双色打印，一般用于骨、较大的人体组织和器官的打印。

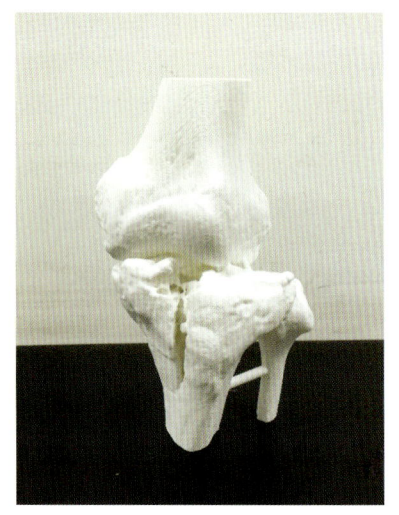 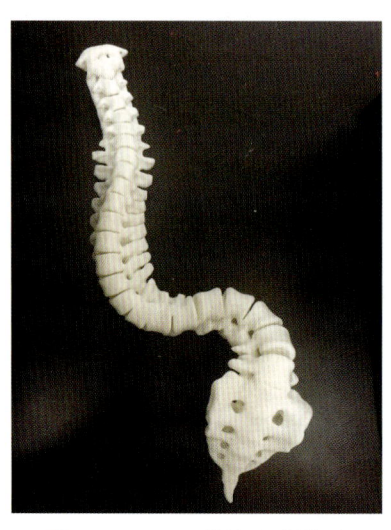 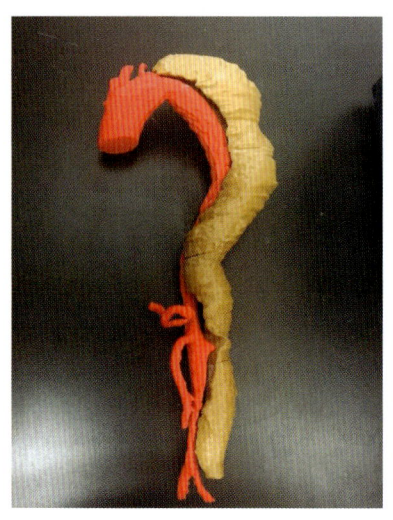

图 2-7-3-3　胫骨平台骨折模型　　　图 2-7-3-4　脊柱畸形模型　　　图 2-7-3-5　主动脉与主动脉夹层模型

三、3DP

三维打印黏结成型工艺（three dimensional printing and gluing，3DP）利用喷头喷出黏结剂，将平台上的粉末逐层黏结成型，构成三维模型，通常采用石膏粉或淀粉基粉作为材料。图 2-7-3-6~9 为利用该法打印的医学模型：图 2-7-3-6 为颅底肿瘤及其血供模型，图 2-7-3-7 为肾脏血管、输尿管模型，图 2-7-3-8 为心脏模型，图 2-7-3-9 为掌骨骨折术前模型。

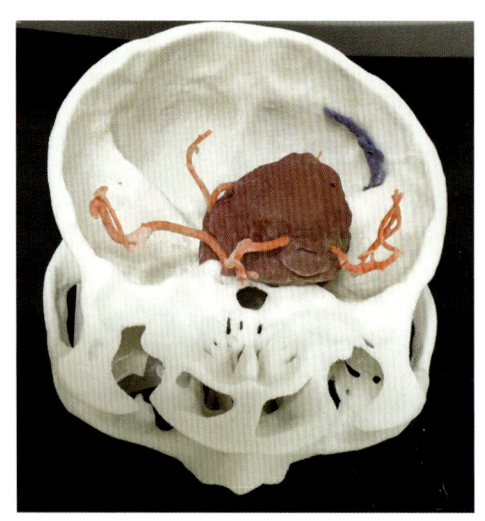 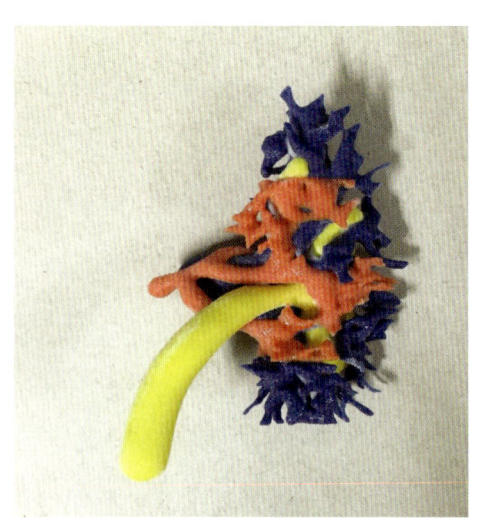

图 2-7-3-6　颅底肿瘤模型　　　　　　　图 2-7-3-7　肾血管模型

3DP 技术的材料成本低廉、成型速度快、模型精度较高，而且可以通过在黏结剂中添加颜料直接打印彩色模型，因此适合打印内脏、血管等复杂模型。与 FDM 技术相比，使用 3DP 打印术前模型可以同时观察附近的血管走行情况（图 2-7-3-6），尤其适用于肿瘤患者的术前模型打印。此外，3DP 技术可以通过彩色打印区分不同的血管、骨，制作教学模型（图 2-7-3-7~9）。3DP 打印的模型后期加工较复杂且成型模型强度较低，只能做概念型模型。

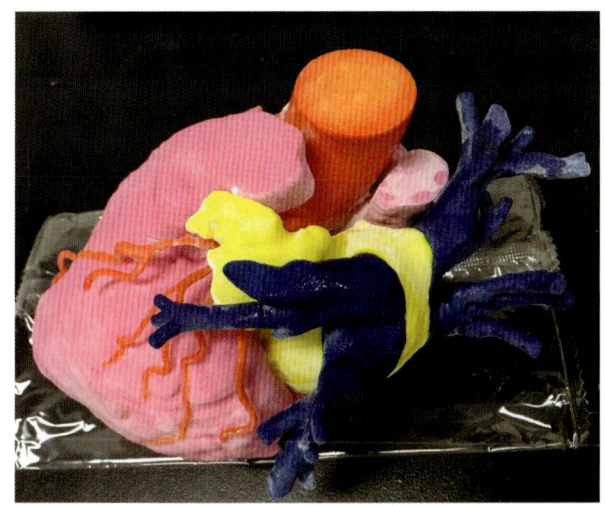

图 2-7-3-8　血管模型

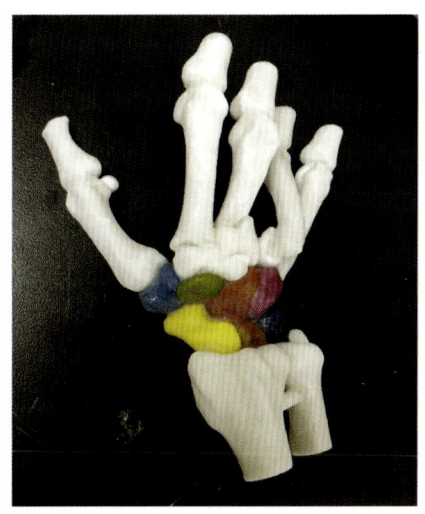

图 2-7-3-9　腕骨模型

第四节　3D 打印模型在术前诊断中的应用

一、简介

3D 打印技术已经成为即第一次工业革命后的一项颠覆性技术，其应用从传统的工程学领域迅速扩展到医学领域，使得那些依赖复杂解剖结构和复制体的传统学科，如神经外科、骨科和心血管外科学等，在许多方面的实践得到了改善。3D 打印模型是非常吸引人的，特别是对各种情况的术前规划。打印出来的模型可帮助医生充分了解解剖细节和结构之间的空间关系，一方面使医生的相关知识和技能得到不断提高，另一方面能更有效地与患者及其家属进行沟通。毫无疑问，拿在手中的实体 3D 打印模型，比二维医学影像资料（如 X 线、CT、MRI 片等）更能有效地帮助理解复杂的解剖构造及其细节特征。

利用 3D 打印模型，可使医患沟通变得更容易，如向患者解释复杂病变以及畸形、血管、神经等组织之间的解剖关系；同时，医生也可以借助打印的模型进行个性化的术前诊断，分析和模拟手术，有助于年轻医生的快速成长。

患者的病变模型还可应用于心血管外科、神经外科、骨科、肝胆外科、口腔科等领域，特别是复杂病例。组织内部的复杂管腔结构较为复杂，利用 3D 打印技术进行等比还原就比较有意义了。首先，需要获得高质量的图像。然后进行建模后打印，这样的 3D 模型呈现了某一时间点的脏器或病变状态，是静态显示。然而，有些脏器如心脏的结构是动态变化的，因此在特定的应用中，用户可能会质疑规划手术修复或心血管干预操作时候模型工具的好处。其实，3D打印不是解剖结构可视化的唯一方法。我们可以从用于3D打印的相同图像导出数字模型，从而有助于克服这些限制。数字化模型在平面屏幕上可视化时也允许3D交互，并通过潜在的无限视角对对象解剖相同进行充分理解；此外，它们不但可以显示静态影像，还能模仿在多种活动状态，如心脏跳动。物理和虚拟模型的集成，有助于更准确地规划复杂手术或新方法和器械的测试。

3D打印前需要建立患者个性化数据模型，基本原理包括3D打印和计算分析。本节主要介绍3D打印在复杂先天性心脏病（CHD）的诊断中的应用（注：硬组织结构相对稳定，3D打印模型对于辅助诊断的效果显而易见，这一领域的患者个体化模型已在国内广泛应用）。新生儿CHD的发病率为6‰~9‰。对于此类病例，尽管随着时间的推移手术技术和诊疗水平有所提高，但相关死亡率仍然很高。此外，由于新生儿筛查的进行和手术治疗的进展，成人冠心病患者的数量不断增加。冠心患者群的特质性以及这些病例的解剖和功能复杂性，使他们成为个性化治疗的理想候选者。每位患者的心脏解剖在大小、形状和动态变化方面都不一样，在设备技术、影像学、计算机分析、计算机辅助设计和临床心脏病学之间进行整合，对于推动这一领域的发展至关重要。我们将介绍创建患者特定模型的基本流程、目前用于心血管模型的3D打印，以及与计算分析的方法。

二、患者个性化模型：图像重建

建立心血管系统3D解剖模型的基本过程（图2-7-4-1），包括获取医学图像及其后处理，进而创建能够完全反映患者特征解剖结构的虚拟模型，然后打印出来。

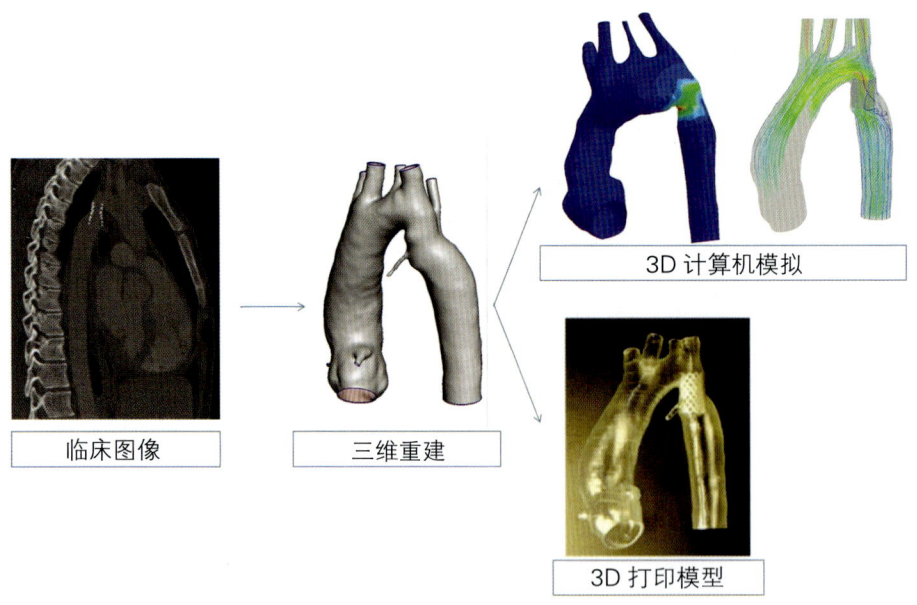

图2-7-4-1　创建心血管患者特定模型的工作流程。从临床图像的后处理，得到了3D容积重建数据。该重建数据可用于计算模拟或3D打印

（一）图像采集

建立患者特定模型的首要问题是获取 3D 容量图像并具有足够的信号强度和对比度，以与周围结构进行辨别。用于生成 3D 心血管模型的最常见的临床成像技术是心脏计算机断层扫描（CT）和磁共振成像（MRI）。最近，经胸或经食管 3D 超声心动图和 3D 旋转血管造影也得到了应用。CT 和 MRI 数据通常用于心脏和大血管的可视化剖析。与 CT 和 MRI 相比，超声心动图的视野更小，时间和空间分辨率更高，适于描述心脏瓣膜等较小的结构（图 2-7-4-2）。最后，旋转血管造影为围术期的血管结构解剖提供了快速、准确的 3D 可视化方法。临床图像通常不仅可以提供解剖学的静态信息，而且可以记录心血管结构的运动。从临床角度来看，解剖标本的显微结构可视化可以通过 microCT 技术实现，从而进行重建。这种模式允许获取分辨率非常高（300 微米）的图像，通过这些图像揭示复杂结构。

（二）图像分割

用于创建患者个性化 3D 模型的原始数据是患者的医学图像。因此，模型的准确性在很大程度上取决于图像质量，联合使用不同模式的图像信息可使得到的综合图像信息更丰富。为了进行后处理，可以用不同的格式导出图像，最常见的是 DICOM 格式。这是一种用于医学数字影像交互的标准格式，并且是能够分发和在大多数类型医疗设备上查看的医学图像格式。将 DICOM 图像转换为 3D 模型的操作通常称为分割。这一术语描述了分离的作用，即从相邻的组织中找出我们需要的感兴趣的区域组织。通常在 2D 图像的连续层面上识别感兴趣区域的边界，随后组成每个解剖组件的闭合曲面，进行 3D 建模。这个表面几乎普遍地被划分成小三角形，形成一个网格，存储为标准的镶嵌语言（如 STL）格式，后者是 3D 打印机都能识别的一种 3D 模型格式。

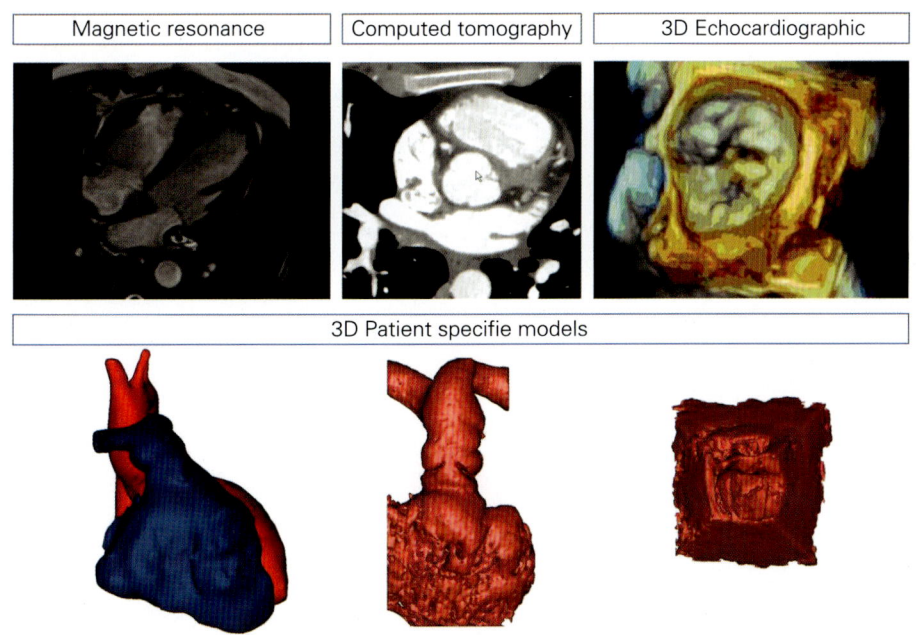

图 2-7-4-2　不同成像方式获得的 3D 模型：磁共振、计算机断层扫描和超声心动图

可以使用很多软件把 DICOM 文件转换为 STL 文件，国内外有很多软件厂家提供了此类软件工具，利用这些工具可以执行手动、半自动或全自动分割。目前，这一领域的大部分研究工作都致力于尽可能自动化分割，以便在不丢失解剖细节的情况下加速重建。这些自动工具可以基于亮度阈值结合不同类型的区域生长算法或其他开发机器学习技术，适应平均解剖图谱，以匹配特定患者。这种自动工具有助于尽量减少手工编辑工作。

（三）几何细化

在分割过程之后，代表患者解剖特点的 CAD 文件可以发送到 3D 打印机进行打印或用软件进行模拟。复杂的心血管模型往往需要进一步的"网格后处理"步骤，使三角化曲面的细化能够处理任何可能影响打印操作结果的局部复杂情况。网格后处理可以在图像重建平台或第三方软件中进行，包括设计操作，如局部平滑、裁剪、空间方向的变化和/或与其他几何部件的组合。目前，基于高分辨率的动态三角形网格的很多软件都能够完成这些操作，如 UG、ProE 等。

三、个性化模型：3D 打印

STL 格式可以通过增材制造的方式将数字模型转化为物理对象。在本书的其他章节中，作者比较全面地介绍了医疗应用市场上常用 3D 打印技术。在心血管领域，最常用的此类技术是熔融沉积（FDM）、选择性激光烧结（SLS）、光固化（SLA）和材料喷射（Projet）等成型技术。3D 打印技术的选择标准必须考虑制造的时间和成本，但关键是模型的用途。为了直观地评估解剖，相对便宜的刚性模型采用聚合物如丙烯腈丁二烯苯乙烯（ABS）、聚乳酸（PLA）、聚酰胺（如尼龙）或各种石膏粉来制作。为了与患者、家属和初级临床工作人员进行沟通，使用彩色模型的可加深其对复杂心血管结构的理解。如为了规划如介入设备的使用或设计手术切口，则柔性模型似乎更合适，以实现血管的高度仿真和可操作性。用 3D 打印模型模拟心血管结构的膨胀力学性能仍然是一个挑战，因为高分子材料和人体组织的力学性质之间存在差异。目前，国际上第一种可用于 3D 打印的商业化柔性材料是化合物。研究表明，这种不同厚度打印的模型可模拟不同的大动脉，或者在患者特定部位模型中容纳自膨胀支架。另一种可利用的商业化材料是 Heart Print Flex。研发时，往往要求材料在具备一定韧性的同时还能够对抗物理载荷，近期的研究测试使用了硅胶、形状记忆聚合物和 Biofabricated 材料。"完美"的材料不但能够复制复杂的血管结构，同时还需要有相应的机械反应，另外还要考虑到不同患者的个体差异。在标准临床评估中，研发这些材料具有与相当大的挑战性。

尽管目前尚未制造出能完全模拟心脏等组织的柔性材料，但 3D 打印模型在心血管医学中的应用已经蓬勃展开（图 2-7-4-3）。触觉感知和实物大小的模型的使用在手术规划方面提供了前所未有的优势。据文献报道，3D 模型已应用于结构性心脏疾病的病例，如心房和心室缺损的闭合、复杂双出口右心室的修复和心脏瓣膜的更换；以及大血管疾病病例，如动脉瘤的治疗和主动脉缩窄的修补等。

使用 3D 打印心脏模型可以帮助改善临床医生与患者及其家属之间的沟通，创建模型的数据库也有帮助于开展医学教育、学习复杂解剖学和实践操作，如手术修补或器械的置入。逼真的模型在开发新的治疗方法和测试新型器械设计方面具有重要价值，使用患者个性化 3D 打印模型经导管置入器械和血管移植装置已经成功地通过了临床前测试。

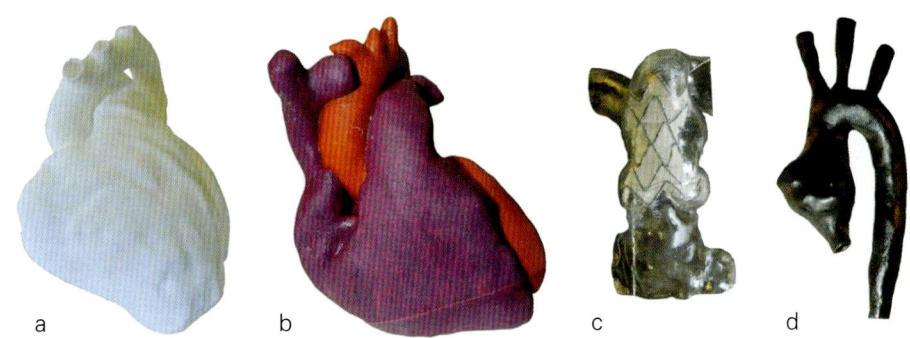

图 2-7-4-3　不同材质的 3D 打印结构。a. 白色尼龙；b. Z 公司的彩色材质；c. 透明 SLA；d. 黑色 TangoPlus

四、患者个性化心脏模型的计算机模拟

目前，在使用 3D 打印模型进行心血管介入器械设计与测试方面还有一些限制，但是可以通过计算机模拟来克服这个问题。患者个性化计算机模拟交互系统和流体动力学模型可以很好地模拟不同状态下的心脏病变状态，不仅可以研究解剖与功能之间的关系，而且还可以探讨不同干预措施的潜在影响。在这种情况下，计算模型可以作为一种预测工具，帮助特定患者选择最佳治疗方案。

计算机在医学上的广泛应用始于 20 世纪 90 年代初，当时虚拟现实首次应用于外科研究领域，如为训练创建虚拟模型。随着医学成像技术和计算能力的进步，心血管病患者的个性化模型在过去 15 年里增加了很多。计算生物力学模型在阐述不同治疗结果的发病机制和评价方面发挥了至关重要的作用。模拟提供了关于流体动力学、固体力学和流体结构的相互作用的数据，在体内，在体外或使用动物模型不可能是同一个精确度水平。在过去的 5 年中，共发表了超过 900 篇关于心血管系统的计算机模型的文献（Pubmed 搜索使用以下关键词："计算"，"模型"和"心脏"），有 140 余个模拟心血管疾病的模型在线发布（http：//www.vph-institute.org/useful-resources.html）。虽然这些技术并非都是成熟或完整的，但这些数据形成了这一领域研究工作的基础。计算机模拟的进展与"精准医学"的概念相结合，形成了一种预防和治疗疾病新的方法，考虑了人的基因、环境和生活方式的个体差异。精准医学的目的是为临床医生提供工具，以更好地了解患者健康状况、疾病或病情的复杂机制，更好地预测哪些治疗措施将是最有效的。

为了证实临床有效性，计算工具的首要条件是可靠。因此，应通过与"真实世界数据"进行比较，来验证计算机模拟的正确性，在正常情况下可以通过对 3D 打印模型进行体外实验来实现。从某种意义上来说，实验和计算工具的结合形成了一个强大的程序模型。科卢楠的研究证实了柔性 3D 打印结构在各种聚合物中的性能，通过基准试验和计算机模拟，充分了解了模型的力学特性，并进一步明确了类似降主动脉模型的生理加载条件。材料首先以单轴拉伸试验和撕裂试验进行验证，随后对材料的应力分布进行计算，并对管壁位移进行了详细的映射。研究表明，3D 打印与计算机建模相结合，可以通过临床成像的方式支持医疗器械的设计评估和支撑测试。

计算机分析在冠心病领域的应用也取得了可喜的成果。大动脉移位（TGA）是一种心血管系统疾病，特点是两根主要血管的空间排列异常，主动脉自右心室发出，肺动脉由左心室发出。手术修复与动脉开关手术（麻生太郎）涉及调整主动脉和肺动脉的正确解剖位置，以及分离并移动冠状动脉。了解相关血流动力学知识有助于理解 TGA 修复后的生理改变。Biglino 等描述了一种模拟心脏循环的模型，包括患者模型和（麻生太郎）修复的 TGA 模型。该模型被认为与 MRI 图像兼容，对 4D 动态 MRI 生成的心脏循环动态图像在感兴趣范围内进行了简化。同样的模型在不同时相有不同的表现，包括相同的 3D 域（即 TGA）和集中参数网络，并总结了剩余的循环。根据详细的流量和压力数据，对模拟结果进行了分析。这项实验能够进行定性和定量的比较，有助于计算机模型的验证，与复杂的冠心病病例的真实情况几乎完全吻合（图 2-7-4-4）。

将计算机模拟和实验相结合的研究可以提供器械与患者血管之间的相互作用机械力学信息。在这种情况下，卡佩里等进行了一项在患者的特定模型中自膨胀支架的扩张动力学和体外计算机模拟研究，结果证实两种方法所得到的结果高度吻合。罗伯斯研究证实了应用逆向工程方法推断某一内置装置的机械反应的可能性。作者应用有限元 (FE) 方法模拟了在 3D 打印的患者心脏模型中右心室流出道内球囊的膨胀（图 2-7-4-5），通过监测压力—维度的变化，可以在 3D 打印结构的大动脉上导出数据。

上述研究有助于提高对数值模型临床应用的信心。之前很多文献都介绍了如何从数值模型（如速度矢量图、粒子路径图、水力耗散功率、能量损失量化）收集详细数据，并应用其对临床现象进行解释，从而在术前诊断、术中辅助和等方面发挥非常重要的作用。

在过去的 20 年里，很多学者对 Fontan 术对静脉血流动力学的影响进行了广泛的研究。在一项研究中，成功应用 CFD 分析为单例患者模拟了 14 种不同的 Fontan 手术结果，对其影响进行了研究并更新了解决方案。虚拟手术结合 CFD 可以对接受不同 Fontan 手术的患者进行直接比较。这种方法显示了计算机模拟如何成为决策支持工具，并且能够对如血流速度、壁面剪应力、压力等参数进行量化，可以在 CHDs 治疗时起到关键作用，每一个参数的变化都与血流动力学的变化密切相关。通过对数值结果的比较，可以更容易地选择最佳处理方法。

患者的具体建模预测也可以通过体内测量来验证。在这种情况下，CFD 模拟应用于主动脉缩窄（CoA）。CoA 发生于主动脉降部。在这种情况下，已经揭示了如何通过改变血流动力学和生物力学指标，如时间平均壁剪应力和振荡剪切指数来解释长期发病概率。具体的 CFD 模型可用于准确预测无创性压力梯度。

介入手术是一种通过微创手术来置入装置的操作，同样可以从 3D 打印模型和患者个性化数据模型的预测中获益。有学者就利用 3D 打印模型进行了经皮肺瓣膜置入（PPVI）的模拟操作。3D 打印模型和计算机仿真证实，通过对实验和模拟结果的比较，在实际手术前可有效预测置入新型自膨支架的可行性。这样的案例完美地展示了患者个性化数据模型能够提高术前诊断和术中操作的可靠性与安全性，特别是在早期开展新的技术／器械操作时。最近，以 MRI 图像为基础，采用右心室流出道患者特异性数据模型，在导管肺动脉带瓣支架置入术（PPVI）前进行类似的模拟操作也有报道。对 4 种不同的经皮穿刺装置进行了试验，从理论上证实了其可以应用于实际手术，并获取了相关参数（如锚定、迁移力、动脉壁应力和反流）。

下面介绍的是通过计算机分析和模拟后进行临床实践的案例——在 3D 打印模型上模拟手术操作（图 2-7-4-6）。然而，迄今为止，所有这些研究通常以个案研究的方式进行，或只包括少数患者。因此，不仅要对验证框架进行严格标准化，以证明模型本身的可靠性，而且验证过程也应基于大量的实际案例，还需要严格的模拟训练、认证和计算技术的审查。事实上，还有许多不同的软件和代码可以提供对患者个性化病情的模拟。在 CFD 和 FE 技术中，应该引入标准来证明结果，然

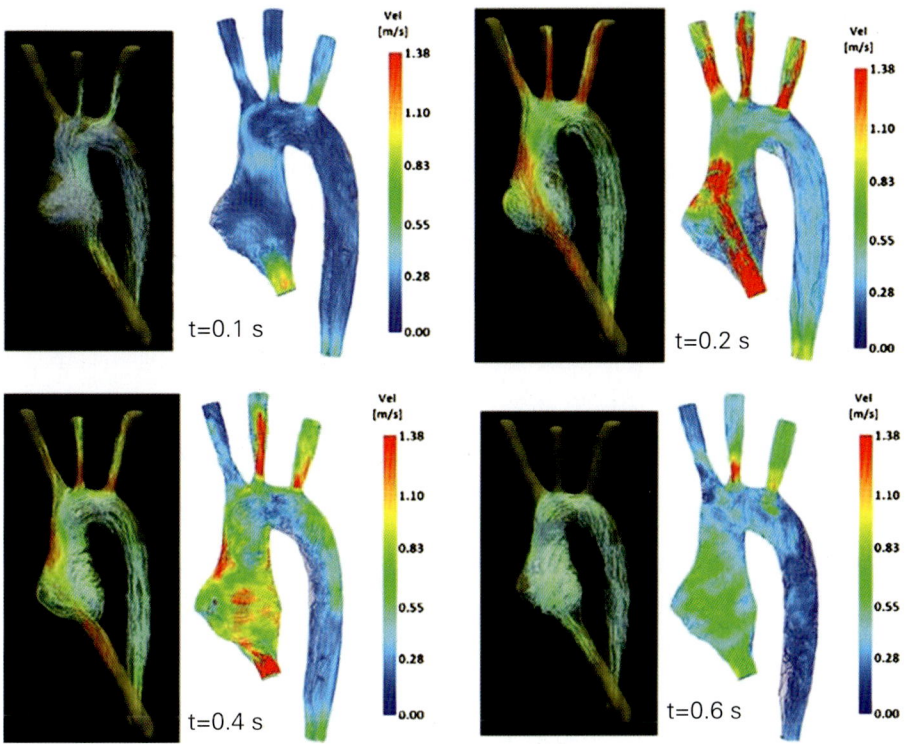

图 2-7-4-4 在 TGA 的 3D 模型中，在心脏周期的 4 个不同时间点对流量线进行比较，以及 4D MRI 数据（左）和 CFD 结果（右）

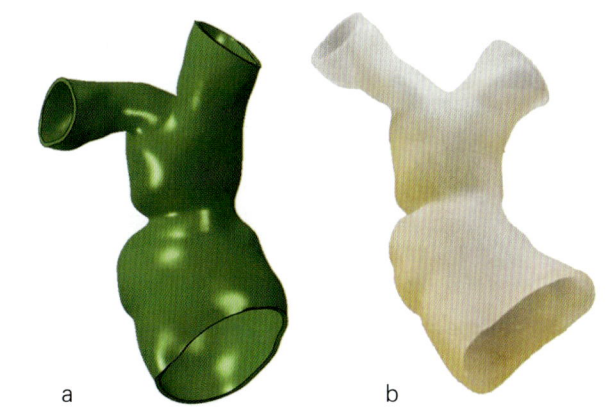

图 2-7-4-5 计算机 3D 模型。a. 患者的计算机模型。b. 相应的患者个性化 3D 打印模型

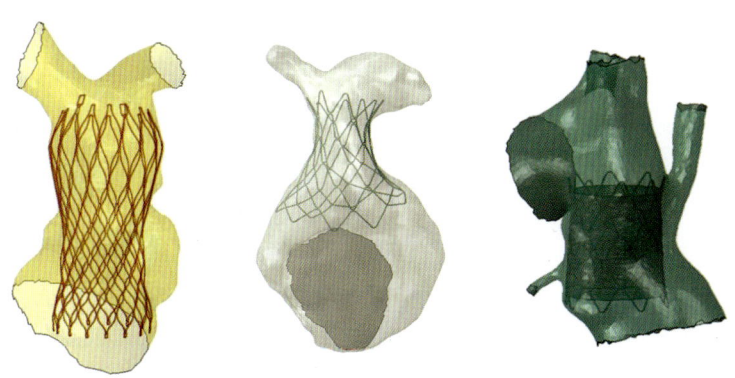

图 2-7-4-6 患者个性化支架的模拟与置入

后才成为医疗决策过程的关键部分,并在新器械或外科技术中应用发展。

五、患者个性化病理模型:未来监管的方向

结合 3D 打印和计算机模拟的新的混合建模形式,实际上可以改变器械的开发过程,并将传统漫长的动物实验、一期临床试验、二期临床试验等过程逐步变成更高效、更科学、更合理的新模式。

在 3D 打印领域,监管格局正在发生着改变。为了满足该技术的迅猛发展,国家也正在出台一系列措施,以保持我国在该领域与世界同步。特别值得指出的是,美国食品和药物管理局(FDA)正在通过 3D 打印模型来调整设备审批过程。截至 2016 年 3 月,使用 3D 打印技术生产的 88 种医疗产品获得 FDA 批准,包括制造药丸、个性化骨科内置物和 / 或外科工具,以及部分融合固定系统。在这个新的过程中,目前还没有任何器械被批准用于心血管疾病。最近,FDA 代表在《医学杂志》发表了一篇文章,概述了该机构对医疗器械和产品使用 3D 打印增材制造的看法。FDA 建议,如果这些模型用于临床目的,则需与该机构进行讨论;如果 3D 打印建立患者个性化疾病模型,然后专门用于设计医疗器械(如手术置入物),那么将被视为定制医疗器械。这些器械在审批和物价等方面都是目前国内外关注的热点。我国相关部门也正在起草有针对性的政策和法规,可以参考 FDA 对于在临床上的特需患者群体使用定制不同规格器械的审批条款。重要的是,FDA 强调了与增材制造过程相关的因素,以确保使用该技术构建的设备的安全性。生成方向和位置可能会影响最终器械性能和物理特征,这些特性通常基于装备而出现不同的机械和材料属性。

关于患者的个性化计算机模拟,FDA 和国际标准化组织(ISO)都发表了指导文件,明确指出考虑各种不同的生理条件的重要性(ISO 5840),ISO 指导特别指出"置入部位的解剖变异和病理变化"的重要性。FDA 和 ISO 都强调应提前考虑到的是必须进行验证,从而对预测结果有足够的信心。验证是需要对预测值和实际的实验测量值进行对比。近来,美国监管机构已经开始讨论相关问题,包括患者的个性化计算模型的优势等。在最近发表的一份文件中,FDA 明确呼吁临床创新评估和个性化药物研发都要以此为前提,在临床试验设计中持续改进建模,以提高临床研究的有效性。

患者个体化数据建模,特别是在计算机领域的研究,缩短了传统器械研发周期,吸引了世界各地大量的资金。在过去十年中,欧洲委员会大力赞助了虚拟生理驱动模拟人(VPH)研究 (https://en.wikipedia.org/wiki/virtual_physiological_human)。2013 年,FDA 发布了一份新报告,题为《为个性化医学铺平道路:FDA 在医疗产品开发新时代的作用》,倡导将使用患者个体化数据建模作为一种额外的创新研究工具,并建立了医疗设备创新委员会(MDIC),主要目的是评估新的方法、方法和标准,以提高医疗器械的质量和性能,并缩短这些产品最终提供给患者使用的时间。美国国会最近提出了一项双重行动法案,一方面支持精准医学的进步,另一方面又敦促 FDA 与器械和药物赞助商接触,在适当情况下对医疗设备进行改进,改善药物治疗的效果(https://www.whitehouse.gov/precision-medicine)。

因此,在改善患者个性化病情模拟的方向上,相关计算机软件公司至关重要。虽然行业硬件供应商与监管机构没有直接参与,但可以通过联合软件公司参与设计多个医疗领域的器械研发来改善效果。最近,美国一家公司投资了一个新的心脏项目,以建立一个人体心脏的计算平台。该项目汇集了来自各有关方面的强大团队,包括心血管疾病学者、医疗器械制造公司工程技术人员和监管机构代表等。为了研究心脏疾病的病理生理机制,探讨各种治疗方案,有必要建立心脏的计算机模型,

从而对置入心脏的医疗器械进行评估。例如，用一种新的人工三尖瓣环来矫正缺血性二尖瓣反流，以评估其对心脏功能的影响，验证其有效性，并预测在多种条件下的机械可靠性。该项目与FDA签署了五年的合作研究协议，以测试心血管器械置入的可行性和性能，如起搏器等。

第五节　3D打印模型在医学教学训练的运用

一、3D打印模型在解剖教学的运用

3D打印模型在解剖学教学中的应用越来越多（图2-7-5-1）。目前，医学生学习解剖学仍然主要依靠尸体标本。很多国家存在尸体标本严重短缺不足的情况。另一方面，塑料仿真尸体模型的成本很高，并且模型的仿真性与实用性也不能满足医学教学的需要。3D打印模型用于解剖教学具有以下优点：①能够快速生产多种型号相同的标本；②不受地域限制，适用于全球任何区域，共享图像并使用商业化的3D打印机制备；③减轻经济负担，降低文化、道德伦理方面的风险；④与运送和使用尸体标本有关的健康和安全问题大大减少。

解剖模型是比较复杂的，外科医生需要通过使用3D打印解剖模型进行学习和评估，有时进行一些解剖结构和概念的更新修改，从而牢固地掌握基础知识。近年来，有的项目主要进行的是3D解剖结构拼图，将身体的每一个部分将以某种方式拼接起来，最终形成完整的解剖标本。在这整个过程中，解剖学习变得十分轻松、有趣。

二、3D打印模型在骨科教学的运用

近年来很多骨科临床教学与模拟训练中都运用了3D打印模型，在国内许多数字骨科实验室/3D打印中心都提供了临床案例的骨折模型3D打印应用研究，如原解放军昆明军区昆明总医院、原解放军广州军区武汉总医院、上海东方医院、武汉科技大学附属普仁医院等。其中，绝大多数3D打印数据来自患者的CT与MRI扫描数据，能尽可能最真实地反映患者的病情，同时也能够为教学提供逼真的病例再现。图2-7-5-2~7分别是3D打印模型进行骨科教学实践中的运用。

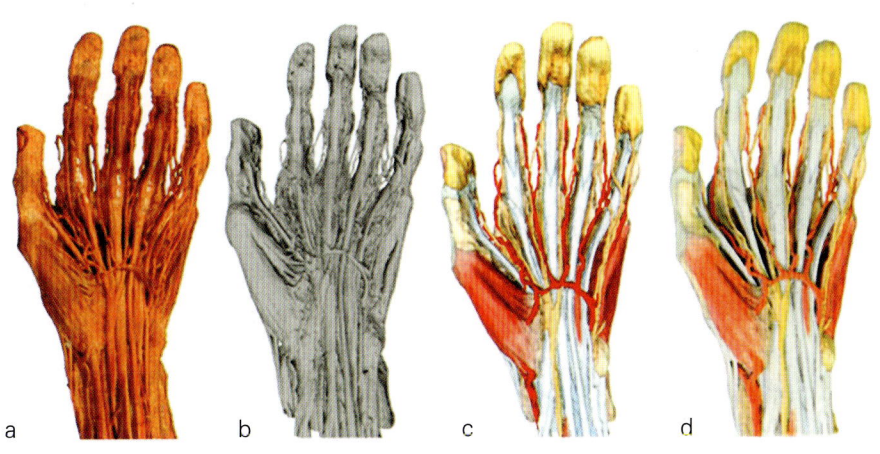

图2-7-5-1　用于解剖教学的3D打印模型：手部的肌腱、韧带和血管解剖结构

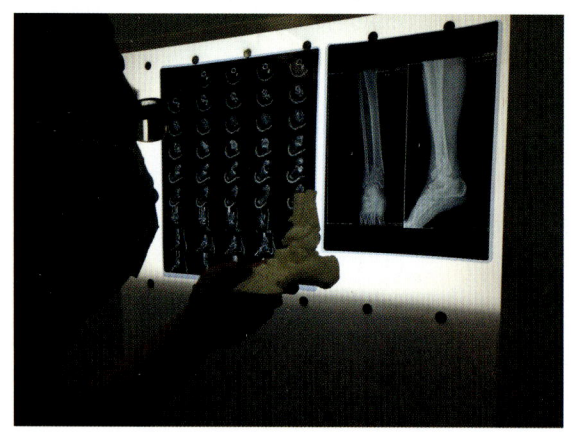

图 2-7-5-2　Pilon 骨折的 3D 打印模型

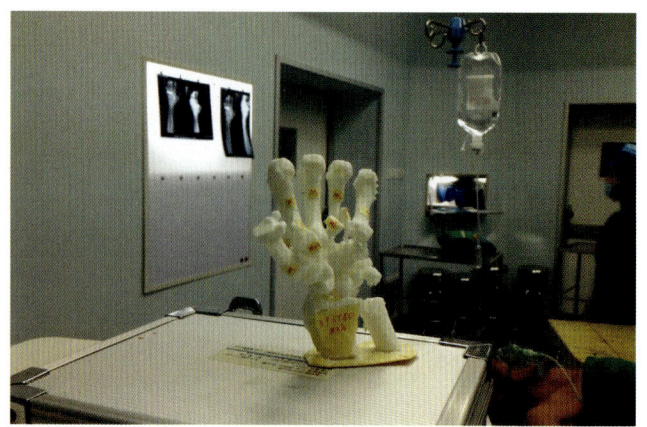

图 2-7-5-3　腕部复杂骨折的 3D 打印模型

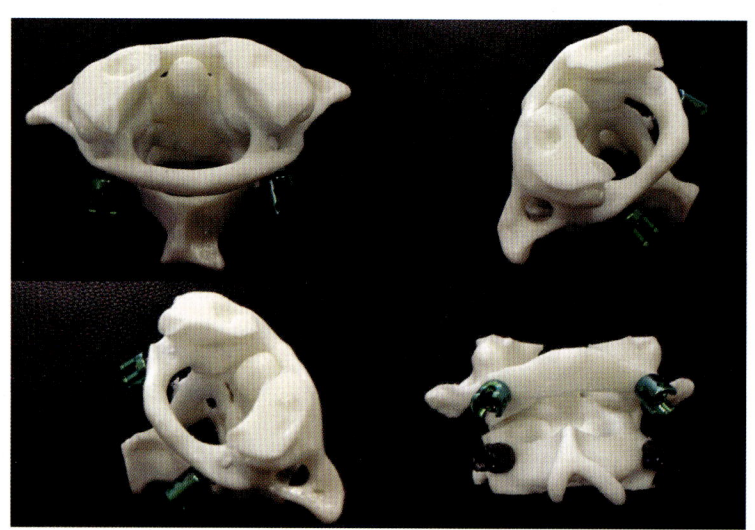

图 2-7-5-4　寰枢椎骨折的 3D 打印模型

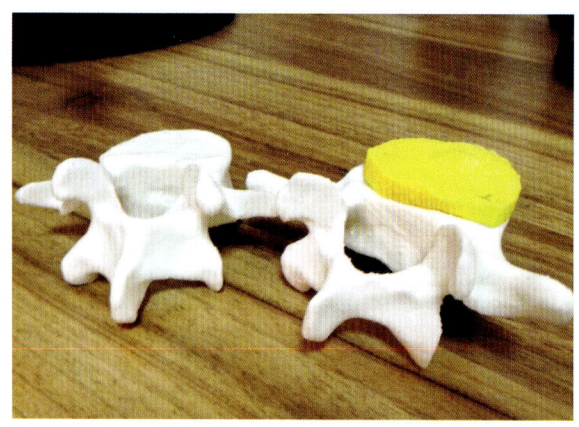

图 2-7-5-5　腰椎的 3D 打印模型

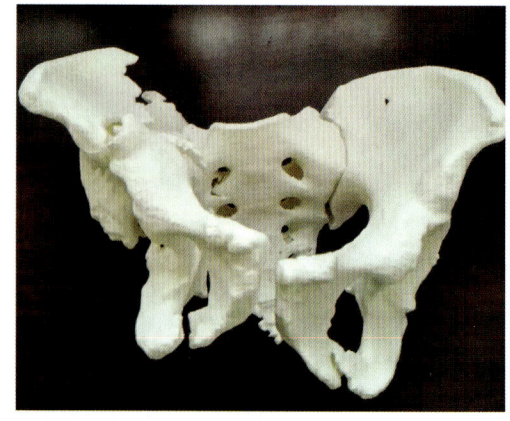

图 2-7-5-6　复杂骨盆髋臼骨折的 3D 打印模型

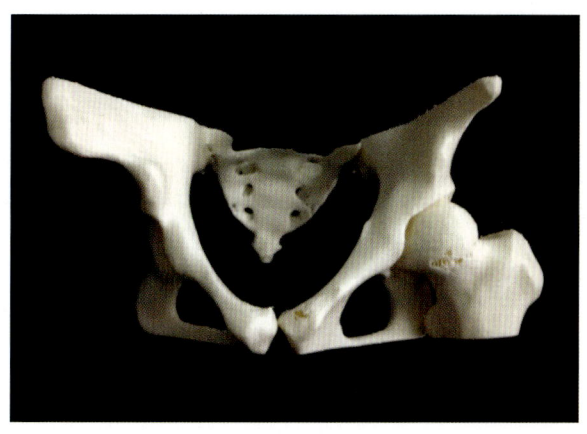

图 2-7-5-7　DDH（先天性髋关节发育不良）的 3D 打印模型

从以上的案例我们可以看出，在硬组织疾病尤其是骨科疾病的显示上，3D 打印模型的优势显而易见，能够直观地对案例进行 360 度无死角的观察分析，使年轻医学生和医生能够在最短的时间里了解骨折的严重程度和邻近结构损伤情况。随着 3D 打印技术的发展与图像处理技术的改进，软组织（如肌腱、神经、血管等）的数据重建与分析将会使 3D 打印模型的应用更为广泛。

三、3D 打印模型在神经外科教学的运用

由于神经外科手术涉及颅内血管及其周围组织，解剖关系复杂，在教学时通常很难寻找与疾病相对应的病例模型。有了 3D 打印技术，通过 3D 打印模型便能向医学生/年轻医生更直观地展示一系列的复杂颅内血管疾病、肿瘤等。又比如在颅骨缺损修补术的教学中，医生或医学生们也能够借助 3D 打印模型进行模拟操作。通常在组织移植手术中，外科医生需要用钻头和手术刀对移植物进行塑形，以适应缺陷部位（图 2-7-5-8）。此时使用的骨移植物或接骨板必须适应缺陷的大小。如果没有适当的配合，内置物可能会因为组织坏死和炎症而发生松动。使用 3D 打印方法，可以根据缺陷部位设计内置物，使之完全适合缺陷部位。

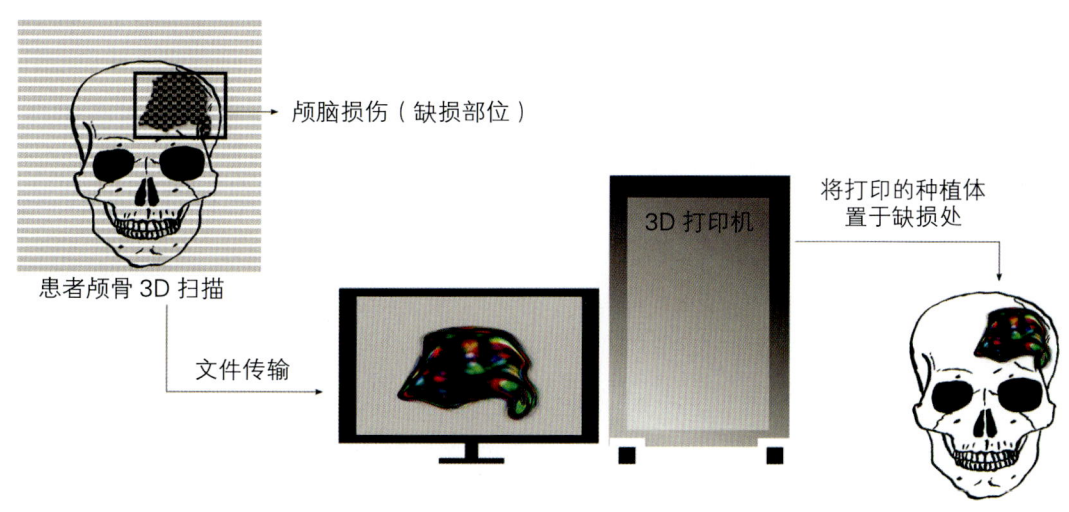

图 2-7-5-8　使用计算机辅助设计颅骨缺陷的特定种植体设计

四、3D 打印模型在外科教学中的应用综述

下面我们来看一下 3D 打印模型应用于外科教学的一些情况（表 2-7-5-1）。

表 2-7-5-1　3D 打印模型在外科教学中的应用综述

使用的材料	使用	解剖部分	打印时间	特点
胶		脑组织	24 h	接近天然脑组织的软组织
透明/柔性树脂		心脏/肾脏	2.5~3 h	逼真透明模型，可视化
Polyjet，聚醚醚酮，聚醚酮	手术计划	骨科		外科矫正
VeroDent（MED670），VeroDentPlus（MED690）		牙科应用		高品质，耐用，优良的强度，准确的细节
HeartPrint 弹性材料	先天性畸形学习解剖	心脏缺损		透明，切割/弯曲能力强
PolyJet 光敏树脂（MED610）	手术器械	器官手术		尺寸稳定性、透明性、生物相容性
聚乳酸（PLA）				性价比高，可随时使用
丙烯腈丁二烯苯乙烯（ABS）热塑性塑料				承重，能承受压力
AbSi-Ag（塑料树脂）				无菌，易于打印
热塑材料	操作模板	骨科		螺丝模板/定位模板
VeroGlaze（MED620）		牙科	–	临时口内安置
VarseoWax	手术模板	牙科		优良的流动性能，性价比高

五、3D 打印手术导板和诊断工具

手术导板可引导外科医生正确置入内置物，包括引导钻孔系统进入、估计倾斜度、评估神经的精确位置，并考虑骨骼的大小和方向。用 CT 数据制作导板（铸型）的传统方法有各种弊端：这些模型是刚性的，无论代表相应的软组织，使得很难估计的骨骼解剖和血管的位置，因此内置物错位和位置不准确的发生概率增加。基于计算机辅助设计（CAD）的 3D 打印技术协助制作的 3D 模板及相应应用指南，便于在手术时准确规划和指导。在进行有挑战性的手术时，如骨肉瘤切除，手术导板允许准确切除肿瘤骨，减轻组织创伤，降低损伤血管的风险，缩短失血和操作时间。最近，Sutrue 公司已经同化了自动 3D 打印缝合装置，并计划创建一个相同的内窥镜版本。该装置可用于所有需要缝合的手术。另一篇文章提到 3D 打印听诊器的成本仅 0.30 美元，大大降低了制造成本。

六、3D 打印模型的优点

3D 打印模型应用于手术规划最大的优势在于可根据患者的独特需要定制模型或假肢。此外，它缩短了手术时间，减轻了患者不舒服，促进了伤口的愈合，并在一定程度上降低了发生并发症的风险。传统制造方法采用任何材料进行大规模生产时都会很便宜。然而，采用根据患者的需要定制

的材料进行 3D 打印，可能是一种更廉价、更快速的制造方法。除了成本效益外，该过程还可以很容易重现，易于操作。综上所述，3D 打印方法在以下三种情况下具有重要的作用：①少量生产时；②产品高度复杂，需要定制以解决具体情况；③当需要以快速连续的方式进行反馈或需要更改时。此外，使用 3D 打印模型数据共享更容易，假肢可以通过共享文件来实现跨国定制。美国国立卫生研究院已经开始主动分享精心设计的 3D 打印假肢的 STL 文件。如果 3D 打印模型被共享为开源项目，那么在世界范围内实现广泛的可用性和低成本。

七、3D 打印模型面临的挑战

常用 3D 打印模型在打印不同组织时使用单种材料，虽然解剖这些模型仍然是有用的，但往往缺乏手术反馈。不同组织如皮肤和硬脆组织如骨组织等，其一致性和弹性各不相同，因此在其交界处应有区别。为了建立模型，可能需要通过各自打印后装配的方式进行。使用多材料（multimaterial）和多相一致性（multiconsistency）材料进行 3D 打印可以获得更准确的组织表达，以准确地代表体内的不同组织。另一个例子 3D 打印的硬脑膜模型，这一模型缺乏血管，与实际手术时切开硬脑膜会明显出血有显著不同。因此，硬脑膜和相应血管的 3D 打印必须分开进行，用血液等物质灌注，才能得到模拟实际的手术操作。此外，3D 打印的肿瘤模型是单一材料、单一一致性的，而在实际的肿瘤组织通常由多种不同组织组成。未来，如果脑实质的处理特征可以被仿真，就可以在模拟手术时让外科医生感受到真正手术时发生的组织退缩。由于 3D 打印对象缺乏柔韧性，与人体或动物组织相比，此类模型的应用可能会妨碍实际学习。因此，这些模型只应作为辅助，目前仍以尸体标本解剖进行模拟为主。虽然 3D 打印技术已经得到了长足的发展，有效提高了手术效率，但由第三方（公司/组织）生产和组装零部件不仅耗时，而且还比较昂贵。因此，"办公室" 3D 打印装置应该是提高手术效率的更好的选择，可以有效节省时间，同时也可有效降低总成本。

八、外科手术中 3D 打印的法律和伦理问题

3D 打印产生的第一个问题是——安全吗？3D 打印的医疗应用存在各种监管问题。首先，最大的威胁是偏离现有护理标准，特别是在使用解剖模型的情况下，目前对谁应该对自定义设置的错误承担责任存在争议。第二，任何互联网用户都可以下载医疗设备或工具的蓝图，进行 3D 打印并用于任何目的。最后，3D 打印的印前、印后和后续处理标准必须在临床使用前得到规范。针对这些问题，许多国家都建立了自己的指导方针和标准，会使此过程复杂化。这些伦理和法律难题必须通过制定适当的法律和法规来处理，以便进一步推广 3D 打印的临床应用。

九、结论

未来，3D 打印模型的目标是实现器官模型的自定义 3D 打印，模型具有同与人体器官相同的尺寸、相似的一致性和各种解剖结构，这只能通过多层、多材料和多相一致性的 3D 打印技术来实现。此外，我们可以在这些 3D 模型上更逼真地模拟和规划实际手术。这种术前练习可以为外科医生提供自信和相关手术管理技能，从而取得更好的手术效果。通过复制在 3D 打印模型上进行手术的条件，外科医生可以在术前对手术进行可视化和规划。虽然许多模型有助于改善手术计划，但其在

改善手术计划或提高患者满意度的方面仍缺乏定量指标。这些模型应该具有正确的解剖结构、类似的机械组织性质，以及正确的组织界面。此外，整个过程所涉及的时间和费用仍然限制了其在临床使用。必须建立适当的发展指导方针，以促进 3D 打印模型在临床中的应用。

十、患者个性化 3D 打印模型在医学教学训练的未来展望

本节概述了在心血管领域使用患者特定模型（3D 打印和计算机模拟）的情况。3D 打印模型已用于提高对解剖细节的理解，改善临床医生和患者间的沟通，以及个性化治疗的规划。在后者，计算机分析可以集成于 3D 打印模型，以对大量场景进行模拟分析，先实地模拟，然后分析，以确定每例特定患者的最佳管理。尽管在过去几年中在这方面取得了巨大的成就，但计算机模拟与具体患者模型的综合使用仍仅限于少数病例。

下一个挑战是使这些技术可供广大潜在用户使用。为了实现这一目的，必须定义图像获取、自动后处理以及随后创建与 3D 打印技术或计算机模拟兼容的文件的协议。在复杂冠心病的背景下，因为心脏解剖学差异、患者独有的心脏缺陷的存在，这将是一个挑战。应侧重于整合来自不同成像技术的各种信息（如 MRI 加超声），才可能建立具有功能性和解剖学数据的新模型。根据这些信息选择（翻译）相应材料，并加入相应的添加剂进行 3D 打印，可以更好地匹配患者的特点，从而确保模型的实用性。最后，随着 3D 生物打印领域的进步、3D 功能生存模型的实现，有希望制造出功能更先进的植入设备，如血管假肢。

此外，仿真过程中的不确定性分析和优化算法的工作，可为单心室患者虚拟手术中的不确定度量化提供置信区间，在理解预测的准确性方面至关重要。

最后，需要进行适当的成本—效益分析。因为患者的具体建模，包括 3D 打印模型的制作和计算分析，可能是没有必要的，也不可能每例患者都需要接受心血管手术。成本—效益分析将考虑手术的复杂程度，因为心血管疾病可能需要特殊的手术方法。

制作患者特定模型将成为影像检查的延伸，推动快速原型的进一步应用，将医学领域推向真正的个性化医学时代。3D 模型，无论打印出来还是在计算机上显示，将作为一种有效的决策支持工具应用于日常临床实践。结合流体力学计算和有限元分析的 3D 打印机和软件，作为一部分集成于图像扫描器内，同时将 3D 打印模型纳入标准医疗报告，通过模型进行模拟，有助于临床医生在术前对手术进行规划。

第六节　3D 打印在康复支具中的应用

康复支具是临床上较为常见的一种医疗器具，目的为了限制身体的某种运动从而辅助手术治疗的效果，或直接用于非手术治疗的外固定；同时，在外固定的基础上增加加压点就可以成为矫形器，用于身体畸形的矫正。作为一种与身体密切接触的医疗器具，康复支具的个性化定制极为必要。传统康复支具多为批量化的标准器具，不能实现与个体患者的高度匹配，不仅影响患者佩戴的舒适性，而且对患者的康复也有一定影响。3D 打印技术的出现使康复辅具的个性化定制成为可能，结合计算机辅助设计技术，可为每位患者都定制合适的个体化康复支具。3D 打印技术为快速定制个性化康复支具提供了技术保障。

一、3D 打印康复支具的完整生命周期

3D 打印技术应用于康复支具制造是一个个性化定制过程，具有其因人而异的特点。对于每例患者，都经历从康复支具的设计、制造到应用的完整过程。3D 打印康复支具的完整流程如图 2-7-6-1 所示。有必要强调的是，仅就 3D 打印康复支具的设计和制造过程而言，大致分为三个阶段：①患者使用支具处解剖学三维几何影像学数据的获取；②通过特定的软件（如 UG、Solidworks、magics 等）对获取三维影像学数据的处理和支具结构设计；③用 3D 打印机将康复支具打印成型。

二、3D 打印康复支具在四肢关节的临床应用

治疗骨和关节损伤时，常需要使用石膏或玻璃钢支具进行固定。石膏支具尽管可以很好地实现对骨和关节的外固定，但笨重、不透气和不易清理的缺点影响了患者的治疗体验和依从性，也有可能导致瘙痒甚至感染；玻璃钢支具尽管具有轻便、透气的优点，但其制作成本高、过程复杂，且难以实现与损伤部位的高度匹配。结合计算机辅助技术（CAD）和 3D 打印技术，可以为设计和制造出与特定患者高度匹配的支具，同时保证了支具的轻便性和透气性。此外，常规矫形器有两种制作方式：第一种方式需要使用石膏制作模型，然后通过热塑材料在模型上成型（手工或真空方式），最后将塑性外壳切割形成所需形状；第二种方式是使用低温热塑材料直接成型。这两种方式均为接触式成型。利用数字化技术和 3D 打印技术可以实现矫形器的非接触式个性化设计和生产，并且在产品失败的情况下可重复操作，是传统矫形器的一种有效的替代。此外，结合有限元分析技术可对产品进行生物力学分析，提高了产品设计的有效性。

腕关节是极易发生骨折等损伤的关节之一，临床对腕关节矫形器的需求量非常大。通过计算机辅助设计技术和 3D 打印技术，可快速为患者个性化定制专属的矫形器。图 2-7-6-2a 是 David Palousek 团队（布尔诺理工大学机械工程学院，捷克）为患者个性化定制的 3D 打印腕矫形器，图 2-7-6-3 是其设计过程：通过光学扫描仪获取前臂点云数据，经过建模、CAD 设计、3D 打印及后处理形成最终的矫形器产品。最终的矫形器由 FDM 3D 打印机打印成型，材料为 ABS，具有良好的柔韧性和较高的强度。矫形器与患者前臂的匹配度极高，分析结果显示除指缝处存在 2.4 mm 的负偏差外，其余部位偏差均在 1 mm 以内（图 2-7-6-2b）。考虑到成本和速度问题，韩国首尔科技大学的 Huhn Kim 和 Seongwon Jeong 将个性化设计与批量生产相结合，设计了一套混合式腕矫形器（图 2-7-6-4）。他们将与手臂接触的部分设计为框架结构，而在框架结构的外层覆盖一个批

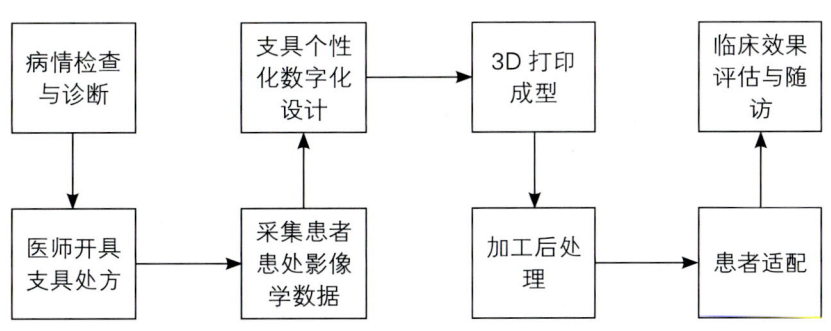

图 2-7-6-1　3D 打印康复支具的流程

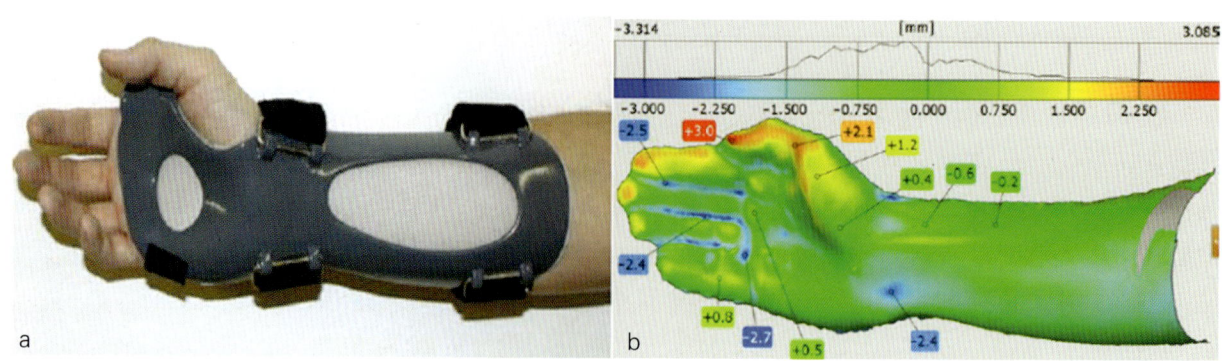

图 2-7-6-2　a. 3D 打印个性化腕矫形器；b. 矫形器与患者手部的偏差分析

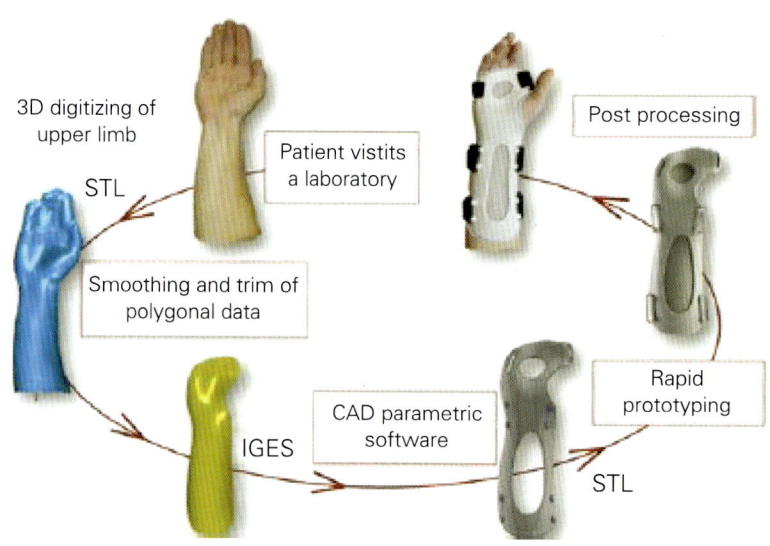

图 2-7-6-3　腕矫形器设计过程

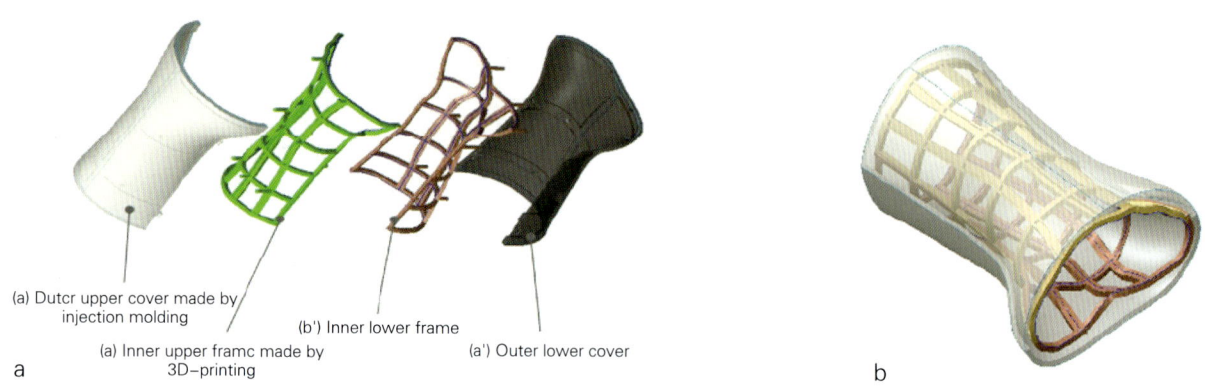

图 2-7-6-4　腕矫形器。a. 腕矫形器混合模型；b. 混合式腕矫形器组合效果

量式生产的外壳，在不影响矫形器力学强度的同时减少了所需打印材料，缩短了制作时间，从而加速了个性化腕关节矫形器的制造并降低了成本。

图 2-7-6-5 是笔者团队为一例尺骨冠突撕脱骨折患者个性化设计的定制 3D 打印夹板及其流程。将患者肘关节置于 135° 功能位行 CT 扫描，将 CT 数据导入建模软件 Mimics 建立患者上肢三维模型，根据模型设计夹板，包括尺寸与形状，并添加透气孔以维持透气，最后通过 SLS 3D 打印机打印成型。打印成型的肘关节夹板可将患者肘关节有效固定于功能位，透气性良好且不失美观；也可与低强度脉冲超声波（LIPUS）骨骼刺激器装置联用，提高骨折愈合率。也有 3D 打印工程师在设计柔性肘关节护具时，为了提高使用者的穿戴舒适性，尝试对肘关节周围皮肤表面的长度变化进行分析和量化，并在这些变化的基础上设计了一种可伸缩结构，制作了一款可伸缩的肘关节护具（图 2-7-6-6）。这种可伸缩的介观结构的结构较复杂，传统制造技术难以实现。3D 打印技术因其增材制造的特点在复杂结构成型方面具有天然优势，因此是制作此类可伸缩结构的首选成型方式。通过 3D 打印制作的可伸缩肘关节护具的匹配性良好且穿戴体验极佳，肘关节运动时护具与皮肤间不产生相对位移。

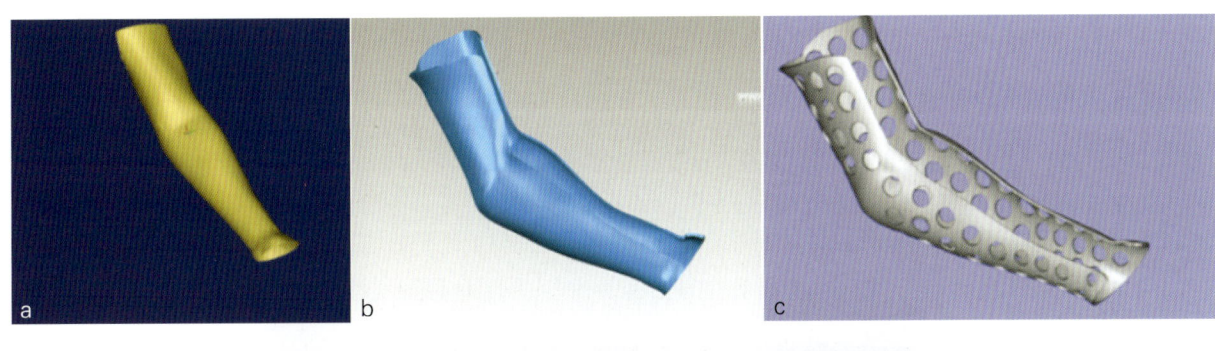

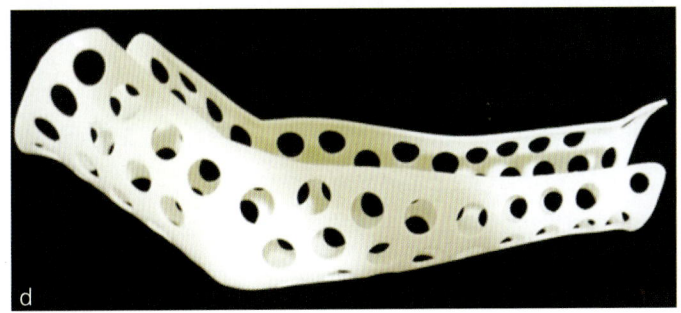

图 2-7-6-5　3D 打印肘关节夹板
a. CT 或扫描数据建模；b. 设计夹板模型；c. 模型处理；d. 3D 打印夹板

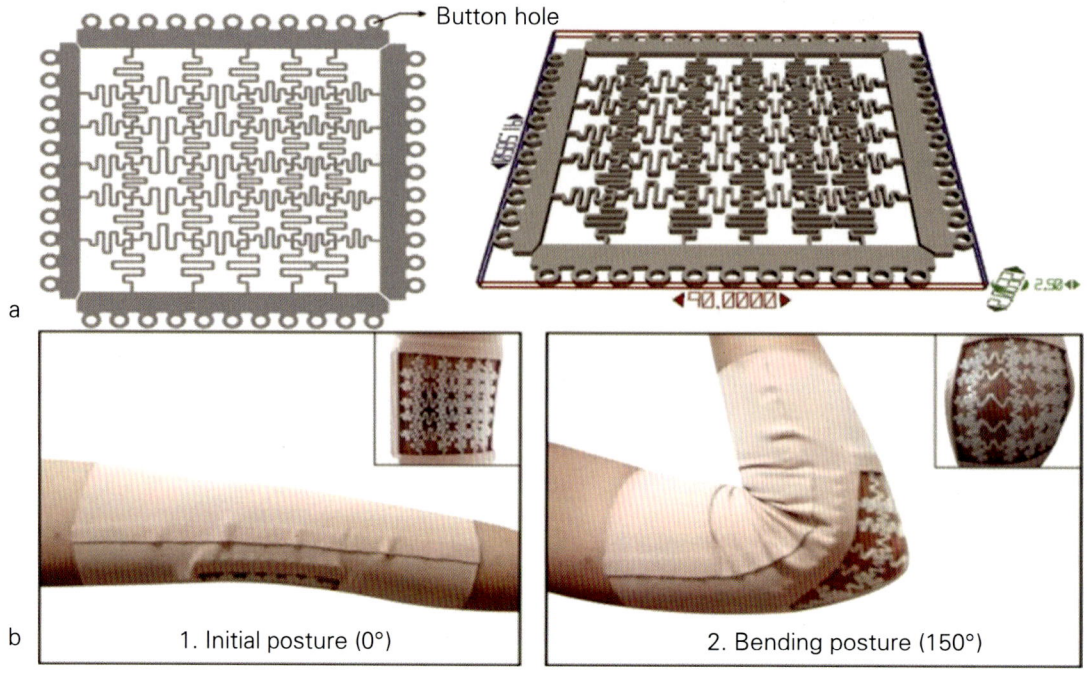

图 2-7-6-6　3D 打印可伸缩柔性肘关节护具

采用计算机辅助设计技术和 3D 打印技术，Guruprasad Kuppu Rao 等为 18 岁的外踝骨折患者个性化定制了踝关节固定支具 Moon walker。该固定支具从跖骨头开始到腓骨头结束，呈 L 形，可以良好固定患者踝关节，与患者度匹配高且透气性良好。将患者患侧下肢置于高位，踝关于处于中立位，采用 3D 光学扫描仪获取小腿、踝和足的全部点云数据用于患部的精确建模（图 2-7-6-7a）；将点云数据导入设计软件（Blender 和 Rhinoceros）进行个性化设计（图 2-7-6-7b），设计的固定支具壁厚 6 mm，固定支具壁上设计有通风孔以保持透气性；固定支具底部添加了鞋底以便于患者行走，鞋底采用晶格设计，在不影响强度的情况下减轻了重量（图 2-7-6-7c）。所设计的固定架模型以 STL 文件格式导入 3D 打印机中进行打印成型。因尼龙粉末具有良好的生物相容性和力学性能以及打印过程之中不需要支持等优点，选择其作为成型材料。所制造的 3D 打印踝关节固定支具的透气性和轻便性良好，患者适配功能表现和患者依从性也较好（图 2-7-6-7f）。

作为人体承重和运动的重要关节，膝关节骨关节炎的发病率逐年上升且呈年轻化趋势。在膝骨关节炎的发生与发展过程中，生物力学因素起着不可忽视的作用。膝关节矫形支具可以有效矫正下肢力线，降低膝关节负荷，减轻患者膝关节疼痛。由上海交通大学医学院附属上海市第九人民医院骨科自主研发的个性化膝关节载荷平衡式矫形支具，具有良好的生物力学特性和外形设计，与患者腿部高度匹配，可以明显减轻患者疼痛，改善患膝功能并提高膝关节稳定性。该款膝关节支具的设计流程（图 2-7-6-8）为：利用 Kinect 软件对膝关节外形进行扫描，通过 Geomagic Studio 软件在下肢数字模型上提取数据；连接部分设计满足在膝关节伸直状态提供矫正力矩，在屈曲状态下则不提供矫正力矩的齿链结构，使用 Solidworks 软件和 Geomagic Spark 软件设计齿链结构；采用 FDM 3D 打印机打印成型；最后进行步态检测验证膝关节支具效果。

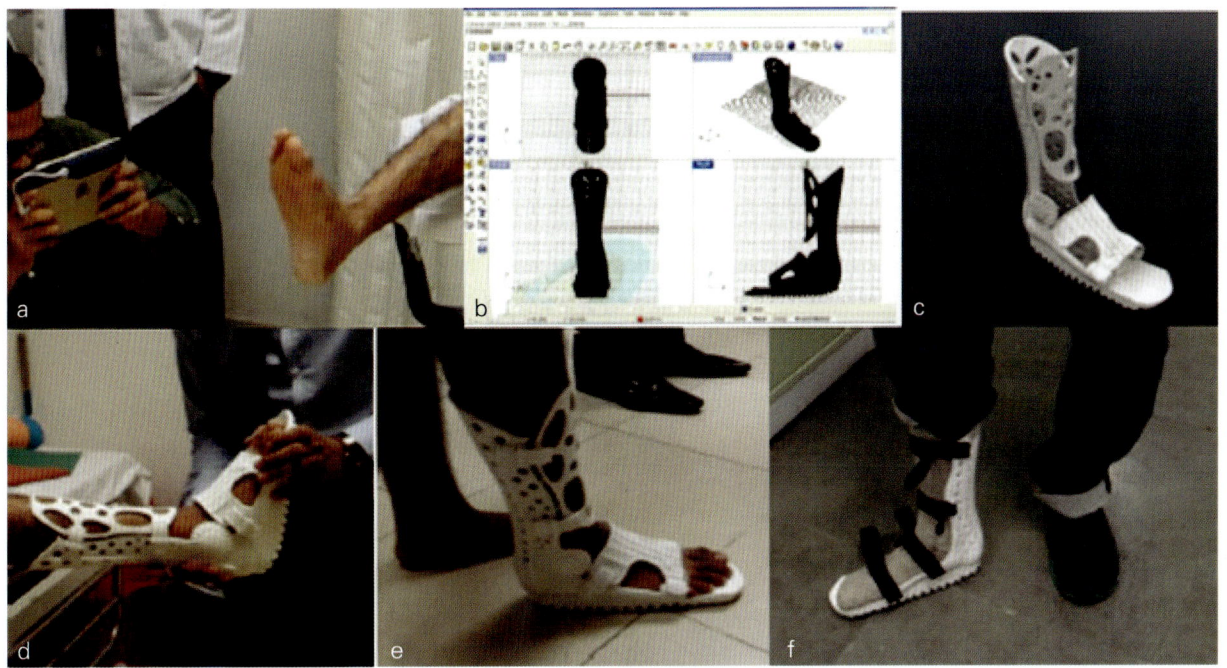

图 2-7-6-7　Moon walker 踝关节固定架。a. 三维扫描足部模型；b. 个性化设计踝关节固定支具；c. 3D 打印关节固定支具；d. 坐位支具适配；e. 站位支具适配；f. 佩戴支具步行

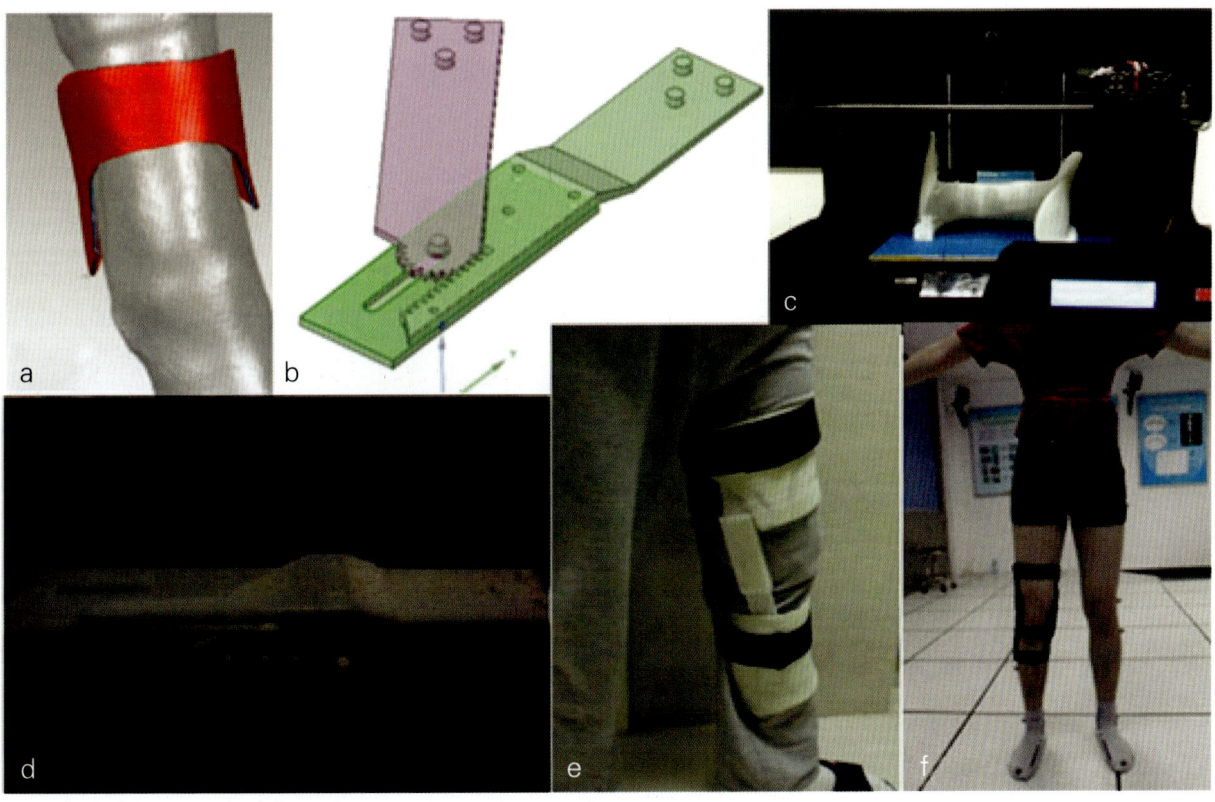

图 2-7-6-8　3D 打印膝关节支具设计流程。a. 基于扫描数据设计支撑面；b. 机械连接件设计；c. 3D 打印部件；d. 机械构件打印；e. 患者适配；f. 步态生物力学实验

三、3D 打印康复支具在脊柱外科的临床应用

脊柱疾患引起的驼背畸形是影响青少年健康发育的一种常见的畸形，可见于强直性脊柱炎、增生性脊柱炎、青年性驼背等多种疾病。20 世纪 80 年代初期，国内有关脊柱畸形的治疗主要着重于特发性脊柱侧凸和强直性脊柱炎脊柱侧凸的矫正，通常采用手术或保守治疗。随着生物力学研究的深入，以及矫形支具、矫治方法和器械的改进，脊柱畸形的综合治疗效果日益改善。脊柱侧凸是一种脊柱病理状态，是指脊柱的某一部分偏离正常脊柱轴线的现象，是多种脊柱疾病和非脊柱疾病累及脊柱的一种临床表现，故可称为脊柱侧凸综合征。脊柱的一段或几段出现侧凸并逐渐加重，不仅可累及脊柱、胸廓、肋骨、骨盆，严重时会影响患者心肺功能，甚至累及脊髓，造成截瘫。重度脊柱侧凸需要手术矫形；轻度侧凸多采用保守治疗，包括电刺激治疗、牵引治疗，特别是支具治疗等，可以防止或减缓畸形的发展。引起脊柱曲度变化的原因很多，就脊柱本身来说，以先天性脊柱畸形以及脊柱骨折、脱位后遗留的畸形为主。骨盆倾斜是导致脊柱曲度改变的另一个重要因素，这种情况下的脊柱侧凸是继发性的。特发性脊柱侧凸在力学上被认为是一种脊柱不稳定状态，在侧凸未被矫正的情况下更是如此，此时的脊柱侧凸将会进行性加重。

脊柱侧凸矫形器的使用一直以来都使脊柱侧凸患者爱恨交加。在实际应用中，脊柱矫形支具治疗的有效性受很多因素影响，包括：①皮肤感觉差；②心理无法耐受；③智力低下、Riley-Day 综合征；④进行性的神经肌源性疾病（如 Rett 综合征、Recklinghausen 病、Friedreich 共济失调）；⑤固定的结构性畸形（如先天性脊柱畸形、外伤性或先天性胸廓畸形、脊柱周围肌缺损等）；⑥骨质量（成骨不良等）。同时，人们逐渐认识到即使脊柱畸形患者适于支具治疗，也不是所有患者都能达到满意疗效，取决于脊柱畸形的病因。导致支具治疗失败的原因常是支具设计不当、间歇佩戴及治疗时机过晚等。同时，应该正确认识佩戴支具对患者产生的全身影响。脊柱矫形支具治疗还可能会引起胸廓受限和心理影响。因为治疗胸椎侧凸的主要目的是维持患者正常的肺功能，所以患者使用支具会影响他们的肺功能是不合理的。Kennedy 等对接受支具治疗的患者进行了研究，发现其肺容量的各项指标都较治疗前下降，FRC 平均下降 26%，FVC 和 FEVI 也明显下降。该作者认为使用支具可能会损害患者肺组织发育，加重哮喘等肺部疾患。因此，对于轻度胸椎侧凸的患者使用支具治疗应该慎重。Wilier 等应用 CT 研究支具治疗前后患者胸廓前后径的变化，发现治疗前平均 Cobb 角为 30.6°，平均随访时间为 5.3 年，发现无论患者侧凸顶椎位于 L1 以下或 T12 以上，随访中患者胸廓前后径都较治疗前明显减少，提示佩戴支具可能会影响肺功能。

沉重的设计，不舒服的佩戴感受，但是众多患者又不得不忍受矫正器带来的不便感受，应用脊柱侧凸矫正器来矫正脊柱畸形。3D 打印技术可以实现"定制"脊柱侧凸矫正器，让矫正器更合体，佩戴也更舒适。

脊柱侧凸支具制作比较复杂，传统工艺必须由有经验的技师逐个定制，工艺顺序为：石膏绷带取模型—石膏模型修改—支具成型—支具试样和拍片—完成支具制作。石膏技术精确性较差，矫形力度和位置完全依靠技师的经验，成品透气性不好。儿童患者一般较难配合治疗。

目前，3D 打印脊柱矫形器的临床应用已经开展，图 2-7-6-9 为三的部落（上海）科技股份有限公司设计制造的 3D 打印个性化脊柱侧凸矫形器应用于临床的效果。未佩戴矫形器前，患者脊柱侧凸明显，经过矫形器的矫形作用，患者脊柱基本正常，侧凸基本消失。与传统矫形器相比，个性

化设计的 3D 打印脊柱侧凸矫形器具有以下优点：①定制化设计，贴合性好，患者能够独立佩戴；②造型美观，设计轻便，能隐藏在外衣里，大大提高了患者依从性和舒适性；③有效延长每天的有效佩戴治疗时间，达到预期效果。

3D Systems 公司设计师 Scott Summit 表示，利用 3D 打印技术实现脊柱侧凸矫正器的定制设计，不仅仅是时尚、设计、科技的结合，更深层次的意义在于将 3D 打印技术变为一种更有效的医疗手段。目前，该公司已在（美国）加州奥克兰儿童医院对 22 例儿童患者进行了试点治疗，希望将这项技术进一步推广。患者对矫正器的满意程度是产品成功与否的关键。年轻患者由于脊柱侧凸矫形器不舒适和佩戴后的尴尬，经常会选择不佩戴，进而可能导致更为严重的脊柱问题。通过 3D 打印定制个性化脊柱侧凸矫形器，可有效避免患者因矫形器的舒适性和尴尬性而拒绝佩戴所造成的病情恶化。

四、3D 打印康复支具的其他临床应用

个性化 3D 打印康复支具除了用于关节和脊柱外科外，在其他矫形治疗方面也有不错的应用。其中，3D 打印定制式鞋垫应用最为广泛。矫形鞋垫主要用于扁平足、足内外翻、膝关节力线不稳的矫正，以及其他疾病继发的足部病变（如糖尿病足）的治疗。普通矫形鞋垫是在工厂定制足弓垫的基础上添加表面材料制成的，由于足弓垫为标准化生产，很难完全适用于每位患者的具体需要。3D 打印鞋垫针对每位患者足底个性化设计，可以实现与患者功能和结构的高度匹配。

足弓是人足的重要结构。扁平足患者的内侧足弓降低/塌陷，同时伴跟骨外翻和距骨下沉内突，会导致足部韧带损伤，甚至造成踝关节退变。近 30 年以来，我国青少年患者扁平足患者数量增加了约 20%，对于足矫形的需求越来越迫切。扁平足患者往往伴有一定程度的足内/外翻。足内翻是常见的先天性足畸形，是在发育过程中由于足踝部的肌腱和韧带发育障碍、胫骨肌挛缩等，将足的

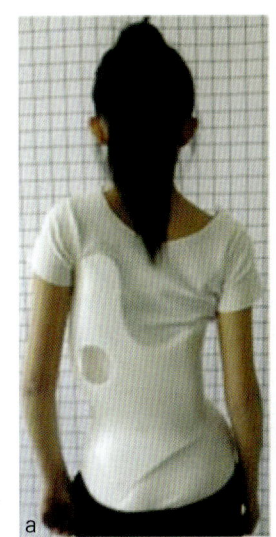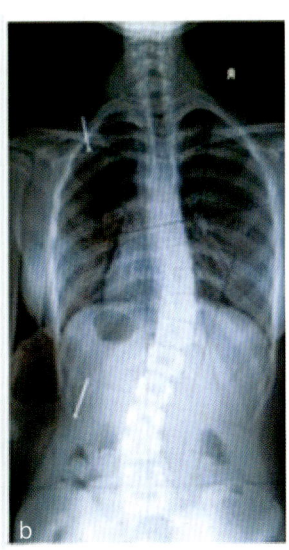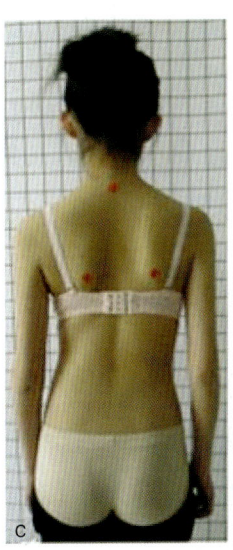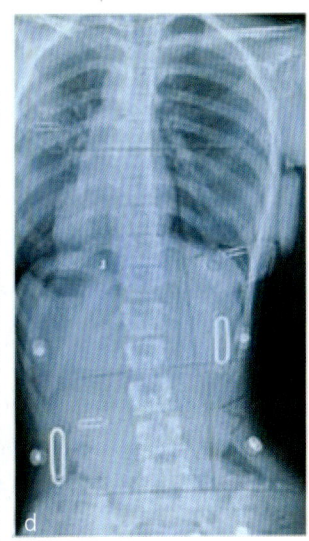

图 2-7-6-9　三的部落 3D 打印脊柱矫形器
a, b. 佩戴矫形器前患者躯干形态和 X 线影像；c, d. 患者佩戴矫形器后躯干形态和 X 线影像

后内侧牵拉向上，导致足向下、向内扭转。足外翻是因为脚部肌腱发育异常导致的一种足部外翻畸形，同时伴扁平足和舟骨塌陷，小腿中点、跟腱中心、跟骨中心三点连线不在一条直线上。足内/外翻导致足部力线改变，足部骨受压变形。2017年，上海昶爱健康科技使用足底扫描设备，采集个人足底数据，建立等比个人3D足部脚模，医生与工程师团队根据患者足部3D模型采用3D打印、精雕制作等方式，为每位患者定制个性化、精准化的矫形鞋垫（图2-7-6-11a），用于治疗扁平足、足内外翻、后跟骨刺等足部疾病。

3D打印定制鞋垫的功能如下：①控制步态：控制距骨下关节的内外转，支撑纵向与横向的足弓；控制足部行走时向内的旋转，以达到改善足部运动、辅助步行的效果。②改善足部压力分布：应用较柔软性质的材料，减轻了足底骨突处的压力，从而减轻疼痛。③矫正步态：使承重时足部关节所需的支撑和平衡恢复正常，矫正不正常功能的足部骨排列。④协调足部结构：矫正鞋弓垫在控制和矫正足部步态时，能够让足部结构更协调。

3D打印鞋垫的制作过程：使用足部扫描测量设备采集足部压力和形态特征数据，构建患者足部的3D立体模型；然后结合通过足部压力特征分析，配合鞋垫软件内置的上百种不同鞋垫模型、插入物和修改工具，个性化设计符合患者疾病和特征的鞋垫；可以根据患者不同病程阶段的足部特征分阶段采集数据，制作用于不同治疗阶段的定制鞋垫。

膝内翻又称"O形腿""罗圈腿"，膝外翻又称"外八字""X形腿"。膝关节及其周围结构正常者，来自股骨内外髁的压力比较平均地分配到两侧半月板。膝内翻的患者，身体重量过多集中于膝关节外侧关节面；膝外翻的患者，身体重量过多集中于膝关节内侧关节面，都会导致下肢力线不良，造成膝关节关节面磨损，引起疼痛和功能障碍。膝内/外翻畸形的治疗，以往常采用绑腿、夹板、手术以及普通矫形鞋垫等方法。内/外翻膝矫形鞋垫则在标准化足弓垫基础上添加表面材料，同时在前掌和足跟处各增加一个小垫片，制作效率低，定制化程度不高。目前，3D打印矫形鞋垫主要通过调整膝关节力线，来消除因为膝内外翻导致膝关节内/外侧受力不均。

老年糖尿病患者平均每年有约1/3的概率会摔倒，有约1/2的概率会发生前足溃疡。前者是因为糖尿病导致的周围神经病变使皮肤受体和本体感受信息的能力丧失，造成步态不稳和平衡不稳引起的；而足部溃疡则是由于糖尿病患者感觉神经病变合并局部受压压强过大导致的。研究发现，糖尿病患者的静态平衡不会受鞋垫的柔软度和弹性的影响，而平坦、柔软的鞋垫相比贴合足弓的硬鞋垫在维持糖尿病患者足部姿势平稳方面效果更好。在控制足部溃疡方面，与标准化鞋垫相比，3D打印定制鞋垫可以使足底面的峰值压力降低31%；与直接铣削制造的鞋垫相比，3D打印鞋垫也能明显降低足底表面的峰值压力，可以有效减少足部溃疡。

2016年，德国Fraunhofer材料力学研究所（IMW）的研究人员针对糖尿病周围神经病变导致的糖尿病足，通过3D打印技术制作了一款柔软的鞋垫（图2-7-6-11b），可以大大减少足部溃疡的发生。他们将TPU用于鞋垫，并且还致力于开发其他可制造舒适鞋垫的材料，并通过逐步改进以获得更好的使用效果。2015年，3D打印企业梦启科技与重庆嵘安医疗器械有限公司合作推出了首款产品3D打印理疗鞋垫，收集患者的数据，由专业医师制订理疗方案，再由梦启科技通过3D打印精确制造理疗鞋垫，不但可以缓解患者病痛，还可延缓局部足部畸形的发展。

2016年3月15日，美国IMcustom公司宣布正式推出第一个3D扫描与鞋垫打印系统，把增材制造（3D打印）带进了医疗零售商店。IMcustom公司使用专有的聚合物凝胶扫描仪采集患者足部力学特征，扫描仪上柔软的软凝胶垫可以准确捕获（精度小于 1 mm）在正常位置上的足部的 3D 形状。随后，该扫描仪会输出一个 3D 查看器链接来显示足部扫描结果，将足部的压力点可视化（图 2-7-6-12c），发现可能存在的问题。

每个人的下肢力线各不相同，而市场上的鞋基本没有照顾到这种个性化需求。正因为如此，有些公司提出通过 3D 打印制作鞋垫让每个人行走得更舒适、更健康。3D 打印鞋垫未来会走进千家万户，更好地实现下肢畸形的预防和矫正，更好地提高人群的健康水平。

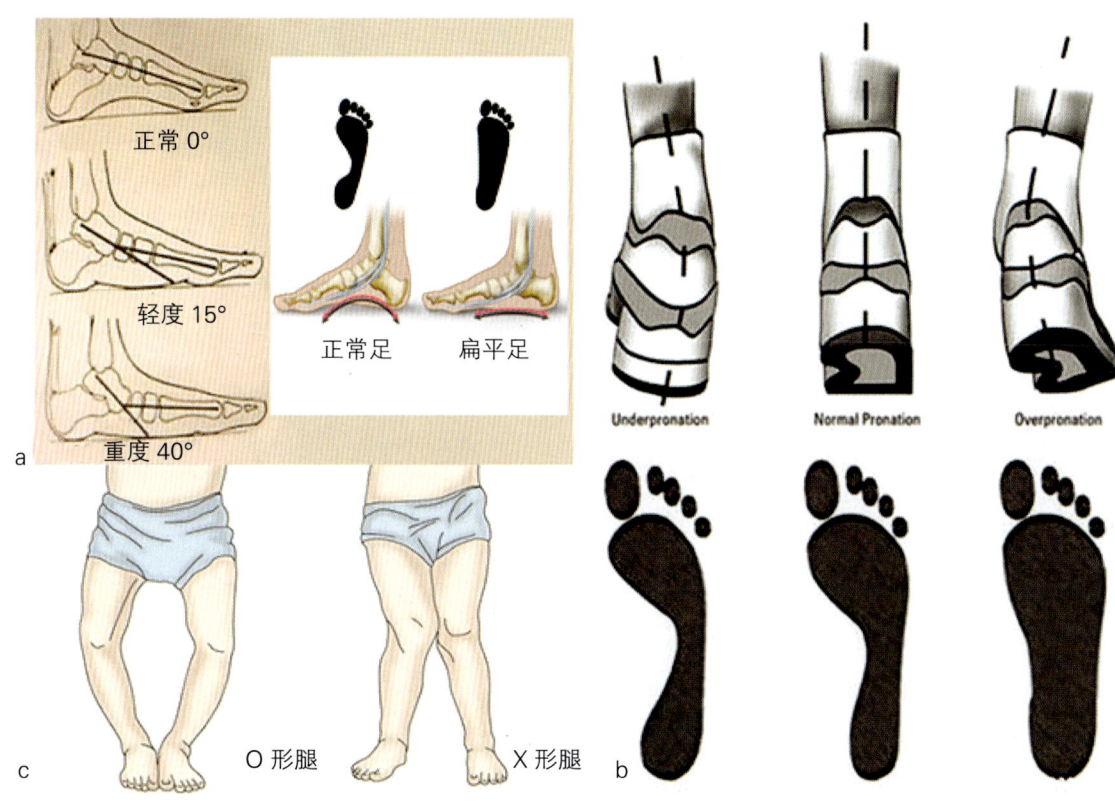

图 2-7-6-10　膝内 / 外翻与扁平足
a. 正常足与扁平足示意图；b. 正常足与足内 / 外翻示意图；c. 膝内 / 外翻示意图

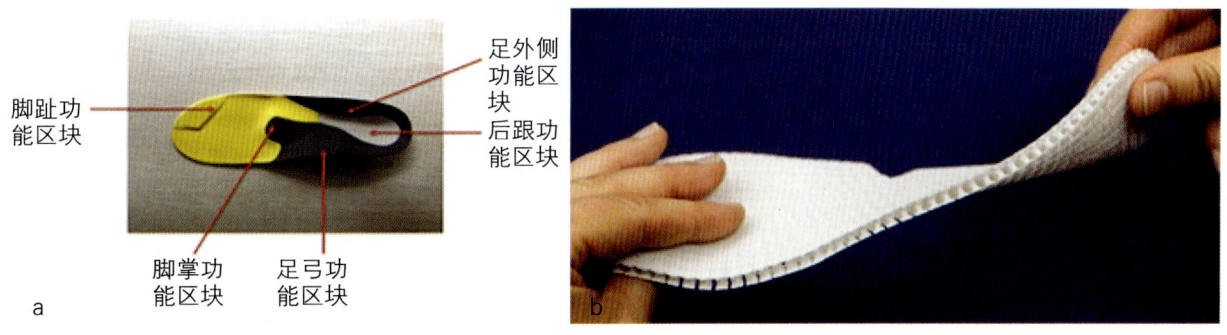

图 2-7-6-11　3D 打印矫形鞋垫
a. 昶爱 3D 打印矫形鞋垫；b. Fraunhofer 3D 打印糖尿病足鞋垫

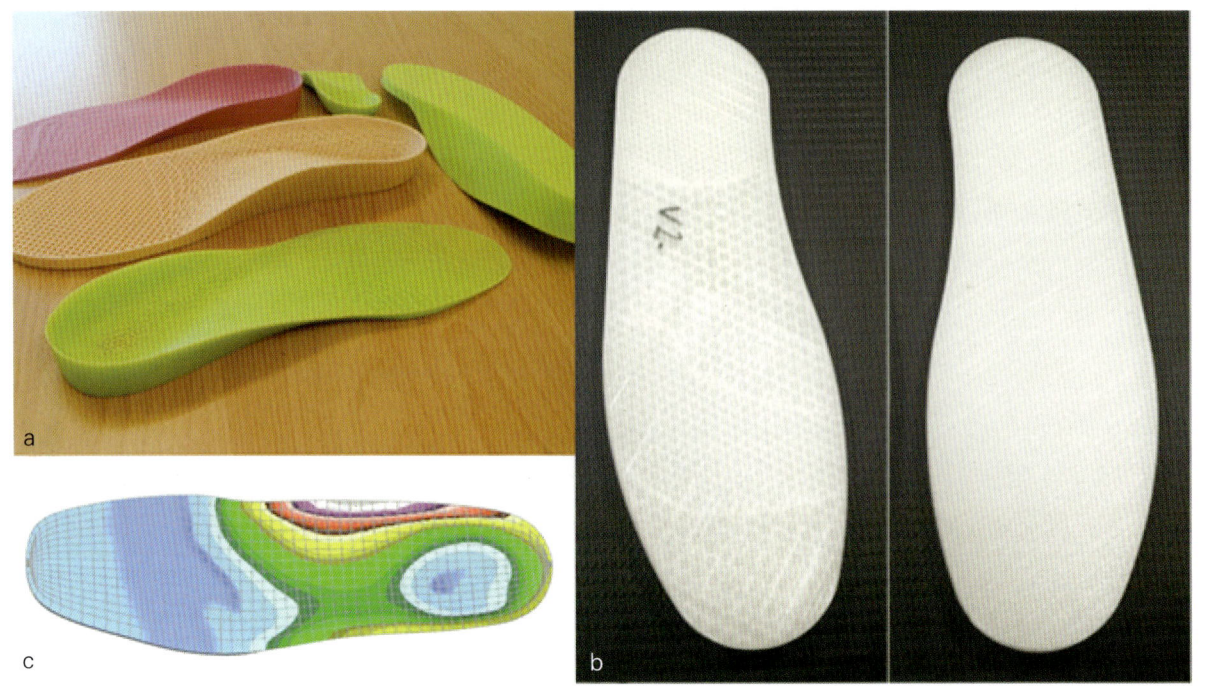

图 2-7-6-12　3D 打印矫形鞋垫与足部压力分析
a. 3D 打印矫形鞋垫；b. 3D 打印糖尿病鞋垫；c. 足部可视化压力

五、3D 打印康复支具标准的专家共识

目前，3D 打印康复支具在临床的应用逐渐展开，可以预见 3D 打印康复支具在临床和市场具有极好的发展前景。然而，目前国内还未有关于 3D 打印康复支具的相关标准和规定，现依据临床医师和多年从事 3D 打印康复支具制造的专家建议和经验提出 3D 打印康复支具标准的专家共识，以供参考。

（一）3D 打印康复支具的通用设计要求

1. 结构要求　所设计的 3D 打印康复支具应结构稳定，根据康复支具的功能要求，固定型康复支具结构应稳固不易松弛，活动型康复支具应具有动力结构的安全性、稳定性。设计时需要考虑在与肢体重要神经血管、骨突部位有接触的位置应有衬垫缓冲，防止损伤。

2. 功能要求　同常规康复支具功能要求一样，所设计的 3D 打印康复支具应能对目标关节起到一定的固定、矫治、功能代偿作用，能够促进目标关节骨的愈合、功能恢复等。

3. 尺寸要求　因其个性化设计和制作的特点，3D 打印康复支具应采用等比（1∶1）制作，以保证与患者患处的高度匹配。

4. 材料要求　直接与皮肤接触的材料应无毒、无刺激；材料强度适中，不宜过高或过低；材料力学性能稳定，不随时间或环境有较大波动。所选用的材料均应符合相关标准。

3D 打印康复支具的材料应尽量选择防火或可将产生有毒气体的风险降至最低的材料。支具材料选择不能避免上述风险时，应于产品交付时提供降低风险的警示信息和对预防措施的描述。

5. 外观要求　康复支具多为外用器械且佩戴时间较长，因此 3D 打印康复支具外观应当尽量美观以提高患者的依从性，外形应仿真人体解剖形态，表面在不影响力学强度的情况下，尽量采用多孔或网状结构以保持支具的轻便性和透气性。腔体内部应保持光滑平整，边缘处不得有尖角以防对使用者造成意外损伤。

6. 适配要求　患者适配3D打印康复支具前，需要由医生或技术人员告知患者支具的佩戴须知，应由专业技术人员佩戴或在专业技术人员指导下佩戴，检查矫形器是否达到设计和结构要求，检查是否佩戴正确，并告知患者佩戴的时间和频次。

（二）3D打印康复支具影像学数据来源

用于设计3D打印康复支具常用的临床影像数据为CT、MRI和3D扫描。

1. CT数据　CT扫描对骨组织、造影剂的解析能力较强，是数字化设计最为常用的医学数据来源。基于3D打印设计需要，CT数据应满足以下要求：①设备选择：推荐使用螺距小的多排螺旋CT，不推荐使用传统的级进式CT或单排螺旋CT进行扫描。②扫描范围：以能够满足临床需要为准。③扫描间距：推荐1 mm，不应>2 mm。④CT扫描参数设定：依据临床需要。⑤分辨率：推荐像素矩阵为512×512、像素尺寸为0.5 mm×0.5 mm的CT设备。⑥扫描体位：正确扫描摆放体位对随后进行三维设计、测量有益。进行CT扫描时，摆放肢体时建议使肢体长轴与扫描方面一致；如果肢体存在外固定或者骨关节畸形时，建议减少两者的成角角度。建议使双侧肢体摆放对称，按照解剖学姿势摆放，双上肢伸直附于体侧、手心朝前，双下肢靠拢、足尖朝前。⑦造影剂：根据临床需要可以选择使用。⑧金属异物：金属异物的存在会在CT扫描过程中会产生伪影，对影像精确性将产生误差。

2. MRI数据　MRI对软组织有较好的解析力，但鉴于MRI扫描层厚问题，一般很少使用MRI进行精确数据采集，多用于标注软组织、病变范围。T1WI显示解剖结构较清楚，适合用于骨关节三维模型设计；而强化MRI二维断面图像适合标记肿瘤及其浸润范围。一般不推荐将MRI影像直接用于3D打印模型的三维重建。MRI数据与CT数据可以融合、配准，可协助用CT影像进行3D打印模型的设计和测试。

3. 光学3D扫描数据　通过光学3D扫描仪将被侦测的数据传输到专业软件中，由专业人士对数据进行裁剪、优化后，编辑出可用的3D数字化模型。建议扫描仪的精度在1 mm以内。对病变或缺损部位的扫描要尽可能完整。

MRI和CT两种方法所保存的图像数据格式、传输和存档：①用于重建和存档的医学二维断面图像，推荐使用符合DICOM 3.0的数字影像和通信标准格式，不推荐使用由PACS系统生成的其他格式图像；②已构建的骨骼系统三维模型文件，推荐采用通用的光固化立体造型术（stereolithography，STL）格式，不推荐采用其他文件格式；③推荐采用移动存储介质和固定存储介质相辅的数据保存和存档调用方式，以保证数据的安全性和查询便捷性。

六、总结与展望

现代康复医学的趋势是个性化、精准化、数字化。随着社会经济水平的提高和数字医学技术的发展，康复支具的个性化定制将是未来康复支具产业的一大特征。结合医学影像技术、计算机辅助设计技术和3D打印技术，每一位患者都将能够拥有专门为自己设计制造的康复支具。与传统批量生产的标准化康复支具相比，3D打印康复支具的最大优势在于其个性化定制的特点，可以依据病情进行个性化设计，实现与患者的高度匹配，舒适且美观。

但是，目前 3D 打印康复支具大规模应用于临床还存在不少的问题：第一，材料的限制。如何找到力学强度适宜、生物相容性好的低成本高质量 3D 打印材料，是影响 3D 打印康复支具产业的一大难题。第二，3D 打印技术的限制。目前 3D 打印技术虽然已经相对成熟，但是其打印速度仍然难以满足快速制造的要求。第三，价格的限制。3D 打印康复支具的人力和物力成本较高，极大地限制了其在临床的应用和推广。

尽管 3D 打印康复支具应用于临床还存在诸多不足和限制，但是其优于传统支具的个性化定制的特点，是吸引患者的一大亮点。相信随着技术的发展和提高，上述问题终将迎刃而解，取而代之的将是个性化 3D 打印康复支具的大规模应用。

第七节　3D 打印在康复辅具制作中的应用

康复辅助器具是改善、补偿、替代人体功能和实施辅助性治疗以及预防残疾的产品。国务院在国发第 60 号文《关于加快发展康复辅助器具产业的若干意见》（简称《意见》）中指出，我国是世界上康复辅助器具需求人数最多、市场潜力最大的国家。《意见》提出，的增材制造（3D 打印技术）在促进康复辅助器具设计创新、提高定制化水平等方面起到了重要作用。本章就 3D 打印技术在康复矫形器及假肢的应用展开初步论述。

一、矫形器

（一）下肢矫形器

3D 打印定制化足踝矫形器被认为是治疗足部和下肢畸形的新趋势。目前，临床普遍使用传统的泡沫和石膏支具；但随着三维激光扫描、计算机辅助设计和 3D 打印技术的成熟，定制化矫形器已经发展至第三代，即从手工制作过渡到采用 CAD/CAM 技术制作，最终发展为 3D 打印矫形器。定制化矫形器通过提供个性化的矫形支撑，降低了再次发生损伤的风险。与通过传统方式制造的矫形器相比，3D 打印矫形器在 30 万次疲劳性试验中没有发现裂纹或断裂，足踝矫形器的形状和刚度基本没有改变。其他学者还发现使用 3D 打印矫形器可增加步行速度和步幅。

涉及支撑型矫形器时，矫形外科技术人员通常受到个性化结构的束缚，因为形态、功能和材料厚度配置必须适合每位患者的需求。需要采用复杂结构时，传统工艺通常已达到自身极限。此外，由于其生产成本较高而且非常耗时，因此没有现货可用。为解决这些问题，可以采用 3D 打印技术根据每个患者需求来量身定制矫形器。例如，患者在受伤后只能依靠轮椅、拐杖与矫形支具行动，但是传统的矫形支具非常重并且外观比较笨重，影响了患者康复的行动和心情。设计师在经过与患者沟通后，决定为其设计一款轻量化的矫形器。设计师选择通过 3D 打印技术来制造这款矫形器，在无须使用模具制造技术的情况下直接完成矫形器的制作。设计矫形器时，设计师首先需要对患者腿部进行 3D 扫描，然后设计出定制化矫形器的三维模型。Plus Medica OT 公司的设计师采用 EOS 公司的 3D 打印机来制造这款轻量化矫形器（图 2-7-7-1）。这样，无须任何特殊工具，即可制造出任意形状的矫形器，同时具有出色的硬度和耐冲击度，在较大负荷下不会碎裂也不会断裂，降低了患者受伤的风险。这款踝关节/足部矫形器上有很多透气孔，透气性良好；环状封闭系统几乎覆盖整个脚面，很好地控制了足部内/外翻，保持跟骨处于中立位［类似潘塞缇（Ponseti）治疗方法］。

（二）上肢矫形器

国外某生物工程学的研究生曾为一位四肢麻痹患者设计了一种轻巧的定制化手指矫形器，以帮助患者的手指轻松抓取物品（图2-7-7-2）。在设计时，设计师首先为患者制作了手部石膏模型，然后对石膏模型进行三维扫描。在接下来的三维建模过程中，最大的挑战是如何将矫形器与患者的手部更好地贴合，矫形器的外壳需要紧密贴合于腕部，手指部分由较小的部件支撑。设计师添加了一个杠杆控制装置，可模仿人的关节，与3D打印部件装配在一起，通过杠杆装置使患者的手指得以活动。矫形器由70多个不同的3D打印部件组成，以采用多头FDM技术的3D打印机和ABS丝材进行3D打印。在3D打印部件装配完成后，设计师添加了魔术贴来固定矫形器。

（三）脊柱矫形器

在青少年特发性脊柱侧凸患者中，仅有约10%最终需要手术治疗，其余约90%的患者可以采用保守治疗和积极观察。非手术治疗中公认的最主要和可靠的方式是用矫形器治疗。现有矫形器存在透气性差、器械壁厚、样式不美观等问题，使患者的佩戴依从性差，从而影响治疗效果。国内外的医疗机构、康复辅具制造企业，已开始通过3D打印技术制造轻量化、美观的定制化脊柱侧凸矫形器。例如，国外个性化假肢和矫形器制造商UNYQ开发的一款3D打印脊柱侧凸矫正器（图2-7-7-3），打印材料为尼龙，平均重量仅为300~600克，矫形器壁厚仅3.5 mm，透气、轻便。患者佩戴这款矫形器后，可以轻松隐藏在衣服下。UNYQ还在矫形器上配备了传感器，可以跟踪用

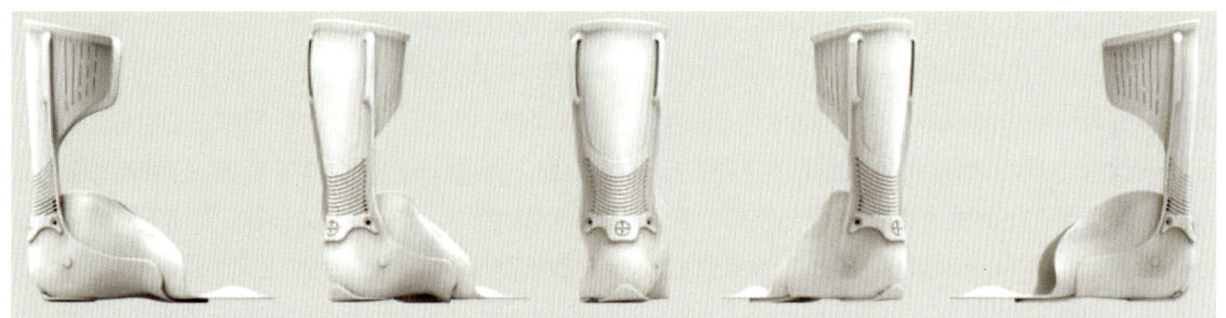

图2-7-7-1 动态足踝矫形器（DAFO）的全方位理念：（从左至右）集成式小腿（上部）用魔术贴固定，整体式关节系统，带徽标的运动止动装置，便于保持稳定性的集成跟骨板，以及通过突片锁连接内部足部组件

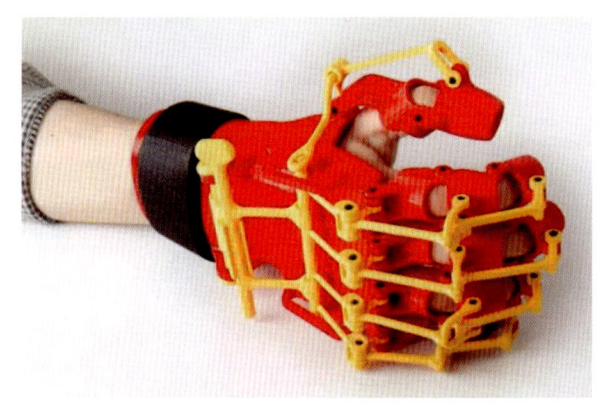

图2-7-7-2 3D打印上肢矫形器

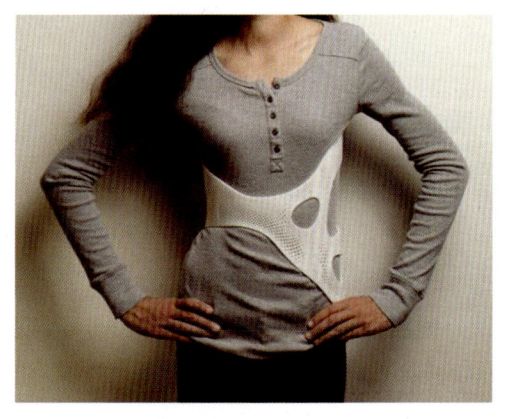

图2-7-7-3 穿戴3D打印脊柱侧凸矫形器的患者

户穿戴了多长时间，进行压力点检测，以保证矫形器的舒适性和功能性。所有捕获的信息都会通过手机APP提供给医生，以决定是否需要调整支具。它不但能通过定制化完美贴合穿戴者的身体轮廓，而且重量比普通的矫形器轻了近75%！

二、假肢

（一）下肢假肢

接受腔是假肢的一个非常重要的组成部分，接受腔有四大功能：①连接患者与假肢；②包容残肢；③传导力量；④传递运动。作为假肢和患者残肢之间的连接，接受腔的舒适度非常重要，并且都是定制的，应设计成适合患者残肢的独特几何形状（图2-7-7-4）。残肢末端以前用石膏包裹，缺点之一是依赖矫形技师的经验，而且如果需要制作另一个接受腔，则必须重复整个取模过程，且不能保证与第一个完全相同。使用计算机辅助设计和加工，新的假肢制造过程开始于通过触摸探针和激光扫描系统，获取患者的残肢数字化三维几何数据，并且未来可以根据需要再次使用。

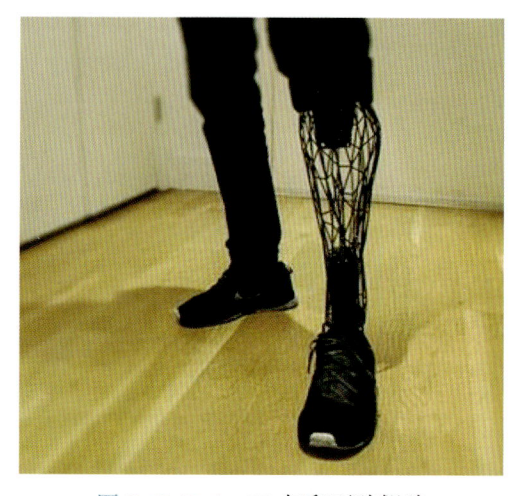

图2-7-7-4　3D打印下肢假肢

3D Systems 收购的 Bespoke Innovations 公司提供定制化假肢制造服务，假肢的外壳可以通过3D打印设备进行定制化制造。Bespoke 的产品与用户自身肢体的尺寸高度契合。制造假肢时，Bespoke 首先获得佩戴者肢体的三维扫描数据，以及目前佩戴的假肢的三维扫描数据。设计师在计算机中将患者自身肢体数据与设计出的假肢进行叠加匹配、对比，确保定制假体能让患者的身体看起来非常协调。佩戴者可以选择自己喜欢的假肢外壳。3D打印技术提高了假肢外壳设计的自由度，同时使制造出的结构更轻。传统假肢定制化生产周期为3~4天，而德国3D打印假肢制造商 Mecuris 研发的"NexStep" 3D打印假肢系统，使用数字化设计和3D打印技术进行假肢定制化生产，生产周期则要短很多，有希望最终能实现48小时内交付。为获得CE认证，Mecuris 做了大量准备工作，其中最重要的是对3D打印假肢进行长期机械耐久性试验、负载持久测试等。通过仿真分析，Mecuris 证明了 NexStep 3D打印假肢的脚趾持久负载可达8 000 N，患者安全使用此类假肢可以达3年以上。

（二）上肢假肢

假肢根据佩戴者的个体化特征定制化设计和制作。成本低、外形灵活多样的假肢，尤其适合家庭经济条件困难的儿童患者佩戴。医生可为儿童患者定制3D打印假肢（机械手），使用这个假肢，患儿可以拿水杯喝水、写字，成本不到传统义肢造价的十分之一（图2-7-7-5, 6）。这对于不断增长和经历心理社会发展的儿童尤其适用，因为此类患儿的假体需要频繁更换。儿童患者拒绝假肢的主要原因是功能受到限制、不舒适、太重和外观无吸引力。免费共享的3D打印假肢模型使世界范围内在此领域进行合作成为可能，并产生了各种各样的设计。多数设计共享一些共同的元素，多数此类假肢外观类似，使用手腕运动来重塑抓握机制，假肢上的手指通过各种铰链连接于手掌部件，

第 7 章 医学 3D 打印模型在临床中的应用

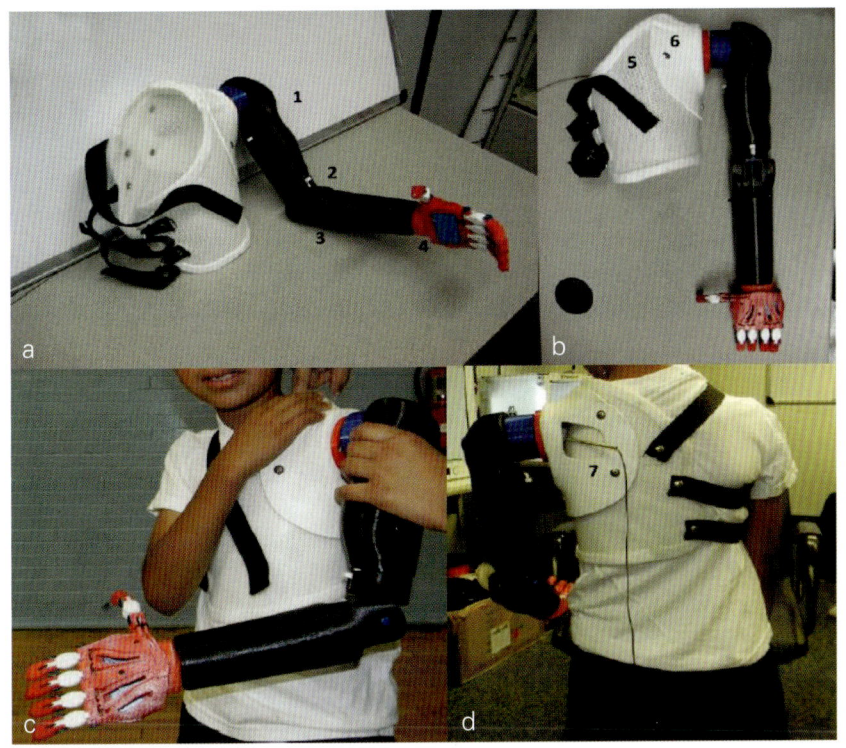

图 2-7-7-5 3D 打印上肢假肢

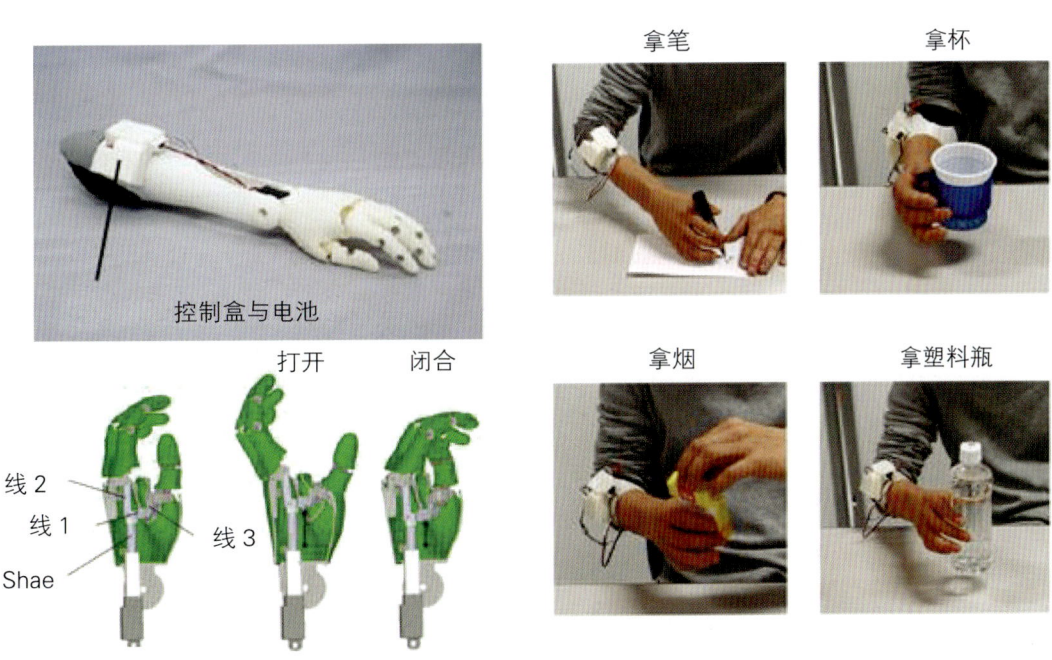

图 2-7-7-6 3D 打印前臂假肢

手掌部件向上连接于前臂套。为了防止滑动和增加抓地力，表面可采取防滑设计，或者某些东西可以胶合到表面以增加摩擦力。

英国 Open Bionics 公司通过 3D 打印技术制造仿生肌电手，与传统的肌电手相比，3D 打印肌电手在价格上具有明显优势，在外观造型上也更加灵活。对于儿童矫形器，虽然需要不断更换，但其功能和结构却要保持不变。2017 年，Open Bionics 宣布通过由 10 例儿童截肢患者组成的试验小组来评估 3D 打印肌电手的优势。据称，这也是世界第一项 3D 打印仿生手的临床试验。Open Bionics 肌电手包括 3D 打印的仿生机械手和肌电信号系统两个主要部分，可通过医用电极与手臂肌肉相连，当手臂肌肉收缩后，肌肤表面会有电子信号；感应器获取这种信号，然后将其传递给机械手，使肌电手具有抓取功能。仿生肌电手的重量与人手重量相当。

三、展望

通过为在线开源网站免费提供假肢和矫形器原型设计，我们看到了 3D 打印协作设计的数量和质量都呈指数级增长。这种全球共享的直接结果就是各种各样的创新设计的出现，使得 3D 打印技术在全球范围内进一步得到推广并易于使用。尽管应用前景广阔，但我们难以用相同的规范衡量同一类 3D 打印技术制造的产品是否符合标准，如何证明其安全性和有效性面临考验。北京航空航天大学教授樊瑜波表示："对于个性化产品，我们往往没有机会进行精细的体外实验、动物实验乃至人体试验，如通过多次疲劳试验对产品不断修改直至合适，所以前期的设计尤为重要。"从全球范围来看，3D 打印欠缺国家层面的行业标准是国内外共同面临的尴尬处境，这也是这项技术商业化的难点。

第8章 个体化 3D 打印手术导板的临床应用

第一节　个体化 3D 打印手术导板的发展与应用现状

一、概述

3D 打印技术亦称快速成型（rapid prototyping，RP）技术，于 20 世纪 80 年代起源于机械工程领域，是集新型材料科学、计算机辅助设计、数控技术、激光技术为一体，基于离散、堆积原理，逐层累加进行物理模型快速制作的综合技术。其突出特点是分层叠加、善于制造复杂实体且具有较高的精确度；同时，产生废料极少，单个制作与批量化制作成本相比差距不大，故在非批量化制作中具有明显的成本和效率优势，极大简化了从设计到产品实物的过程。因此，快速成型技术在工业上被称为第四次工业革命的标志性技术。RP 技术根据成型方法可分为 2 类：基于激光及其他光源的成型技术，如光固化成型（stereo lithography apparatus，SLA）、分层实体制造（laminated object manufacturing，LOM）、选择性激光烧结（selected laser sintering，SLS）等；以及基于喷射的成型技术，如熔融沉积成型（fused deposition modeling，FDM）、三维印刷（three-dimensional printing，TDP）等。而在医学领域，由于疾病特殊性、个体解剖差异性的存在，即使相同的疾病或损伤，对不同患者也很难用相同的治疗方案进行治疗。因此，在医学领域我们一直强调治疗的精准化和个性化。医生可根据患者三维重建的数据构建等比 3D 模型，有助于医生与患者及其家属沟通，为患者和医生提供触觉与视觉反馈，在疾病的诊断、手术方案的设计、术前手术操作的演练、术中辅助手术操作以及术后恢复等方面提供帮助。在这些应用中，与患者手术效果、手术安全直接相关的当属个体化 3D 打印手术导板。在计算机上，通过术前三维模型，参照患者的刚性解剖学标志，即可设计并制造个体化手术导板，具有定向、限深的特性，学习曲线短，术中操作简单，无须反复透视，在节约手术时间的同时确保手术质量，尤其适合需非直视下操作的手术。

二、应用现状

目前，个体化 3D 打印手术导板已广泛应用于骨科、颌面外科、神经外科等，以下将介绍其部分应用。

（一）骨科

骨骼作为刚体，为个性化导板发展和使用提供了一个广阔的舞台。

椎弓根毗邻脊髓、神经、椎动脉等重要解剖结构，螺钉置入位置严重偏移、角度不佳不仅可致螺钉内固定系统的强度下降，甚至还会损伤相邻的脊髓、神经、椎动脉，甚至造成大出血，危及生命。若合并脊柱畸形等复杂疾病，椎弓根螺钉的精确置入将更困难。国内以陆声教授为代表的一批学者已经建立用于椎弓根螺钉、椎板螺钉、经 S2 骶髂螺钉置钉，脊柱后凸畸形截骨矫正等的一系列手术导板，能够精确把握置钉的位置、方向及角度且操作简单，可术前设计螺钉的长度和直径，能够明显提高置钉的准确率。而脊柱后路减压、开窗及复杂脊柱畸形矫形等手术都需要截骨，对截骨范围的规划多通过术前影像学资料和计算机软件测量来进行大致估计。由于脊柱本身解剖结构复杂且有可能存在一定的个体差异，同时脊柱畸形常涉及多种解剖结构变异，如椎弓根缺如、椎体旋转，脊柱侧凸、脊柱后凸，甚至椎体分节不全等畸形，解剖结构及解剖标志严重变异，而脊柱又毗邻脊髓神经等重要组织结构，运用传统的术前规划方法，术者将很难获得术区直观的三维解剖信息，会造成截骨线的设计精准度较低。而截骨线的划定，需要综合考虑脊柱矢状位和冠状位的平衡、脊神经的松弛程度以及有无无序列堆积或过度牵拉、椎前血管顺应性、肌肉的牵拉程度、心肺功能的影响程度等因素。截骨或减压范围过小，无法达到改善外观畸形、恢复脊柱平衡、解除神经受压的目的；截骨或减压范围过大，容易破坏脊柱的稳定性，造成神经功能损害。因此，精确的截骨范围是手术疗效的保证。设计个体化的截骨导板，可以确保术者在导板的指引下精确完成截骨，显著提高了修复手术的精确性，实现了脊柱截骨、减压、开窗手术从经验化到数字化的转变并简化了术式。制定标准化治疗模式对临床工作具有重大指导意义。

在关节置换术中，医生通常依靠术前影像学检查及术中髓内、外截骨导向器等定位装置决定术中截骨的角度和量，由于手术设计缺乏客观性和量化，给术中进行精确的定位截骨带来了较大的困难，而超过半数早期失败或后期翻修的关节置换病例与术中截骨不当有关。美国 Biomet 公司与比利时 Materialise 公司合作，实现了膝关节定制截骨导板的商业化（Signature 膝关节系统），极大地节省了截骨所用的时间，降低了由截骨不当所带来的手术风险，提高了手术效果的优良率和手术精确性。

除此以外，面对于各种原因引起的关节或骨骼畸形，常伴不同程度的疼痛和功能障碍，需通过截骨矫形术改善其力线，以达到矫正畸形、确保关节稳定和解除疼痛的目的。如何准确确定截骨范围、角度一直困扰着手术医生。传统截骨角度是在 X 线影像或 CT 影像上测量决定的；对于旋转畸形，则根据患者双侧外形的对比来决定截骨角度，在实际手术过程中难以按照术前规划准确执行。因此，有学者设计了有多个钉孔或滑槽的个体化截骨导板，取得了较好的临床效果。

（二）口腔颌面外科

20 世纪 80 年代，口腔种植技术还处于早期发展阶段，种植体置入的角度和位置需要在手术中翻开黏膜骨瓣后，根据局部骨组织情况来确定，术中出现置入位置不佳等结果的风险较高。之后，口腔医师提出新的理念，即在术前通过确定修复体的位置指导确定种植体的位置，使得修复体能够使患者恢复良好的功能并具有美观的外表。运用 3D 打印技术可在术前对种植区的解剖结构进行分析，并制作种植导板将术前的设计种植体位置转化到手术患者种植区。例如，借助 Materialise 公司的 Sim Plant Planner 种植软件可以评估种植区骨量，测出距离上颌窦和下牙槽神经管等重要解剖结构的详细数据，甚至设计种植体种类、尺寸、最佳位置和方向。同时，根据以上参数设计并用 3D 打印技术制作种植导板，主要适用于种植体需避开重要解剖结构、置入多个种植体并需获得一致种植角度，需要完成种植义齿即刻修复，以及骨量不充足又不接受植骨的患者。

当前，无托槽隐形矫治技术处于快速发展阶段，3D打印个性化导板在其中也扮演重要角色。其核心技术包括三维重建牙颌数字模型，然后利用计算机辅助模拟牙齿移动，确定方案后采用3D打印技术打印出适合不同阶段牙颌移动的隐形矫治器。3D打印导板能够制作精确个性化的牙颌模型，同时降低生产成本，有助于隐形矫治技术的推广。

此外，颌面部创伤常导致颧骨骨折，造成颧面部塌陷畸形，颧骨向后下移位、患侧面部增宽及双侧面部明显不对称，甚至合并张口受限、面部畸形等，严重影响面部外观和口腔功能。颧骨骨折的治疗需要恢复颧骨的突度、侧方宽度及面部的对称性。由于骨折断端缺乏可靠的参考标志，对于新鲜颧骨骨折，复位存在一定困难；对于陈旧性骨折，由于骨折断端失去复位的标准，很难做到精确解剖复位，术中凭借经验复位的手术效果不确定。针对以上问题，有学者在单侧颧骨骨折治疗中将三维重建图像中的上颌骨和头颅分割出来，选取镜像平面，并将健侧头颅翻转至患侧，将患侧骨折块分离并复位，根据复位结果制作3D打印数字定位导板，在术中利用3D打印定位导板进行骨折块复位与固定，术后患者颧骨的外观恢复满意。

（三）其他亚专科领域

对于头颈部恶性肿瘤，主要是以手术为主的综合治疗。因局部晚期或高龄高危而无法接受手术治疗的头颈部鳞状细胞癌（head and neck squamous cell carcinoma, HNSCC）患者，放疗（放疗）是重要的辅助治疗方法，但是单纯放疗的效果并不理想，常会产生皮肤纤维化、口腔黏膜溃疡以及颌骨骨髓炎等不良反应，有研究报道，接受同期放化疗患者的3、4级急性黏膜炎发生率可达71%，限制了该治疗方式在临床的应用。王兴等在常规放疗的基础上制作个体化 ^{125}I 放射性粒子置入导板，进一步改善了的近期疗效，并且放射相关的不良反应较发生率低，为晚期头颈部恶性肿瘤的治疗提供了一种新的治疗方案。丁向前等则将个性化导板用于高血压脑出血的穿刺，与传统的微创穿刺清除术相比更为精准、简单。

三、总结

手术导板的设计是其临床运用的核心环节，需要同时关注手术方式、部位，显露部位软组织及加工工艺等。并非所有手术都适合使用导板，要根据手术方式决定是否需要手术前设计和术中的准确定位。患处骨组织的表面唯一性也是导板设计的关键，如长骨中段手术不适合使用导板。一般导板直接贴附于骨面，手术过程中软组织的剥离尤为重要；有些手术部位的软组织无法剥离，需要在设计阶段加以考虑。在某些特殊解剖部位，如胫骨远端、尺骨近端等位置，因骨骼外面软组织薄、形变范围有限，也可以设计帖服皮肤的导板。为了保证导板的强度，不同材质也会对设计方案造成影响，如使用ABS树脂及石膏时厚度不应小于5 mm，光敏树脂一般采用4 mm的厚度，金属可以采用3 mm的厚度。定位部分的设计也不同，非金属材料一般设计成可引导克氏针的圆孔，金属导板因强度大，可以设计导向槽在手术中直接引导摆锯或骨刀。传统教育模式培养下的医生长期工作于临床一线，能够发现很多临床工作中的困难，但由于缺乏相关理工科背景知识，难以想到解决临床问题的方法，甚至想到了也无力实现；而工科专业人员缺乏医学基础知识，虽然具有解决问题的能力，但又难以发现既与临床结合又有意义的研究方向。而3D打印导板的基础和临床应用研究属于理工科学和医学的交叉学科，尽管目前借助个体化导板解决了部分临床问题，但是仍有非常大的空间需要我们去继续探索，而这只有通过加强医工合作才能实现。

第二节 个体化 3D 打印手术导板在脊柱外科的应用

一、概述

脊柱是人体的中轴，起着的承重作用。脊椎由关节突、椎间盘、前纵韧带、后纵韧带等结构相连，使脊柱具有运动的空间。在椎体后方、双侧椎弓根的内侧、椎板的前方的中空部分成为椎管，其内有脊髓或马尾神经通过。由于解剖结构复杂、解剖变异大，因此脊柱外科手术在很长一段时间都被认为是手术难度、手术风险最大的一类手术。随着学者们对脊柱解剖和生物力学认识的深入，发现椎弓根是椎体中力学性能最强的部分。近 30 年来，脊柱外科技术得到了迅速发展，椎弓根螺钉内固定技术逐渐普及，脊柱融合率得到了显著提高。随着椎弓根螺钉内固定技术的广泛使用，其并发症的报道也逐渐引起了人们的重视。研究证实，根据解剖定位进行徒手技术置钉的误置率为 20%~30%。由于椎弓根毗邻神经、脊髓等重要结构，如果置钉位置有所偏移，将造成螺钉置入时伤及这些重要的解剖结构，可能造成瘫痪、大出血，甚至危及生命。另外，面对复杂的脊柱畸形、脊柱后路减压等，常需要截骨矫形，对术者操作要求很高，稍有不慎就可能造成患者失血过多甚至瘫痪、死亡。因此，精确划定截骨的范围是确认手术是否成功的前提。首先，确定截骨线需要手术医生对各种因素进行综合考虑，如脊柱矢状位和冠状位的平衡、椎前血管的顺应性、脏器功能的影响程度等。如果截骨范围过大，很容易破坏脊柱稳定性并可能造成神经损伤；而截骨范围过小，患者脊柱畸形得不到有效改善，脊柱平衡无法恢复，神经和脏器的压迫无法得到缓解。以往在需要截骨的这类手术中，对截骨范围的术前规划设计大多都是通过影像学资料确定的，截骨线的定位基本依靠医生的经验和肉眼判断，而患者脊柱本身结构复杂，个体差异性大，脊柱畸形更是导致解剖标志严重变异，手术医生很难获得患者脊柱的三维解剖信息，因此术者对截骨线设计的精确性较差，导致截骨的范围并不是十分精准，风险相对较高。如何安全有效的按预定计划完成脊柱外科手术，一直是基础和临床应用研究方向。

二、3D 打印导板在脊柱外科的应用

（一）3D 打印导板在枢椎椎板螺钉置入的应用

在上颈椎，枢椎发挥了重要的力学固定作用。早期的枢椎固定的方法包括 Gallie 法、Brooks 法及其改良方式、枢椎椎板夹内固定法（如 Apofix）等，但固定的稳定性均欠佳，融合失败率较高。目前，临床上应用最多的方法是枢椎椎弓根螺钉固定或 Magerl 法，其稳定性和安全性超过了以往任何一种固定方法。两种方法均存在椎动脉损伤的风险，据 Wright 和 Lauryssenll 等报道，使用 Magerl 方法固定的椎动脉损伤率约为 4.1%。椎动脉的解剖研究发现，椎动脉在行经枢椎横突孔时可能出现屈曲或高跨畸形，造成对枢椎峡部和椎板的侵蚀，使其宽度和高度减小，导致手术时损伤椎动脉的危险性也增加，多达 20% 的患者无法进行枢椎椎弓根螺钉固定。闫明等发现，50 例 C2 干燥尸体骨标本中有 4 例（8 侧）标本的横突孔在枢椎侧块内形成一个硕大的腔窦，侧块上关节面骨质的厚

度仅为 2 mm。因此，置入 C2 椎弓根螺钉存在较大的风险。

经枢椎椎板交叉螺钉固定技术则可以避免损伤椎动脉，并且生物力学研究显示，与枢椎椎弓根置钉相比，枢椎椎板置钉的生物力学稳定性没有差异，因此适用于枢椎椎弓根发育异常或椎动脉孔异位的患者。临床应用中，对于枢椎左、右两侧均不适合行椎弓根螺钉固定的患者，可在两侧使用椎板螺钉，使螺钉交叉进入对侧椎板来实现固定；而对于单侧不适合椎弓根螺钉固定的患者，可以在一侧使用椎板螺钉，另一侧进行椎弓根螺钉固定。根据我们以往的经验中，即使 C2 椎弓根有变异，只要能容纳直径 3.5 mm 的椎弓根螺钉，就能通过导板置入椎弓根螺钉。有些 C2、C3 融合的患者，其椎弓根很薄，无法容纳椎弓根螺钉，椎弓根螺钉穿出椎弓根导致椎动脉的损伤风险很高。此时，使用椎板螺钉则是一种非常好的固定方法。

1. 选取合适病例

本组病例共 5 例，均为需行枕颈融合患者，其中男 2 例，女 3 例；年龄 28~54 岁，平均 41 岁。术前诊断均为颅底凹陷症，寰椎与枕骨融合，4 例伴 C2、C3 椎体融合。术前常规行颈椎 X 线片和 CT 扫描，观察并测量 C2 椎弓根，对椎弓根变异无法行椎弓根螺钉固定者制作 C2 椎板螺钉导航模板。根据导板行 C2 椎板置钉完成枕颈融合手术。其中 4 例由于 C2、C3 融合致 C2 双侧椎弓根过于细小而无法行椎弓根固定，改行椎板钉固定；1 例单侧可容纳椎弓根钉而对侧不能，则一侧行椎弓根螺钉固定，另一侧行椎板螺钉固定。

2. C2 椎板螺钉导板的设计与制作

（1）CT 原始数据与 C2 三维模型的建立：对患者颈椎行 CT 连续扫描，扫描条件：电压 20 kV，电流 150 mA，层厚 0.625 mm，512×512 矩阵。将 CT 连续断层图像数据导入三维重建软件 Amira 3.1，通过灰度分割提取椎骨边界轮廓信息区，采用系统默认的最佳重建模式三维重建 C2 椎体模型，以 STL 格式导出。

（2）导航模板的建立：用 UG Imageware 12.0 平台打开 STL 模型，定位三维参考平面。设计椎板螺钉的最佳进钉通道。取椎板后方的解剖信息，在软件中建立与椎板后方解剖形状一致的反向模板，将模板与钉道拟和，再次确定钉道与椎板的准确性（图 2-8-2-1）。

（3）导板的制作：利用光敏树脂通过激光光固化 RP 技术同时制模型和模板，将导板和 C2 椎体模型的棘突紧密结合后，通过导向孔钻入克氏针，观察克氏针是否在椎板内，术前再次检验模型的准确性（图 2-8-2-2）。

3. 手术方法

患者全身麻醉，取俯卧位，维持颈椎中立位。后正中入路显露拟手术节段后部结构，将导板与 C2 椎体的棘突相吻合，然后用手钻通过导板的导向孔钻探椎板螺钉置入通道，置入直径 4.0 mm、长 24~28 mm 的螺钉，最后用 C 臂确认椎板螺钉的位置。在颅骨牵引状态下借助螺钉保持颈部于后伸位下复位寰枢关节，待复位后安装内固定装置（1 例为钉板系统，其余 4 例为钉棒系统），取自体髂骨行枕颈融合。

4. 疗效

本组病例在导板辅助下共置入 11 枚 C2 椎板螺钉，未出现脊髓、神经、椎动脉损伤等手术并发症。平均手术时间为 180 min，其中置入椎板钉所用时间平均为 2 min。手术完成后仅需透视 1 次，透视次数较常规手术明显减少。所有病例均在手术后摄颈椎侧位 X 线片并行 CT 扫描，显示椎板螺钉进

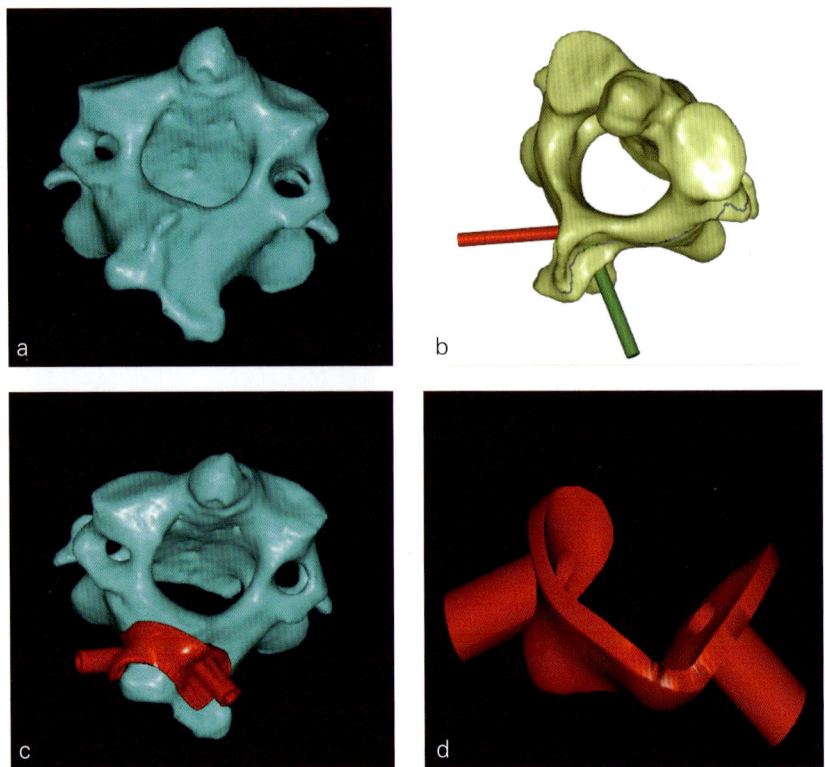

图 2-8-2-1 导航模板的建立。a. C2 椎体的三维模型；b. C2 椎板螺钉通道的设计；c. C2 与相应的椎板导航模板；d. C2 椎板导航模板的三维模型

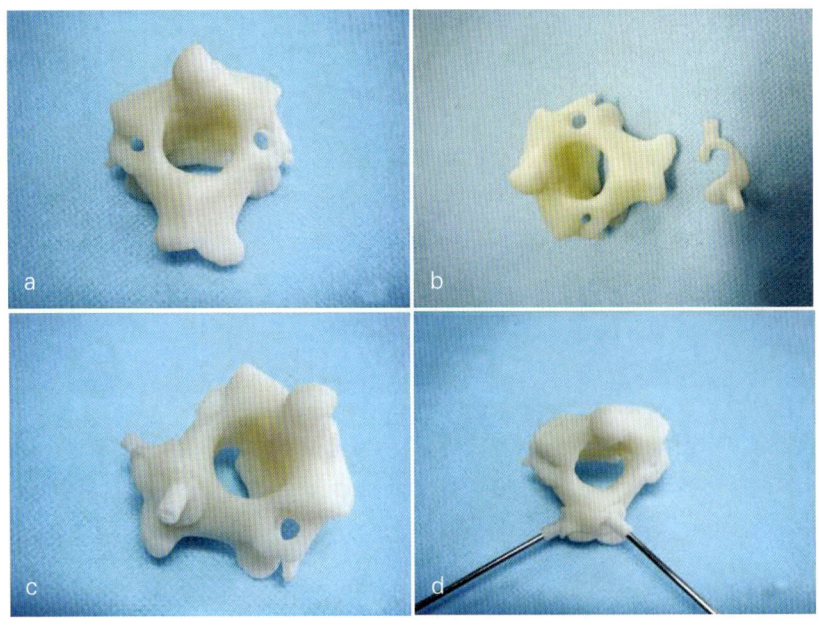

图 2-8-2-2 RP 实物模型的制作。a. C2 的 RP 实物模型；b,c. 观察 C2 实物模型椎板和导航模板的贴合；d. 肉跟观察导航模板辅助椎板螺钉置入的精确性

钉部位和方向准确，长度和直径选择合适，未见C2椎板内、外层皮质穿透（图2-8-2-3）。

（1）3D打印导板在枢椎椎板螺钉置入中应用的要点及难点：对C2进行CT扫描后进行三维重建，可以在术前了解C2的形态和手术区的解剖结构，有助于制订手术计划，并准确设计C2椎板螺钉的方向、直径和长度。根据Wang的解剖学研究，在38例尸体标本中，37%的标本至少有一侧C2椎板不能容纳3.5 mm的螺钉，47%的标本不能在双侧容纳4 mm的螺钉。因此，术前的CT测量和手术规划对于C2椎板螺钉的置入非常重要。通过导航模板可以更加准确地置入椎板螺钉，所有患者均安全置入了4 mm的椎板螺钉，术后CT显示无螺钉穿透椎板的内、外侧皮质。

（2）3D打印导板在枢椎椎板螺钉置入中的优势：该方法不同于术中导航设备，先要对椎体进行注册定位，节约了手术时间，置入椎板螺钉的时间在2 min左右；而且置入椎板螺钉时无须C臂，只需在螺钉置入后透视一次即可，因此相对节约了手术时间且减少了医生的放射线暴露。C2椎板螺钉固定较其他传统的固定方法有一定的优势，尤其适合用难以通过椎弓根行枢椎固定的病例，利用数字技术在术前能够确定螺钉的直径与长度，同时在术中通过导板确保螺钉的准确置入。

（二）3D打印导板在下颈椎椎弓根定位的应用

1994年，Abumi等率先开始颈椎椎弓根内固定的研究及临床应用，并取得良好的疗效。目前，国内外颈椎椎弓根螺钉植入的方法主要有解剖定位法、X线辅助技术、椎板开窗技术、漏斗技术等传统的置钉技术及计算机导航定位法等。关于这几种方法的准确性，不同的学者得出的结论不一样。Kramer等和Ludwig等采用解剖标志、椎板开窗、计算机辅助导航外科系统三种不同方法在人尸体

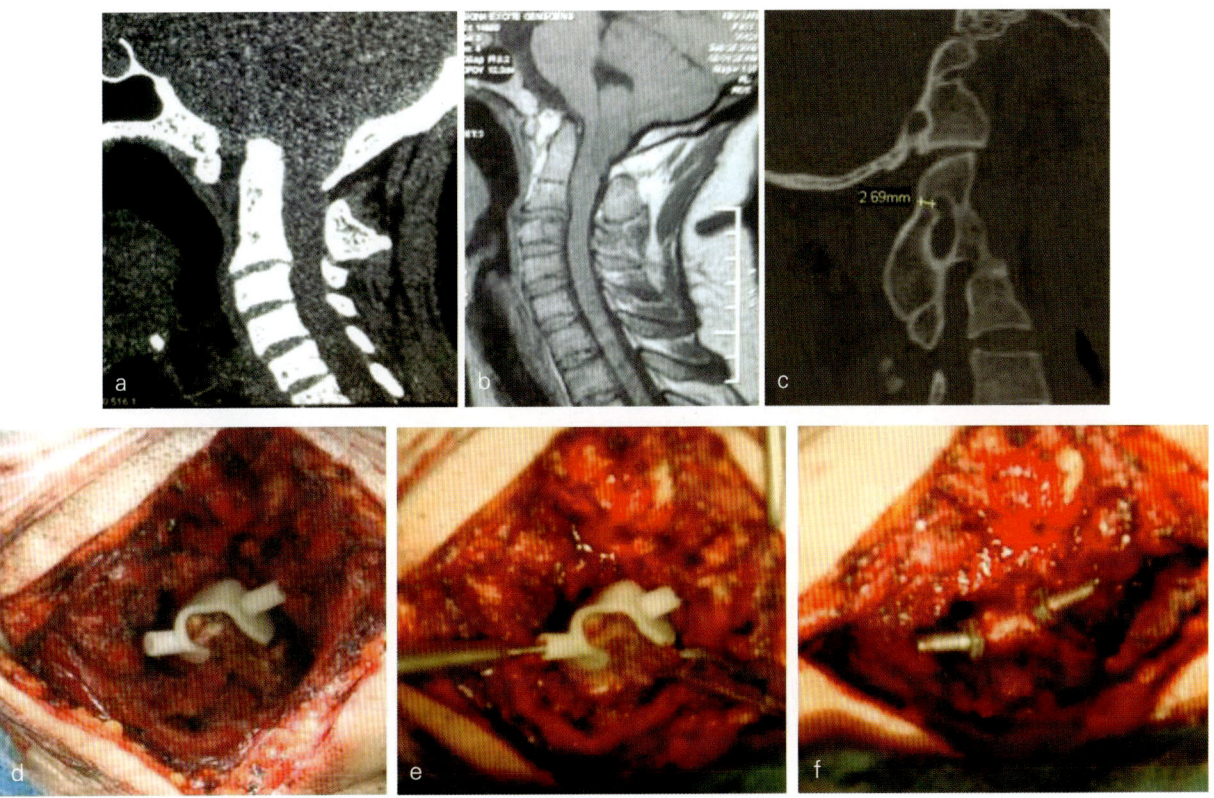

图2-8-2-3　女，38岁，颅底凹陷症。a、b. CT、MRI示寰椎与枕骨融合，C2、3椎体融合，脊髓压迫；c. CT示椎弓根畸形；d. 置入导板；e、f. 通过导板置入椎板螺钉

颈椎标本上置入椎弓根螺钉，观察置钉的准确性，结果显示计算机辅助外科导航组的置钉准确性最高；解剖标志法置入组严重穿破椎弓根皮质的发生率为66%，椎板开窗组为40%，计算机导航辅助置入组为11%。后者穿孔几乎都发生在C3~C5，穿孔的原因为计算机注册时可能出错。Kotani等进行的临床试验证实导航技术优于手工钻入（皮质穿破率为分别1.2%与6.7%）。但Abumi等回顾性评估颈椎疾患应用椎弓根螺钉固定系统治疗180名患者的手术并发症情况，CT扫描显示仅有6.7%螺钉穿透椎弓根。其穿破率低于目前所有实验研究的结果。Steven等将目前被认为准确率最高的导航技术和Abumi方法进行比较，结果显示两者无统计学差异。综上所述，颈椎弓根钉定位方法的准确性主要依靠个人经验和影像设备。由于导航设备价格昂贵、手术时间长、精确度不高等缺点，难以在国内大范围推广。而利用CT数据、计算机三维重建、RE原理及RP技术制作辅助椎弓根定位3D导板，具有临床应用方便、定位准确、费用低廉、手术时间缩短、便于消毒等特点，为下颈椎椎弓根的定位提供了一种全新的方法。

1. 选取合适病例

3例男性患者，平均年龄36岁（28~45岁），均为外伤后颈椎脱位，其中1例合并神经症状；所有患者术前都行X线、CT检查。在椎弓根导航模板辅助下共置入12枚椎弓根螺钉进行固定、C3椎体4枚、C4椎体4枚、C6椎体2枚、C7椎体2枚。

2. 下颈椎椎弓根定位导板的设计与制作

（1）椎体三维重建模型：根据术前获取的患者DICOM格式颈椎CT数据（层厚0.625 mm），利用Amira 3.1三维重建软件建立椎体的三维模型，以STL格式保存（图2-8-2-4）。

（2）椎弓根进钉通道的分析：通过逆向工程（reverse engineering, RE）软件Imageware打开三维重建模型。提取椎弓根表面轮廓，在椎弓根平面确定其正投影区，根据正投影区的边界线拟合内切圆、椭圆，再次获取椭圆内一定垂距的内偏置曲线。将内边界线、内切圆、椭圆沿相同方向投影到椎体和椎板表面。其内边界投影曲线之间的放样曲面为该方向椎弓根进钉通道，内切圆投影曲线之间的放样曲面为该方向最大螺钉通道，拟合椭圆投影曲线之间的放样曲面为该方向近似近钉通道，内偏置曲线的投影曲线之间的放样曲面为该方向近似轴线通道，平移内切圆圆心之间的直线为该方向最佳轴线。以内切圆圆心在椎板的对应点为该方向在椎板的最佳进钉点，从而确定椎弓根的最佳进钉方向（图2-8-2-5）。

（3）根据进钉通道建立并制作导航模板：根据椎板后方的解剖形态利用Imageware软件建立反向模板，拟合模板与和椎弓根的进针通道，建立带有进针通道的反向模板，同时将导航模板和椎体相结合（图2-8-2-6）。然后通过RP技术将生成光敏树脂的模型和导板，在导向孔置入克氏针，可模拟颈椎椎弓根置钉操作，进一步验证导板的准确性（图2-8-2-7）。

3. 手术方法

全麻下患者取俯卧位，保持颈椎中立位，后正中入路，充分显露拟手术节段后方结构至双侧小关节突外侧缘。患者后方解剖结构显露清楚后，将导板和相应节段椎体的后部相贴合，然后用手钻通过导航模板的导航孔钻探椎弓根螺钉通道，置入椎弓根螺钉。C臂透视确认椎弓根螺钉通道是否满意。

4. 术后评价标准

所有病例均在术后行CT扫描，观察椎弓根螺钉置入的精确性。临床注意观察有无相关并发症。

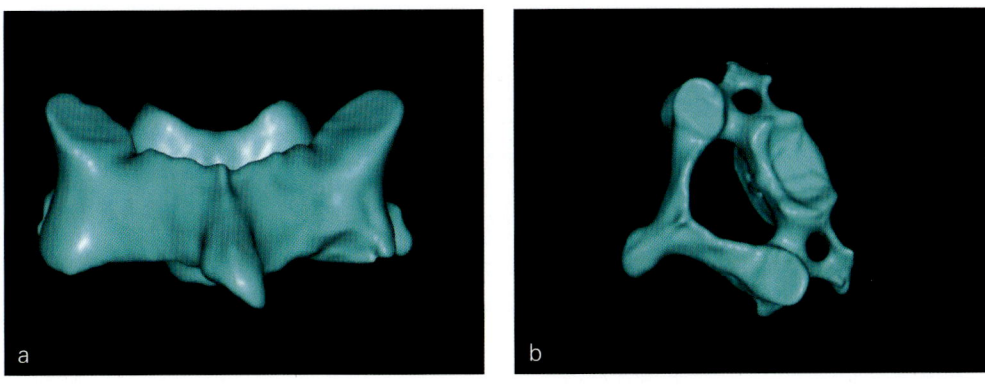

图 2-8-2-4　C3 椎体三维重建模型

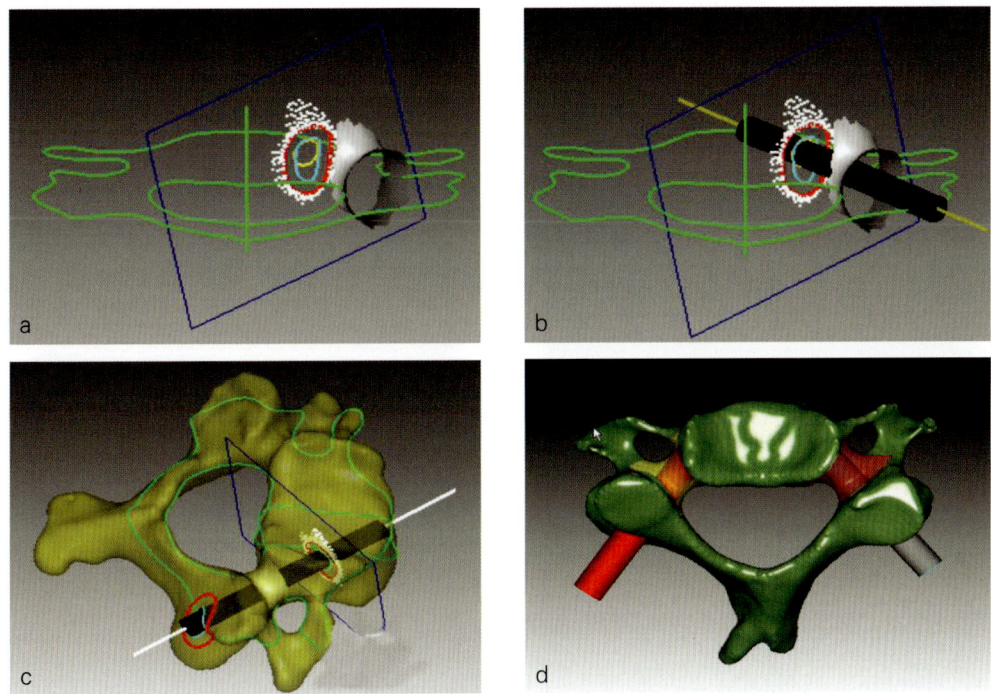

图 2-8-2-5　椎弓根钉道的分析。a. 椎弓根及其正投影；b. 椎弓根投影的最佳进钉通道；c. 椎弓根进钉通道（透视图）；d. 双侧椎弓根进钉通道

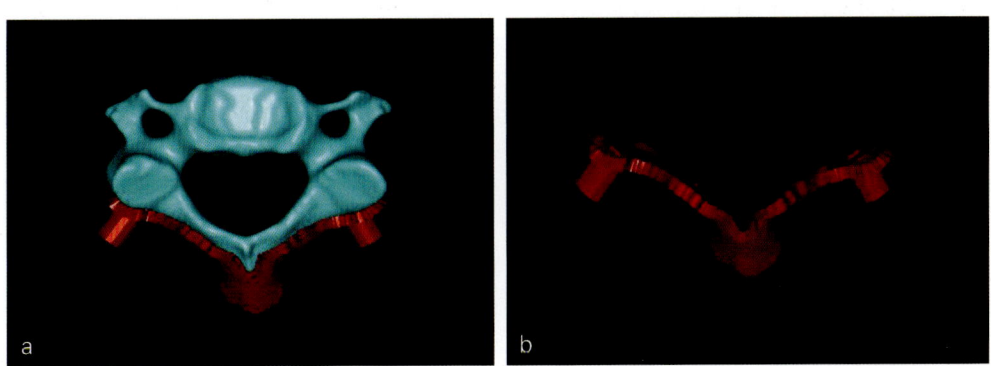

图 2-8-2-6　a. 导航模板和椎体精确贴合；b. 导航模板的三维模型

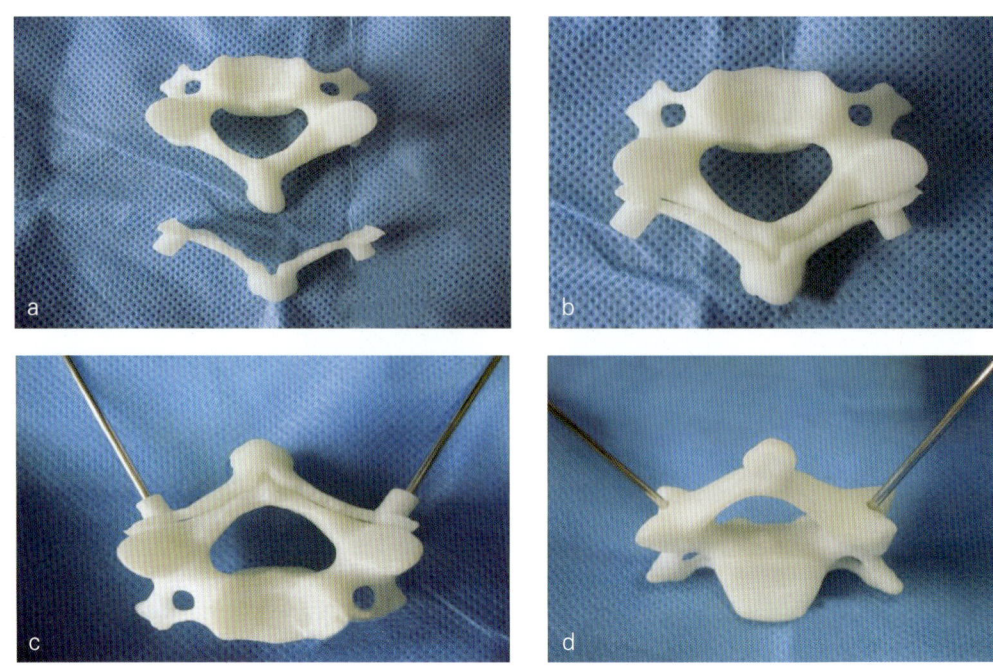

图 2-8-2-7　C3 椎体的 RP 模型。a. 椎体和导航模板的实物模型；b. 椎体后部和导航模板贴合良好；c. 利用导航孔置入克氏针；d. 克氏针位于椎弓根内

按照螺钉是否穿透椎弓根及穿透程度，可将其分为三类：一类：螺钉位置满意，螺钉未穿透椎弓根皮质或仅轻微穿透；二类：螺钉穿透椎弓根皮质，但无须翻修，患者无周围组织损伤症状，内固定稳定性良好；三类：螺钉穿透椎弓根皮质，患者出现周围组织损伤表现或内固定稳定性差，需要翻修或取出。根据椎弓根螺钉置入的判断，一类 10 枚，二类 2 枚，无三类。

5. 疗效

3 例患者共置入颈椎椎弓根螺钉 12 枚，未出现椎弓根螺钉置入并发症。术中仅需手术完成后透视 1 次，透视次数较常规手术明显减少。所有椎弓根螺钉均顺利置入。所有病例术中和术后未出现血管和神经并发症。术后 X 线随访发现椎弓根螺钉进钉部位和方向准确，长度和直径选择合适。

（1）3D 打印导板在下颈椎椎弓根定位的要点及难点：文献报道均证实下颈椎的解剖变异非常大，采用统一的进钉标准显然是不当的。部分作者对颈椎弓根置钉点、方向等进行了描述，但颈椎弓根形态学变异很大，每例手术均应根据每个椎弓根实际测量结果来置钉，才能提高手术成功率。虽然许多作者对于如何获取个体化的数据进行了探讨，但是如何在术中将这些测量的数据精确应用于椎弓根的定位未见有好的办法。我们通过术前获得颈椎的个体化数据，直接利用个体化数据制成导航模板，极大地提高了手术的成功率。尤其是 RP 技术的应用，在计算机虚拟技术和临床实际应用之间搭建一座桥梁，为椎弓根个体化实际应用奠定了基础。椎弓根导航模板采用了个体化设计制作和单椎体设计，在手术时不会因为体位变化而影响模板的准确性，避免了红外导航多椎体注册在体位变化时对手术准确性的影响。

我们发现，在设计、生产及使用模板的过程中发现有几个环节影响模板的精确性，同时可能影响手术的准确性：①在建立椎体三维模型的过程中可能出现误差。影响脊柱三维重建质量的因素主要有 CT 扫描的层厚、层间距、螺距及轮廓的勾勒等。目前的 64 排 CT 层厚为 0.625 mm，完全可满足椎体三维重建的要求。主要的误差来自椎体表面轮廓的勾勒，在这个环节需要丰富的重建经验。②在 RP 生产过程中，必须对椎体三维模型进行 STL 格式化和切片分层处理，以便得到加工所需的一系列的截面轮廓信息，在进行数据处理时会带来误差。STL 文件数据为"棋盘状"数据格式，采用大量小三角形的面来近似显示实体模型的表面。从本质上讲，小三角形面片不可能完全表达实际表面信息，不可避免地会产生弦差，导致截面轮廓线误差。所以，应适当调整 STL 格式的转化精度。③RP 的精度一直是设备研究和用户制作原型过程中密切关注的问题。影响 RP 精度主要有成型过程中材料的固化收缩引起的翘曲变形、树脂涂层厚度对精度的影响、光学系统对成型精度的影响等。一般来说，通过对上述环节的精度控制，目前 RP 技术的变形误差基本在 0.1 mm 左右，完全可满足脊柱椎弓根定位的精度要求。临床初步应用的结果显示，导航模板手术时能够与定位椎体后部密切贴合，说明制作的模板精确性良好。手术中需要将椎体后部的软组织剥离干净，并将导航模板与椎板后部紧密贴合。如果导航模板不能和椎板后部紧密贴合，将影响置入椎弓根钉的准确性。D'Urso 等通过 RP 技术制作椎体的三维实体模型在术前模拟手术，并在术前对手术过程向患者演示，患者一致表示能更好地理解手术部位的解剖和手术计划，并进一步提高了椎弓根钉置入的精确性。我们的方法的准确性比他们的方法更高。

（2）3D 打印导板在下颈椎椎弓根定位中的优势：该技术为颈椎椎弓根的定位提供了一种全新方法，能够根据个体化颈椎及各个节段的实际情况，精确设计定位钉道，并能够准确确定螺钉直径大小、长度和方向，在椎板表面准确确定螺钉在一定方向的进钉通道，体现出个体化和节段差异性原则；同时，在术中大大减少了透视的次数，每例患者仅需在手术完成时透视一次观察椎弓根钉的位置即可；无须对椎板进行研磨来寻找椎弓根，缩短了手术时间，提高了椎弓根钉的固定强度。个体化制作的导航模板一般需要 3~4 天，完全可以满足临床手术需要。除此之外，该方法还具有操作简单、费用低、便于消毒等优点，具有极大的应用前景。

（三）3D 打印导板在胸椎椎弓根定位中的应用

胸椎经椎弓根螺钉内固定具有力学强度高、固定和融合节段少、畸形矫正效果好等优点，临床应用越来越广泛。但由于胸椎椎弓根相对细小，毗邻脊髓、主动脉、肺等重要结构，尤其是胸椎椎体畸形的患者存在椎弓根变异、椎体旋转等因素，造成椎弓根螺钉置入困难和危险性加大。为提高胸椎椎弓根螺钉置入的准确性，有研究通过计算机辅助设计和快速成型技术制作了一种专门用于辅助胸椎椎弓根螺钉置入的个体化导航模板，在尸体标本中获得了满意效果；通过临床应用进一步评价个体化导航模板辅助胸椎椎弓根螺钉置入的准确性和安全性，旨在为胸椎椎弓根螺钉的置入提供一种安全、可行的新方法。

1. 选取合适病例

共对 11 例需要行胸椎椎弓根螺钉置入手术的患者设计制作个体化导板 46 块，采用导板辅助置入胸椎椎弓根螺钉 92 枚。11 例患者中，男 6 例，女 5 例；年龄 5~40 岁，平均 17 岁；其中，青少年特发性脊柱侧凸 7 例，先天性脊柱侧凸 2 例，脊柱结核后凸畸形 1 例，多发性胸椎骨折 1 例。螺钉置入的节段为 T2~T12，每个胸椎节段置入的螺钉数为：T2 10 枚，T3 4 枚，T4 10 枚，T5 4 枚，T6 14 枚，T7 2 枚，T8 14 枚，T9 4 枚，T10 16 枚，T11 4 枚，T12 10 枚；置入的螺钉直径为 4.0~6.5 mm，长度为 25~45 mm。

2. 3D 打印胸椎椎弓螺钉导板的设计及制作

对 11 例患者术前进行 16 排螺旋 CT 连续扫描，扫描时患者均取仰卧位，扫描部位从 T1 至 L5，扫描条件：电压 120 kV，电流 150 mA，层厚 0.625 mm，螺距 0.625 mm，512×512 矩阵。将扫描获得的 CT 连续断层图像数据以 DICOM 格式导入 Mimics 8.11 软件进行三维重建，模型以 STL 格式导出。通过 Geomagic Studio 软件打开三维重建模型，提取需要置入椎弓根螺钉节段的胸椎椎板、横突后部及棘突根部背侧的解剖形态，在软件中设计与上述解剖形状一致的反向模板。在 Magics 软件中打开三维重建模型，定位三维参考平面，采用直径为 4 mm 的虚拟椎弓根螺钉在三维重建模型上模拟置钉手术，寻找胸椎椎弓根螺钉的最佳进钉通道：椎弓根宽度 >4 mm 者，使虚拟椎弓根螺钉位于椎弓根内，且尽可能位于椎弓根的中心位置；椎弓根宽度 ≤ 4 mm 者，采用椎弓根旁固定方法设计椎弓根螺钉的进钉通道，使虚拟椎弓根螺钉轻度穿破椎弓根外侧壁经胸肋关节内侧进入椎体（本组有 5 个椎弓根宽度 <4 mm，宽度为 3.0~3.8 mm）。确定螺钉最佳进钉通道后，根据其所在位置利用 Magics 软件测量工具测量每个椎弓根的螺钉通道长度和椎弓根宽度，确定每枚置入螺钉的直径和长度（所选用的椎弓根螺钉长度为螺钉最大通道长度减去 5 mm，选用的螺钉直径为椎弓根宽度的 80% 左右；对于椎弓根宽度在 <5 mm 者，选用 4 mm 的螺钉）。将螺钉的最佳进钉通道和设计的模板拟合为一体，形成带有双侧定位导向孔的单椎体个体化导航模板，通过 SPS350B 固体激光快速成型机采用光固化成型技术制作实物模板（图 2-8-2-8）。

3. 手术方法

术前将导航模板通过甲醛熏蒸消毒后带入手术室。常规行后路手术，清除所要固定的胸椎椎板及横突后方的软组织，以及相应的棘上和棘间韧带，充分显露椎板、横突后部及棘突根部背侧骨性结构，将模板贴合相应胸椎的椎板、横突后部及棘突。首先观察每一个导航模板和相应的胸椎后部骨性解剖结构之间的贴合情况，然后由助手双手把持模板并维持其在椎体上相应的位置，术者采用电钻（钻头直径为 2.0 mm）顺着定位导向孔方向在进钉点处钻一深约 10 mm 的进钉通道，然后使用直径 2 mm 的椎弓根探子顺进钉通道方向穿过椎弓根进入椎体至术前确定的深度（与术前所选择的螺钉长度一致），用球形探针确定四壁为光滑连续的骨质，用比置入螺钉直径小 1 mm 的丝锥攻丝，再次用球形探针确定四壁为光滑连续的骨质，缓慢旋入术前选择好的螺钉。所有采用导航模板法置入的胸椎椎弓根螺钉，在置钉时均未行 C 臂透视，仅在置钉完成后行正、侧位透视各一次，初步验证置钉的准确性。然后按照预定方案安装钛棒进行骨折复位或矫形固定和融合。

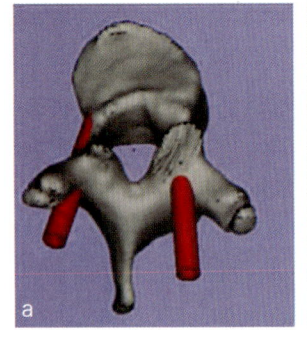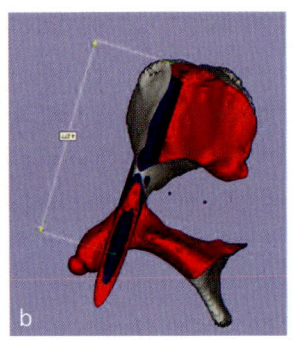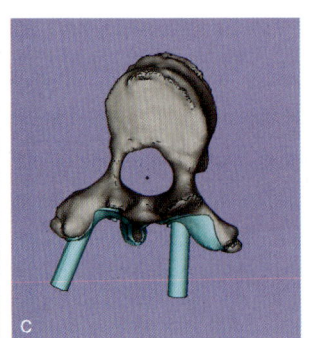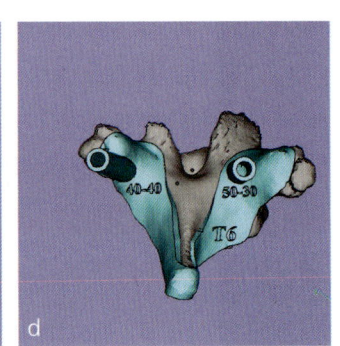

图 2-8-2-8 术前导航模板的设计和螺钉直径、长度的选择。a. 螺钉的最佳进钉通道（左侧采用椎弓根旁固定方法）；b. 椎弓根螺钉通道长度的测量；c. 导航模板和相应椎弓根对应的准确性；d. 导航模板上带有相应胸椎节段将要置入的螺钉直径、长度等信息

4. 术后评价标准

记录患者术中和术后出现的血管、神经、内脏损伤等并发症，术后摄 X 线片并行 CT 轴位扫描（CT 扫描层厚 1 mm），评价螺钉在椎弓根内的位置，记录所有穿破椎弓根壁的螺钉数目、方向并测量穿透距离，根据螺钉位置分为：Ⅰ级，螺钉完全在椎弓根内；Ⅱ级，螺钉穿出椎弓根壁 <2 mm；Ⅲ级，螺钉穿出椎弓根壁 ≥ 2 mm 且 <4 mm；Ⅳ级，螺钉穿出椎弓根壁 ≥ 4 mm。Ⅰ级、Ⅱ级及Ⅲ级螺钉中从椎弓根外侧壁穿出但从胸肋关节内侧进入椎体者可接受，Ⅲ级螺钉中从椎弓根内侧、上方、下方穿出者及Ⅳ级螺钉则不可接受。

5. 疗效

术中发现每个导航模板和相应的胸椎后方骨性解剖结构贴合良好（图 2-8-2-9）。在 46 块导航模板辅助置入的 92 枚胸椎椎弓根螺钉中，83 枚为Ⅰ级，9 枚为Ⅱ级（内侧壁穿破 2 枚，外侧壁穿破 7 枚），无Ⅲ、Ⅳ级螺钉，无穿破椎弓根上方、下方及椎体前方的螺钉。7 枚外侧壁穿破的螺钉均经胸肋关节内侧进入椎体（包括 5 枚按照椎弓根旁固定方法设计的螺钉），全部穿破椎弓根壁的螺钉的穿出距离均小于 2 mm。完全在椎弓根内的螺钉比例为 90.2%，除去因采用椎弓根旁固定方法故意从椎弓根外侧壁穿破的螺钉，椎弓根壁非故意穿破率为 4.3%，置钉准确率为 95.7%；螺钉位置可接受率为 100%。平均每枚螺钉的置入时间为 1.24 min ± 0.72 min。无与螺钉置入相关的血管、神经、内脏损伤等并发症的发生。术后随访 12~18 个月，无螺钉松动。

（1）3D 打印导板在胸椎椎弓根定位中应用的要点及难点：由于导板和相应骨性解剖结构能否很好贴合，是影响其准确定位的关键因素。因此，导航模板在术中应用时，一方面要将相应胸椎椎板、横突后部及棘突根部背侧的软组织剥离干净，同时又要尽可能地避免破坏胸椎后部的骨性解剖结构，使模板能够紧密贴合于相应的骨性解剖结构上；在通过导航模板进行置钉通道准备时，助手牢固把持模板，避免导航模板发生滑移，术者应用电钻完全顺着定位导向孔的方向准备进钉通道，尽可能减少钻孔时的晃动，力求达到模板设计时的定位、定向效果。另外，导航模板在制作过程中有几个环节可能影响其精确性，主要包括胸椎三维模型重建时可能产生的误差（主要是由 CT 扫描所采用的层厚、螺距，所选用的骨组织灰阶值，CT 连续断层图像数据 DICOM 格式向 STL 格式的转化等因素的影响造成），以及快速成型机本身的成型精度所产生的误差。研究表明，快速成型模型和实

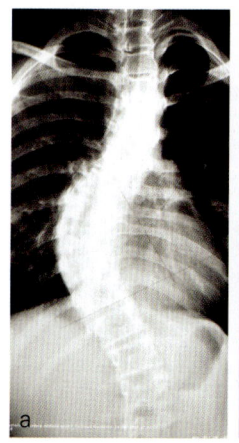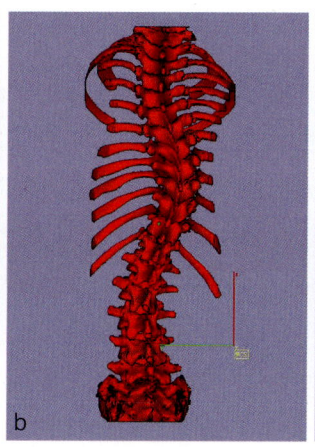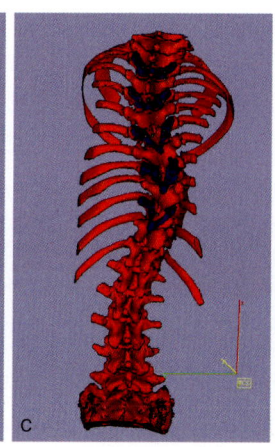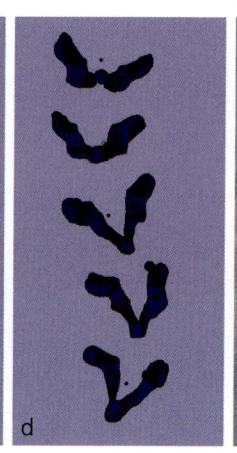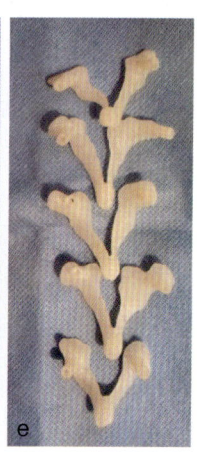

图 2-8-2-9　患者女性，12 岁，特发性脊柱侧凸。a. 术前 X 线片示 Cobb 角为 62°。b, c. 脊柱三维重建模型。d, e. 采用计算机辅助设计和快速成型技术制作的 T2、T4、T6、T8 及 T10 导航模板

物之间的误差范围在 0~1 mm。尽管上述误差远小于胸椎椎弓根的周径，但由于上述误差的存在，导航模板对椎弓根的定位定向难免会出现轻微的偏差，在临床应用时为最大限度地确保手术安全，通过导航模板辅助进行置钉通道准备时应常规采用椎弓根探子对置钉通道的四壁和底部进行探查，置钉完成后常规进行正、侧位透视以验证螺钉的位置是否正确。

（2）3D打印导板在胸椎椎弓根置入中的优势：3D打印模在胸椎椎弓根螺钉置入具有以下优点：①置钉准确率、螺钉可接受率高。螺钉的准确置入主要有赖于对椎弓根的准确定位、定向，以及置入螺钉直径和长度的恰当选择。通过在胸椎三维重建模型上的置钉手术模拟、对椎弓根宽度与置钉通道长度的测量结合计算机辅助设计与快速成型技术，使螺钉准确置入所需要解决的上述关键问题得到了很好的解决。在本组通过导航模板辅助置入的 92 枚胸椎椎弓根螺钉中，仅有 9 枚螺钉穿破椎弓根壁，完全在椎弓根内的螺钉比例为 90.2%，除去采用椎弓根旁固定方法故意从椎弓根外侧壁穿破的螺钉，椎弓根壁非故意穿破率为 4.3%，置钉准确率为 95.7%，全部穿破椎弓根壁的螺钉穿破距离均小于 2 mm。无与螺钉置入有关的神经、血管、内脏损伤等并发症的发生。②导航模板均为单椎体双侧定位导向孔设计，模板设计时均未超过单个椎体所在区间，模板与相应胸椎节段的贴合不会因术中与术前 CT 扫描及模板设计时体位的不同而产生影响，术中体位的变化、相邻椎体间的相对移动不会影响模板的定位效果，术中可以任意改变患者的体位，避免了红外导航多椎体注册在体位变化时对于手术准确性的影响。③术中无须注册，置钉完毕后仅需正、侧位透视各 1 次，与 X 线透视辅助法、透视二维及三维导航法相比大大减少了透视次数，明显减少了手术人员和患者的 X 线暴露，同时缩短了手术时间。④脊柱严重畸形、解剖标志点定位有困难者同样可以应用。⑤无须计算机辅助导航系统等特殊的设备，或占用特别的手术室空间。⑥对于椎弓根特别细、经椎弓根置钉困难或置钉风险较大时，经椎弓根外进行胸椎椎弓根螺钉置入是较好的选择。但该法也并不是绝对安全，如果进钉通道过分偏外会增加损伤胸膜和肺的机会，不采用任何辅助措施，单凭解剖知识采用该方法进行置钉已有导致气胸等并发症的个案报道。我们对椎弓根宽度小于 4 mm 者，在设计和制作个体化导航模板时同样可以很好地设计和规划椎弓根螺钉的最佳进钉通道，使虚拟椎弓根螺钉从椎弓根的中心位置轻度向外平移，使其轻度穿破椎弓根外侧壁进入椎体，只要虚拟螺钉不穿破椎弓根内侧壁即可，这样一方面可避免椎弓根螺钉穿破椎弓根内侧壁，又可避免螺钉过分外移导致肺和胸膜损伤，最大限度地保证了手术安全。

（四）3D 打印导板在腰椎 CBT 螺钉技术中的应用

椎弓根螺钉固定是目前脊柱外科手术最常用的内固定方法。随着该技术的广泛应用，其不足也逐渐暴露出来。由于椎弓根螺钉的把持力主要靠螺钉与椎体内松质骨界面接触来实现，对骨质疏松患者来说，由于骨量减少，骨组织结构退变使得椎弓根螺钉的固定强度明显降低，术后易出现螺钉的松动、切割、拔钉等，从而导致固定强度降低，进而影响手术效果，甚至导致手术失败。基于此，Santoni 等通过改变置钉通道的方向来增加螺钉与通道皮质骨的界面接触以提高螺钉的把持力，从而大大降低了松质骨对螺钉把持力的影响。该置钉方式被称为皮质骨通道（cortical bone trajectory，CBT）螺钉技术。

CBT 螺钉技术的出现在一定程度上弥补了传统椎弓根螺钉的不足。该技术与传统椎弓根螺钉置入技术相比，具有更多的优势：具有更大的螺钉把持力；手术创伤更小；术中出血量减少，围手术期疼痛更轻,尤其适合伴有骨质疏松及肥胖的患者。但该技术也存在一些不足:CBT 螺钉置入钉点邻近峡部外侧,置钉时可能导致峡部外侧骨折、椎弓根劈裂等,而且置入钉点在神经根上方,可能会损伤神经根;依靠经验徒手置钉的风险较高,学习曲线长,不易掌握。因此,我们基于 3D 打印导板技术设计了个体化导航模板辅助置入 CBT 螺钉。术前结合置钉区体表形态设计个体化置钉导板,打印实物模型并消毒;术中利用 3D 打印导板辅助置入 CBT 螺钉;术后对病例进行汇总分析来评价该技术的可行性及应用价值。

1. 选取合适病例

共选取了 23 例拟行 CBT 螺钉固定的病例,女性 14 例,男性 9 例,年龄 42~70 岁(56.3 岁 ± 8.1 岁)。其中,L4~L5 椎管狭窄症患者 6 例,L5~S1 椎管狭窄症患者 3 例,L4~S1 椎管狭窄症患者 5 例,L4~L5 椎管狭窄伴 L3~L5 椎体骨折 1 例,腰椎滑脱 3 例(1 例 L3,2 例 L4),L4~L5 椎间盘突出 3 例,L5~S1 椎间盘突出 2 例。腰椎节固定段数:L2×1,L3×2,L4×18,L5×21。本组病例中 18 例患者均有不同程度的骨质疏松。

2. CBT 螺钉置钉导板的设计及制作

术前患者均采用 64 排螺旋 CT(GE 公司,美国)对腰椎进行扫描,层厚 0.625 mm。将 CT 扫描原始图像数据以 DICOM 格式导入 Mimics15 软件(Materialise 公司,比利时)重建三维腰椎模型,对不同的椎体节段,在三维模型区域调整导航置钉通道,并二维矢状位、冠状位及轴位视图上观察通道与椎弓根皮质骨接触区以最终确定置钉通道,基于最终通道的方向来确定进钉点、置钉角度及置钉长度(图 2-8-2-10),不同的病例和不同的椎体节段的进钉点选择、置钉角度及置钉长度均有所变化。再根据确定的置钉方向设计置钉导板的导向管,最后根据模版表面骨性解剖结构设计定位模板并与导向管精准配准后生成 STL 格式的虚拟置钉导航模板(图 2-8-2-11)。最后利用 SPS350B 固体激光快速成型机(陕西恒通智能机械有限公司),以光敏树脂 14120(DSM Somos 公司,美国)为材料,打印 1:1 置钉导航模板。将 3D 打印好的置钉导航模板进行处理,去除残余支撑,进行光固化处理,增强物理性能(图 2-8-2-12)。术前对导航模板进行低温等离子消毒。

3. 手术方法

患者全麻生效后,取俯卧位,腹部隔空。C 臂透视确定手术节段后常规消毒铺单,采取腰椎后路正中切口,依次切开皮肤、皮下组织及腰背筋膜,剥离椎旁肌,显露棘突、椎板外嵴及关节突内侧骨性结构。剥离过程中充分止血,使手术视野清晰。通过观察目标椎体并仔细剥离椎体后方组织,充分暴露导板贴附部位的骨面。将导板与贴附部位紧密贴合,观察导板匹配区,确定导板位置后由助手稳定导板以防位移(图 2-8-2-13)。术者手持电钻,沿置钉导向管将带有限深器的克氏针置入椎弓根内,术中行 C 臂透视目标椎体节段的正侧位片,观察通道位置情况良好(图 2-8-2-14)。使用与螺钉直径相等的丝攻对置钉通道攻丝,并置入相应的 CBT 螺钉完成置钉。对目标节段实施椎板切除、根管扩大减压及椎间融合术,最后再进行棒固定(图 2-8-2-15),再次透视观察内固定装置及椎间融合器的位置正确(图 2-8-2-16)。

4. 术后评价标准

术后随访 3~18 个月,平均 8.69 个月 ± 4.99 个月。围术期统计患者的术中出血量、手术完成时间及术后有无相关并发症的发生,根据患者手术前后的临床症状、体征及神经功能的恢复情况,参照日本矫形科学学会(JOA,1986)的腰椎功能评分表,对术前、术后 3 个月和术后 6 个月时的腰

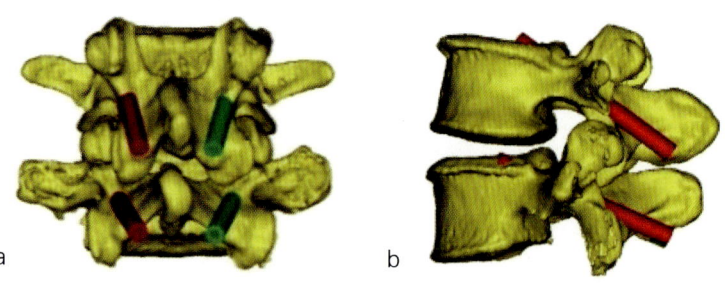

图 2-8-2-10　根据椎体节段对应通道调整好导航管从而确定置钉点及置钉方向。a 正位视图，b 侧位视图

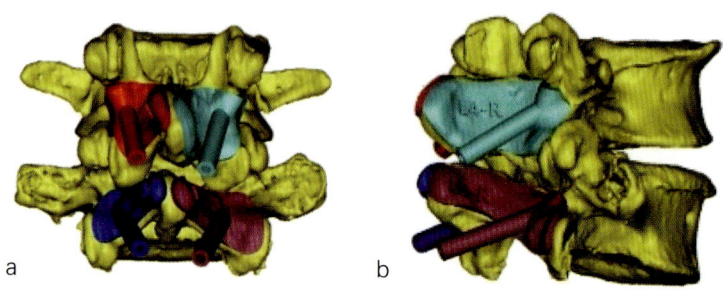

图 2-8-2-11　定位模板同导航管精确配准后生成虚拟置钉导板。a. 正位视图，b. 侧位视图

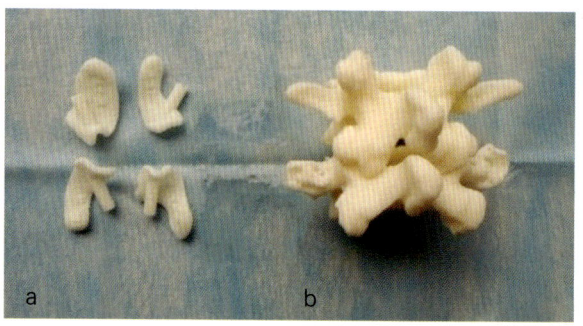

图 2-8-2-12　设计好置钉导板后通过 3D 打印机打印出来。a. 实物导板，b. 椎体模型

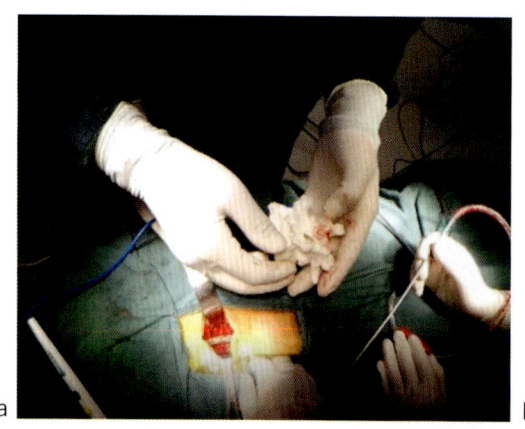 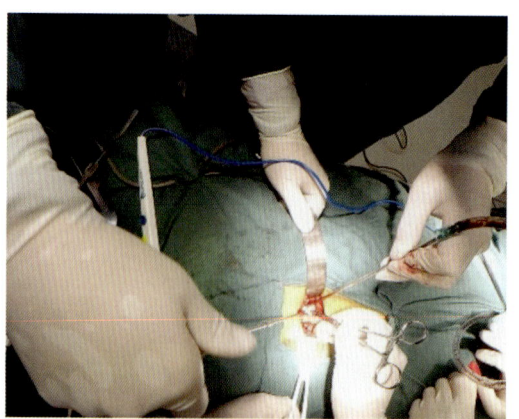

图 2-8-2-13　置入导板。a. 术中暴露导板贴附区后进一步结合椎体模型确认；b. 将导板与贴附部位紧密贴合，助手稳定导板以防移动

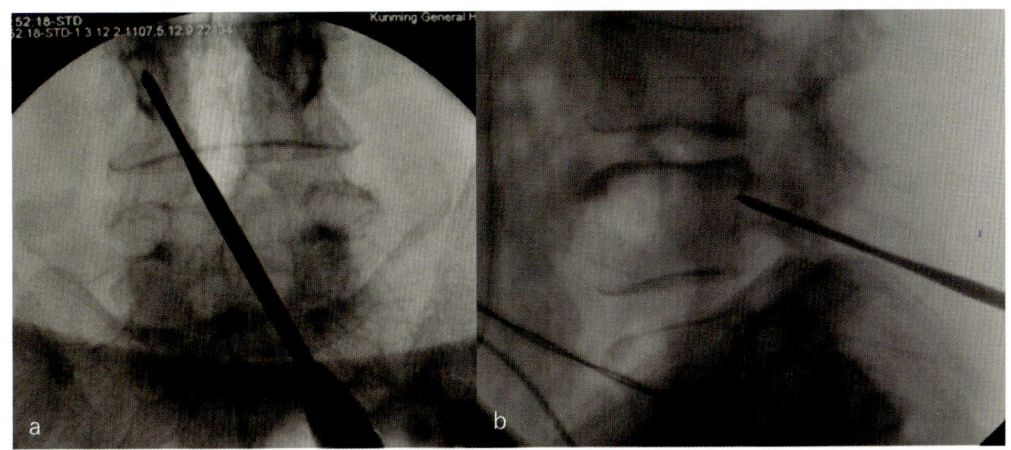

图 2-8-2-14 术中透视观察通道的位置情况。a. 在正位片上观察通道与椎弓根投影的位置关系；b. 在侧位片上观察通道与椎弓根的位置关系

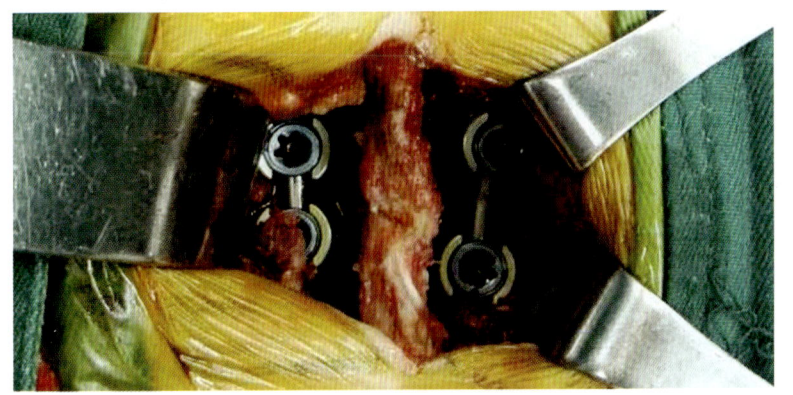

图 2-8-2-15 完成置钉后放置椎间融合器并安装连接杆加压固定

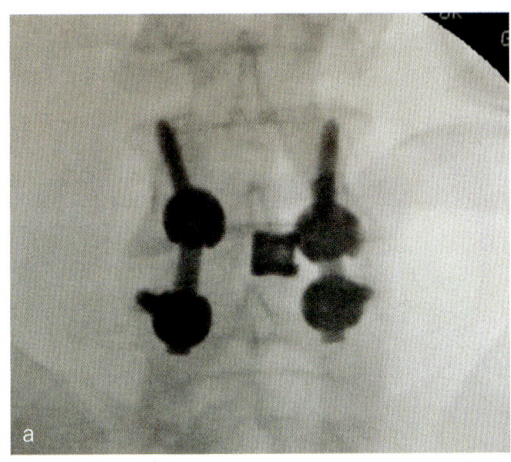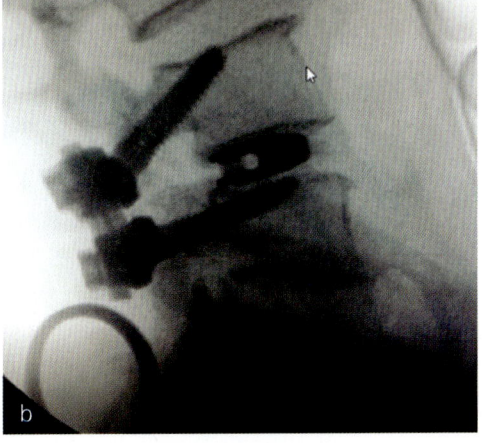

图 2-8-2-16 安装好内固定装置后术中再次透视。a. 正位片可以了解螺钉的外偏角度和椎间融合器的位置；b. 侧位片可观察螺钉头倾角度和椎间融合器的置入深度

痛及神经功能进行评估,通过目测类比评分法(VAS)评估患者疼痛变化的情况,根据影像学检查进行评估螺钉位置综合评价临床疗效。术后 1~3 天内、3 个月时及末次随访复查腰椎正侧位片,通过影像学随访来了解内固定物是否有松动、脱落、移位、断裂、椎间隙高度丢失等情况。

5. 疗效

本组 23 例患者均接受了腰椎后路切开椎管减压、椎间盘摘除、椎间植骨、置入融合器并行钉棒内固定,手术顺利,术后患者的临床症状均得到了不同程度的减轻。术后影像学检查均未发现有螺钉刺破通道皮质的情况。围术期相关资料统计显示,需要单节段融合手术的患者为 6 例,双节段融合手术的患者为 17 例;手术时间为 2.3 h ± 0.4 h,出血量为 246.7 mL ± 40.8 mL。术前患者的 JOA 评分为 5~16 分,平均 9.1 分 ± 2.7 分;术后患者的 JOA 评分为 19~27 分,平均 23.7 分 ± 2.7 分;平均改善率为 73.4% ± 10.3%。术前患者的 VAS 评分为 4~8 分,平均 5.3 分 ± 1.2 分;术后患者的 VAS 评分为 0~3 分,平均 1.2 分 ± 0.7 分。23 例患者共置钉 84 枚,均未出现螺钉把持力不足、置钉失败、椎弓根劈裂、螺钉断裂等情况,也没有出现血管、神经的损伤。所有患者在术后影像学随访中均未发现螺钉松动、拔钉、螺帽滑脱、螺钉断裂等不良事件,钉棒内固定物及椎间融合器位置良好。

(1)典型病例:患者女,57 岁,已婚,因反复腰痛 3 年加重半年入院。患者 3 年前无明显诱因出现腰部疼痛不适,行走时疼痛加重,休息可缓解,自行服用止痛药物,症状时好时坏,病情反复。近半年来腰痛进一步加重,行走及起床翻身时疼痛明显。腰椎 X 线检查提示:L3 椎体 I° 前滑脱。骨密度检查提示患者骨质疏松。术前讨论手术方案为经后路 L3~L4 椎间盘摘除,椎间植骨融合内固定术。采用个体化导航模板辅助置入 CBT 螺钉以获得更稳定的固定。术后患者恢复良好,术后第 2 日及术后 3 个月复查 X 线片显示 CBT 螺钉无松动、位置良好,椎间融合器无移位(图 2-8-2-17)。

(2)3D 打印导板在 CBT 螺钉置钉中应用的要点及难点:本组纳入的 23 位病例在置钉过程中并未选择固定的进针点,而是术前通过 Mimics 软件建立三维腰椎模型,在三维模型区域调整导航置钉通道,并结合二维矢状位、冠状位及轴位视图观察导航通道的皮质骨接触区,在保证安全的前提下尽量使通道有最大化的皮质骨接触面积,从而实现最佳置钉通道。不同个体、不同腰椎节段具有不同的置钉点和置钉方向,基于对应椎体的最佳通道设计个体化置钉导航导板,术中辅助完成

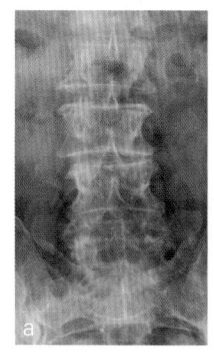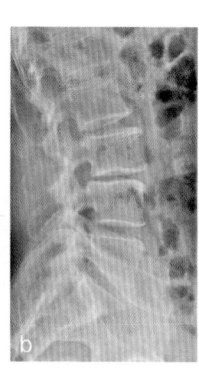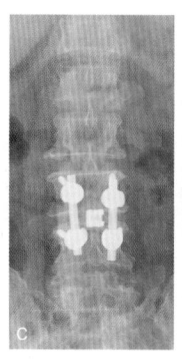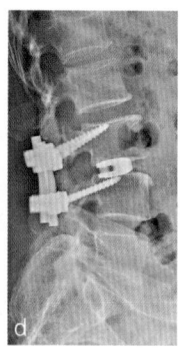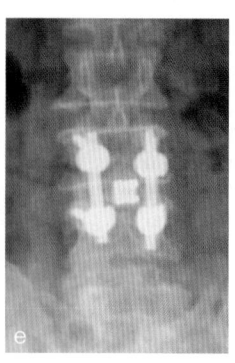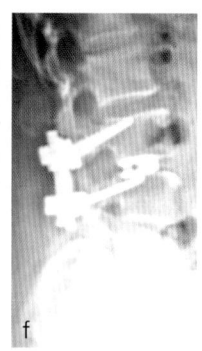

图 2-8-2-17 女,57 岁,L3 椎体退变性滑脱。a、b. 为术前腰椎正侧位片;c、d. 为术后第 2 天复查的腰椎正侧位片,可以看到螺钉及椎间融合器位置良好;e、f. 为术后 3 个月复查腰椎正侧位片,螺钉无松动位置良好,椎间融合器无移位

CBT 螺钉的置入。目前，关于 CBT 螺钉的置钉方法，不同学者的意见不同。2013 年，Matsukaw 等发表论文认为腰椎 CBT 螺钉的置钉点位于上关节突中垂线与横突下缘下 1 mm 水平线的交点处，L1~L5 平均螺钉直径逐渐增加，L1~L4 的平均螺钉长度逐渐增加，L5 螺钉长度与 L3 相当。L1~L5 的外偏角、头倾角之间无明显相关性。同时也提出术中应行腰椎正位透视，将椎弓根投影视为一个表盘，左侧螺钉应由 5 点指向 11~12 点方向，右侧螺钉应由 7 点指向 12~13 点方向。2014 年，Iwatsuki 等提出一种峡部置钉的定位方法：置钉点位于峡部外缘偏内 3 mm 处，术中行腰椎侧位透视，螺钉应位于椎间孔上缘。我们在临床置钉过程中发现，以横突和上关节突来定位置钉点，术中需要充分暴露出横突和上关节突来进行定位置钉点，从而导致手术的暴露范围较大，显然不符合 CBT 螺钉技术创伤小的特点。而通过椎弓根投影定位过于笼统，术中需要反复透视，椎弓根投影和置钉点存在一定的距离，很难准确定位置钉点和置钉方向。另外，选择峡部引导的置钉方法会使螺钉更偏向头端，螺钉相对较短，螺钉把持力也相应降低。我们在设计置钉通道时发现，CBT 螺钉的置钉点应位于关节突关节内 1/3 垂线与椎板外嵴（椎体的上关节突下缘向同一椎体下关节突上缘延伸位于椎板外侧凸起的区域，图 2-8-2-18）下 1/3 水平线的交点处（即椎板外嵴下 1/3 处偏内 2~4 mm，图 2-8-2-19）；L1~L2 的皮质骨通道依次经过置钉点背侧皮质、椎弓根入口内下壁、椎弓根出口外侧壁、椎体侧壁到椎体上终板；L3~L5 的皮质骨通道依次经过置钉点背侧皮质、椎弓根入口内下壁、椎弓根出口外上侧壁、椎体侧壁到椎体上终板。这种置钉方法，可在保证安全、可行的前提下使螺钉最大限度地与通道皮质骨接触，从而提高了其把持力。在使用个体化导航模板辅助 CBT 置钉过程中，首先要充分完整暴露导板贴合区域，并剔除该区域附着的全

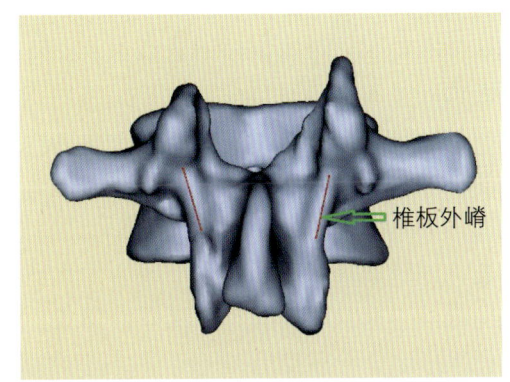

图 2-8-2-18 红线标记的区域分别为椎体左、右两侧的椎板外嵴，即椎体的上关节突下缘向同一椎体下关节突上缘延伸，位于椎板外侧凸起的区域

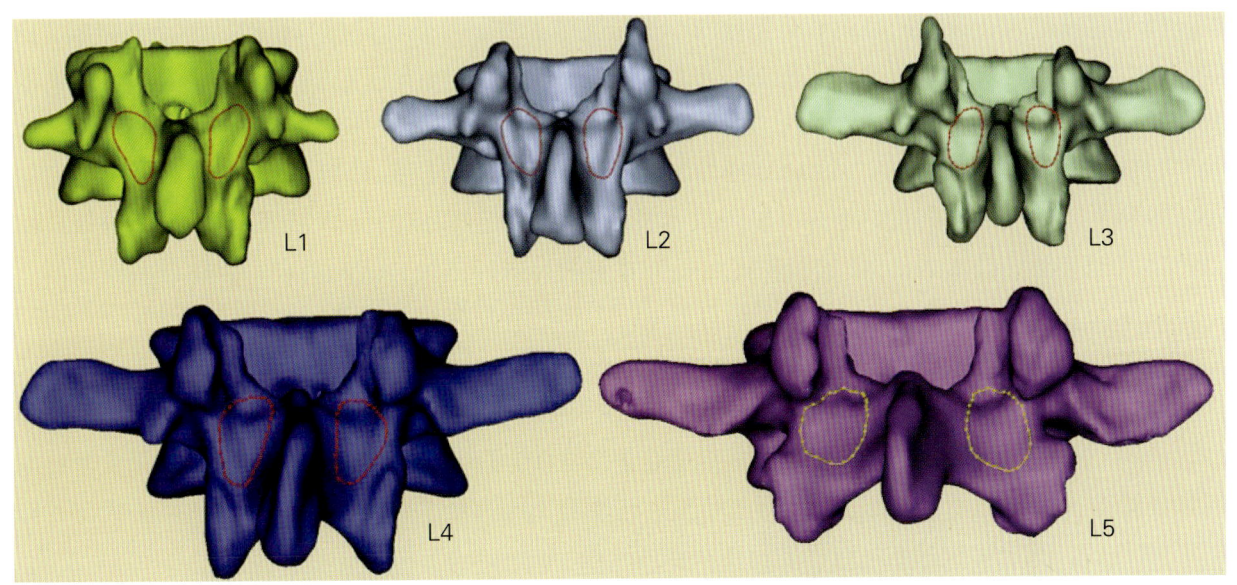

图 2-8-2-19 腰椎 CBT 螺钉的置钉点位于该椎体上关节突关节内 1/3 垂线和椎板外嵴下 1/3 处水平线的交点。图示 L1~L5 椎体的置钉点

部软组织，使导板充分贴合骨面。由助手固定好导板，术者通过导板导向管进针，这样可以避免置钉通道的改变而增加置钉风险。使用电钻在进针点开口时应缓慢钻入，因为 CBT 螺钉的外倾角、头倾角较大时，开道时可能会出现钻头在骨皮质表面打滑导致进针点及置钉角度的偏移，从而影响置钉的质量，甚至造成不可逆的意外损伤。

（3）3D 打印导板在 CBT 螺钉置钉中应用的优势：CBT 螺钉在矢状位由下向上偏向头端，冠状面由内向外偏向外侧，穿过置钉点的背侧椎板、后内侧椎弓根壁、前外侧椎弓根壁、椎体侧壁四层皮质，大大增加了与皮质骨的接触区域，从而提高了螺钉的固定强度。Santoni 等对尸体腰椎标本进行 CT 扫描，发现 CBT 螺钉周围被大量的高密度骨质包裹，并证明螺钉拔出力的大小与骨松质的 BMD 无关；由于置钉点靠内、邻近峡部，因此术中对手术区域软组织剥离范围更小，术中出血减少，术后恢复更快。另外，钉道沿着远离神经根、硬脊膜及前方血管的轨迹置入，也大大降低了发生血管、神经损伤的概率。置入 CBT 螺钉的技术要求更高，需要一定的学习曲线，但是通过术前规划确定最佳的置钉通道，并基于最佳通道设计并制作置钉导航模板，使术中导板紧密贴合骨面，这样术者无须考虑螺钉的进钉点及置钉方向的问题。同时，导航模具有精度高且不受相对体位变化影响、成本低廉、制作周期较短等特点。随着 3D 打印技术的发展与数字骨科学理念的深入，个体化导航模板在外科领域的辅助应用必将进一步扩大。

（五）3D 打印导板在第 2 骶髂螺钉置钉中的应用

脊柱骨盆固定技术广泛应用于脊柱外科手术领域，长节段的脊柱固定、神经肌肉型侧凸、退行性侧凸、重度腰椎滑脱、骶骨骨髓炎、骶骨肿瘤等，均需要一种强而有力的腰骶部的固定以对抗该处产生的巨大屈伸力矩。传统的骶椎螺钉内固定，即传统的 S1 或 / 和 S2 螺钉固定，螺钉钉道较短，固定强度有限，导致术后腰骶关节处假关节形成、腰骶关节处融合失败、骶骨钉拔出的发生概率较高。由 Galveston 棒置入技术改进而来的髂骨螺钉固定技术大大提升了腰骶固定的强度，但术中需剥离大量软组织，并附加单独的连接杆，而且妨碍髂骨翼取骨。

2007 年，Sponseller 报道了后路经第 2 骶椎骶髂（second sacral ala—iliac，S2AI）螺钉固定技术。钉从骶骨后方进入，穿透骶髂关节至髂骨内，止于髋臼上方。与髂骨钉技术相比，两者生物力学稳定性相仿，而 S2AI 螺钉技术具有软组织剥离少、螺钉尾端在皮下位置较深以及不妨碍髂骨翼取骨等优点。

目前，S2AI 有徒手置钉、术中 3D 导航置钉、机器人辅助置钉技术等。徒手技术需要术者有足够的解剖学知识及丰富的置钉经验，以及对术中进钉点、进钉角度的良好把握；术中 3D 导航技术及机器人辅助置钉技术为 S2AI 的准确置钉提供了一种有效的方法，但此类技术存在设备要求高、学习曲线长等问题。为此，我们设计了简单有效的个体化导航模板辅助置入 S2AI 螺钉。

1. 选取合适病例

选取 5 例拟行第 2 骶髂螺钉固定的病例，女性 3 例，男性 2 例，年龄 41~61 岁，平均年龄 54 岁。病因：腰椎术后融合失败翻修 2 例，退变性侧凸 2 例，L5 椎体滑脱 1 例。5 例患者骶骨骨盆未见明显畸形及骨盆肿瘤，2 例退变性侧凸畸形病例均有不同程度的矢状位、冠状位平衡失代偿；除 41 岁女性外，其余 4 例病例均有不同程度的骨质疏松。

2. 第 2 骶髂螺钉置钉导板的设计及制作

术前均常规对患者腰骶部行 64 排螺旋 CT（GE 公司，美国）扫描，层厚 0.625 mm。将 CT 扫描原始图像数据以 DICOM 格式导入 Mimics 软件（Materialise 公司，比利时），重建脊柱骨盆三维模型，再通过 Mimics 软件 MedCAD 模块设计模板的置钉通道部分，参照二维矢状位、冠状位及轴位视图，在三维模型区域调整置钉通道，找出髂骨髓腔最长与最宽的横断面（图 2-8-2-20），通过此横断面设计一条穿行髂骨中心部位的虚拟置钉通道，最后通过调整置钉通道的方向来确定进钉点、置钉角度及置钉长度，同时要避开骶后孔及骶管，不同的病例进钉点的选择、置钉角度及置钉长度均有所变化（图 2-8-2-21）。设计好置钉角度后再利用 Geomagic Studio 软件（Geomagic 公司，美国）建立与 S1-S2 交界处骶正中嵴和骶后孔之间区域表面解剖形态贴合的反向模板；在三维模型与反向模板精确配准后生成 STL 格式的虚拟置钉导航模板（图 2-8-2-22）。最后利用 SPS350B 固体激光快速成型机（陕西恒通智能机械有限公司），以光敏树脂 14120（DSM Somos 公司，美国）为材料，打印 1∶1 实物置钉导航模板。将 3D 打印好的置钉导航模板进行处理，去除残余支撑，进行光固化处理，增强物理性能。

3. 手术方法

手术采用后正中入路，上端固定椎至 S1 正常徒手置入椎弓根螺钉，切除需要通过导航模板进行置钉区域周围的软组织，充分显露骶正中嵴、中间骶嵴和双侧椎板沟部分骨性结构，即导板贴合区。将 1 号导板贴附于相应区域，助手用手稳定导板，术者使用磨钻去除进针点的骨皮质，再更换 2 号导板，沿导航孔道开道（图 2-8-2-23），用球形探针确定该通道在髂骨内部而未穿破髂骨面，并确定置钉长度与术前测量一致；然后使用丝锥攻丝，根据术前测量的长度和直径，缓慢置入合适的螺钉，最后安装钛棒完成矫形固定。

4. 术后评价标准

术后患者常规复查 CT 平扫扫描评估置钉质量。置入螺钉评价标准：①置入螺钉是否穿透骶髂关节并位于髂骨内，髂骨的皮质是否完整；②观察 CT 图像中螺钉与骶骨及髂骨骨皮质的位置关系，对术前模拟及术后的钉道在矢状面上尾向偏角（sagittal angle，SA）、在横断面上与正中线的夹角（transverse angle，TA）、进钉点与骶正中棘的水平距离（horizontal distance，HD）、与第一骶后孔下缘的垂直距离（vertical distance，VD）（图 2-8-2-24~26）进行测量和统计学分析。

5. 疗效

所有病例经 S2 髂骨螺钉均穿透骶髂关节并位于髂骨内，髂骨骨皮质完整无破坏；5 例患者置入共 10 枚 S2AI 螺钉，对术前模拟置钉设定的进钉角度与术后复查 CT 后三维重建术测量的 SA、TA、HD、VD 进行配对样本均数比较的统计学分析，差异无统计学意义。

（1）典型病例：患者男，57 岁，因腰腿痛入院。患者 1 年前因腿痛诊断为"椎间盘突出症"，行腰后路行椎间盘摘除、椎板切除减压、椎间融合器置入、钉棒系统内固定。术后 2 个月再次出现右侧臀部和小腿疼痛不适，复查 X 线片后发现椎间融合器移位，行椎间融合器更换、椎间植骨融合手术治疗。8 个月后时再次复查 X 线片发现 L5-S1 椎间融合器再次向后移位。商定采用个体化导航模板辅助 S2AI 螺钉固定，以获得更加强有力的固定支撑。患者术后恢复良好，复查 CT 显示 2 枚 S2AI 螺钉均走行于髂骨内，未穿破骨皮质（图 2-8-2-27，28）。

（2）3D 打印导板在 S2 髂骨螺钉置钉中应用的要点及难点：本研究纳入的 5 位病例并未选择统一的进针点，而是通过二维矢状位、冠状位及轴位视图，在三维模型区域调整导航置钉通道后，并在避开骶后孔及骶管的原则上个体化设计进钉点和进钉角度。目前，关于进钉点的选择，不同学

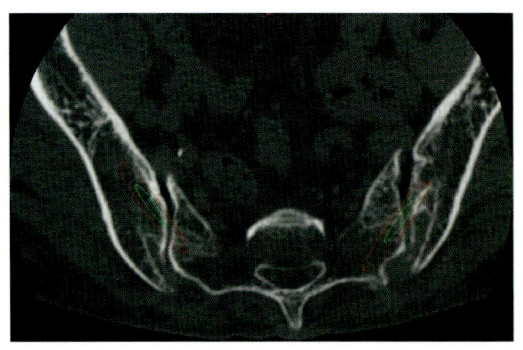

图2-8-2-20 参照矢状位、冠状位及轴位二维视图，在三维模型区域调整导航置钉通道，找出髂骨髓腔最长与最宽的横断面

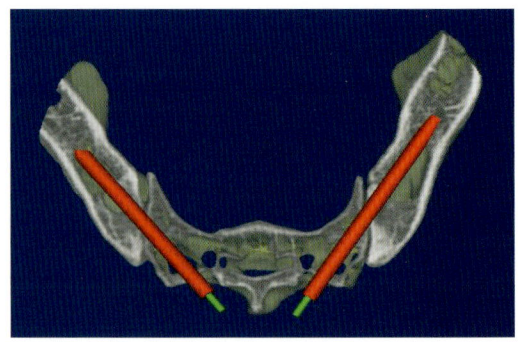

图2-8-2-21 通过此横断面设计一条穿行髂骨中心部位的虚拟置钉通道，最后通过调整置钉通道的方向来确定进钉点、置钉角度及置钉长度

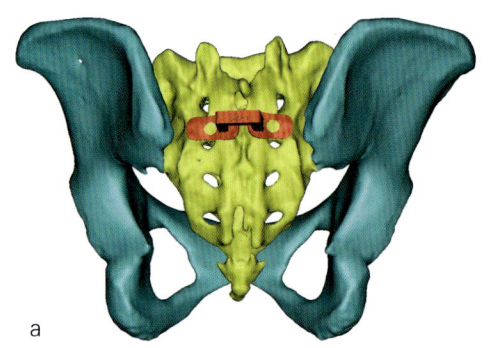
a

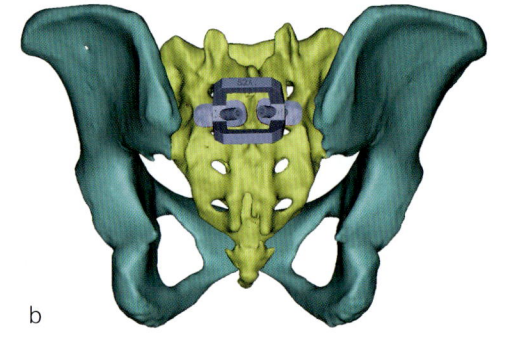
b

图2-8-2-22 1号与2号导板。a.确定进钉点的1号导板，b.确定进针角度的2号导板

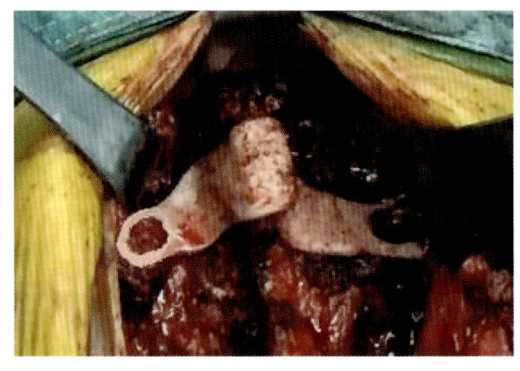
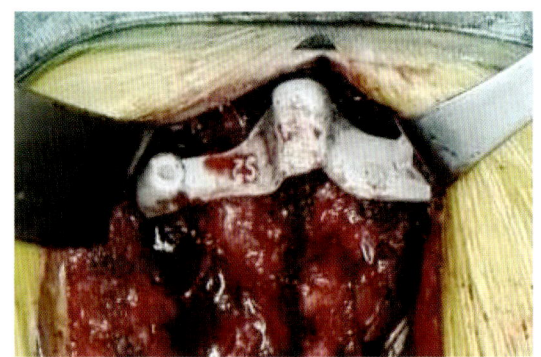

图2-8-2-23 将1号导板贴合相应区域，助手用手稳定导板，术者使用磨钻去除进针点的皮质部分；再更换2号导板，沿导航孔道开道

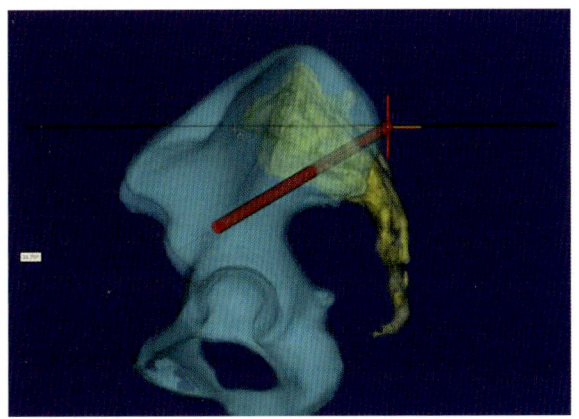

图 2-8-2-24 矢状面上的尾向偏角（sagittal angle，SA）

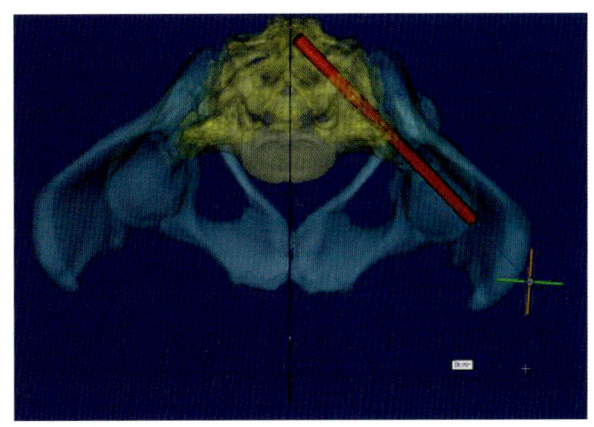

图 2-8-2-25 横断面上与正中线的夹角（transverse angle，TA）

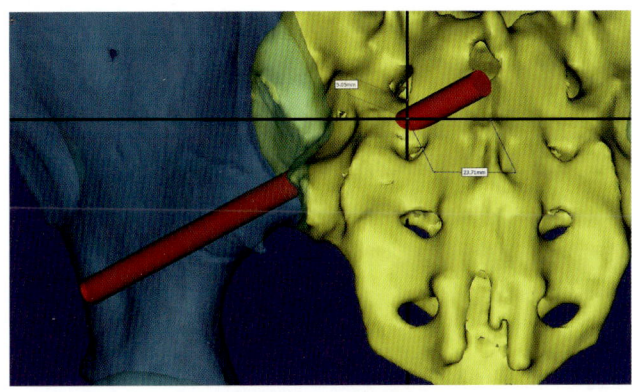

图 2-8-2-26 进钉点与骶正中棘的水平距离（horizontal distance，HD）、与第一骶后孔下缘的垂直距离（vertical distance，VD）

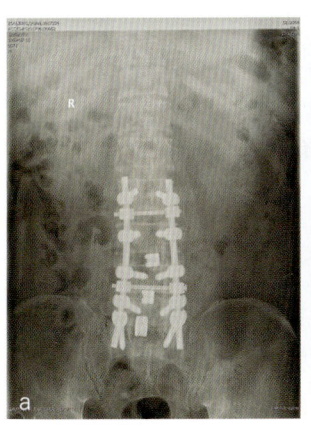
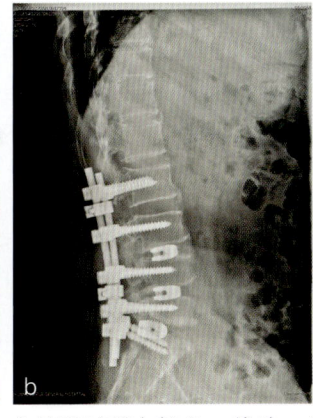
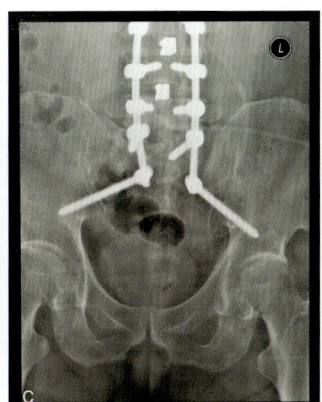
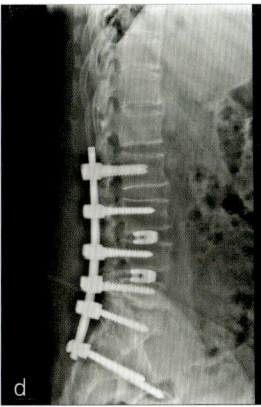

图 2-8-2-27 第二次手术 8 个月后时再次复查 X 线片，发现 L5-S1 椎间融合器再次向后移位；个体化导航模板辅助 S2AI 螺钉术后复查

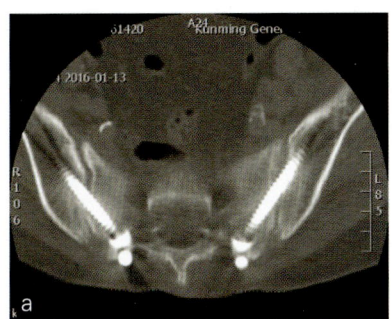
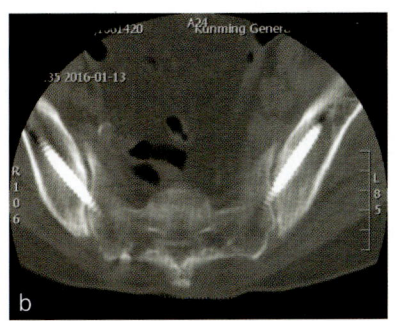
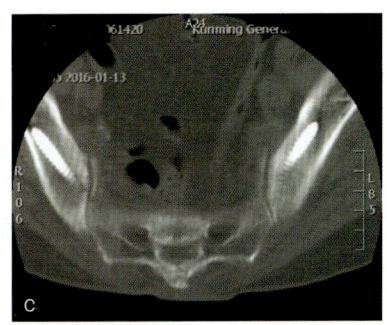

图 2-8-2-28 复查 CT 显示 2 枚 S2AI 螺钉均位于髂骨内，未穿破骨皮质

者的认识不同，Sponseller P 等最早选取 S1 后孔外下缘各 1 mm 处作为进钉点，Park J 等选择 S1 和 S2 后孔连线中点外侧、距离骶外侧棘 2 mm 处，Mattei 和 Fassett 选择 S1 和 S2 后孔连线中点与骶外侧棘的交点。我们在设计时发现，进钉点在靠近 S1-S2 后孔连线时更加容易设计出一条理想的进钉通道，该通道在二维视图上与髂骨内、外侧及坐骨切迹皮质均能保持一定距离。这可能与骶骨、髂骨及骶髂关节的形态位置有一定关系，也可能是病例数量不足、个体化差异造成的。在使用个体化导航模板辅助 S2AI 置入过程中，首先应用 1 号导板用磨钻磨除置钉部位骨皮质，如果直接使用 2 号导板进针，由于 S2AI 螺钉外倾角度较大，可能会在开道时于骨皮质表面出现打滑，导致进针的方向角度偏移。王尧等基于 CT 对国人 S2AI 钉道参数的报道认为髂骨皮质与 S2AI 钉道距离较近，如果角度发生偏移极易出现穿破骨皮质现象，最终可能导致周围重要神经、血管的损伤，因此建议进钉前磨除进钉部位的骨皮质，避免因打滑导致角度偏移。

（3）3D 打印导板在第 2 骶髂螺钉置钉中应用的优势：S2AI 螺钉置钉方向偏外、偏前，穿透骶髂关节穿过三层骨皮质以增加固定强度，其生物力学稳定性与髂骨钉相仿，并且术中需剥离软组织较少，不需要附加连接杆，钉尾的位置相对较深。Haris Ilyas 报道，与髂骨钉技术相比，在使用 S2AI 螺钉技术术后出现螺钉松动、拔除、断钉及固定部位疼痛等风险均有所降低。尽管该技术对术者的临床经验、解剖掌握的熟练程度要求较高，但是术前通过规划使导板与相应的骨性结构贴合，操作者无须考虑手术中进钉点及钉道方向的问题。同时，导航模板具有定位精度高不受相对位置形态变化影响、成本低廉、制作周期较短等特点。

第三节　个体化 3D 打印手术导板在创伤外科中的应用

骶骨是骨盆后环的重要组成结构，同时还通过 L5-S1 和双侧骶髂关节实现躯干和下肢间应力的传导。骨盆的稳定性，很大程度上取决于骨盆后环的稳定性。由于骶骨骨折造成了骨盆后环的断裂，因而骶骨骨折的处理在骨盆骨折的治疗中就显得尤为重要。随着交通事业和建筑业的发展，骨盆骨折越来越常见。对不稳定的骶骨骨折，多数学者提倡手术治疗。骶骨骨折的常用手术方法有常用的方法有骶骨棒、骨盆前路接骨板、骶髂拉力螺钉固定等，生物力学研究表明骶髂拉力螺钉固定能使骨盆获得最大的稳定性，所以成为首选。此种手术有误伤骶神经和马尾神经的风险，为了寻找一种更为简便、更为精确、创伤更小的骶骨拉力螺钉固定方法，自 2006 年 6 月我们通过三维重建与逆向工程分析构建定位导航模板，同时应用于临床进行验证，旨在为骶骨拉力螺钉置入的定位、定向提供一种新的个性化手术手段。

一、选取合适病例

6 例骶骨骨折患者，男性 5 例，女性 1 例，Dennis 分型：Ⅰ型 1 例，Ⅱ型 3 例，Ⅲ型 2 例（均有神经损伤症状）。

二、骶骨骨折导航模板的设计及制作

采用连续螺旋 CT 骨盆连续断层扫描，扫描条件：电压 120 kv，层厚 0.625 mm，512×512 矩阵。将扫描 DICOM 格式图像导入 Amira 软件，采用表面遮盖显示法（shaded surface display, SSD）

进行三维表面重建,然后将重建的骨盆模型以 STL 格式保存,导入 Imageware Sufacer 软件进行分析。通过 Imageware Sufacer 软件,在骨盆模型上对骨折部分进行模拟复位,按照完全复位、部分复位、未复位设计最佳钉道(包括角度和深度)。提取髂骨后部表面形态解剖结构和钉道模型导入 RapidForm 软件,建立与髂后部解剖学形态一致的定位导航模板,利用激光快速成型技术生成模板实体(图 2-8-3-1)。

三、手术方法

采用常规手术入路、小切口,能够置入导航模板即可。根据术中复位情况选用不同模板,按设计方法将导航模板与髂骨后部贴合,经皮通过导航钉道置入斯氏针,检查位置满意后沿钉道置入拉力螺钉(图 2-8-3-2)。

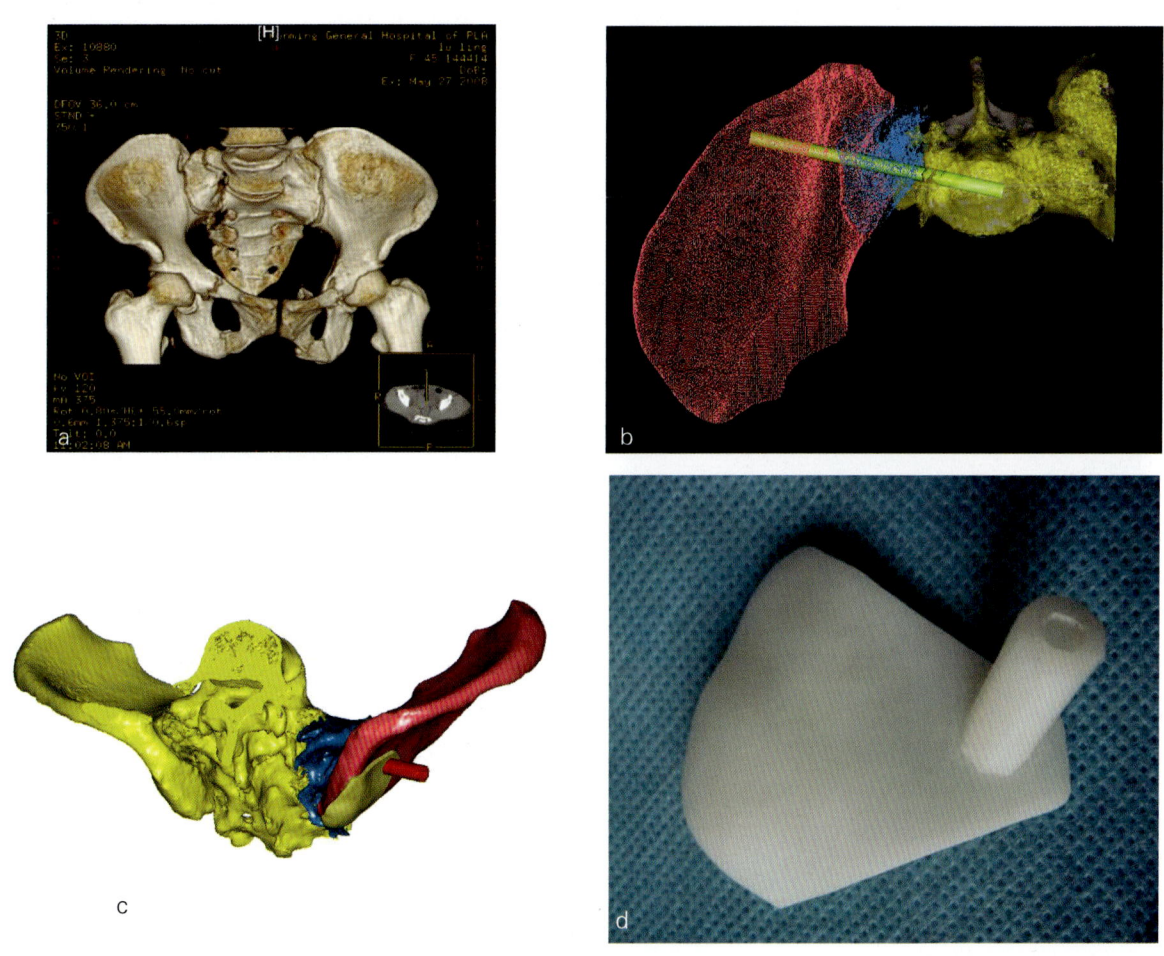

图 2-8-3-1 术前 CT 重建与导航模板设计。a. 利用 CT 数据重建骨盆三维模型;b. 最佳固定钉道设计;c. 设计模板;d. 模板快速成型

四、疗效

术后行 X 线检查和 CT 扫描，显示拉力螺钉置入位置满意（图 2-8-3-3）。术后随访 6~24 个月，1 例 Denis Ⅰ 型和 3 例 Denis Ⅱ 型患者完全康复，1 例 Denis Ⅲ 型患者的神经损伤有明显好转，另 1 例 Denis Ⅲ 型患者神经损伤情况无明显变化。

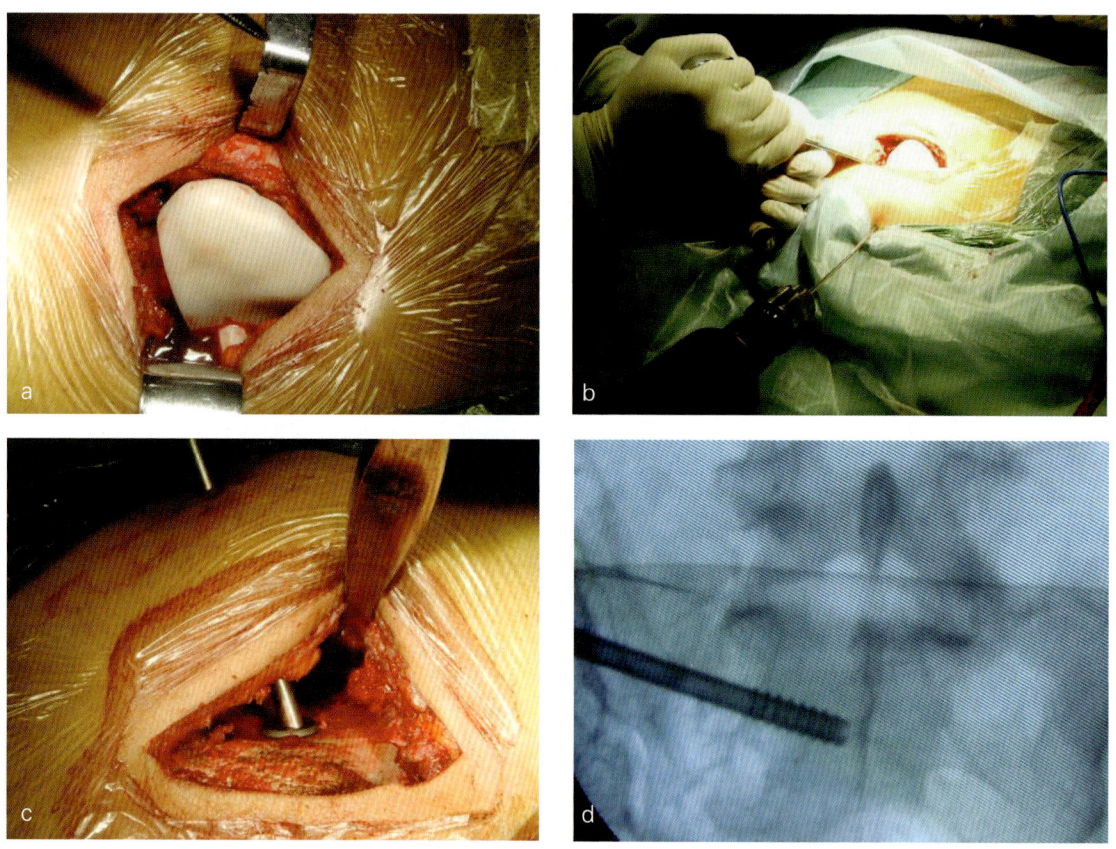

图 2-8-3-2　术中应用。a. 导航模板贴合；b. 沿导航孔置入斯氏针；c. 置入拉力螺钉；d. C 臂透视显示拉力螺钉置入情况

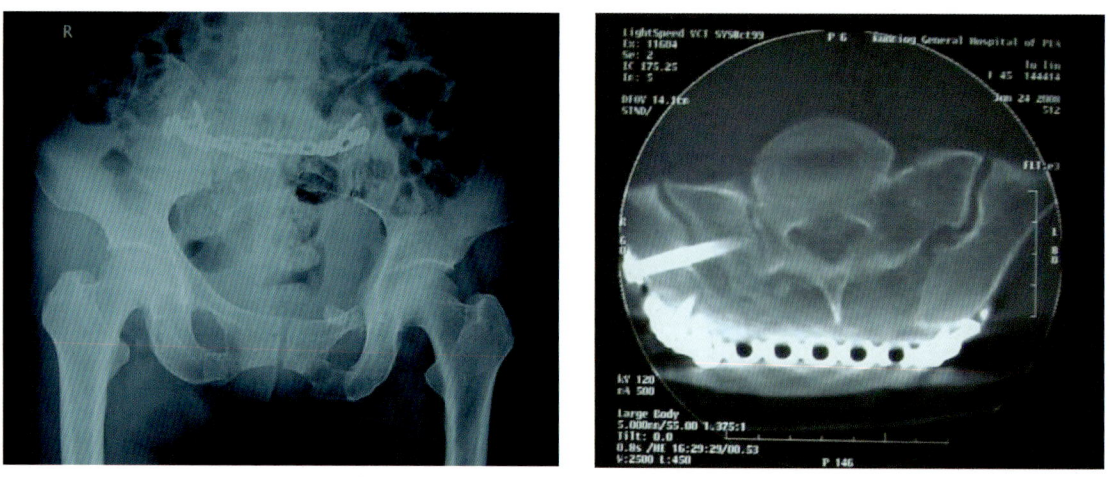

图 2-8-3-3　术后 X 线片和 CT 扫描显示拉力螺钉置入位置

五、3D 打印导板在骶骨骨折中应用的要点和难点

骶骨骨折发病率不高，但在临床诊治中很容易漏诊。骨盆环后部的骨—韧带复合体是躯干与下肢负荷传递的枢纽，其功能占整个骨盆功能的 60%。作为骨盆环的重要组成部分，骶骨发生骨折可破坏骨盆的稳定性，其治疗效果对骨盆功能的恢复有重要意义。治疗包括复位、恢复骨盆的稳定性，解除或避免神经压迫，根据骨折类型选择合适的固定。

Kraemer 等对新鲜冰冻尸体骨盆标本的生物力学进行了研究，结果表明在保证安全的前提下，在骶骨体使用骶髂螺钉进行固定应使用长螺纹螺钉；同时生物力学测试证实，2 枚螺丝钉固定于 S1 或与 1 枚固定在 S1、另 1 枚固定在 S_2 的稳定效果无明显差异，但 2 枚螺丝钉固定较单用 1 枚螺丝钉固定的稳定性明显更佳。临床和生物力学研究表明，拉力螺钉自髂骨翼后外侧面置入，经骶髂关节入 S1 椎体，是比较优秀的固定方式，固定强度高，稳定性好。研究证实，骶髂拉力螺钉技术的固定强度要大于前方入路接骨板固定技术，并且多数患者可行经皮内固定，切口小、失血少、创伤轻、对患者的术后恢复极为有利。Garcia 等通过三维有限元方法模拟分析骨盆骨折，认为只有耻骨联合内固定、2 枚骶髂螺钉固定才能实现足够的骨盆稳定性，所以对伴有骨盆前环骨折的患者，可配合经耻骨处小切口耻骨支拉力螺钉固定，同时固定骨盆前、后环。骶骨拉力螺钉技术也存在缺点，主要是局部解剖复杂、毗邻重要结构，置钉方向不准确有可能造成骶神经、马尾神经、盆腔大血管或脏器损伤。

因此，螺钉长度是经骶髂螺钉固定后骨盆骨折手术时应考虑的重要因素：骶髂螺钉过长，钉尖超出 S1 椎体前方骨皮质，可能造成潜在的髂血管和神经损伤；螺钉过短，螺钉把持力不够，骶髂关节固定不确定。因而，选择合适的螺钉长度十分重要。虽然国外资料对经 S1 椎弓根骶髂关节螺钉固定的钉道长度曾有报道，但人种、性别、年龄和个体差异影响了这些资料的临床使用。另外，不同的进针点、不同的进钉角度，其进钉深度也不相同。尹飚等认为置钉不良可能会损伤髂血管、腰骶干、骶管等重要结构而引起严重的并发症，因此术中有效的影像监测非常重要。目前，临床常通过术中拍片或在 C 臂透视下置入骶髂关节螺钉，但 C 臂透视下骶髂复合体的立体结构成像不准确，术中需拍出口位、入口位片，进针点的位置难于把握，需要反复透视，患者、医护人员的辐射暴露较大。Routt 等报道行经皮骶髂螺钉固定时，平均每置入 1 枚螺钉要接受 2.3 分钟的辐射暴露。由于后骨盆环的特殊结构，透视会因骨骼影像重叠而成像不清，造成螺钉长度和角度选择困难。所以术前如能对所用的螺钉长度和角度进行测定，将大大提高螺钉固定的安全性。

六、3D 打印导板在骶骨骨折中的优势

计算机导航辅助手术系统（CAOS）的应用极大地提高了手术的准确性和安全性，已应用于骶髂螺钉固定术。影像漂移，即手术进行中组织结构移位导致的导航系统影像与真实位置存在误差，是导航系统的最大弊病，发生率较高。同时，CAOS 操作复杂，经验不足、操作不正确会导致手术时间延长；不正确的导航信息会增加手术风险，甚至导致手术失败。

数字三维重建技术和逆向工程软件的出现和不断发展，为现代骨科手术提供了新的辅助手段。使用 CT 数据重建三维模型，可以直观、深入观察手术部位结构特点，对手术区的结构进行数字化分析，不仅可以提高内固定置入的精确度，而且可提高手术的安全性。我们采用的导航模板方法在

术前通过 CT 扫描数据立体重建骨盆整体形态，能准确评价骶骨损伤情况，立体展示骨折形态和位移情况，使诊断的准确率得到了提高；还能模拟和指导术中整复和选择合适的螺钉长度，术中无须 X 线监测（固定后可以在 C 臂透视下确定拉力螺钉位置，技术熟练后可以不用），且斯氏针置入深度与螺钉长度已于术前测出，故术中无须测量深度即可置入螺钉，节省了手术时间，同时最大限度地减少手术区域的暴露，真正做到微创治疗，达到既牢固固定又减少神经、血管损伤的目的。

本方法的优点在于术前可以确定拉力螺钉的长度和置入角度，拉力螺钉经皮置入，充分体现微创技术的特点，同时操作相对简单。但需要注意的是，术中情况是变化的，术前我们不可能预测所有复位情况，也就不可能设计所有的导航模板，我们只能根据可能的复位情况进行设计，因此导航模板只是一种辅助工具，手术不能完全依赖导航模板，手术医生在术中应根据具体情况加以修正。

第四节　个体化 3D 打印手术导板在四肢畸形的个体化截骨矫形中的应用

一、上肢畸形矫形手术

上肢骨折常发生在近关节端，如桡骨远端、肱骨远端肘关节附近。对于上肢骨折行闭合复位、固定等时，最常见的一种并发症是骨折畸形愈合。相当多的患者在近关节骨折畸形愈合后会出现疼痛、关节活动范围缩小、肌肉力量减退，甚至迟发性周围神经症状。当出现这些症状的时候，唯一的处理方法就是通过截骨矫正来改善关节的对线，以达到矫正畸形、确保关节稳定和解除疼痛的目的。截骨方法分成角截骨、旋转截骨和平移截骨。选择截骨部位的原则是便于截骨矫形与固定，有利于骨折愈合，不影响关节功能。手术的关键是确定截骨部位、截骨角度和底边长度，传统的截骨角度是术前在等比正位 X 线片上进行测量，模拟术中的截骨位置和截骨角度，作为术中截骨的依据，不仅精确性差，而且只是在二维平面上预测矫形效果，空间立体感差，在实际术中操作过程中也难以精准实现术前计划的意图。数字化三维重建技术和逆向工程软件的出现与不断发展，为现代骨科手术提供了新的辅助手段，根据 CT 数据重建的三维模型可以直观、深入地观察手术部位，可以对手术区的结构进行数字化分析，不仅可以提高手术的精确度，还可以提高手术的安全性。

（一）肘内翻畸形截骨

肘内翻畸形是小儿肱骨远端骨折最常见的并发症，严重的肘内翻畸形易导致肘关节活动受限、关节不稳定和迟发性尺神经麻痹等。目前，矫正肘内翻畸形最简单的手术方法是肱骨远端外侧楔形截骨，仅矫正冠状面内翻畸形。2008 年，Murase T. 等提出通过数字化技术创建截骨模板对肘内翻畸形进行矫正。同期，我国的张元智、陆声教授也在此基础上进行了改良，从 2006 年 1 月至 2008 年 5 月采用计算机辅助截骨模板加重建接骨板固定治疗了 18 例肘内翻患儿。

1.选取合适的病例　本组病例共 18 例，男 12 例，女 6 例，年龄 13~19 岁，平均年龄（15.7）岁。本次手术距首次治疗时间 1~5 年。肘内翻角度为 10°~33°，平均 28°。所有病例均为肱骨远端骨折所致肘内翻畸形（图 2-8-4-1）。

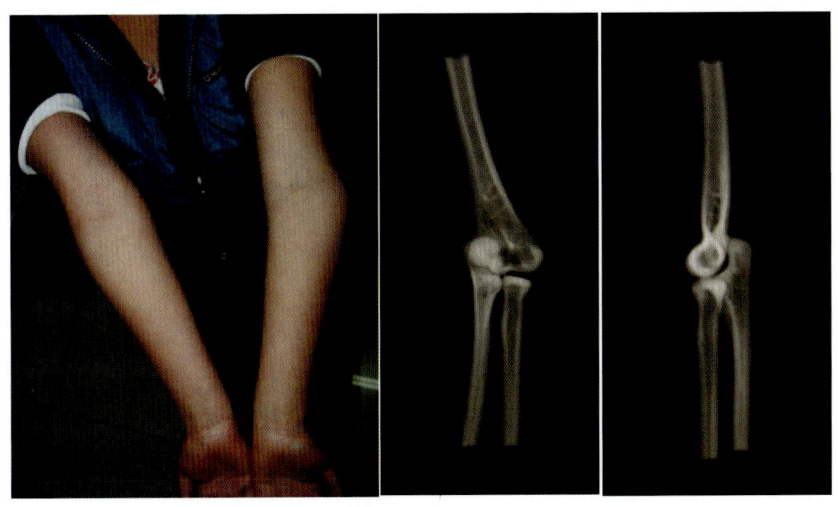

图 2-8-4-1　肘内翻畸形临床照片与 X 线表现

2. 肘内翻畸形截骨辅助导板的设计与制作　术前摄双侧肘关节正、侧位 X 线片，测量健侧肘关节提携角。对患侧肘关节行连续螺旋 CT 断层扫描（尽可能保留足够长度的上臂和前臂），扫描条件：电压 120 kV，层厚 0.625 mm，矩阵 512×512。将扫描 DICOM 格式图像导入 Mimics 软件，采用表面遮盖显示法（shaded surface display，SSD）进行三维表面重建。然后将重建的肘关节模型以 STL 格式保存，导入 Imageware Sufacer 软件，测量肘内翻角度（图 2-8-4-2a），在距鹰嘴上 0.5~1.0 cm 处定义截骨平面，根据健侧提携角设计截骨角度（内翻畸形度数 + 健侧提携角度数）（图 2-8-4-2b），模拟截骨矫形情况（图 2-8-4-2c，d）；提取截骨范围表面形态解剖结构，导入 Geomagic 软件，建立截骨定位模板，利用激光快速成型技术生成模板实体（图 2-8-4-3）。

3. 手术方法　采用肱骨干前外侧切口，向前、向外、向后于骨膜下显露干骺端，保留内侧骨膜。将截骨模板套入肱骨髁上，沿模板边界用摆锯凿一骨痕，然后行楔形截骨；保留内侧骨皮质；随后缓慢闭合截骨间隙，使远、近截骨面对合（图 2-8-4-4），检查携带角符合要求后将重建接骨板塑形后用螺钉固定。本组平均截骨度数为 25°，最大 38°，最小 18°。

4. 术后处理　麻醉消退后即可逐步进行手指、腕及肘关节功能锻炼。长臂石膏管型固定 2~3 周。

5. 术后随访和疗效评价　术后均行 X 线检查，截骨角度满意（图 2-8-4-5）。经 12~24 个月随访（平均 18 个月），疼痛分级分为：无痛，轻度疼痛（活动时偶有疼痛），中度疼痛（持续但可忍受的疼痛），重度疼痛（持续且不可忍受的疼痛），当出现严重疼痛时需要用止痛药控制疼痛。术后满意度分为：非常满意、满意、不明确、不满意和非常不满意。用 Morrey 法对手术效果进行评价。用 X 线影像评价提携角、倾斜角，并与健侧对比。

所有截骨矫形患者均获得与术前规划相同的畸形矫正。16 例患者术后无痛，1 例有轻度疼痛，1 例有中度疼痛，没有患者出现重度疼痛；15 例患者（83.33%）对手术非常满意，2 例（11.11%）满意，1 例（5.56%）不满意。随访期内无术后继发性尺神经炎、内固定松动断裂以及感染等并发症。

6. 肘内翻畸形矫正手术的要点和难点　肘内翻畸形是儿童肱骨髁上骨折最常见的晚期并发症，发生率高达 57%~60%。研究证实，骨折远端内倾是导致肘内翻畸形的最重要原因。肱骨髁上骨折时远折端常向内侧倾斜，远折端的旋转是促使其向内倾斜的重要因素；若未完全矫正旋转移位将导致骨折畸形愈合，形成肘内翻畸形；行非手术治疗时在屈肘位 X 线片上很难准确评估携带角，从而

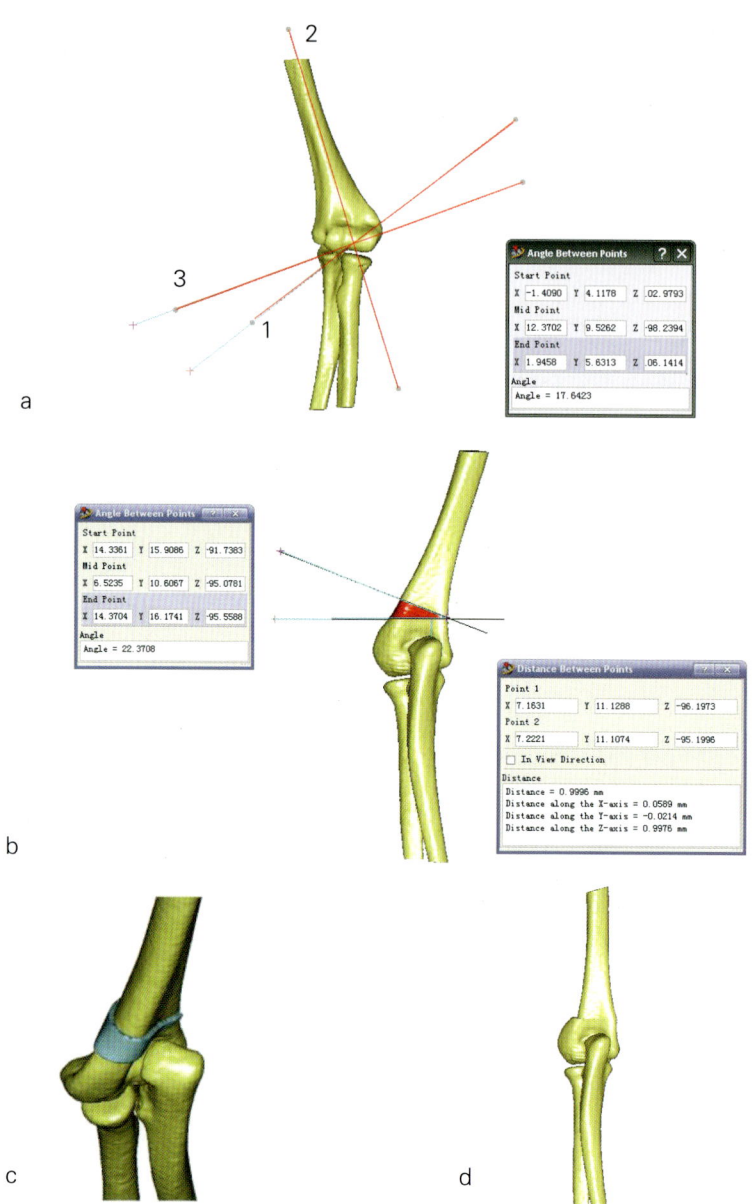

图 2-8-4-2　计算机辅助截骨模板设计

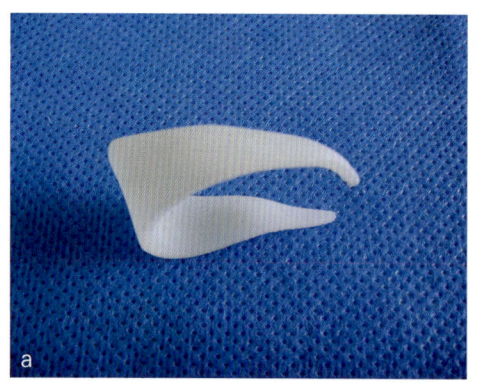
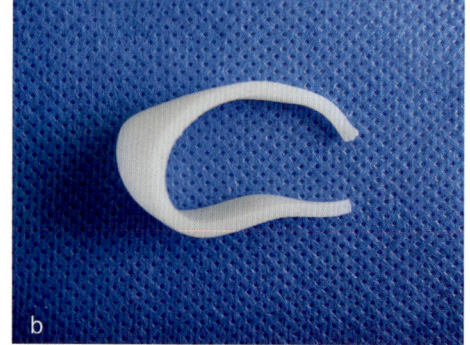

图 2-8-4-3　利用快速成型技术生成模板实体

第8章 个体化3D打印手术导板的临床应用

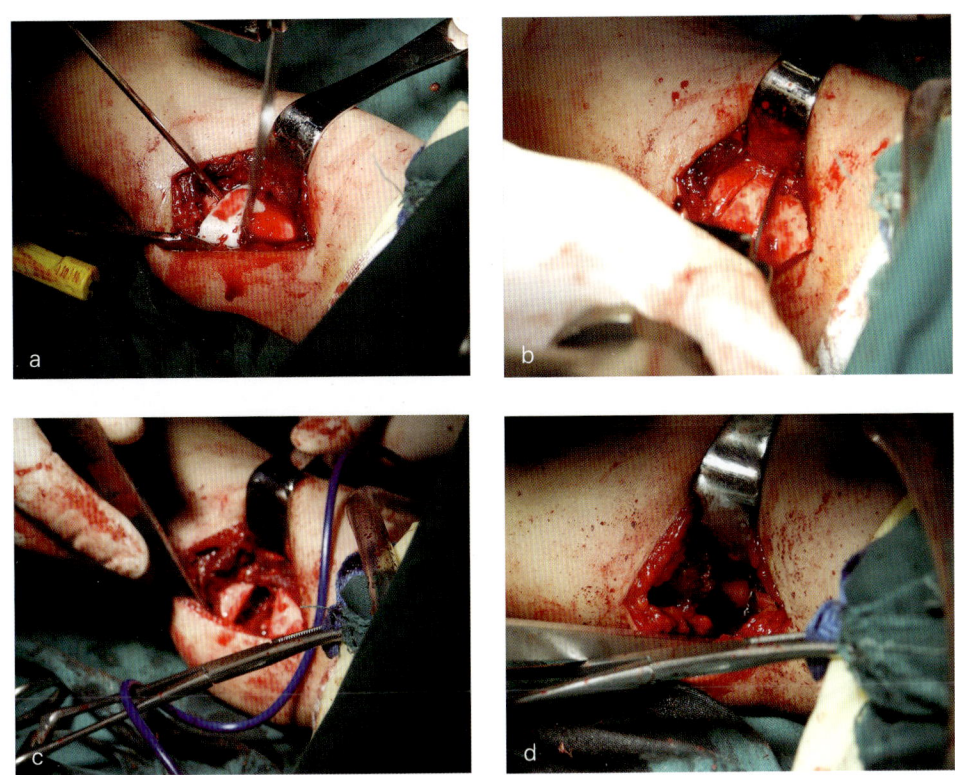

图 2-8-4-4 手术过程。a. 取前外侧入路将截骨导板置于肱骨后外侧；b,c. 利用导板完成楔形截骨，并移除骨块；d. 截骨位置闭合矫形

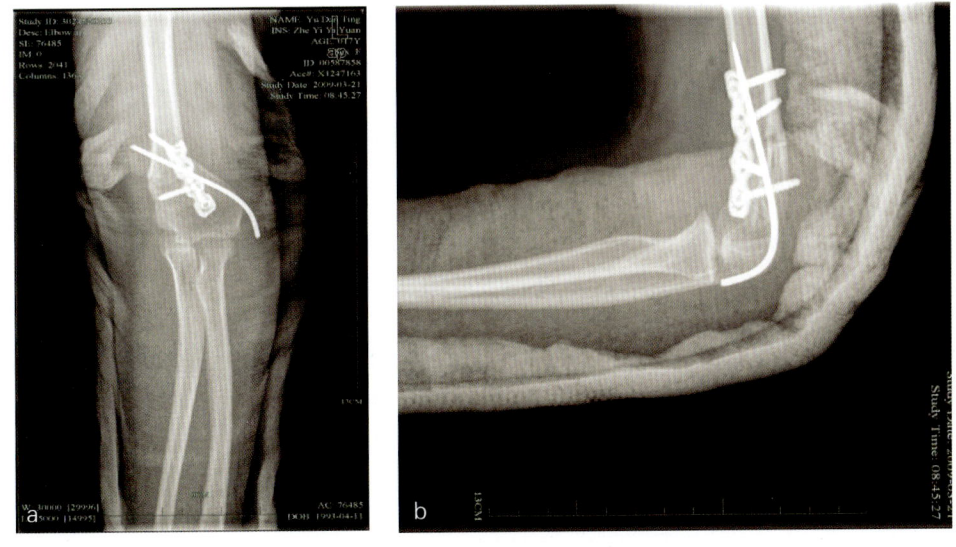

图 2-8-4-5 术后 X 线片示截骨满意

增加了发生肘内翻的危险。因此，肱骨远端冠状面内翻畸形是造成肘内翻的主要原因，手术治疗的主要目的是矫正内翻畸形。但无论术前如何详细地制订术前规划，在手术过程中术者仍很难在各个维度术中精准控制矫正角度，往往需要术中反复调试或仅根据大体外观决定矫正程度，术后最终结果和术前规划存在较大误差，导致手术效果不满意。个体化3D打印肘内翻畸形截骨导板实用性强、花费较低且易于推广使用，能够准确实现术前规划的意图。在导板设计中需要注意：①应多点、立体选择骨性标志，以增加导板契合程度和稳定性。同时，导板大小应合适，太小无法与解剖结构精准匹配，太大则放置和取出困难，需要延长手术切口。②导板截骨面需要一定厚度，否则与电锯摩擦时易发生形变，影响手术精准度；导板克氏针管道内径设计应与导针直径匹配，一般比导针直径粗0.3~0.4 mm较合适。直径太大，克氏针进入后转动过程中磨损严重，增加手术污染机会，甚至会破坏管道；直径太小，则导针活动度大。③截骨面上克氏针管道需设计为半圆形，在移除截骨块和导航模板后在截骨的远近两端骨质上残留另一半圆孔，作为矫正旋转畸形的标记。

目前可选择的固定方法有克氏针、钢丝及接骨板固定等，采用克氏针进行固定虽然操作简便、损伤小，但存在钢针松动、移位致使畸形复发，以及针道感染、皮肤溃破、神经麻痹等并发症；采用钢丝进行内固定，也存在固定不确实、畸形容易复发、治疗效果差等问题。接骨板固定则有可塑形、固定牢固、利于早期功能锻炼等优点，所以本组病例均采用接骨板固定。当然，采用接骨板固定存在成本高、需要再次手术取出等缺点，所以我们认为对于对年龄较小的肘内翻患儿尽可能采用克氏针固定以避免再次手术取出，但对于年龄偏大者还是以接骨板固定为佳。

7. 个体化3D打印导板在肘内翻畸形矫正中的优势　采用新型导航模板辅助肘内翻畸形截骨具有以下优点：①可以通过计算机测量个体化的数据来确定截骨角度、截骨平面、旋转角度等参数，使矫形效果达到最好，降低并发症发生率。②术中导航模板应用简单、方便，只需将模板紧密贴合于相应的解剖结构上，即可完成对术区的准确定位和定向，无特别的经验要求，能够缩短年轻医师的学习曲线。在导航模板指引下1次即可完成截骨，避免了反复调整，手术操作更加简便，节约了手术时间，减少了患者出血。③无须计算机辅助导航系统等特殊设备，节约成本。

近年来，对肘内翻畸形的治疗逐步倾向于三维矫正，并认为残留的旋转畸形与尺神经麻痹、肘关节周围肌肉的异常活动以及后期的肩关节不稳有关。利用数字化的方法也可以对该类导板进行设计并运用。

（二）桡骨远端骨折畸形截骨

桡骨远端骨折后行保守治疗，复位不佳或石膏固定不良可导致骨折畸形愈合，可出现腕部外观畸形、疼痛、活动障碍、握力下降甚至迟发性神经麻痹。通过截骨矫形可缓解患者的症状，目前最常用的方法是采用背侧入路行截骨加结构性植骨并用非锁定接骨板固定。该方法需要广泛剥离背侧软组织，同时背侧接骨板有时会对周围肌腱造成激惹。此外，截骨比较复杂，研究显示有经验的骨科医生行桡骨远端骨折畸形矫正术，术后仍有38%~60%患者存在畸形残留，并认为原因是传统的X线片术前评估不能提供畸形的详细信息。

目前，解剖型掌侧锁定接骨板已被用于治疗桡骨远端骨折，在提供坚强固定的同时减少了对周围肌腱的激惹。也有文献报道将其用于桡骨远端骨折畸形矫正。但是，约有3/4的患者在术后出现远折端背倾，影响了术后矫形效果。因此，若利用数字在化技术对畸形部位CT重建，可以精确分析并制作个性化截骨导板，用于三维截骨矫正，可以进一步提高矫形手术的精度。在这方面，

Tsuyoshi Murase 教授团队进行了一些探索，并取得了满意的效果。

1. 选取合适的病例　从 2008 年 2 月至 2009 年 11 月共招募了 10 名受试者，均为女性。术后平均随访时间 16 个月（7~28 个月），平均年龄为 60 岁（27~79 岁）。其中，8 例患者为关节外骨折（AO/ASIF 分型：A3），2 例患者为轻度移位的关节内骨折（AO/ASIF 分型：C3）。所有的患者均存在干骺端背侧移位畸形，没有关节内畸形。骨折后所有患者均行闭合复位，石膏管型固定制动，最终获得畸形愈合，并因腕部疼痛、畸形或正中神经麻木于医院就诊。从初次受伤到接受畸形矫正手术时间平均 10 个月（最短 2 个月，最长 30 年）。

2. 桡骨远端畸形截骨辅助导板的设计与制作　术前对双侧腕关节（健侧以及对侧）进行 CT 扫描，扫描时患者取俯卧位，双手完全上举、伸肘，双前臂于中立位置于头上，以减少头部辐射暴露。将 DICOM 格式数据导入 Visualization Tool Kit 软件创建三维重建模型。远折端通常呈背侧成角、短缩、旋前畸形。拟对所有患者行开放楔形截骨，以健侧模型作为参照，将患侧模型进行半自动叠加，以健侧模型为基础对叠加的患侧模型进行评估（图 2-8-4-6），以术中拟使用的掌侧锁定接骨板 CAD 模型为基础，设计理想的截骨矫形导板并模拟手术过程（图 2-8-4-7），利用快速成型技术打印手术导板（图 2-8-4-8）。

3. 手术方法　取掌侧入路，沿桡侧腕屈肌和拇长屈肌间隙暴露桡骨远端，剥离其上附着的旋前方肌。将截骨导板紧密贴合桡骨远端掌侧。通过导板的导向孔在骨上钻孔，桡骨远端止于软骨下骨。部分剥离骨膜，在背侧插入骨膜剥离器，用于截骨时保护前臂伸肌。通过导板预留的滑槽行掌侧截骨，完成后先将接骨板远端通过预钻孔置入锁定螺钉固定桡骨远端，然后将接骨板近端通过预钻孔置入锁定螺钉固定桡骨干（图 2-8-4-9）。在间隙内植入自体髂骨。术后复查 X 线片，畸形获得良好矫正（图 2-8-4-10）。

4. 术后处理　术后石膏管型制动 3 周，拆除石膏管型后在康复医师指导下鼓励患者进行腕关节和前臂的主动活动。

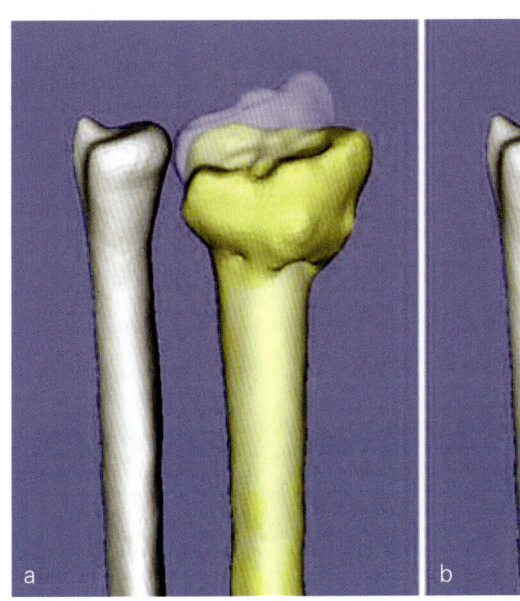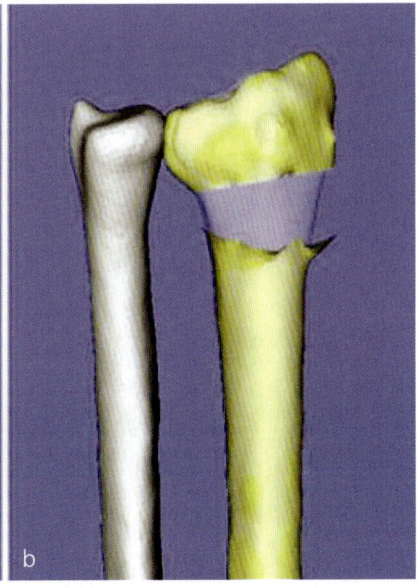

图 2-8-4-6　a. 以健侧尺桡骨远端为镜像，叠加患侧图像；b. 以健侧为参照，在计算机上对患侧进行模拟矫形

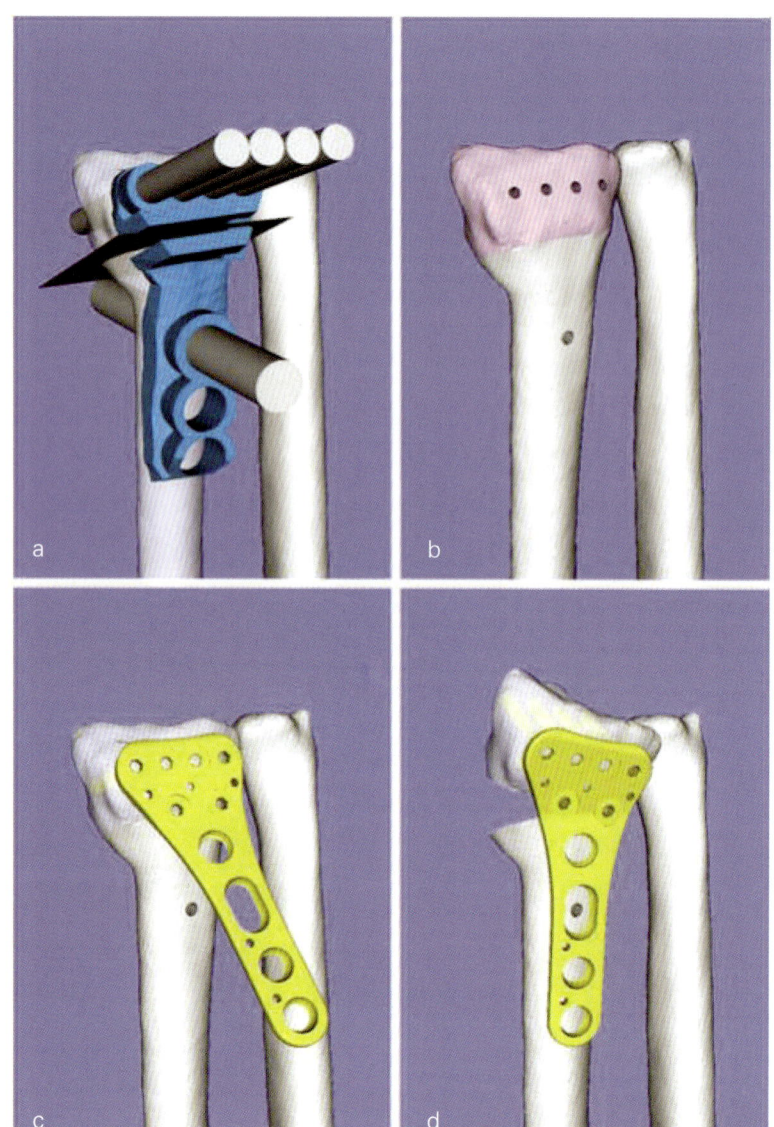

图 2-8-4-7 3D 打印导板截骨示意图。a. 根据术前预计截骨路径和角度设计截骨模板;b. 规划钉孔的位置和置钉通道;c. 术中先将接骨板固定在桡骨远端;d. 将接骨板近端不定在桡骨干预定的位置,从而获得畸形自动复位

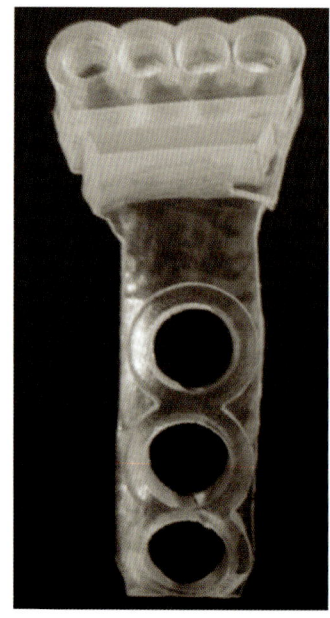

图 2-8-4-8 利用快速成型技术生成的截骨导板

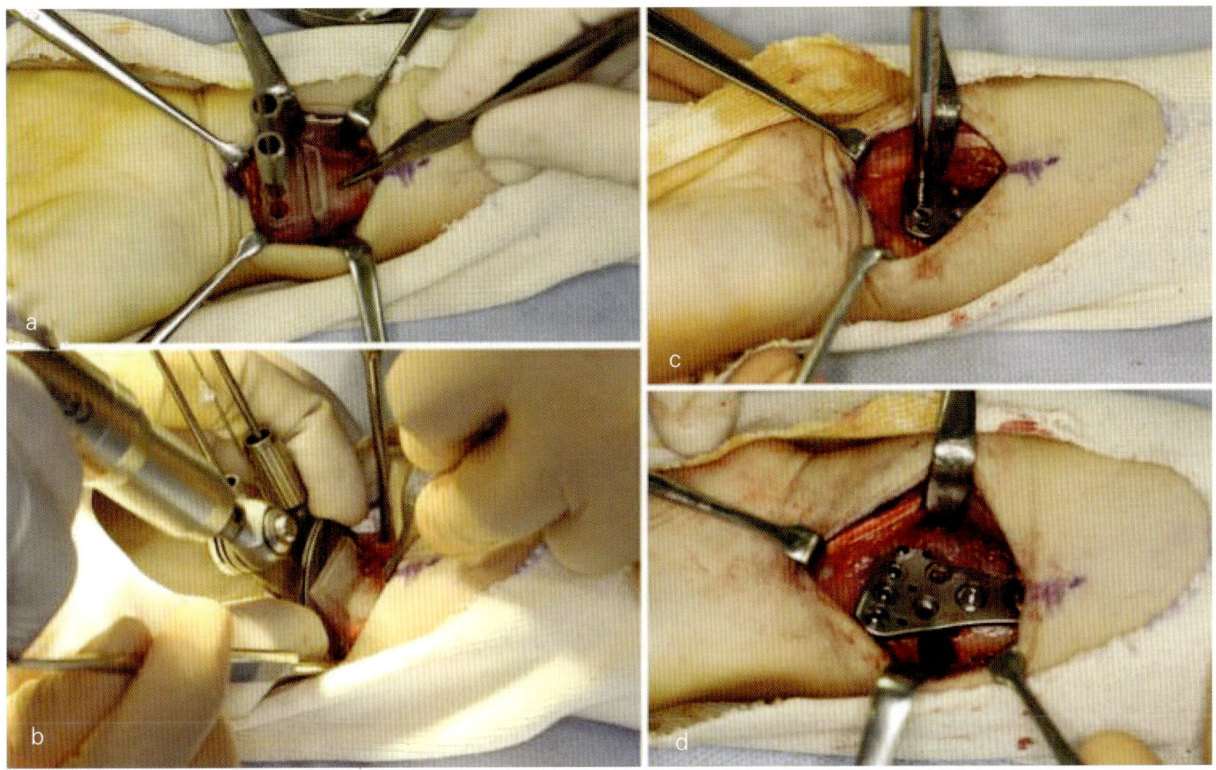

图2-8-4-9　a.截骨导板固定在桡骨远端掌侧；b.通过截骨导板滑槽截骨；c.通过桡骨远端预转孔放置接骨板；d.将接骨板近端固定在桡骨干上，进行自动复位

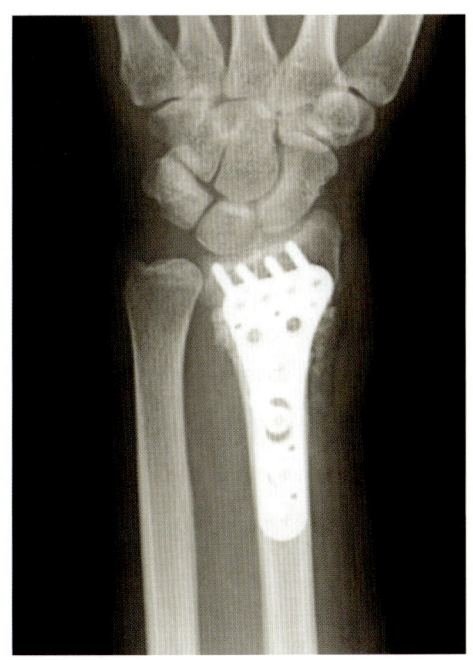

图2-8-4-10　术后复查X线片，畸形获得良好矫正

5. 术后随访和疗效评价　术前所有患者采用 X 线片进行随访，X 线片显示截骨线消失、骨小梁连续时认为骨性愈合。测量患者掌倾角、尺偏角、尺骨变异值。为降低人为误差，应由 2 名富有经验的骨科医生进行测量并取平均值。

临床评价方面，利用测角仪测量腕关节的屈伸范围、前臂的旋转范围，用手持测力器测量握力；以正常侧数据作为对照，计算其相对百分比。疼痛分级分为：无痛，轻度疼痛（活动时偶有疼痛），中度疼痛（持续但可忍受的疼痛），重度疼痛（持续且不可忍受的疼痛），当出现严重疼痛时需要用止痛药控制疼痛。术后满意度分为：非常满意、满意、不明确、不满意和非常不满意。

所有患者腕关节活动范围，握力以及疼痛均得到改善（$P=0.01$，$P=0.006$，$P=0.007$），腕关节屈曲范围从术前平均 33° 改善到术后平均 60°，腕关节伸直范围从术前平均 70° 改善为术后平均 65°（$P=0.18$），前臂旋前范围从术前 80° 改善到术后 85°（$P=0.06$），前臂旋后范围从术前 80° 改善到术后 90°（$P=0.29$），握力从术前平均 33% 增加到术后平均 80%。所有患者的术前疼痛均获缓解，7 例效果非常满意，3 例效果满意。有 2 例患者因骨质疏松出现早期螺钉松动。随访期内无骨不连，感染以及其他神经血管并发症发生。

6. 桡骨远端骨折畸形截骨矫正手术的要点和难点　即便是对于富有经验的外科医生来说，截骨矫正并用接骨板固定，术后畸形残留也很常见。Fernandez 等对 20 例使用背侧接骨板并行结构性植骨治疗桡骨远端骨折畸形愈合的患者进行了研究，发现 6 例患者残留背倾畸形。Malone 等也报道约有 3/4 的患者使用掌侧锁定接骨板不能解决残留背倾畸形的问题。相反，Athwal 等报道采用 3D 术前规划结合术中光学导航系统可以获得满意的手术效果，没有出现背倾畸形残留。通常，对于骨折手术，恢复正常的解剖结构可以带来良好的术后功能。本研究的末次随访中患侧腕关节屈伸活动范围为屈曲 60°、伸直 65°。这样的效果相比文献中使用背侧接骨板固定的研究来说稍好，与使用掌侧接骨板的研究效果相似。尽管这些使用掌侧接骨板的术前畸形严重程度和活动度的丢失比使用背侧接骨板的更轻，我们仍然认为使用掌侧锁定接骨板能够获得更好的术后腕关节活动范围，因为该术式在提供坚强内固定的同时对背侧伸肌的破坏较小。传统手术方法的步骤较为烦琐，截骨完成后，需要将结构性植骨块插入截骨间隙，并用接骨板固定以维持矫形效果。Malone 等认为，使用解剖型掌侧锁定接骨板可以提供坚强内固定，在间隙中植入松质骨即可，无须使用符合截骨形状的结构性植骨块。需要强调的是，决定畸形矫正效果的是远端锁定接骨板的位置和螺钉的方向。然而，对于较为复杂的畸形比例来说，这一要求有些苛刻，并难以实现。

7. 个体化 3D 打印导板在桡骨远端骨折畸形截骨矫正中的优势　将个体化 3D 打印导板用于桡骨远端骨折畸形截骨矫正，在截骨时只需将导板放置于预定位置，沿滑槽进行截骨。在矫形时，只需将接骨板钉孔对准导板预钻孔的位置，然后将锁定螺钉置入即可完成。因此，与传统手术方法相比，整个手术将更为简单、精确。

二、下肢畸形矫形手术

长期以来，下肢畸形没有得到应有的重视，下肢畸形对工作生活的影响远远超出我们的想象和认识，下肢畸形矫正手术也比我们想象得复杂，目前下肢矫形手术的矫形效果也还有待提高。

下肢范围包括髋骨及其周围软组织以下的部分。正常下肢双侧对称、等粗、等长，具有正常的下肢力线和解剖参数。所谓下肢畸形就是下肢结构、长度、力线、肌力和运动功能等超出正常范围，既包括髋、膝、踝等大关节的畸形、股骨骨干、胫骨骨干畸形，也包括足、趾畸形。

常规下肢矫形存在以下明显缺陷：①通过 X 线片、CT 二维图像了解下肢畸形情况，对下肢畸形的了解局限于额状面上存在的内/外翻畸形，忽略了矢状面上存在的关节面前后倾畸形和骨干前后向成角畸形，同样忽略了横断面上存在的股骨和胫骨扭转角的改变等。②常规下肢矫形方法矫形不精确、不全面，术中凭经验和手工技巧完成矫形手术操作，缺少精准性。在关节面上下"楔形"截骨或截骨后张开矫形的方法从机理上仅仅解决额状面畸形，因此矫形不全面，并没有解决患者所有的下肢畸形。

数字化技术和 3D 打印技术的应用可以克服常规矫形的缺陷，通过三维模型从三维空间上全面了解下肢畸形情况并可精确、立体测量，以精确了解下肢畸形程度；3D 打印手术导航模板、导航和人工智能手术机器人辅助精准矫形手术操作，使下肢畸形得到全方位的三维精准矫正，将肢体畸形矫正提高到三维矫形、数字化精准矫形、微创矫形、智能化矫形甚至肢体整形的新的高度。

（一）髋部畸形矫正

股骨头颈轴线和股骨干解剖轴线之间形成内倾角，称为颈干角（HE）。股骨颈干角正常值为 110°~140°。颈干角在儿童较大，发育过程中逐渐变小，故正常儿童颈干角为 135°~145°，成人颈干角为 120°~140°。颈干角大于正常值为髋外翻，小于正常值为髋内翻。由于髋部特殊的解剖结构和应力环境，股骨颈内侧受压应力，外侧受张应力，因此比较容易出现髋内翻畸形。髋外翻常见于儿麻后遗症和发育性髋脱位等，髋内翻原因相对更多更复杂。以下以髋内翻为例，详细介绍 3D 打印辅助髋部畸形矫形的相关技术。

1. 髋内翻的分型

（1）获得性髋内翻：继发于骨折创伤，如股骨颈、粗隆部骨折；或继发于骨病，如骨囊肿、骨纤维结构不良、股骨头坏死、成骨不全症、肾性骨病、骨硬化症等。

（2）先天性髋内翻：发育性或先天性髋内翻，多合并骨软骨发育不良，如锁颅骨发育不全、干骺端发育不良、椎体干骺端发育不良等；先天性股骨缺陷型髋内翻，合并先天性股骨短缩或缺损。

股骨近端骨折发生髋内翻机制：①骨折碎裂、小粗隆骨折、内侧失去支撑；②负重过早，过重；③髋内收肌力大于外展肌力，造成骨折于内翻位固定或者内固定失效而逐步发生为髋内翻。同时，由于髋关节以屈髋活动为主，有前屈趋势；髋关节多在屈曲位受伤，前内侧结构易受损伤。因此，骨折引起的髋内翻合并前屈畸形比较多见。

骨病继发髋内翻机制：骨囊肿、骨纤维结构不良、成骨不全症、肾性骨病、骨硬化症、股骨头坏死等原因造成骨性结构支撑力量减弱，股骨头颈内侧不完全性骨折而逐步发生髋内翻。

发育性髋内翻发生机制有以下两种学说：①由于股骨颈内侧钙化过程受阻，股骨颈内侧发育异常，股骨颈骨骺线逐渐倾斜发生髋内翻；随着 HE 角逐步加大，以后可能继发骨骺滑脱而进一步加重髋内翻畸形。②婴幼儿期，股骨颈内侧骺板生长较快，此时颈干角较成人偏大，如 3 周婴儿的颈干角可达 150°；随着年龄增大，外侧的骨骺板生长明显加快，从而使颈干角变小，股骨颈内外侧骺板生长失去平衡，外侧大于内侧生长速度时产生髋内翻。

2. 髋内翻临床表现　髋内翻畸形往往继发肢体短缩，造成严重的跛行，症状逐渐加重，是小儿跛行常见原因之一，单侧发病多于双侧，无明显性别和种族差异。

3. 髋内翻的治疗　轻度髋内翻非手术治疗，颈干角 <100° 时需手术矫形。

常用截骨矫形手术方法有：①股骨粗隆下斜行截骨术：在大粗隆的骨骺稍下斜向小粗隆下斜行截骨，与股骨干成 35°~45° 角，下肢外展，将股骨截骨远端斜形尖端插入近端股骨粗隆的松质骨槽内。②股骨粗隆楔形外展截骨术：在粗隆下截除楔形骨块，患肢外展对合截骨面。③股骨粗隆间倒"V"形改良截骨法：在股骨外侧大粗隆处倒 V 形钻孔，股骨内侧小粗隆下横行钻孔，骨凿连接骨孔截骨，使远段倒 V 形骨尖端插入截骨近端骨槽内。

常规截骨矫形方法存在明显缺陷，包括单平面矫形和二维设计手术导致矫形不全面，徒手凭经验截骨矫形导致矫形不精确，因此矫形效果欠佳。

采用数字化技术三维设计多平面矫形、全方位矫形，借助 CAD 设计、3D 打印辅助手术模板引导精准手术操作，可以全面提高畸形矫正率，获得更好手术效果。

4. 髋部解剖参数三维测量方法

（1）Sharp 角：髋臼外上缘与髋臼切迹连线与水平线在额状面上投影线的夹角（图 2-8-4-11a），三维测量值为 40.0°±0.8°。

（2）颈干角：在三维模型上将股骨头颈轴线和股骨解剖轴线投影在额状面上，两条投影线的夹角即为颈干角（图 2-8-4-11b），三维测量值为 130°±2°。

（3）股骨扭转角：股骨头颈轴线与股骨后髁连线在水平面上投影线的夹角（图 2-8-4-11c），三维测量值为 19.7°±10.9°。

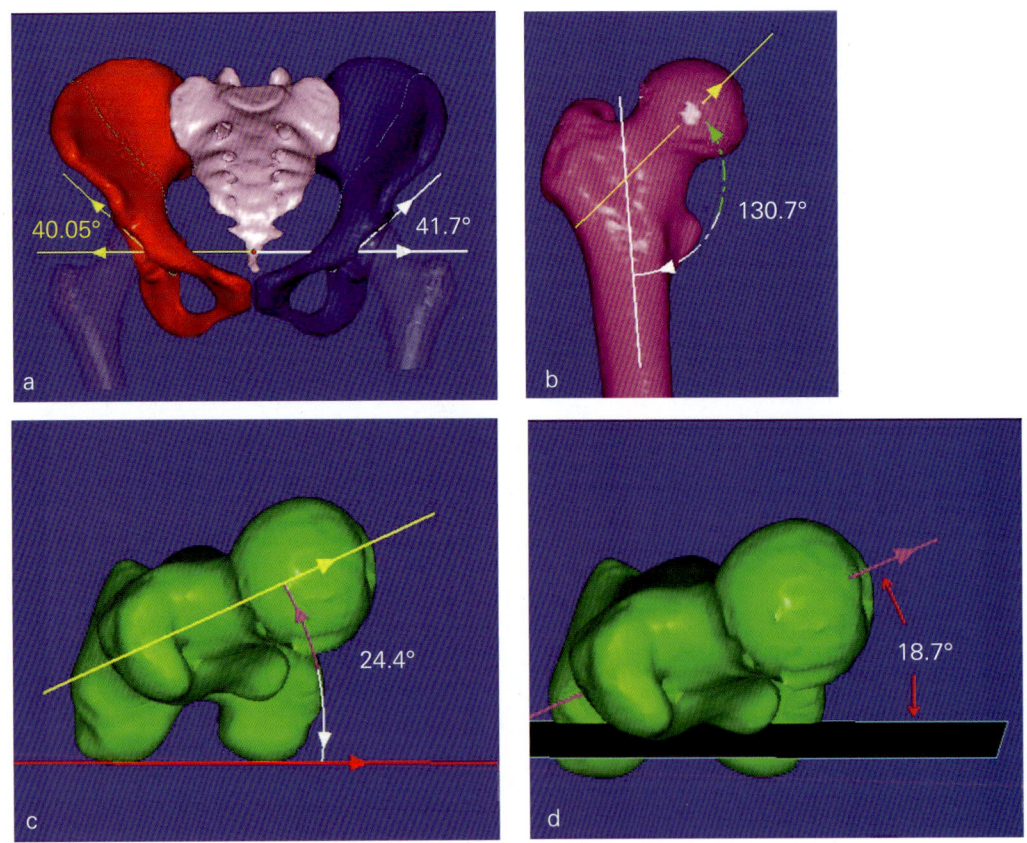

图 2-8-4-11　a. Sharp 角；b. 颈干角；c. 股骨扭转角；d. 股骨前倾角

（4）股骨前倾角：股骨头颈轴线与冠状面的夹角（图2-8-4-11d），三维测量值为13.6°±7.4°。

5. 典型病例　张××，男，13岁，左下肢跛行5年余。查体：左下肢短缩畸形，左侧大粗隆上移。X线片示左股骨头骨骺滑脱、左髋内翻畸形（图2-8-4-12）。

入院后行骨盆双下肢CT扫描、三维重建（图2-8-4-13），立体观察、分析患者左髋、左下肢畸形情况。三维测量下肢解剖参数，如颈干角、股骨扭转角、双侧髋膝踝角和双下肢长度（图2-8-4-14）。

个性化左股骨粗隆部截骨，选择合适截骨部位，确定截骨线形状，模拟截骨矫形手术操作、矫形手术和内固定过程，使双下肢轴线、长度完全对称，术前仔细测量每个内固定螺钉长度并加以记录（图2-8-4-15）。

CAD设计辅助手术导航模版，包括辅助截骨模板、内固定螺钉引导模板，采用立体光固化方法进行3D打印制作（图2-8-4-16）。

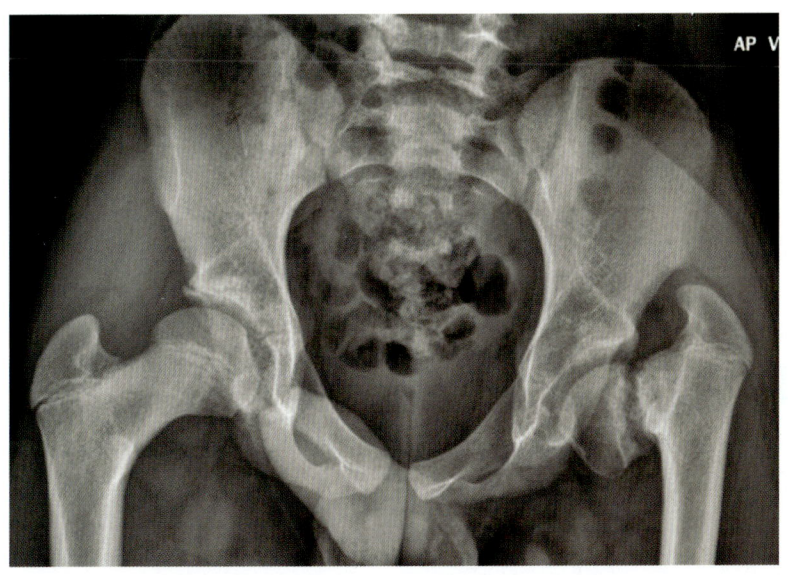

图2-8-4-12　骨盆正位片

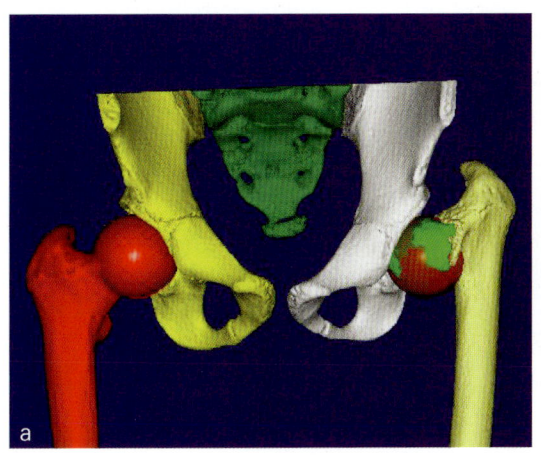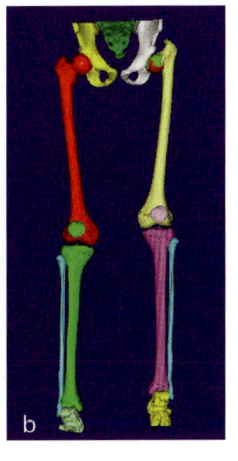

图2-8-4-13　三维重建

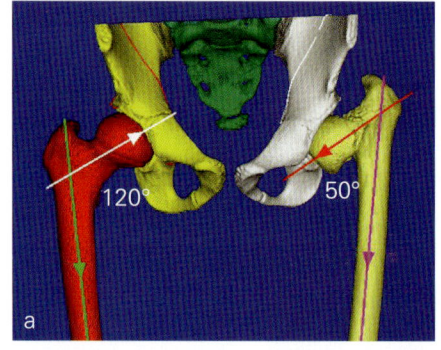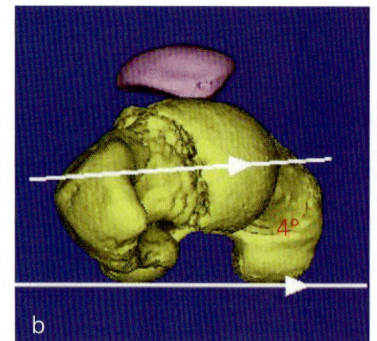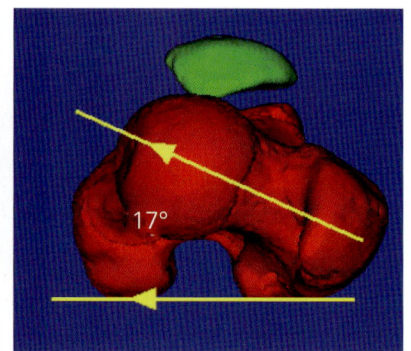
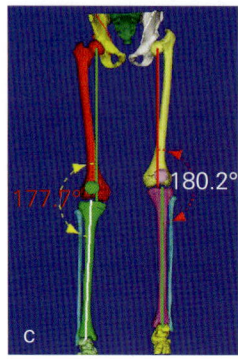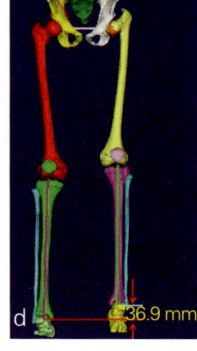

图 2-8-4-14 下肢解剖参数。a. 颈干角测量；b. 股骨扭转角测量；c. 双侧髋膝踝角；d. 双下肢长度

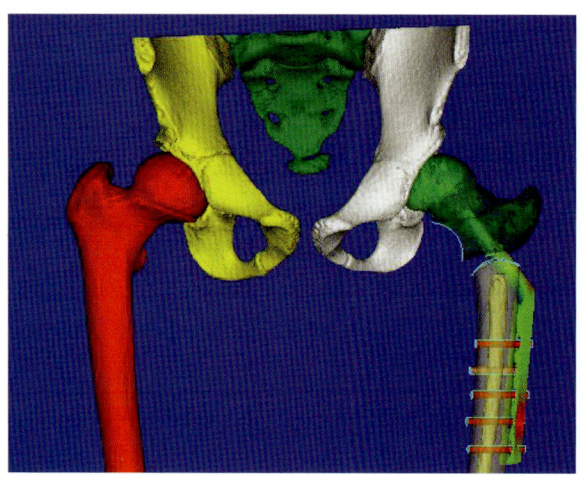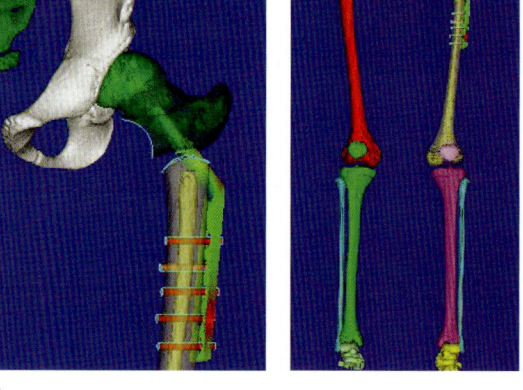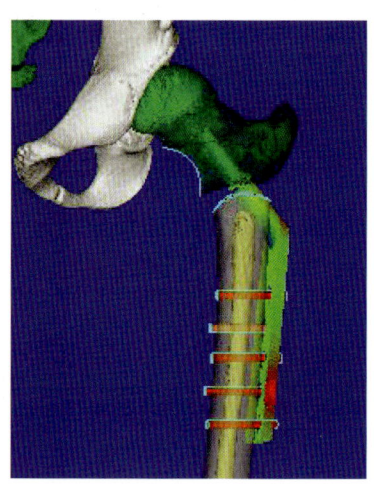

图 2-8-4-15 手术三维设计

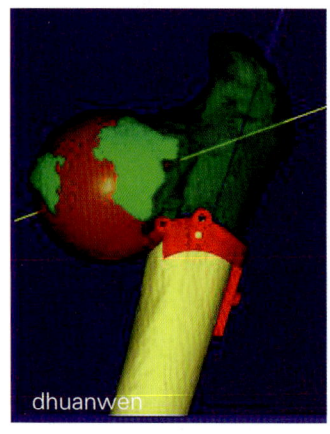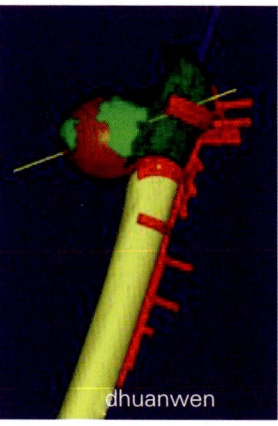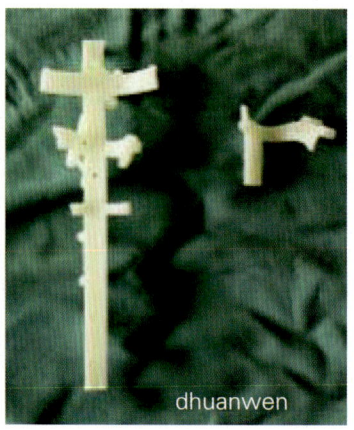

图 2-8-4-16 CAD 辅助手术导航模板设计与制作

术中采用个性化导航模板引导精准截骨手术操作、引导安装内固定（图2-8-4-17），术中C臂透视证实髋部螺钉位置正确。

术后双下肢外观好，拍片复查证实双侧左股骨颈干角恢复正常、双下肢长度对称（图2-8-4-18），术后CT扫描、三维评估矫形效果好（图2-8-4-19）。术后2年随访可见截骨部位愈合好（图2-8-4-20），取出固定用接骨板与螺钉（图2-8-4-21）。患者自觉患侧下肢稍长，与骨盆倾斜纠正不完全有关。下肢行走、下蹲、跳跃功能恢复均正常（图2-8-4-22）。

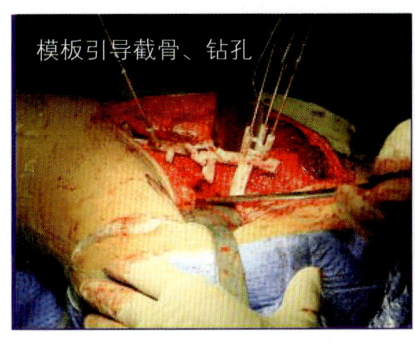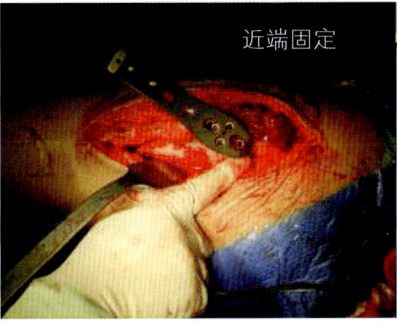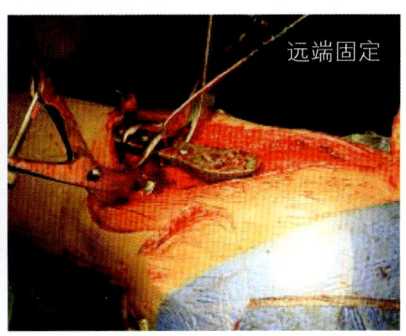

图2-8-4-17　截骨、矫形与固定

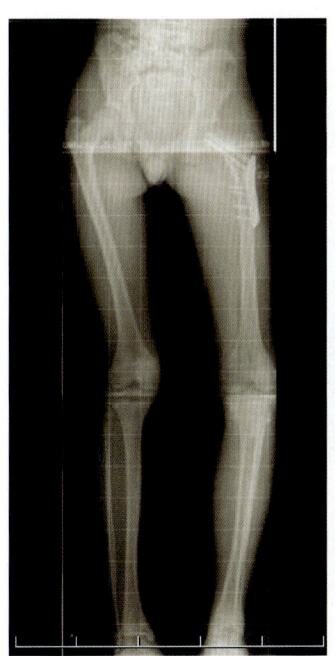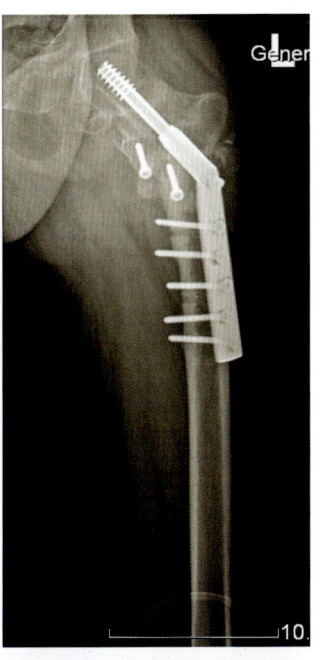

图2-8-4-18　术后复查X线片

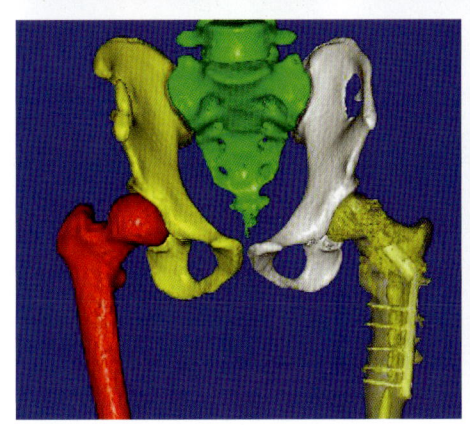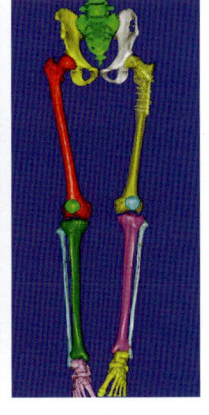

图2-8-4-19　术后CT扫描、三维评估

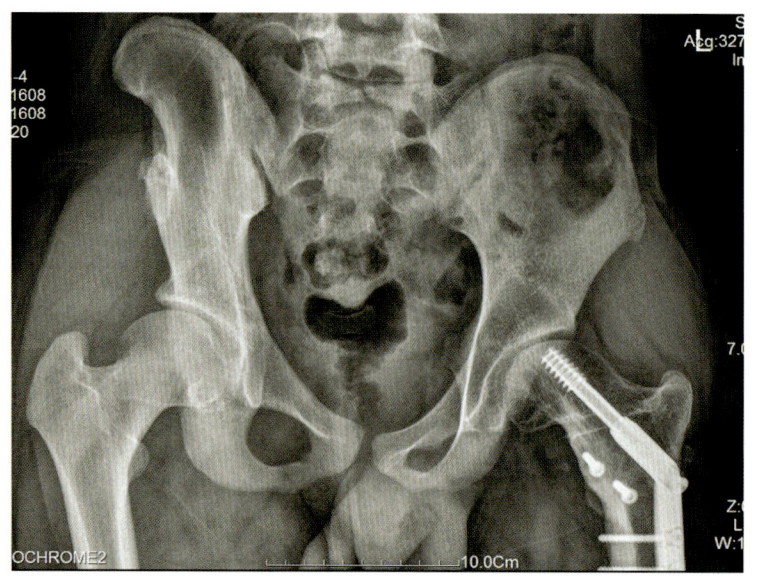

图 2-8-4-20　术后 2 年 X 线片，可见截骨部位愈合

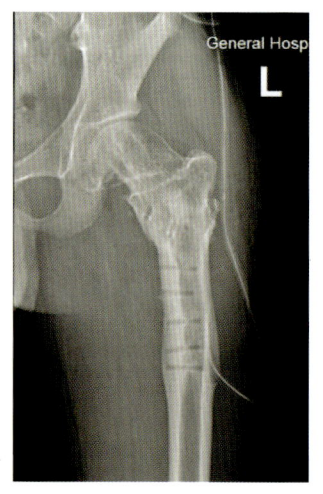 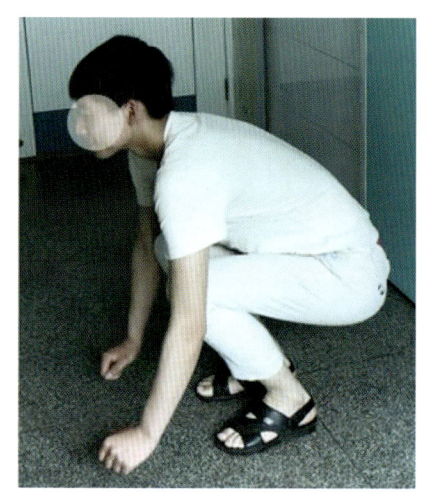

图 2-8-4-21　取出内置物后　　图 2-8-4-22　下肢功能恢复

（二）膝部畸形矫正

最常见的膝关节畸形为膝内翻、膝外翻畸形。膝外翻又称"O 型腿"或"弓形腿"，指膝关节以下向内翻转，双侧踝关节靠拢后膝关节内侧之间留有间隙。膝外翻又称为"X 型腿"或"碰膝症"，是膝关节以下向外翻转，双侧膝关节靠拢后踝关节内侧之间留有间隙。膝内翻、外翻是儿童常见的两种下肢成角畸形，影响孩子正常走路、参加体育运动，甚至可引起下肢疼痛。

膝关节畸形根据发生的原因分为两种：①发育性膝内翻、膝外翻；②病理性的膝内/外翻。所谓的发育性膝内/外翻又称为生理性膝内/外翻，是小儿生长发育过程当中的自然现象。胎儿在子宫内和出生时一般存在轻微膝内翻，随着孩子的站立和行走，上述现象在其 2 岁左右会逐渐消失。病理性膝内/外翻多是由孩子骨代谢异常、基因突变、内分泌疾病或者外伤等原因引起的，不能随着生长发育自行纠正。

膝内/外翻畸形严重程度分类：<20°为轻度，20°~40°为中度，>40°为重度畸形。成年人重度膝内/外翻畸形常合并内外侧副韧带损伤、松弛和踝关节代偿性改变。根据膝踝间距也可以进行膝内/外翻畸形严重程度分类：膝踝间距<5 cm为轻度畸形，5~10 cm为中度畸形，>10 cm为重度畸形。

1. 膝内/外翻的治疗　一般来说，会走路之前幼儿的膝内翻和膝外翻不需要治疗，会走路之后婴儿的膝内/外翻均需要治疗，尤其是畸形达中度以上的病例。保守治疗包括支具治疗和按摩手法治疗。支具治疗又分为夜间使用支具和白天使用支具，轻度的膝内/外翻只需要夜间佩戴支具，中度以上畸形白天也需要佩戴支具。

严重的膝内/外翻，以及病理性膝内/外翻都需要手术治疗，应根据患者的年龄和畸形程度等选择相应的手术方式，包括骨骺阻滞、骨骺刺激和截骨矫形手术等，以获得正常下肢力线。

（1）临时骨骺阻滞技术：用U形钉或"8"字形接骨板固定等方法，利用儿童特有生长发育潜力，逐步调节和纠正下肢成角畸形。该方法理念先进，属于微创手术，与传统的截骨手术相比，切口小、创伤轻、不截骨、恢复快、手术风险小、无外固定、术后护理方便，容易被患者及其家人接受；但该方法要靠儿童自身生长潜力自动矫形，因此见效慢且效果不确定，临床应用相对较少。

（2）骨骺刺激手术：在畸形关节骨干端距离骨骺线1.0~2.0 cm处，于畸形骨干凹侧进行骨膜剥离加截骨；或者在凹侧股骨下端及胫骨上端的干骺端近骺板处插入自体或异体坚质骨骨钉，促进骨骺代谢活跃，加速凹侧骨生长。

（3）截骨矫形手术治疗：对于发育成熟或者接近发育成熟的患儿，采用骨骺刺激或者阻滞方法无效，需行截骨矫形手术。截骨矫形手术方式很多，应该根据畸形部位、畸形方式和程度选择不同手术方式。一般情况下，膝外翻畸形来源于股骨，膝内翻畸形来源于胫骨。对膝外翻畸形，常采用股骨髁上或者远端截骨术进行治疗。股骨远端截骨术有多种术式，包括内侧闭合截骨、外侧开放截骨等。从截骨的形状来分析，有V形截骨、杵臼形截骨等。膝内翻多采用胫骨近端高位截骨术进行治疗。

膝外翻股骨远端内侧闭合截骨术：股骨远端内翻截骨术主要是在股骨远端内侧行V形截骨，去除骨块后将截骨远端内翻，闭合截骨间隙来矫正膝外翻畸形。截骨处一般以接骨板加螺钉固定；对骨质疏松的患者，则需在截骨间隙及其周围植骨以促进骨愈合。

膝外翻股骨远端外侧开放截骨术：该术式与内侧闭合楔行截骨不同的是，在股骨外侧确定截骨平面，截断后撑开截骨面植入自体髂骨或者同种异体骨而不是去除骨块，然后行骨折固定术。该术式优点是不会造成肢体短缩等，但因撑开截骨间隙而会使骨愈合过程相对较长，有因植骨被吸收而导致矫正度丢失和发生延迟愈合、骨不连等的风险。

膝内翻畸形常用胫骨高位截骨术，同样包括胫骨近端外侧闭合截骨术和内侧开放截骨术。胫骨近端外侧闭合截骨术有胫骨高度减低、需要广泛剥离软组织、腓骨截骨和并发腓总神经损伤等缺点，因此近年来许多学者主张采用胫骨近端内侧开放截骨术；由于胫骨机械强度的降低，采用该术式会出现如矫形角度丢失、胫骨平台和胫骨外侧皮质的骨折等并发症。因此还有些学者则采用了上述两种术式的联合，即在行外侧截骨后将楔形骨块植入内侧，效果良好。也有学者认为对伴有后外侧不稳的患者行胫骨高位截骨时应保护近端胫腓关节的稳定性，如果腓骨上移会加重外侧结构不稳；为了近端胫腓关节的稳定性，将胫骨截骨设计为由内下方向外上方的斜行截骨，截骨线在外侧位于腓骨小头上方，有利于保持远近端胫腓连接和膝关节外侧结构的稳定性。

在膝部畸形关节挛缩严重、局部软组织条件不好等情况下，可以采用环形支架缓慢矫形，以避免神经血管损伤和切口意外情况发生。

膝部畸形并下肢短缩处理：膝部畸形并下肢短缩 <40 mm，可以采用截骨矫形恢复力线、术中一次性撑开延长恢复长度后用接骨板、螺钉固定；下肢短缩 >40 mm 时，需要截骨矫形恢复力线，采用外支架固定术后缓慢撑开延长恢复肢体长度。

有些严重复杂畸形患者可能需要通过个性化设计多处、多平面截骨的方式才能更好地矫正畸形。借助数字化技术从三维空间上设计膝部截骨矫形手术，可以使肢体矫形手术方案更加全面、系统，可以全方位矫正肢体在各个基准面上的所有畸形，并且在3D打印手术导航模板、导航、手术机器人辅助下实施精准手术操作，使矫形手术效果与术前三维设计接近一致，明显改善了膝部畸形矫正手术效果。

2.膝关节解剖参数三维测量

（1）髋膝踝角：为股骨力线与胫骨力线在额状面上投影线的夹角（图2-8-4-23），三维测量值为175°±5°。

（2）股骨扭转角：同前。

（3）股骨角：股骨干轴线与股骨远端关节面线在额状面投影线的外侧夹角（图2-8-4-24），三维测量值为79.9°±3.2°。

（4）胫骨角：胫骨干轴线与胫骨近端关节面线在冠状面投影线的内侧夹角（图2-8-4-25），三维测量值为85°±2.1°。

（5）胫骨平台后倾角：胫骨干轴线在矢状面上的垂线与胫骨内侧平台前后缘连线在矢状面上投影的夹角（图2-8-4-26），三维测量值为6.9°±0.9°。

（6）胫骨扭转角：胫骨平台后方切线与踝间轴线在横断面上投影线的夹角（图2-8-4-27），三维测量值为23°±4.2°。

（7）膝踝扭转角：股骨后髁切线与踝间轴线在横断面上投影线的夹角（图2-8-4-28），三维测量值为30.5°±10.2°。

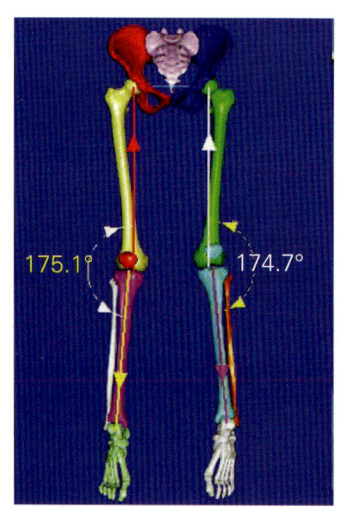

图2-8-4-23 髋膝踝角

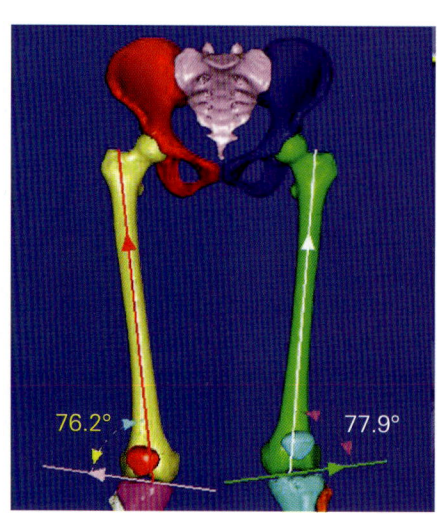

图2-8-4-24 股骨角

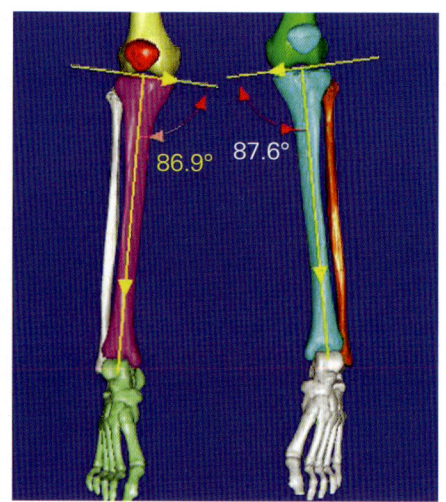

图2-8-4-25 胫骨角

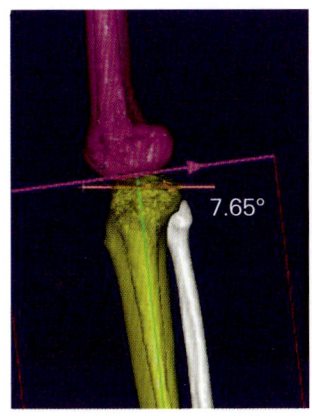 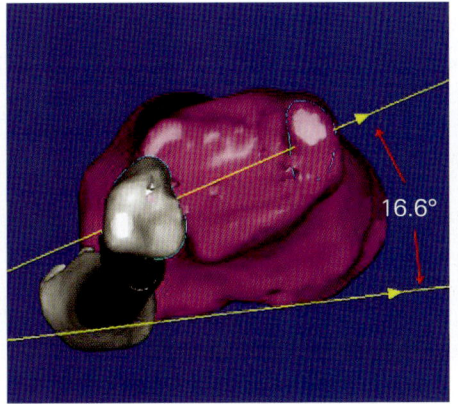 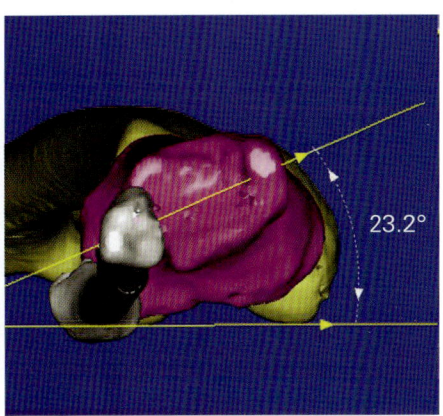

图 2-8-4-26　胫骨平台后倾角　　图 2-8-4-27　胫骨扭转角　　图 2-8-4-28　膝踝扭转角

3. **典型病例**　卢××，女，9 岁。因左下肢短缩畸形、跛行 5 年余就诊（图 2-8-4-29）。X 线片示左下肢短缩、膝外翻畸形，左股骨粗隆下、股骨远端、左胫骨远近端骨质破坏（图 2-8-4-30~32）。初步诊断为左股骨、胫骨纤维结构不良，合并左股骨、胫腓骨畸形。

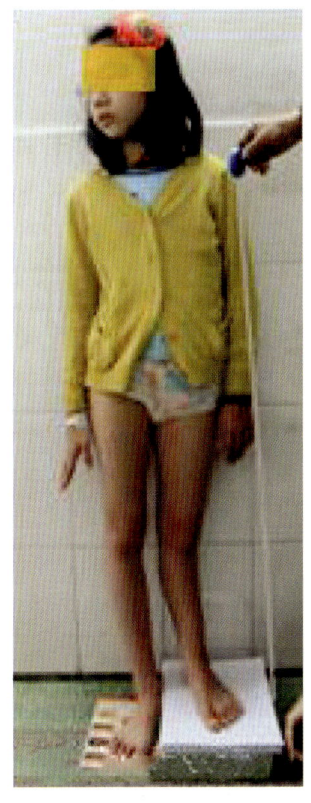 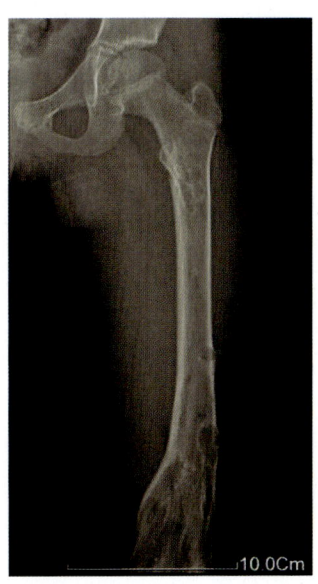 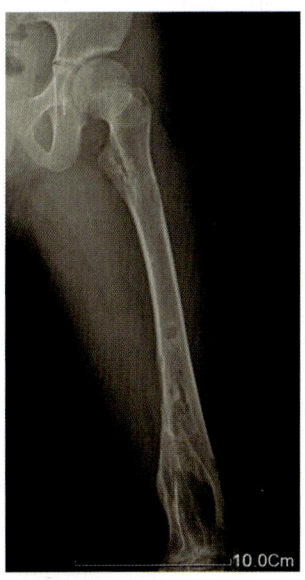

图 2-8-4-29　外观　　　　　　　图 2-8-4-30　左股骨正侧位片

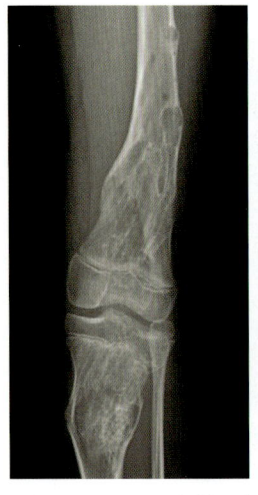 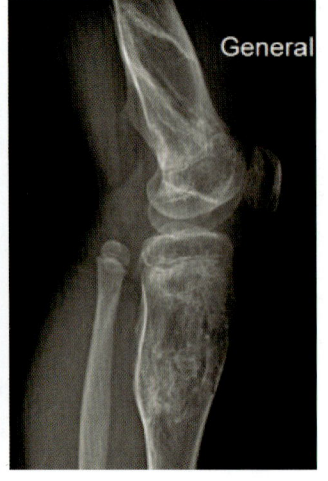 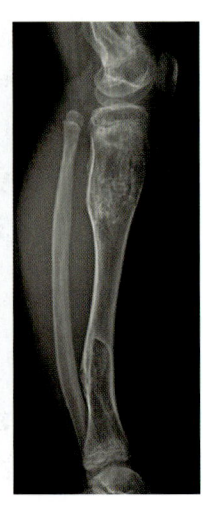

图2-8-4-31　左膝正侧位片　　　　　　　　　　　图2-8-4-32　左胫腓骨正侧位片

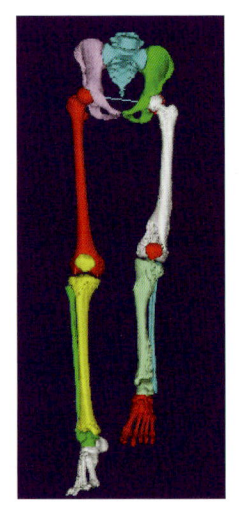 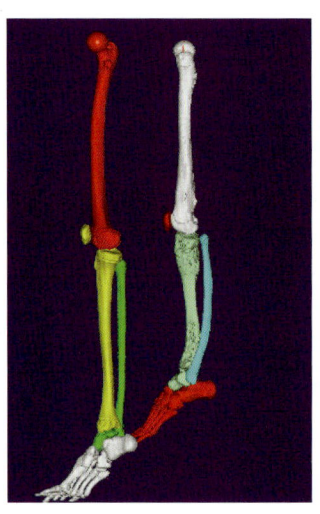 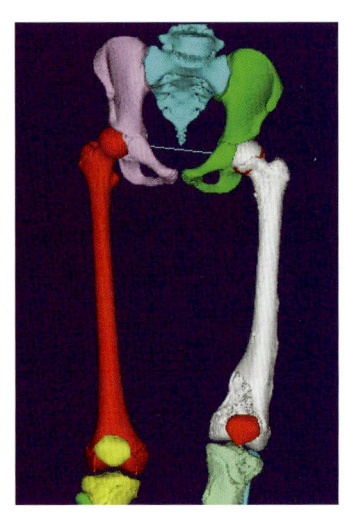

图2-8-4-33　骨盆、双下肢三维重建

（1）CT扫描、三维重建：患者行双下肢CT扫描、三维重建（图2-8-4-33）。

（2）计算机辅助测量与分析：下肢长度：左股骨长度308.804 4 mm。右股骨长度353.431 5 mm；左胫骨长度253.628 4 mm。右胫骨长度317.859 1 mm。左下肢绝对长度短缩108.86 mm（353.43+317.86-308.8-253.63 =108.86 mm）（图2-8-4-34）。股骨扭转角侧测量：左0.095°，右28.711 5°（图2-8-4-35），左股骨扭转角减少、消失。颈干角：左129.190 3°，右139.718 3°（图2-8-4-36）。髋膝踝角：左179.133 7°，右178.088 9°（图2-8-4-37），双侧正常，原因是左股骨内翻与左胫骨外翻相互补偿。左股骨下段向外成角13.198 6°（图2-8-4-38）。左股骨远端关节面前倾增加21.330 6°（图2-8-4-39）。

（3）初步诊断与治疗计划：初步诊断为左股骨、胫骨纤维结构不良，左股骨下段向外成角与短缩畸形，左胫骨上段向内成角与短缩畸形。建议分次手术：由于股骨短缩为40 mm左右，故第一次手术行股骨截骨矫形、术中一次性撑开延长和植骨内固定；左胫骨短缩严重，达65 mm，故第二次手术行胫骨多处截骨矫形外固定术、术后缓慢撑开延长恢复下肢长度。

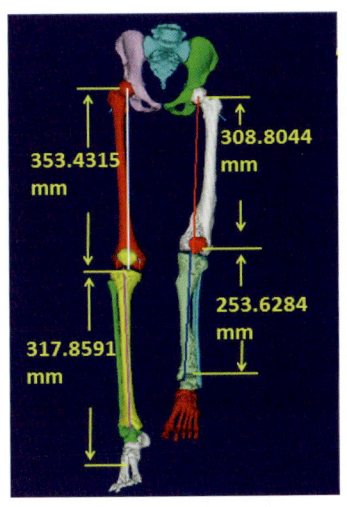

图 2-8-4-34　下肢长度

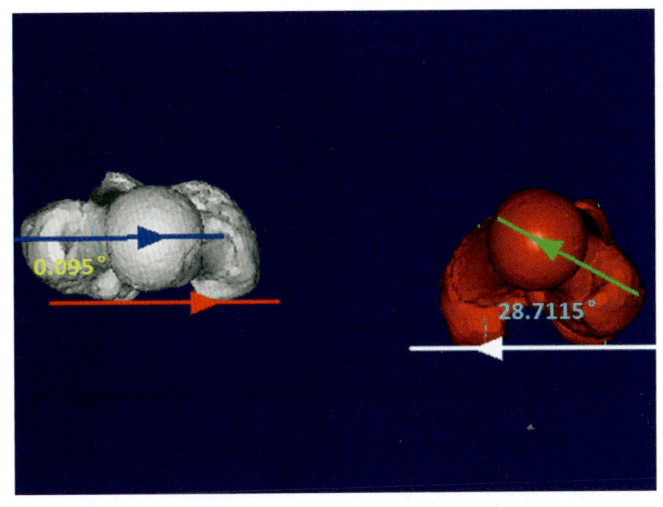

图 2-8-4-35　股骨前倾角测量：左：0.095°，右：28.7115°

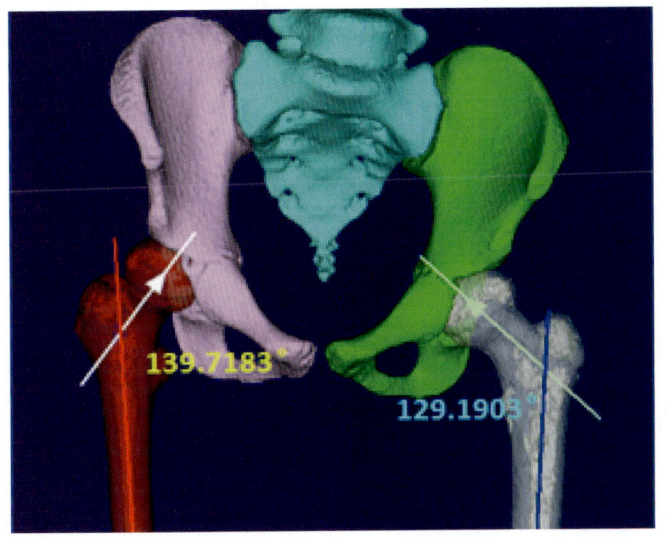

图 2-8-4-36　颈干角

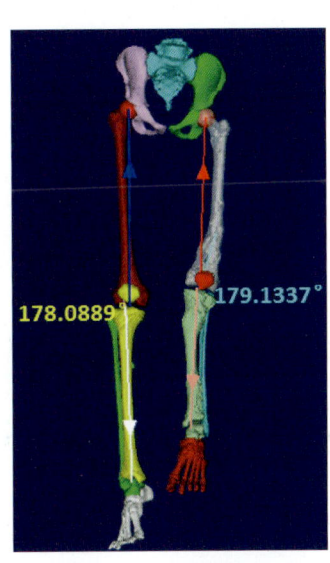

图 2-8-4-37　髋膝踝角

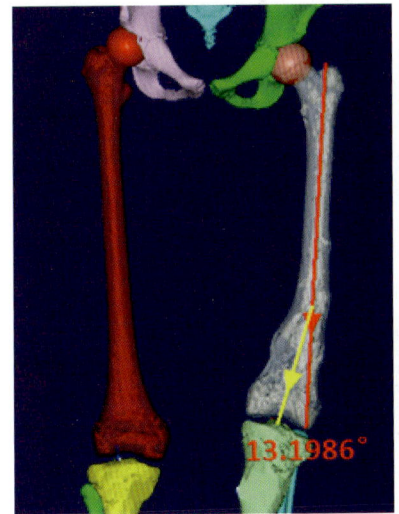

图 2-8-4-38　左股骨中下段向外成角

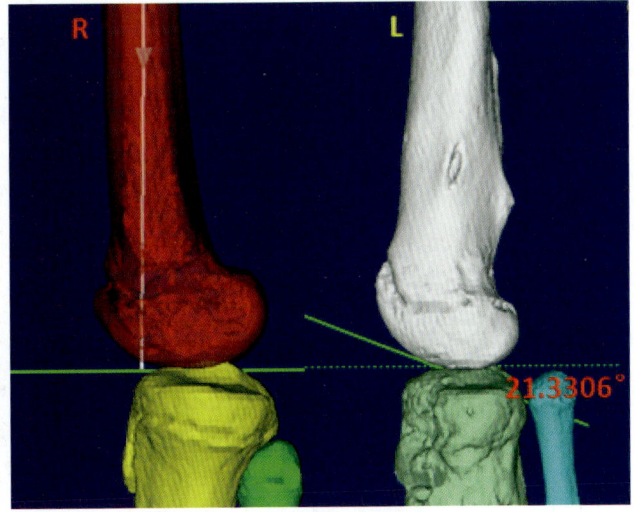

图 2-8-4-39　左股骨远端关节面前倾

（4）左股骨下段截骨矫形手术三维设计

1）确定截骨部位与形状：截骨部位位于左股骨髁上 50 mm，在矢状面上呈 Z 形阶梯状（图 2-8-4-40）。

2）左股骨截骨远端，需要外翻 19.227 9° 以矫正向外成角（图 2-8-4-41），截骨远端需要下移 32 mm 以恢复长度（图 2-8-4-42）。同时，左股骨截骨远端需要后倾 21.330 6°，矫正股骨远端关节面反屈畸形（图 2-8-4-43）。

3）模拟左股骨远端外侧解剖锁定接骨板固定（图 2-8-4-44）。模拟骨板移植精准修复前、后方骨缺损（图 2-8-4-45）。

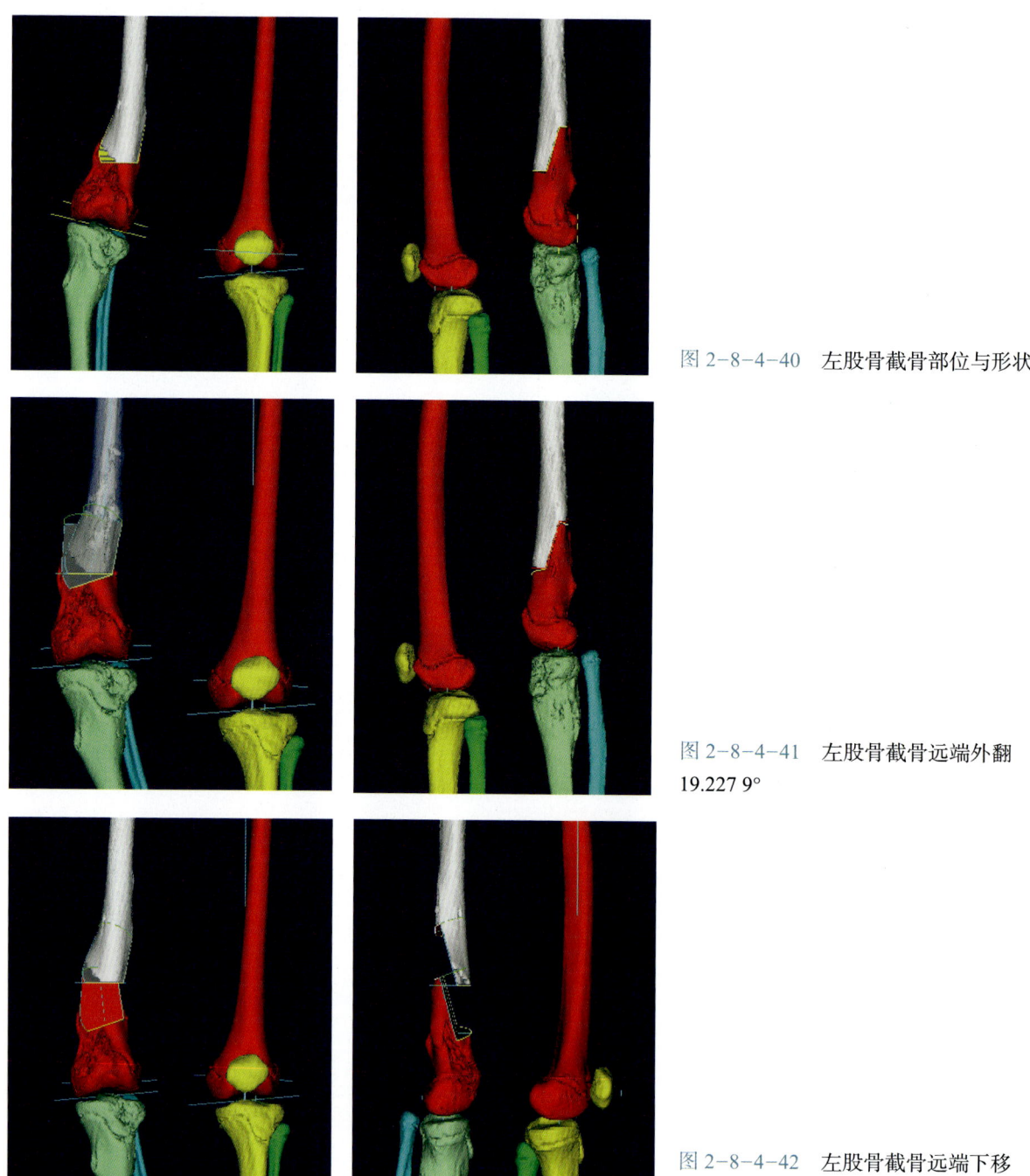

图 2-8-4-40　左股骨截骨部位与形状

图 2-8-4-41　左股骨截骨远端外翻 19.227 9°

图 2-8-4-42　左股骨截骨远端下移 40 mm

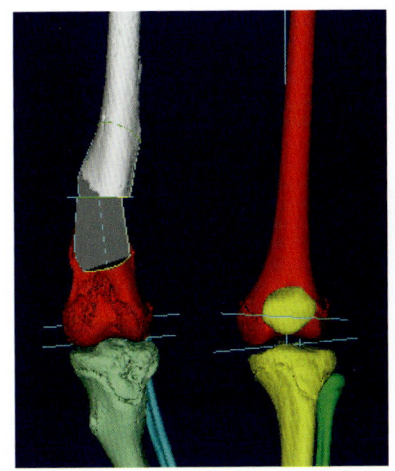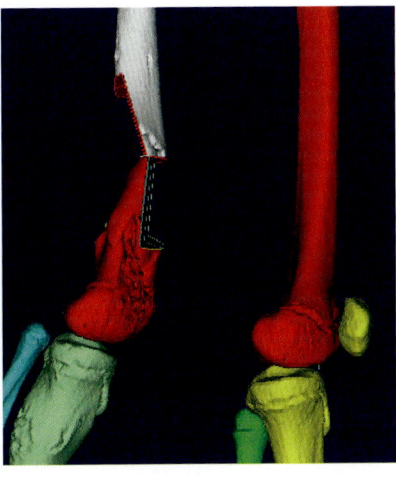

图 2-8-4-43 左股骨截骨后倾 21.330 6°

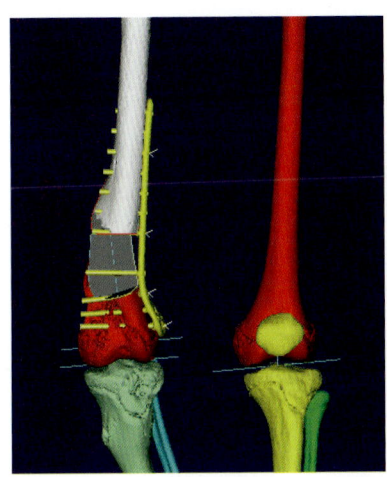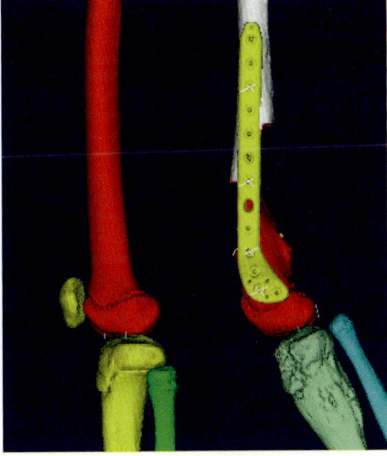

图 2-8-4-44 模拟内固定

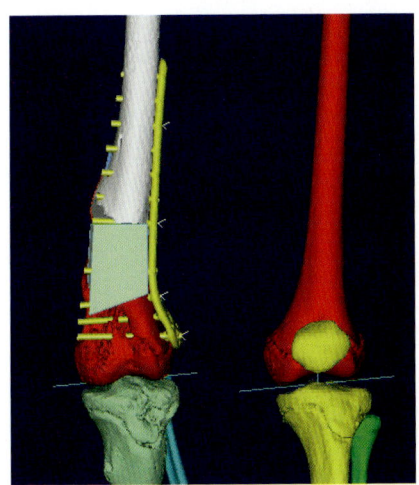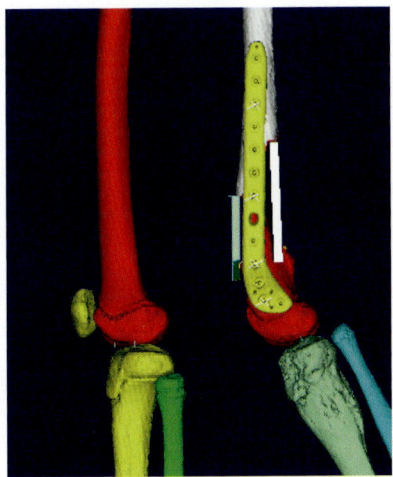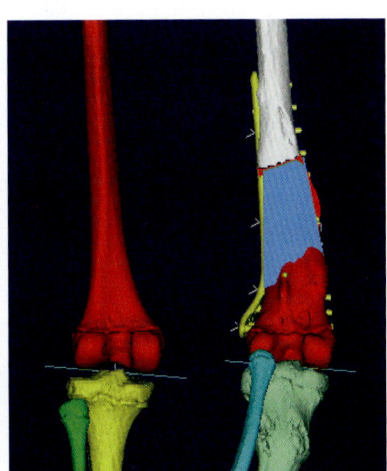

图 2-8-4-45 模拟骨缺损精准修复

（5）CAD 设计辅助截骨模板：CAD 设计辅助截骨模板，术中引导精确截骨（图 2-8-4-46）。辅助钻孔定位模板，引导准确钻取内固定螺钉孔道（图 2-8-4-47）。

（6）建立模拟手术三维效果图（图 2-8-4-48）：如图 2-8-46~48 所示。

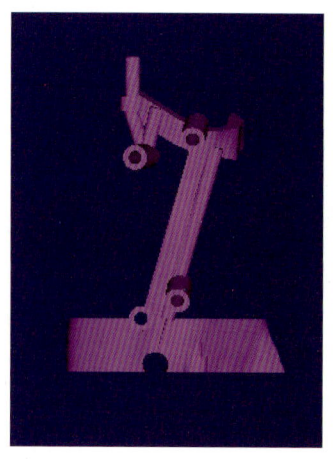
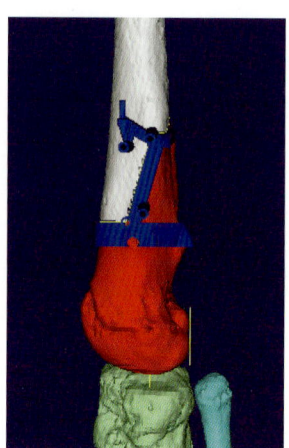
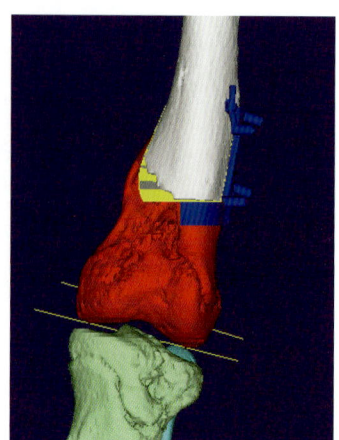

图 2-8-4-46　辅助截骨模板

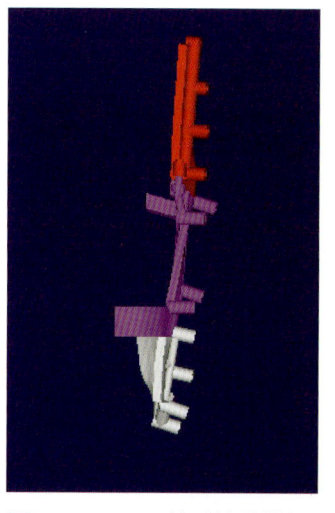
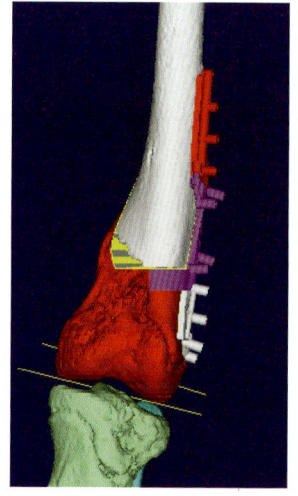

图 2-8-4-47　辅助钻孔模板

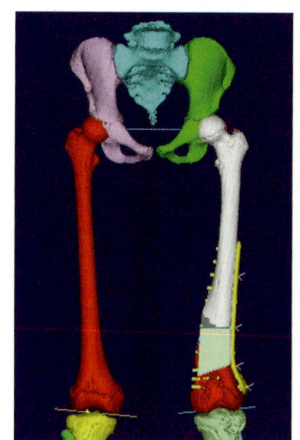
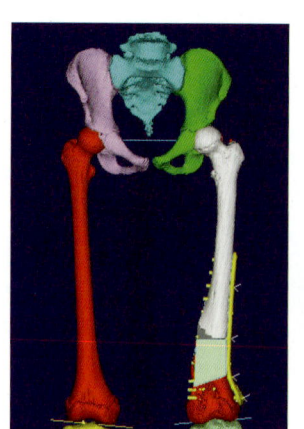
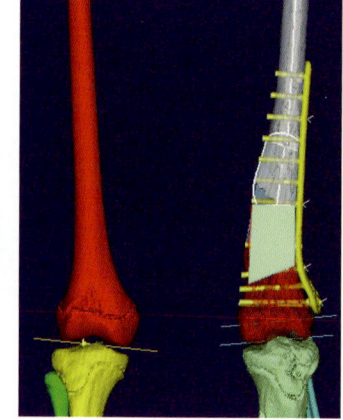

图 2-8-4-48　模拟手术三维效果图

（7）左股骨截骨矫形术中情况：取左股骨远端外侧切口，切开阔筋膜，从外侧肌间隔前方显露左股骨下段外侧（图 2-8-4-49）。用模板引导钻取内固定螺钉孔道（图 2-8-4-50）和 Z 形截骨（图 2-8-4-51），刮除病灶后植骨（图 2-8-4-52），安装内固定矫形（图 2-8-4-53）。

（8）左股骨截骨矫形术后效果评估：术后左股骨外观良好，下肢长度恢复（图 2-8-4-54）。

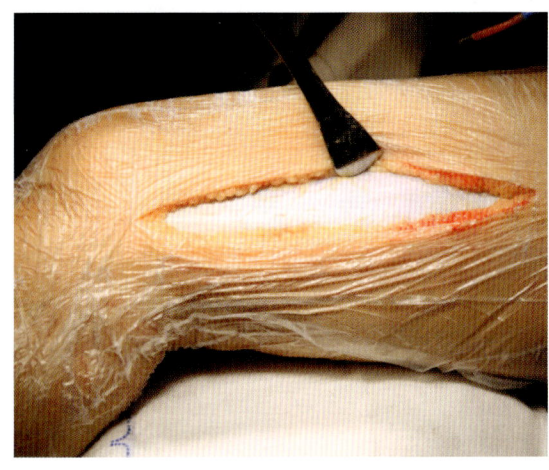
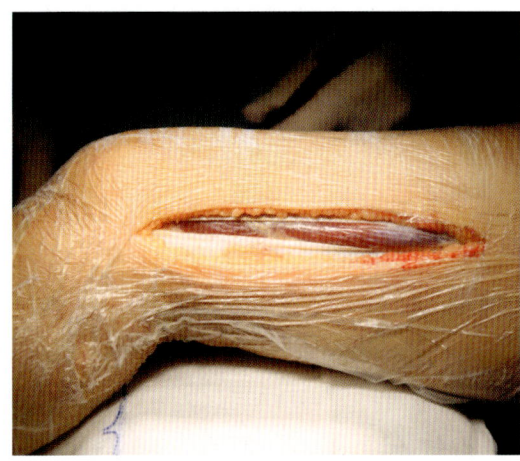

图 2-8-4-49　切口显露

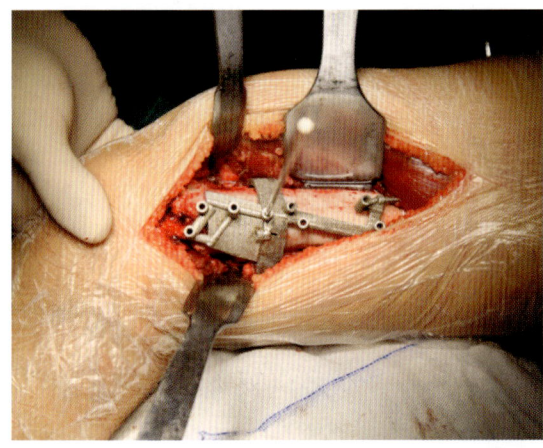
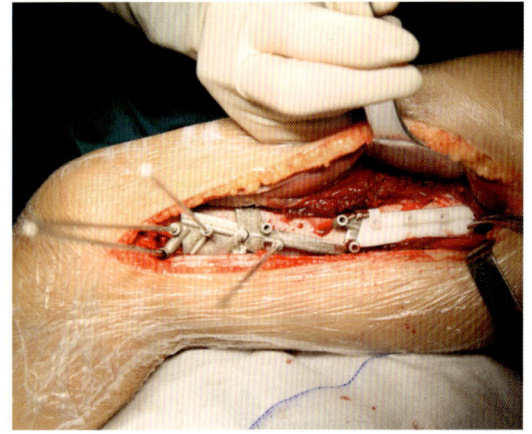

图 2-8-4-50　辅助截骨模板引导截骨，预先钻出内固定螺钉孔道

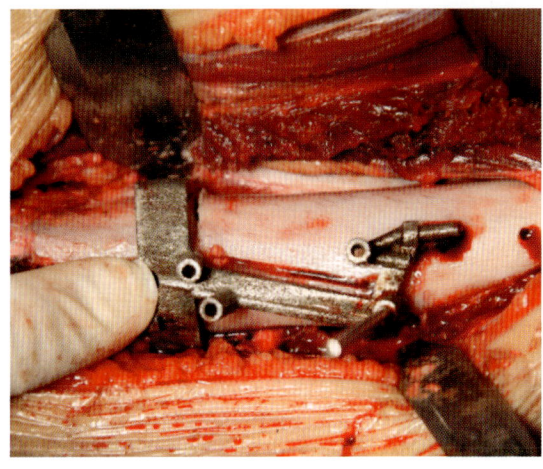
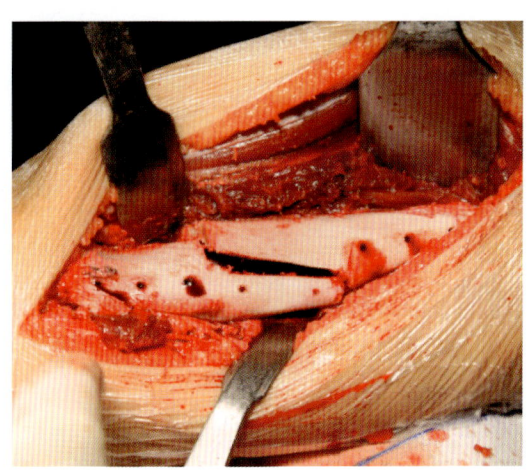

图 2-8-4-51　股骨远端 Z 形截骨

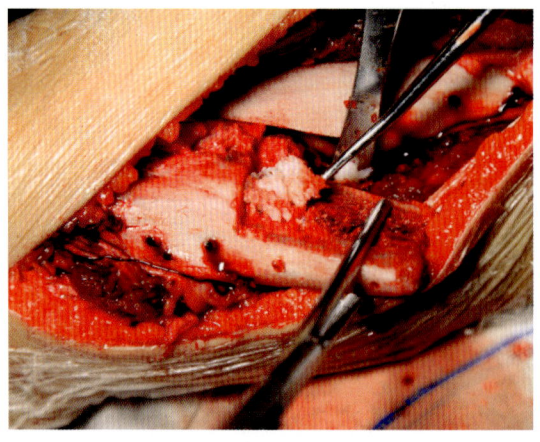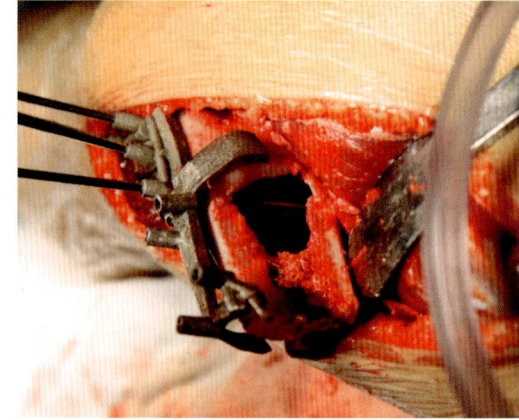

图 2-8-4-52　股骨远端病变刮除

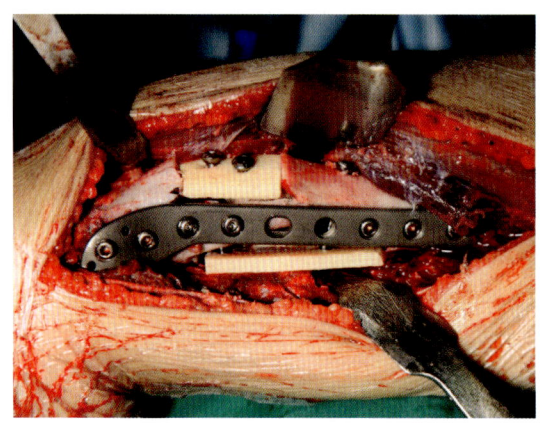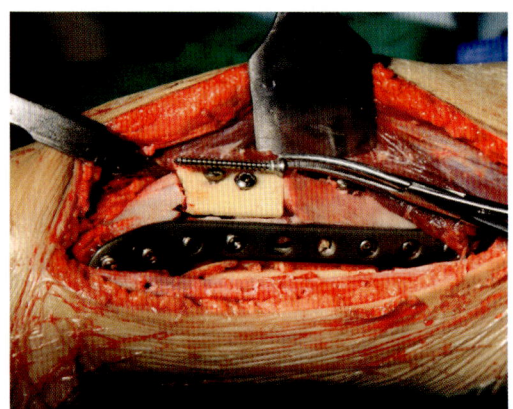

图 2-8-4-53　股骨远端植骨固定

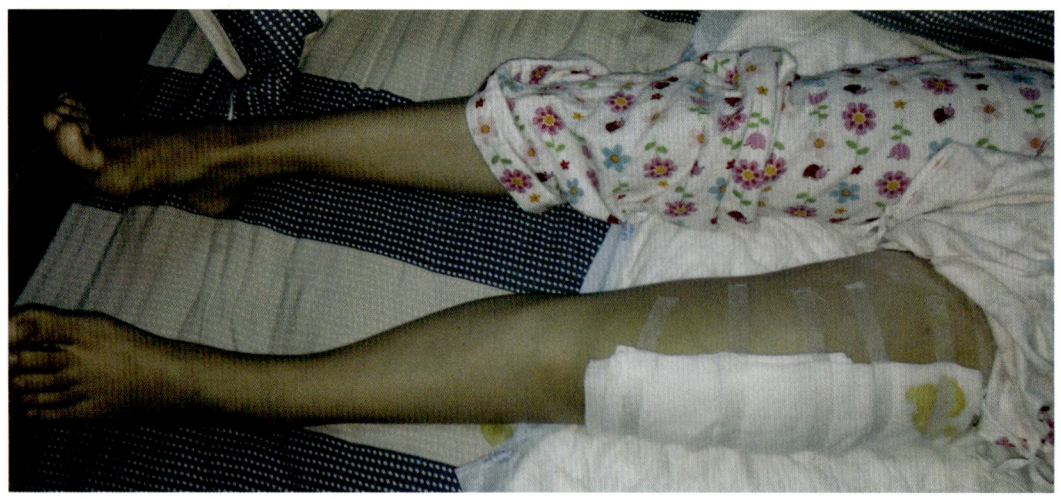

图 2-8-4-54　术后外观

术后 1 个月行 X 线片复查，可见少量骨骨痂生长（图 2-8-4-55）。术后 7 个月 X 线片随访示骨折基本愈合（图 2-8-4-56）。术后左股骨 340.5 mm，右股骨 353 mm；股骨延长 31.7 mm（340.5~308.8 mm）（图 2-8-4-57）。术后左股骨角为 90°（图 2-8-4-58）。 术后 CT 扫描、三维评估股骨扭转角由 0.095° 增至 14.024 1°（图 2-8-4-59）。

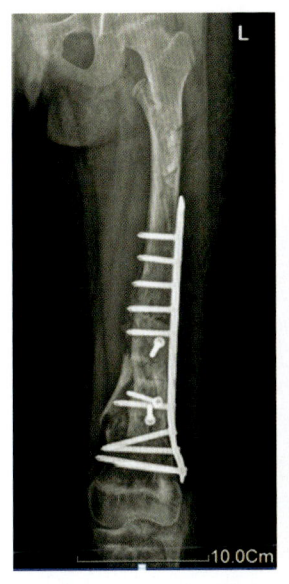 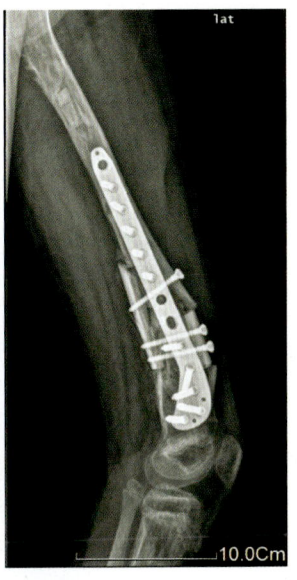 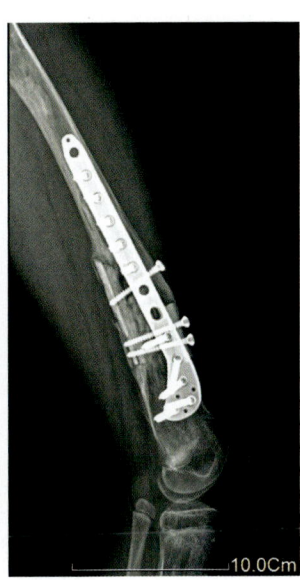

图 2-8-4-55　术后 1 个月 X 线片　　　　　　　　　图 2-8-4-56　术后 7 个月 X 线片

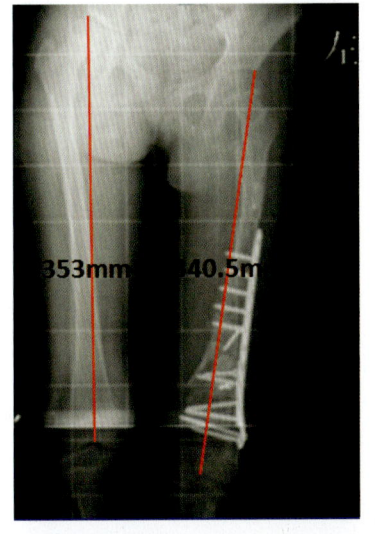 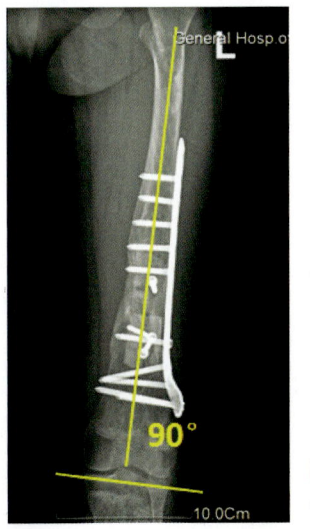

图 2-8-4-57　股骨长度延长　　　　图 2-8-4-58　术后左股骨角 90°

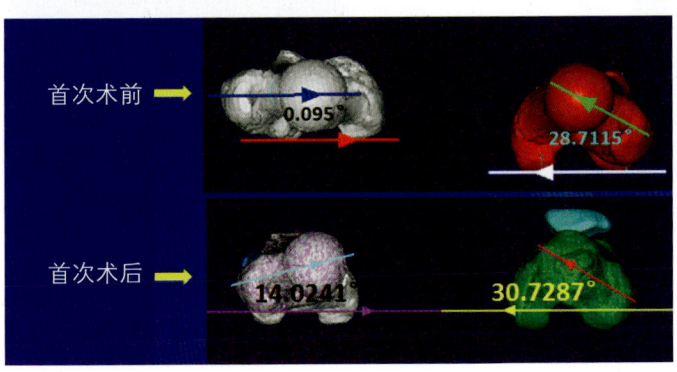

图 2-8-4-59　首次手术后股骨扭转角纠正情况

（9）第二次手术——胫骨截骨矫形术前准备与解剖参数三维测量

1）病例摘要：卢××，女，10岁。诊断：①左股骨纤维结构不良病灶刮除植骨、截骨矫形内固定术后；②左胫骨纤维结构不良并畸形。拟行左胫骨病灶刮除、植骨、矫形外固定＋术后缓慢撑开延长术。体格检查：左膝外翻并左小腿短缩、外翻畸形（图2-8-4-60）。X线片示：左胫骨近端、远端可见纤维结构不良病灶，左胫骨上段向内成角和远端关节面前倾畸形，左胫骨明显短缩（图2-8-4-61）。

2）双下肢CT扫描三维重建（图2-8-4-62）：如图2-8-4-62所示。

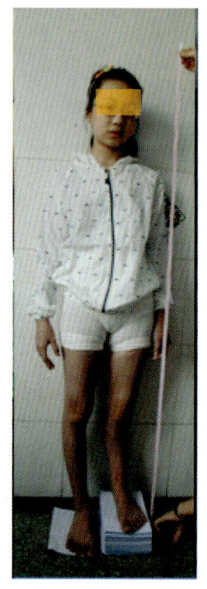
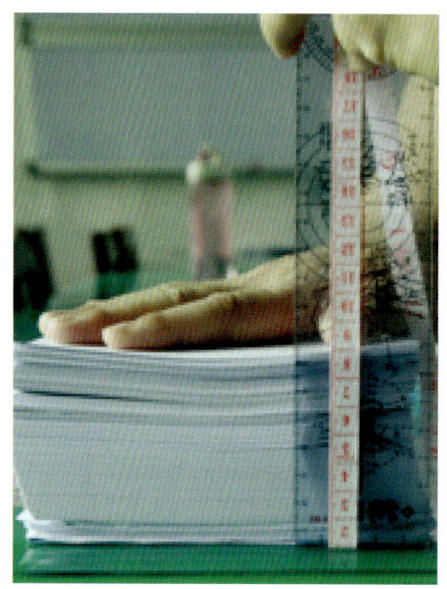
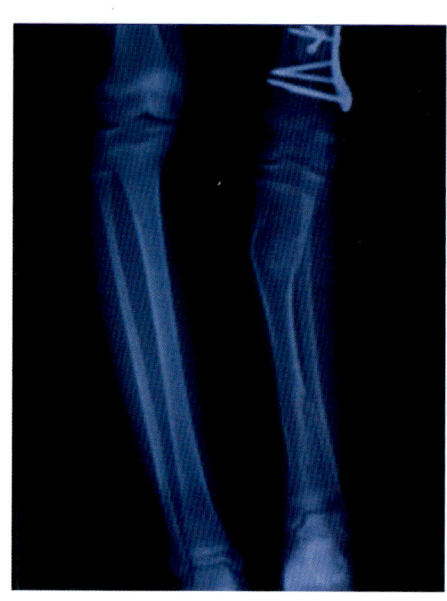

图2-8-4-60　左胫骨矫形前外观　　　　　　　　　　　　　图2-8-4-61　双胫腓骨正位X线片

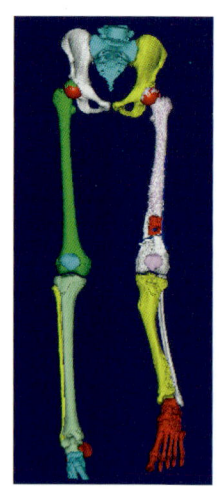
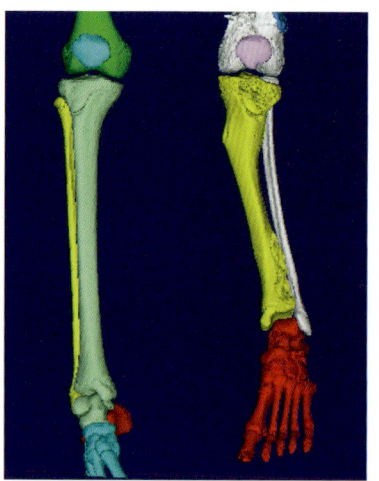
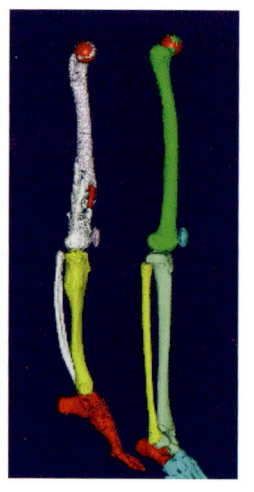
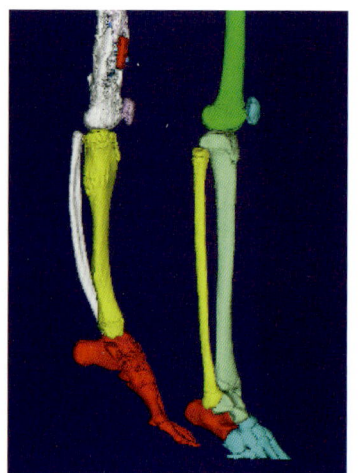

图2-8-4-62　双下肢三维建模

3）下肢解剖参数三维测量：左下肢长度：351.851 2+251.708 4 =603.559 6 mm；右下肢长度：366.054 8+322.349 4=688.086 5 mm，左下肢绝对长度短缩 84.526 9 mm（图2-8-4-63）。

股骨角测量：右侧 84.557 9°，左侧 95.657 2°（图2-8-4-64）。

胫骨角测量：左侧 102.572°，右侧 83.038 5°（图2-8-4-65）。

左胫骨中上段畸形：向内成角 22.510 1°（图2-8-4-66）。

左胫骨中下段畸形：向后成角 11.820 6°（图2-8-4-67）。

左踝关节面畸形：前倾增加 24.856 4 3°（图2-8-4-68）。

胫骨扭转角测量：左侧 15.197 7°，右侧 35.059 8°，表明左侧胫骨扭转角减少（图2-8-4-69）。

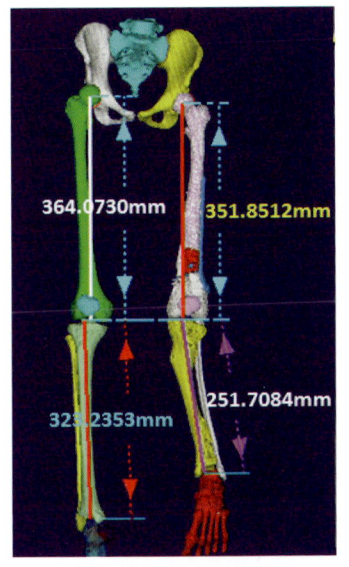

图2-8-4-63 下肢长度

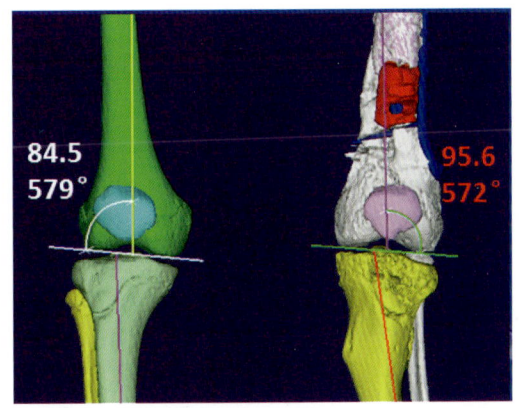

图2-8-4-64 股骨角

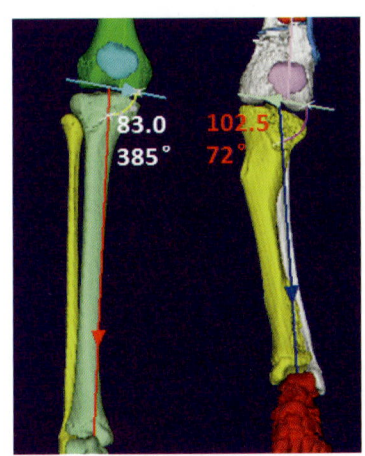

图2-8-4-65 胫骨角

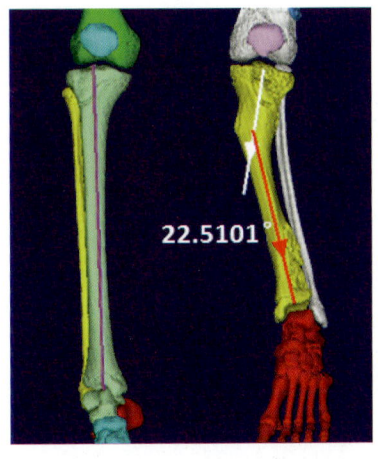

图2-8-4-66 左胫骨中上段向内成角

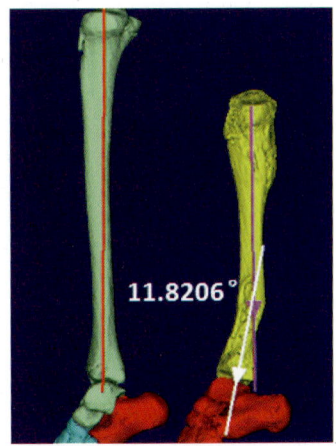

图2-8-4-67 左胫骨中下段向后成角

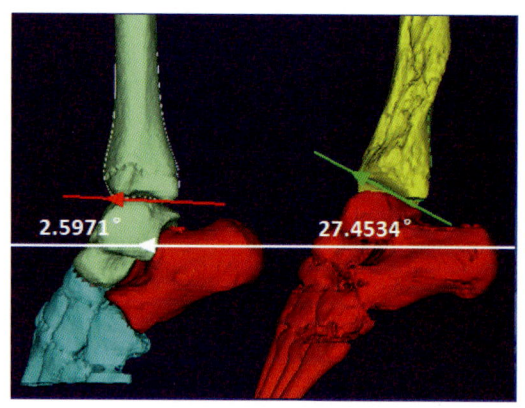 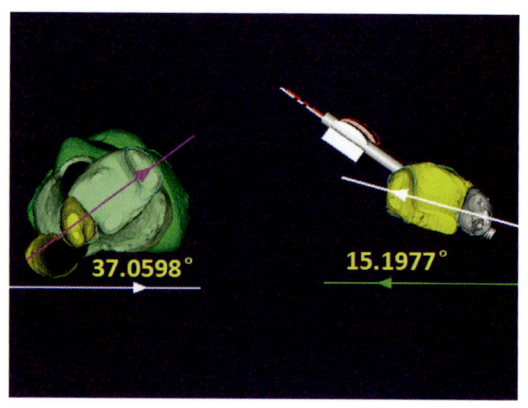

图 2-8-4-68　踝关节前倾增加 24.8563°　　　　图 2-8-4-69　双侧胫骨扭转角

4）左胫骨截骨矫形手术三维设计

①选择左胫骨中段截骨（图 2-8-4-70），截骨远端外翻 16.750 1°，以矫正左胫骨上端向内成角畸形（图 2-8-4-71）。

②左胫骨下段截骨，截骨远端前方张开 18°，矫正左胫骨下段向后成角畸形（图 2-8-4-72）。

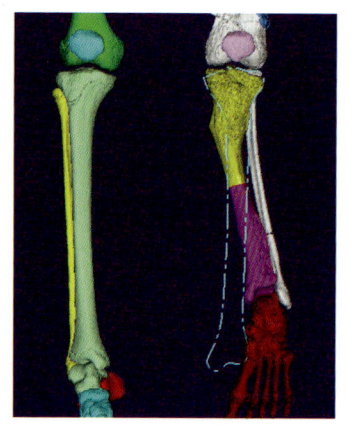 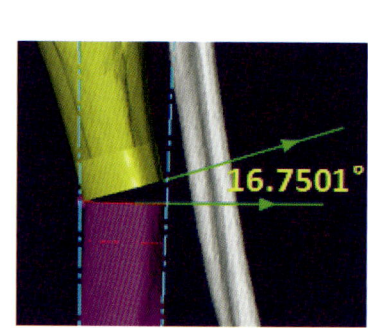

图 2-8-4-70　左胫骨中段截骨　　图 2-8-4-71　左胫骨中段截骨远端内翻 16.750 1°

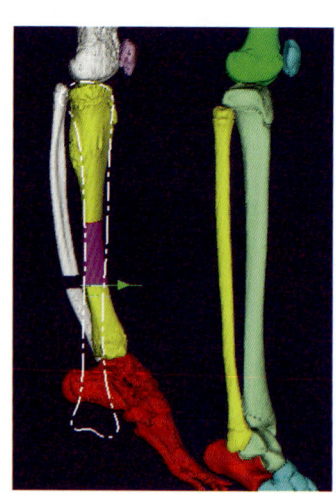 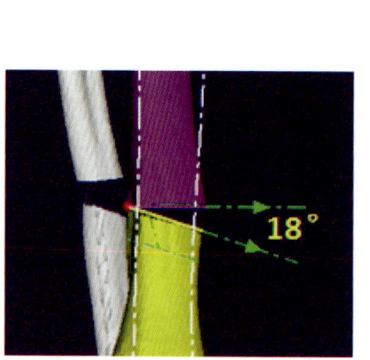 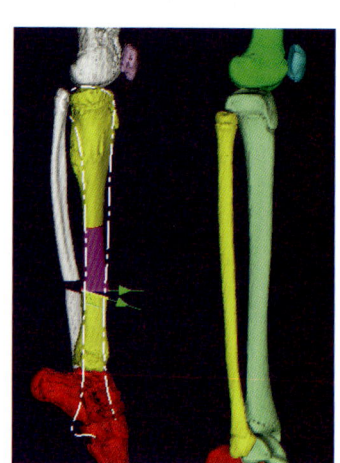

图 2-8-4-72　胫骨下段截骨矫形

③左踝关节扭转角纠正：测量踝关节扭转角，左侧为 15.197 7°，右侧为 37.059 8°（图 2-8-4-73）。将左胫骨下段截骨远端以截面中心为旋转点、以左胫骨解剖轴为旋转轴旋转 21.9°，矫正踝关节扭转角（图 2-8-4-74）。

④左胫骨短缩长度三维测量：左胫骨中、下段两处截骨后，左股骨长 351.851 2 mm，右股骨长 364.073 mm，左股骨短缩 12.221 8 mm；左胫骨长 254.114 mm，右胫骨长 321.312 mm，左胫骨短缩 67.198 mm（图 2-8-4-75）。

⑤模拟外固定架固定：左胫骨力线矫正采用骨搬运外固定架固定，外固定相关参数测量如图 2-8-4-76 所示。

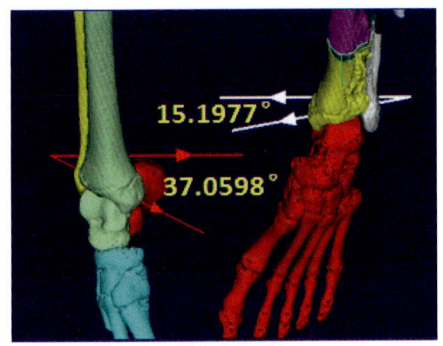

图 2-8-4-73 矫形前双侧踝关节扭转角

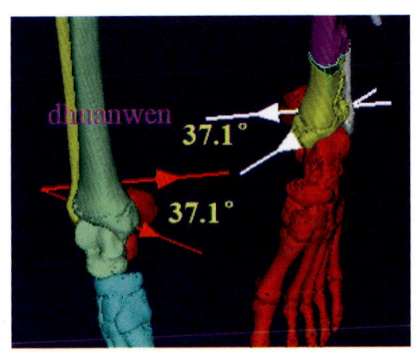

图 2-8-4-74 矫形后双侧踝关节扭转角

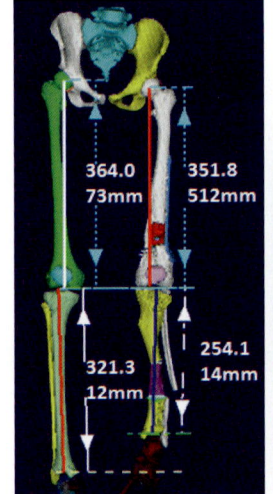

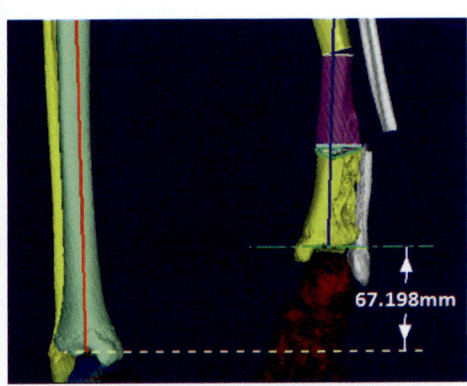

图 2-8-4-75 左胫骨力线矫正后股骨、胫骨长度测量

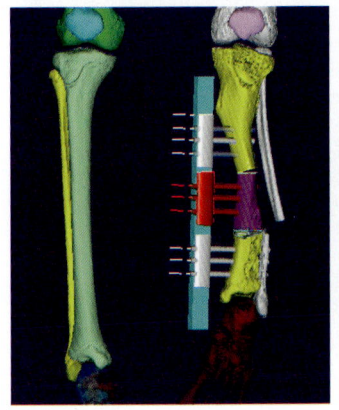

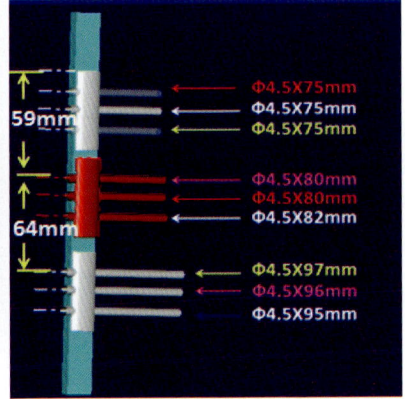

图 2-8-4-76 外固定相关参数

⑥肢体延长长度设计：左胫骨中段、下段两处分别缓慢撑开延长，每处延长 33.599 mm（图 2-8-4-77），延长速度为每处每天延长 0.5 mm。

⑦CAD 设计辅助手术模板：辅助外固定针定位模板，引导截骨和外固定螺钉置入（图 2-8-4-78）。左胫骨中段截骨引导模板引导中段截骨（图 2-8-4-79），左胫骨中段辅助矫形模板引导中段矫形（图 2-8-4-80）。设计左胫骨下段辅助截骨模板（图 2-8-4-81），左胫骨下段辅助矫形模板（图 2-8-4-82）。

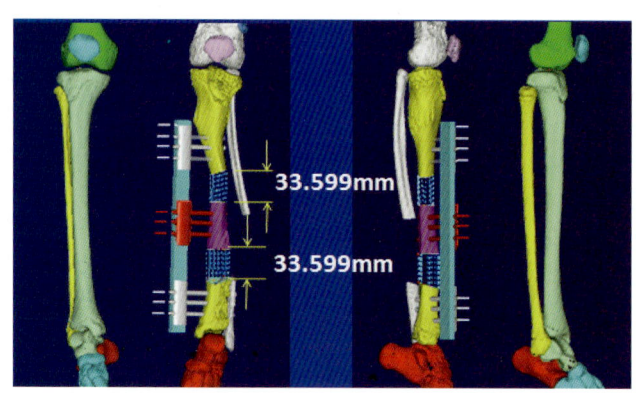

图 2-8-4-77　左胫骨中段、下段两处撑开延长

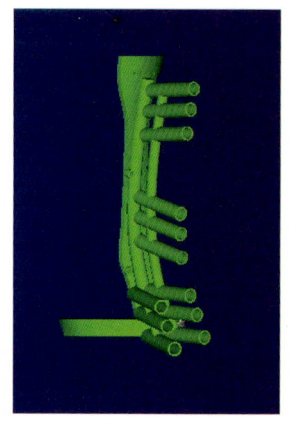 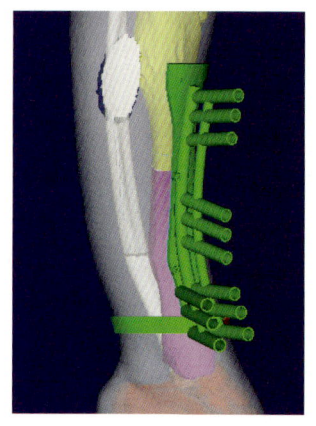 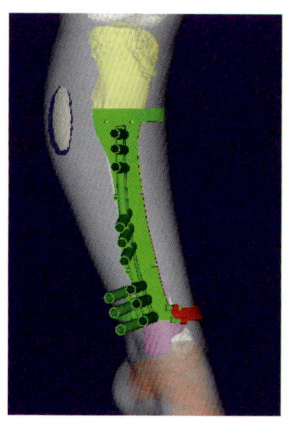 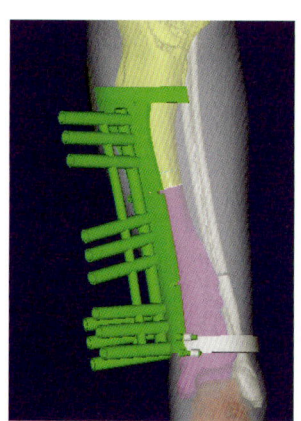

图 2-8-4-78　辅助钻孔定位模板

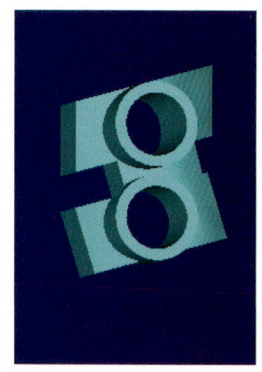 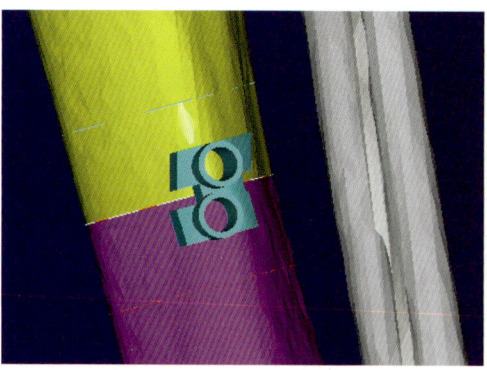 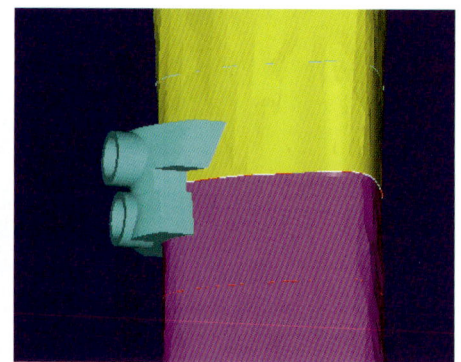

图 2-8-4-79　左胫骨中段辅助截骨引导模板

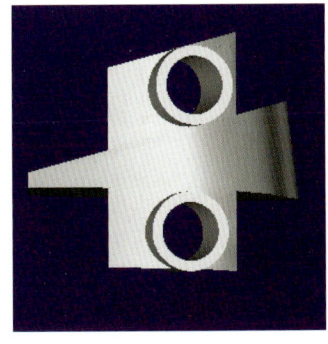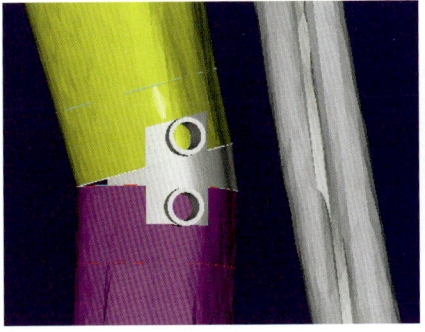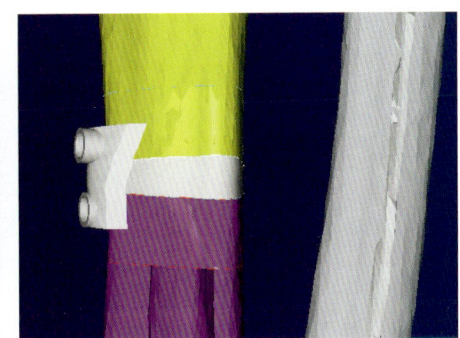

图 2-8-4-80 左胫骨中段辅助矫形模板

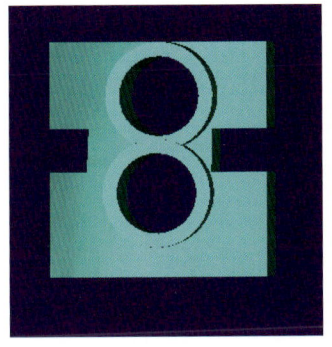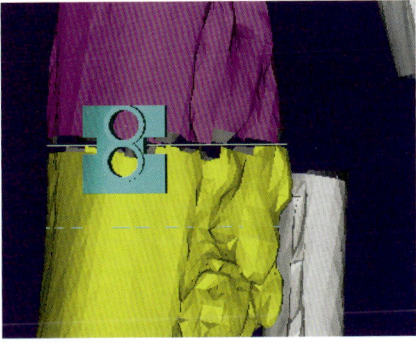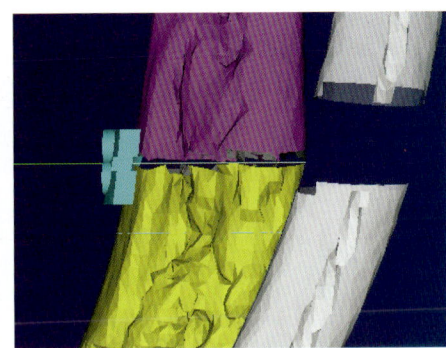

图 2-8-4-81 左胫骨下段辅助截骨模板

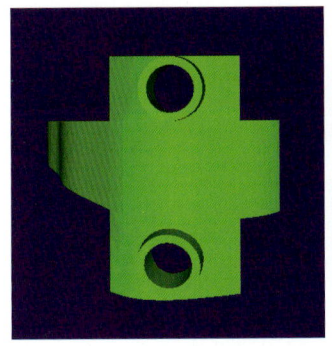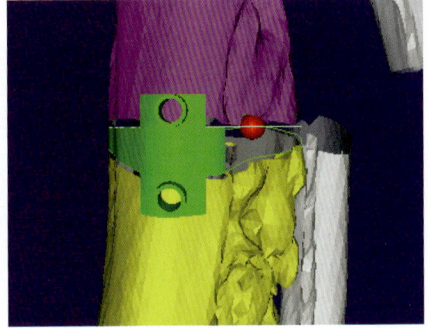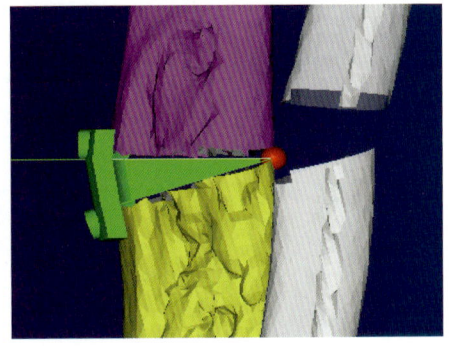

图 2-8-4-82 左胫骨下段辅助矫形模板

⑧模拟矫形手术效果图：术后双下肢骨关节形态模拟矫形效果、双侧胫腓骨模拟矫形效果和双下肢、双小腿外观恢复情况如图 2-8-4-83~86 所示。

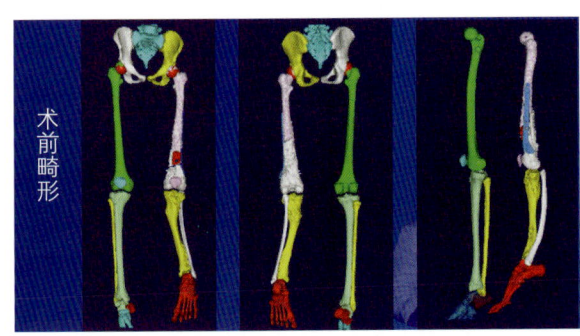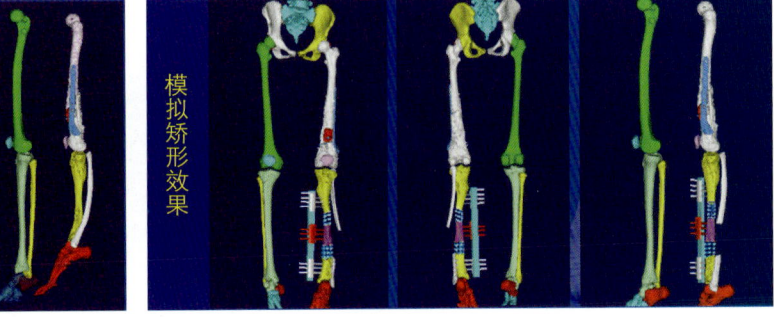

图 2-8-4-83 双下肢骨关节模拟矫形效果

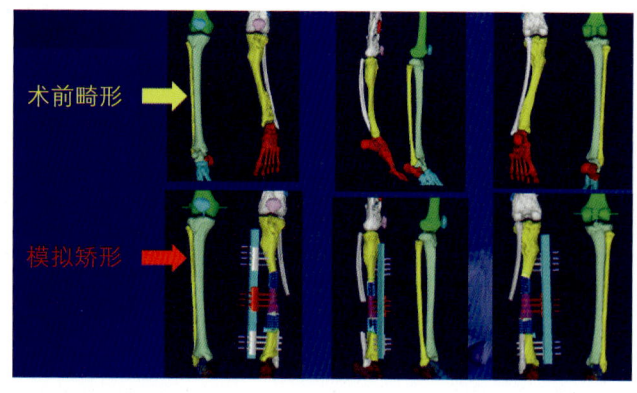

图 2-8-4-84 双侧胫腓骨模拟矫形效果

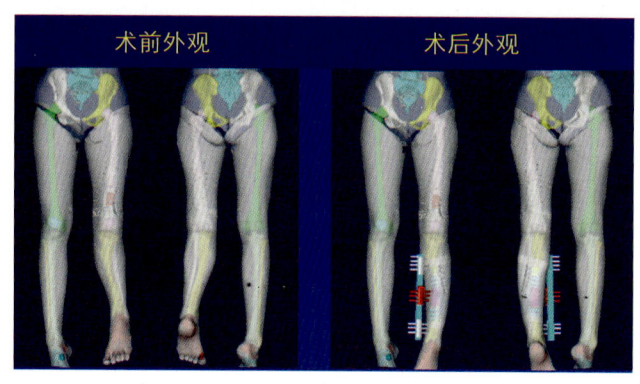

图 2-8-4-85 手术前、后双下肢外观

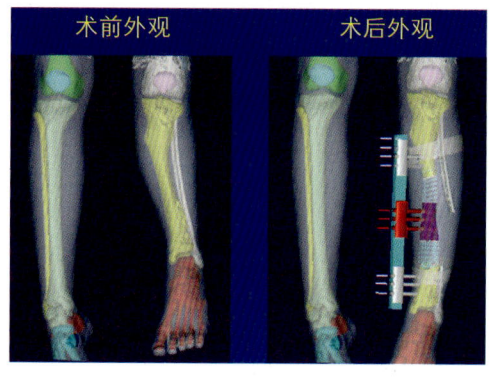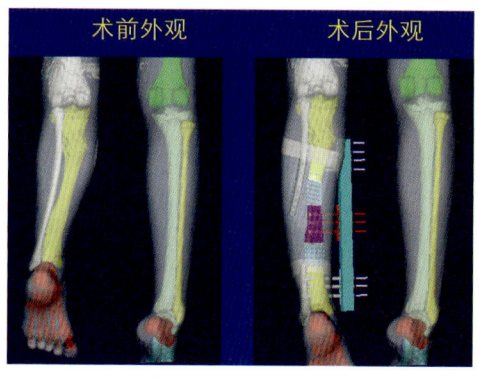

图 2-8-4-86 手术前、后小腿外观

5）左胫骨截骨矫形术中情况：采用立体光固化 3D 打印左胫骨外固定针置钉模板，术前等离子低温消毒备用（图 2-8-4-87）。术中安装外固定针置入引导模板（图 2-8-4-88）。模板引导截骨后安装外固定架矫形（图 2-8-4-89）。术中 C 臂透视验证（图 2-8-4-90）。

6）左胫骨截骨矫形术后情况

①患者缓慢撑开延长，术后 4 个月达到预想长度，双下肢长度对称（图 2-8-4-91）。

②术后影像：术后 5 天（图 2-8-4-92）、4 个月（图 2-8-4-93）、6 个月（图 2-8-4-94）、9 个月（图 2-8-4-95）分别拍片随访，术后 5 天左下肢力线恢复，术后 4 个月左小腿长度恢复，术后 9 个月骨延长部位有明显连续性骨痂生长。

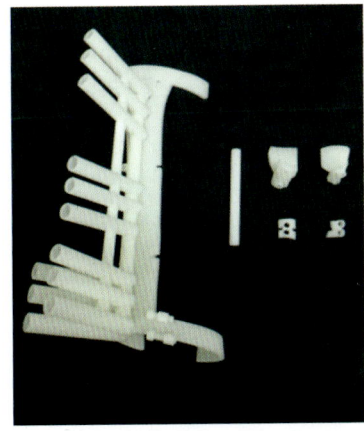

图 2-8-4-87　3D 打印手术模板

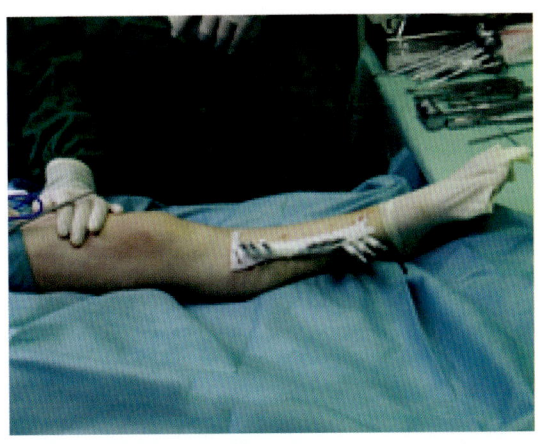

图 2-8-4-88　术中模板安装

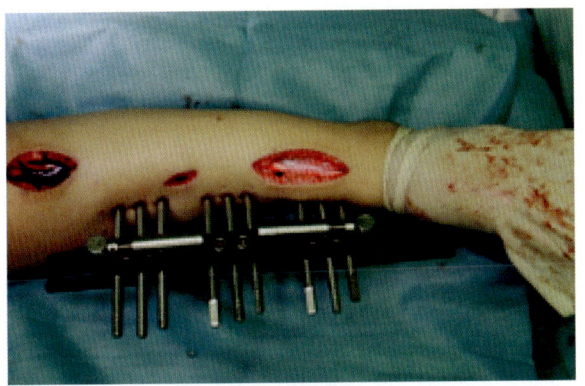

图 2-8-4-89　安装外固定架矫形

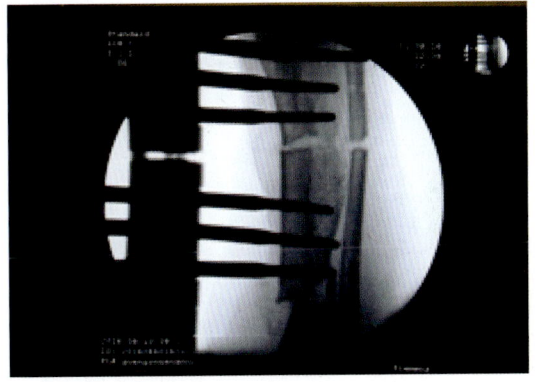

图 2-8-4-90　术中 C 臂透视

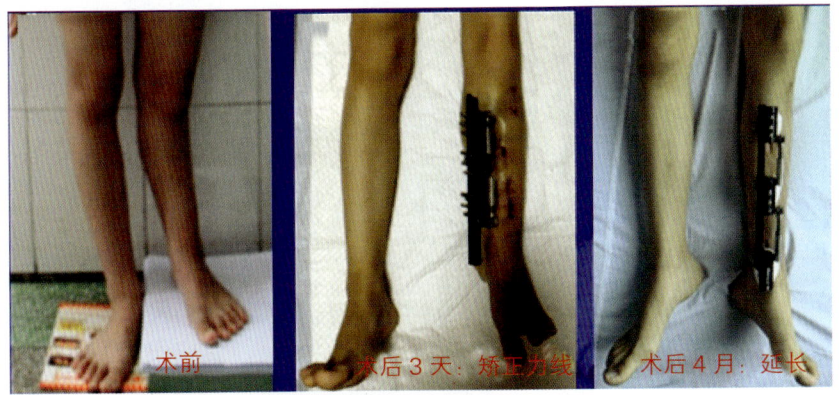

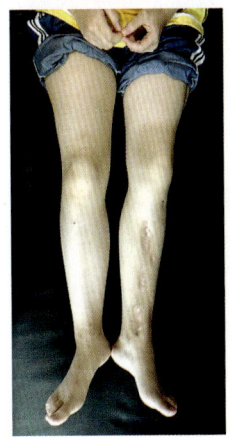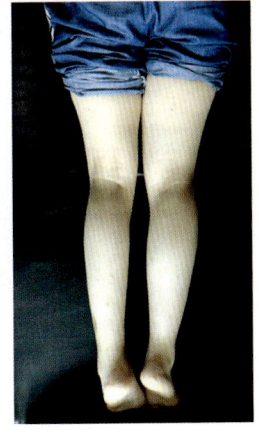

图 2-8-4-91　手术前、后小腿外观变化

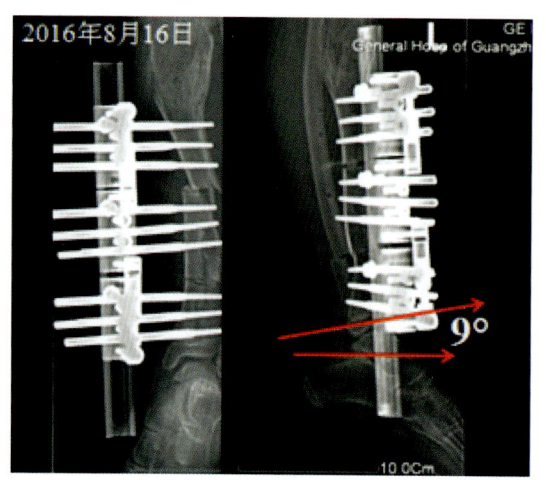
图 2-8-4-92　术后 5 天

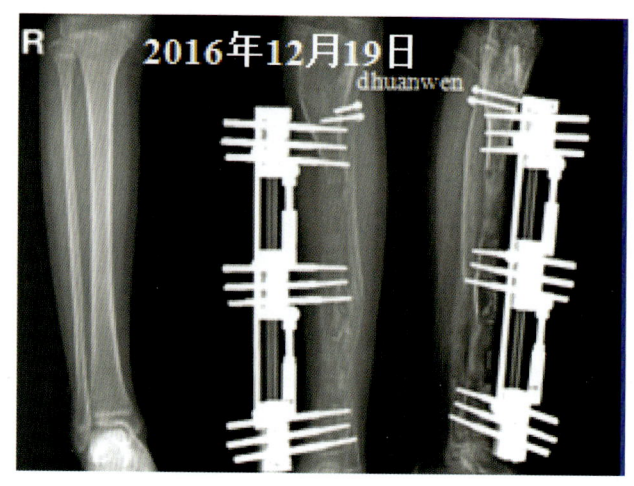
图 2-8-4-93　术后 4 个月

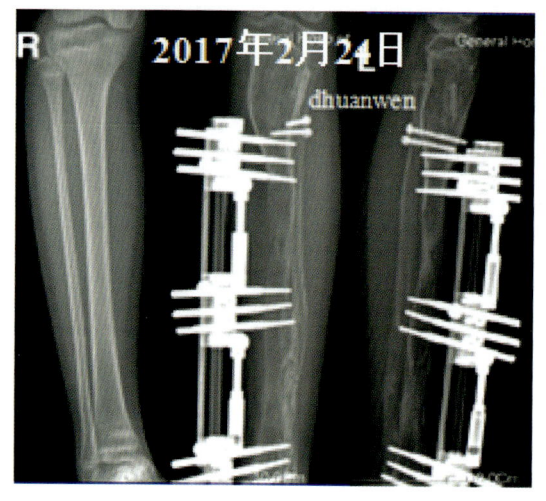
图 2-8-4-94　术后 6 个月

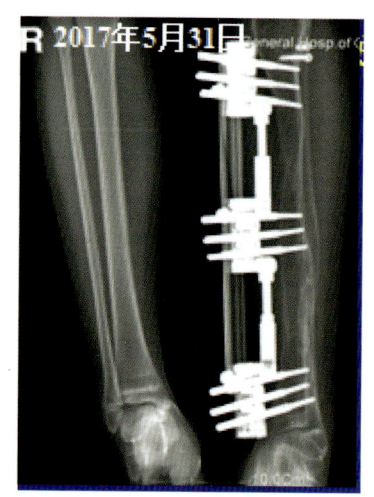
图 2-8-4-95　术后 9 个月

（三）胫骨高位截骨（HTO）

膝关节骨性关节炎（Osteoarthritis，OA）是骨科常见病，常继发于退变性疾病、佝偻病、小儿麻痹症、外伤及感染等破坏性疾病，在超过 60 岁的人群中，其发病率约为 30%。由于下肢力线发生改变，使关节内、外侧间室受力不平衡，从而出现膝关节畸形，导致双下肢长度不均衡，诱发骨关节炎，导致患肢疼痛、步态及外观异常等。随着人口老龄化趋势的加剧，膝关节 OA 患者人数逐年增长。据文献估计，膝关节 OA 将在十年内成为全球第四大致残病因。关于其治疗，国际骨性关节炎研究协会（osteoarthritis research society international，OARSI）、美国骨科医师协会（American academy of orthopaedic surgeons，AAOS）和中华医学会风湿病学分会等多个组织均发布了治疗指南，主要内容包括：①保守治疗，如物理疗法、护具/支具、患者教育、减重、药物治疗（玻璃酸钠、糖皮质激素、抗炎药等）以缓解疼痛及延缓病情进展；②手术治疗：过去主流的治疗方法是全膝关节置换（total knee arthroplasty，TKA），但随着该技术在世界范围内的普及，人们也逐渐开始意识到 TKA 存在花费高、手术创伤大、假体磨损、膝关节本体感觉破坏等问题。尤其对于运动要求较高的年轻患者，若行 TKA，将来必然还会面临翻修的问题。

因此，胫骨高位截骨（high tibial osteotomy，HTO）这一经典的保膝方式又重新回到了我们的视野。早在1961年，Jackson和Waugh首次报告应用胫骨高位截骨术治疗膝关节内、外翻畸形并取得良好效果，在临床也得到了广泛应用。HTO的梳理是通过胫骨近端截骨，把力线从发生炎症和磨损的膝关节内侧间室转移到相对正常的外侧间室，从而达到缓解关节炎症状并延长膝关节的寿命的目的。对于正常力线的膝关节来说，就是内侧负重多（60%）而外侧负重少。如果胫骨还存在一定程度的内翻畸形，就会显著增加作用于内侧间室软骨的压力，如超过软骨承受的范围，将会引发一系列软骨磨损和炎症的恶性循环，形成内侧骨关节炎。在骨关节炎没有累及外侧间室前，HTO通过纠正胫骨内翻畸形，把下肢力线适当转移到正常的外侧间室，从而明显地减低内侧间室的压力，将其降至关节软骨能够承受的正常范围内，可以有效地阻止软骨磨损，缓解疼痛症状，甚至使已磨损的软骨和受伤的半月板有条件得以自我修复。临床实践证明，HTO可以有效缓解疼痛，维持膝关节功能，甚至恢复某些患者进行重体力劳动的能力，延长患者膝关节的自然寿命。

HTO截骨分闭合式楔形截骨术（Closed wedge osteotomy，CWO）和开放式楔形截骨术（Open wedge osteotomy，OWO）两种。CWO技术需同时截断腓骨，由于其存在手术创伤大、术后疗效差异大、腓总神经损伤风险高等缺点，至20世纪80年代，随着关节置换技术的兴起，该技术逐渐被替代。2000年左右，随着新的接骨板技术的发展，OWO技术逐渐兴起，胫骨近端截骨，撑开后用接骨板固定，间隙可植骨或不植骨。由于其稳定性好、不损伤腓总神经，因而得到了广泛应用。其中，内侧OWO凭借其截骨时只需在胫骨做一个切口就可调节角度、不干扰近侧胫腓关节、无须截断腓骨、损伤较小、可避免外侧肌肉的剥离和下肢短缩、神经血管损伤并发症发生率低等优点，备受临床医生的青睐。

为了取得良好的HTO手术效果，下肢力线的恢复成为决定手术成败的重要因素。以往传统HTO手术中凭借的经验在术前进行粗略估算，术中边截骨矫形边透视调整，费时、费力且不准确。近年来随着精准医疗理念、快速成型和3D打印技术的兴起，作者自2010年9月至今采用3D打印技术设计截骨模板，辅助截骨后接骨板内固定治疗27例创伤性膝内翻畸形患者，提高了矫形效果、缩短了手术时间、取得了满意的效果。

1. 选取合适病例

病例纳入标准：年龄<65岁，关节稳定性较好，膝关节屈伸活动范围>90°，膝内翻畸形角度为10°~25°，能耐受本术式，而且患膝痛主要表现在膝关节内侧。

病例排除标准：严重髌股关节炎，膝内翻畸形角度为<10°或>25°，患膝屈曲畸形>15°，患膝屈伸活动度<90°，膝关节外侧间隙狭窄，患膝结构严重失稳异常者，肥胖患者。

本研究共纳入27例，男15例，女12例；年龄为24~55岁，平均37.8岁；左侧10例，右侧17例。27例患者均因外伤致胫骨近端骨折：交通伤17例，高处坠落伤7例，重物砸伤3例。合并伤：同侧髌骨骨折4例，同侧腓骨骨折3例，同侧胫骨中下段骨折2例。24例患者胫骨近端骨折分别采用胫骨近端T型、L型接骨板及空心拉力螺钉行切开复位内固定治疗，术后18个月取出内固定物；3例患者采用保守治疗。本次手术距首次治疗时间为2~5年，平均3.3年。临床表现：行走或久站后膝关节疼痛，影响正常工作及生活，活动受限不明显，膝内翻畸形，畸形角度为12°~24°，平均20.1°。

2. HTO导板的设计与制作

术前摄双下肢正、侧位片（图2-8-4-96），初步确定病变程度和范围。对双侧膝关节行连续螺旋CT断层扫描（尽可能保留足够长的股骨和胫腓骨），扫描条件：电压为120 kV，层厚为0.625 mm，矩阵为512×512。将扫描的DICOM格式数据导入Mimics软件（Materialise公司，比利时），对下肢进行三维重建，将重建的下肢骨骼模型以STL格式保存，导入3-matic软件（Materialise Inc，比利时），将健侧下肢"镜像"后与患侧相拟合，通过Z面（即正位面）做投影，得到模型正位面2D图像，在2D视图下测量截骨角度，确定截骨平面（图2-8-4-97a~c）；然后进行模拟截骨矫形验证，截骨结果患侧与健侧完全匹配（图2-8-4-97d）；最后沿截骨平面导入截骨定位孔，根据上述测量截骨角度制作摆锯截骨槽，在Geomagic Studio软件（Geomagic Inc，美国）中通过截骨定位孔和截骨槽提取截骨部位表面点云数据，做抽壳处理（厚度为3.0 mm），以STL格式保存，导入Magics软件（Materialise Inc，比利时），将抽壳后的模板与截骨定位孔和摆锯截骨槽进行装配，设计截骨定位导航模板，最后利用SPSS350B固体激光快速成型机（恒通智能机器有限公司，中国陕西）制作实物模板（图2-8-4-98）。

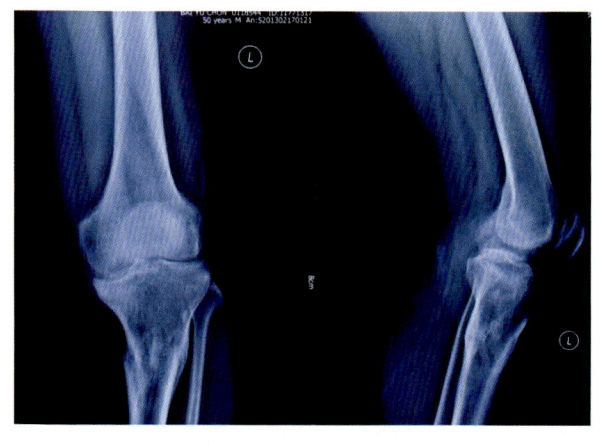

图2-8-4-96 术前X线片：膝关节内翻畸形，内侧间隙明显变窄

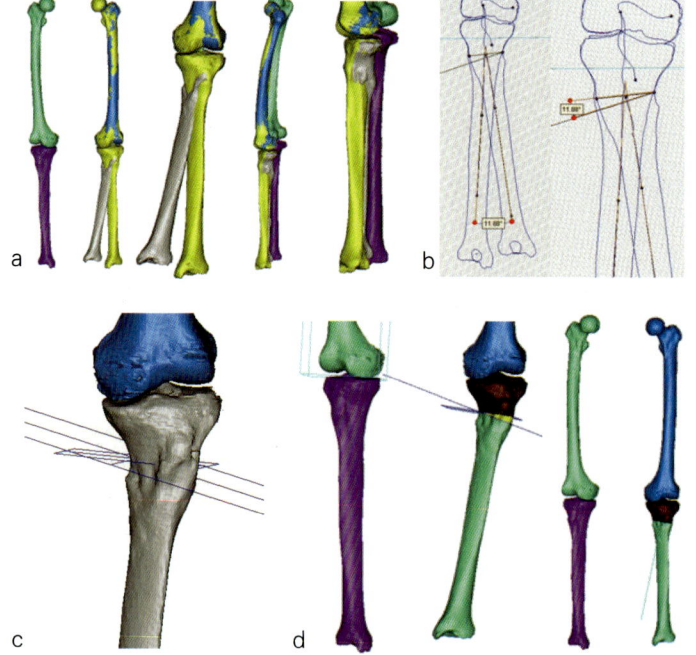

图2-8-4-97 a.截骨平面与角度的设计图：利用健侧镜像恢复患侧关节的生理学位置并与畸形的位置进行对比；b.截骨角度与位置的计算：利用健侧镜像力线和患肢畸形力线的夹角确定截骨角度；c.截骨平面的确定：将二维平面的截骨角度分别在矢状面和冠状面进行透射，转化为三维截骨平面，截骨平面所夹角度即截骨角度；d.模拟截骨与复位：利用计算机模拟技术，进行术前模拟截骨和复位，观察截骨和复位的效果

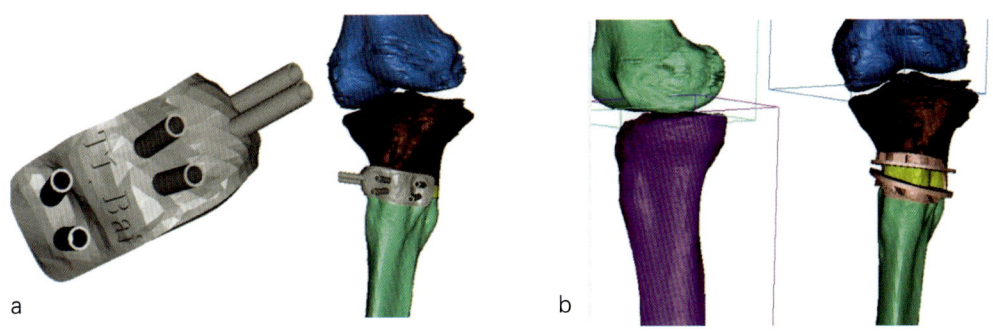
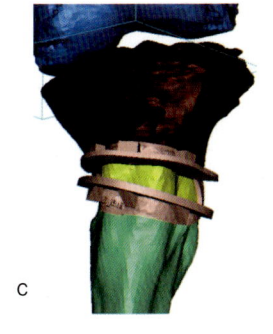

图 2-8-4-98　导航模板的设计：沿截骨平面导入截骨定位孔，根据所测截骨角度制作摆锯截骨槽，在逆向工程软件中进行点云数据提取、抽壳处理及装配等操作，设计截骨定位导航模板（a，b），最后利用快速成型机生产出实物（c）

3. 手术方法

采用全身麻醉，常规消毒、铺巾。于膝关节内侧做膝下倒"L"形切口，于骨膜下剥离胫骨上端，将辅助截骨模板紧密贴附于胫骨表面，根据截骨模板上的截骨间隙确定截骨部位和截骨量，并进行截骨（图 2-8-4-99）。注意保护胫骨后侧软组织。用骨刀或摆锯截断胫骨上端而不截断腓骨，不暴露关节。截骨后利用复位模板将截骨远端进行外翻、旋转、延长等操作，确认矫形效果良好后，将术前已经预弯好的接骨板放置于合适位置，按常规方法进行钻孔、测深、拧入合适的皮质骨或松质骨螺钉，置入内固定后取全层自体髂骨或异体骨植骨。术中根据情况，可行内侧软组织松解。术后行弹力绷带加压包扎。

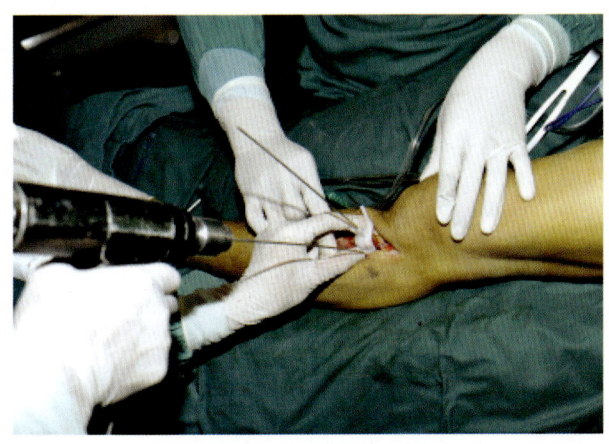
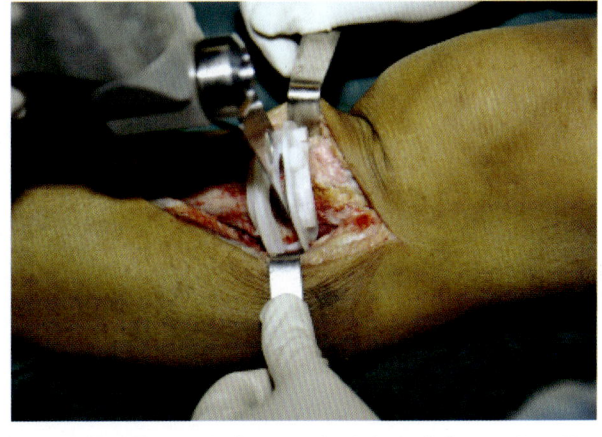

图 2-8-4-99　术中利用导航模板进行截骨：术中截骨部位充分暴露后使导航模板与截骨部位完全贴合，用克氏针打孔标记导航孔位置，将截骨槽完全贴合截骨部位导航孔位置并牢固固定，用摆锯沿截骨槽截骨

4. 术后处理

术后抬高患肢促进水肿消退，术后 3 天予以头孢替安（2 g/d）预防感染。术后负压引流量少于 50 mL/d 时拔除引流管。拔管后即开始进行股四头肌和小腿三头肌等长收缩锻炼，并结合 CPM 机被动锻炼膝关节。术后 2 周摄患肢 X 线片评估手术矫正情况；4 周后开始扶拐下地部分负重；术后 3 个月复查 X 线片（图 2-8-4-100）示截骨愈合，逐渐加大活动量直至完全负重行走。

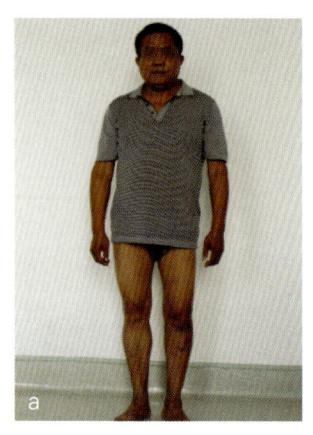
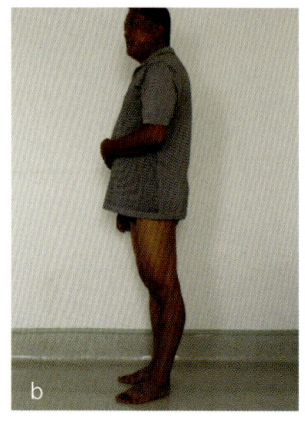
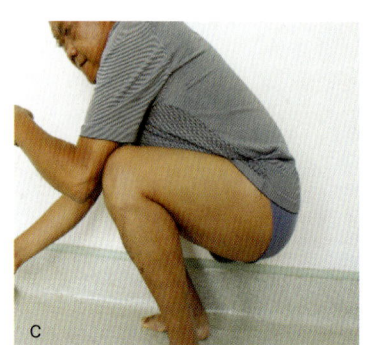
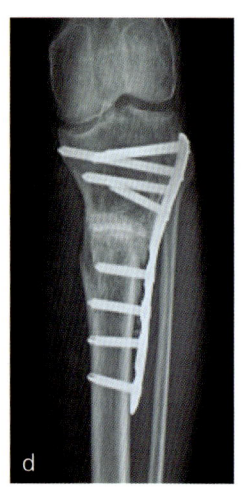
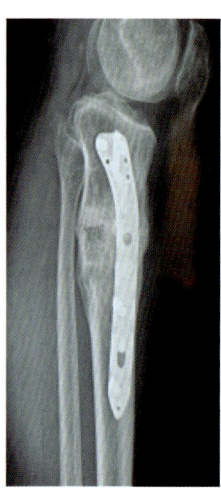

图 2-8-4-100　术后 3 个月患肢力线恢复正常，膝关节活动较术前明显改善（a~c）；术后 X 线片示截骨满意，截骨部位已获骨性愈合（d）

5. 术后疗效评价标准

于术前、术后 3 个月及术后 1 年分别摄膝关节站立位 X 线片，测量胫股角（femorotibial angle，FTA）和胫股内侧关节间隙距离，根据美国特种外科医院（HSS）膝关节评分对患者从疼痛、功能、活动度、肌力、屈膝畸形、稳定性等方面进行综合评价，总分为 100 分，优：85；良：70~84 分；可：60~69 分；差：<60 分。

6. 疗效

27 例患者术后随访 7~36 个月（平均 23.4 个月）。所有患者均获骨性愈合，愈合时间为 3~5 个月，平均 3.3 个月。27 例患者术前、术后 3 个月及术后 1 年的 FTA、膝关节内侧间隙距离及 HSS 膝关节评分比较差异均有统计学意义（$P<0.05$，表 2-8-4-1），术后 3 个月及术后 1 年的 FTA、膝关节内侧间隙距离均大于术前，术后 1 年的 HSS 膝关节评分高于术前和术后 3 个月，术后 3 个月

的HSS膝关节评分又高于术前，差异均有统计学意义（$P<0.05$，表2-8-4-1）。末次随访时根据HSS膝关节评分标准评定疗效：优21例，良4例，可2例，优良率为92.6%。27例患者膝内翻畸形完全矫正、下肢负重力线恢复正常，无患者发生内固定物松动、切口感染、血管及神经损伤及骨不连等并发症。

表2-8-4-1　手术前后膝关节测量参数与功能评分情况

测量指标	术前	术后3个月	术后1年	F	P
FTA（°）	164.1±1.3	175.9±0.9a	174.7±1.1[a]	649.165	<0.001
膝关节内侧间隙（mm）	2.1±0.4	4.6±1.8[a]	4.4±1.2[a]	543.407	<0.001
HSS评分（分）	54.8±14.7	67.9±12.4[a]	86.8±12.6[a、b]	323.773	<0.001

注：[a] 采用LSD-t检验，FTA、膝关节内侧间隙、HSS评分术后1年、术后3个月分别与术前比较，$P<0.05$
[b] 采用LSD-t检验，FTA、膝关节内侧间隙术后1年与术后3个月比较，$P>0.05$；HSS术后1年与术后3个月比较，$P<0.05$

7. HTO技术保膝要点和难点

胫骨骨折畸形愈合是导致膝关节内翻畸形的主要因素之一。由于关节面异常、骨折端存在旋转或成角畸形、关节应力分布异常、下肢不等长，可导致骨关节炎，患者会出现疼痛、功能受限等。胫骨高位截骨术是治疗膝内翻畸形比较有效的方法，优势是可以将膝关节内异常应力转移至关节面正常部位，从而恢复关节的正常生物力线，改善周围血液循环，降低骨内外压力，缓解患者的膝关节疼痛症状，延缓骨关节炎的发展。若行手术矫正膝内翻畸形，需对患者的症状、畸形程度、损伤肢体的条件和患者对功能的要求进行综合考虑。胫骨骨折畸形愈合所致的功能障碍主要由旋转畸形、向外和向后的弓状畸形及短缩畸形引起，继而导致膝/踝关节及腰背部疼痛、步态异常、不能接受的外观畸形等。计划截骨时，必须确定成角和旋转畸形、肢体短缩及移位的量。解剖矫正成角畸形以获得轴向排列并恢复长骨的长度，被认为是良好疗效的先决条件。在保持相邻关节一致的情况下，减少其平行旋转仍是目前截骨矫形手术的一个难点。矫正的部位和角度对疗效具有重要影响。为了进行截骨，以往我们在正侧位X线片上凭借经验和简单工具进行测量。通过X线片可以评估一些简单的成角畸形，并且有操作简单、经济实用等优点，曾经在临床上得到广泛应用。然而，X线片或横断面成像受摄片距离、射线中心线角度及投照体位的影响，难以对复杂三维愈合不良和旋转畸形进行准确评估，测量值不够精准；此外，在二维图像上不能测量额状面以外的其他平面畸形角度，无法对畸形测量进行立体估计，导致术前评估偏差较大；术中反复进行截骨会导致胫骨近端解剖形态在截骨术后发生明显变化，如胫骨近端骨量减少、胫骨外侧偏心距增加、后倾角变小及髌骨低位等，对随后行全膝关节置换术的影响较大且技术要求较高。术后矫正角度是影响膝关节功能的重要因素。若矫正角度不够，术后不能充分降低膝关节内侧平台的压力，易出现截骨角度丢失和膝内翻畸形复发。因此，为了更好地矫正膝内翻畸形，有学者主张矫形后膝外翻角度较正常（5°~8°）过矫5°~15°为宜；若外翻过大，则会导致外侧平台的负荷过重，加快关节软骨退化，影响外观和远期二次手术。在传统截骨矫形手术过程中，通常需要凭借医生的个人经验、多次截骨及C臂透视下不断调整位置来获得满意的矫形，导致骨量损失较多、手术时间延长、术中出血量及术后并发症增加等，影响手术效果。

8. 个体化 3D 打印导板在 HTO 中的优势

精确截骨是完全纠正膝内翻畸形、恢复下肢力线及获得良好的膝关节功能的前提。数字化三维重建技术和逆向工程软件的出现与不断发展，为现代骨科手术提供了新的辅助手段，根据 CT 三维重建模型可以直观、深入地观察手术部位的结构特点，对手术区结构进行数字化分析，可以提高手术的精确度和安全性。我们采用的导航模板方法在术前通过 CT 扫描数据立体重建了解膝关节的整体形态，除能够准确评价膝内翻畸形情况外，还可以立体显示膝关节畸形情况，使诊断准确率得到进一步提高；能够模拟和指导术中截骨位置、角度与方向，在设计截骨角度和方向的同时考虑冠状位和矢状位的畸形情况，保证了截骨的准确性，恢复了下肢力线，减少了术后并发症，改善了膝关节功能。

本组 27 例膝内翻畸形患者术中均应用导航模板进行胫骨高位截骨，术后力线恢复正常且均获得骨性愈合，末次随访时膝关节功能优良率达 92.6%，其中 2 例由于本次手术距离首次治疗时间太长、患者体质量较大，术后膝关节功能恢复相对较差。此外，成功的截骨矫形术治疗膝内翻畸形，不但可以推迟膝关节置换术的时间，而且通过精确截骨减少了骨量及骨性标志的丢失，使手术更加简单。

第五节　个体化 3D 打印手术导板在四肢畸形矫形的个体化截骨矫形应用

一、个体化 3D 打印手术导板在膝关节外科中的应用

骨关节炎（osteoarthritis，OA）也称为骨关节病或退行性关节炎，是中老年人最常见的骨关节疾病。据目前统计，我国骨关节炎患者已经高达 1 亿，并且发病率随年龄增长而增长，60 岁以上人群此病的患病率高达 75%。OA 多发生于膝关节、髋关节、腰椎、颈椎等部位，以膝关节的发生率为最高。全膝关节置换术（total knee arthroplasty，TKA）是各种终末期骨关节炎的有效治疗措施。通过人工全膝关节置换术，患者膝关节的疼痛得以有效控制，恢复膝骨关节功能，可以比较明显地提升患者的生活质量。TKA 虽是一种成功的外科治疗手段，但同时也是一种要求较高的手术技术，不仅要求术者对膝关节的功能解剖、疾病病理变化有全面的认识，而且还要求术者能正确选择适应证并能熟练操作，否则在任一环节上稍有疏忽，都将直接或间接影响手术疗效。术后疼痛、关节僵硬往往会给患者身心造成巨大的痛苦，同时导致经济负担的加重。随着计算机导航 TKA 技术的不断发展，股骨假体的安装位置更加精确，尤其是计算机导航 TKA 技术的成熟，提高了膝关节假体旋转力线的精确度。在 2006 年新加坡召开的亚太地区膝关节人工关节研讨会上，对到会医生的调查显示，20% 以上的医生在 TKA 术中采用了导航技术。通过个体化 3D 打印导板技术在膝关节置换手术中的应用，使三维截骨更加精确，显著改善术后下肢力线，从而减少了并发症的发生。

(一)技术简介与手术过程

1. 一般资料　34 例膝关节骨性关节炎患者,男性 10 例(10 膝),女性 24 例(24 膝)。所有患者术前告知手术治疗方案,患者均表示同意并签署知情同意书,同时获得医学伦理委员会批准。

病例纳入标准:①膝关节原发性骨关节炎;②无膝关节外伤史及手术史;③膝关节无严重内、外翻畸形及屈曲、挛缩畸形;④髌骨无半脱位和脱位;⑤髌骨无明显退变;⑥髌股关节活动无异常。

病例排除标准:①膝关节畸形大于 30°,有大量的骨丢失;②既往有开放性膝关节手术;③高血压、糖尿病、心脏病等基础疾病;④BMI 严重超标者;⑤其他炎性关节病;⑥各种急、慢性感染。

将纳入病例随机分为导航模板组(模板组)和传统手术组(传统组),每组 17 例。术前两组患者均行站立位下肢全长正侧位 X 线片和双下肢血管彩超检查,检验血沉和 C- 反应蛋白。模板组:男性 4 例,女性 13 例,年龄为 55~71 岁,平均 59.8 岁 ±2.6 岁;术前患者下肢机械轴线偏差 10.2°±6.6°[26°(内翻)~15°(外翻)],膝关节骨性关节炎分级:Ⅲ级 7 例,Ⅳ级 10 例。传统组:男性 6 例,女性 11 例,年龄为 58~72 岁,平均 60.2 岁 ±3.1 岁;术前患者下肢机械轴线平均偏差 10°±6.3°[25°(内翻)~17°(外翻)],膝关节骨性关节炎分级:Ⅲ级 9 例,Ⅳ级 8 例(表 2-8-5-1)。

表 2-8-5-1　两组患者术前一般情况比较

组别	N	性别		年龄(岁,$\bar{x}\pm s$)	关节炎分级		下肢机械轴线偏差角度(°,$\bar{x}\pm s$)
		男	女		Ⅲ级	Ⅳ级	
模板组	17	4	13	59.8±2.6	7	10	10.2±6.6
传统组	17	6	11	60.2±3.1	9	8	10±6.3
统计值		0.567		−0.459	0.472		−0.146
P 值		0.452		0.648	0.492		0.884

2. MRI 数据提取和骨三维重建　患者取仰卧位,髌骨向上,膝关节伸直。尽可能采用解剖标准体位,下肢与躯干保持在同一水平,应用 3.0 T MRI(Siemens,德国)对患者患侧髋—膝—踝行三段式断层扫描,扫描范围在各关节上下 10~15 cm。扫描数据以 DICOM 格式保存,将 MRI 工作站上 DICOM 格式的连续断层图片刻录到 CD-ROM 中,获得所有导航模板组的双侧髋—膝—踝关节 MRI 影像数据,在计算机上将 DICOM 格式数据导入 Simpleware 三维重建软件中进行分割、重建等,获取下肢骨骼三维模型,包括膝关节软骨,数据以 STL 格式保存输出。

3. 数字化导航模板的制作　将股骨头 STL 格式的数据导入 Imageware 软件,将数据以点云格式显示并拟合为球体,读取股骨头中心。将膝关节 STL 格式数据导入 Geomagic 软件中,将股骨内、外侧后髁最佳拟合为两个能最大范围包容股骨内、外侧后髁的球体,确定两个拟合球体中心连线的中点,得到膝关节的三维空间中心。连接股骨头中心和膝关节中心得到股骨机械轴线。同样将胫骨近端和胫腓骨下段 STL 格式点云数据导入 Geomagic 软件中,得到胫骨平台中心与踝关节中心,连接胫骨平台中心和踝关节中心得到胫骨机械轴线。根据整个下肢髋—膝—踝关节 MRI 数据建立的股骨与胫骨机械轴线,按照实际膝关节的表面解剖形态设计模板贴合面,然后在贴合面上确定导航管的位置与方向（图 2-8-5-1），制作股骨、胫骨截骨定位的个体化导航模板（图 2-8-5-2），再应用 3D 打印技术制出模板实物（图 2-8-5-3）。

4. 术前模拟手术操作　根据扫描重建后的 TKA 假体三维模型（图 2-8-5-4）、截骨器械模型及重建出的膝关节三维模型，在 Imageware13.0 软件中进行三维虚拟手术。测量股骨髁大小，预测假体大小，依据术前设计的股骨、胫骨截骨模块进针点位置安装截骨模块，股骨髁部和胫骨近端截骨完成后，行截骨面与相关轴线的参数测量，选择合适的膝关节假体安置在相应截骨面上，完成术前模拟（图 2-8-5-5）。

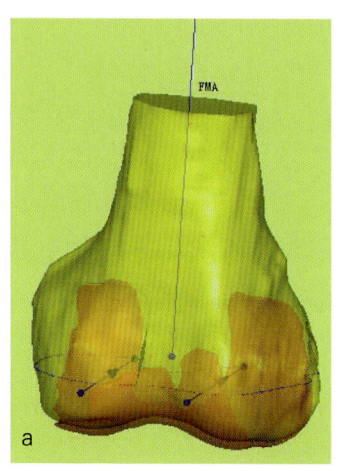 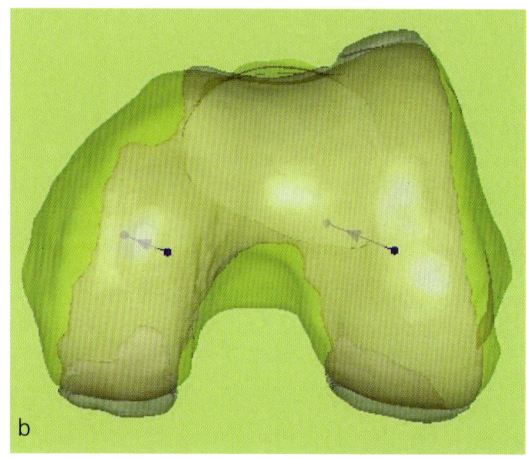 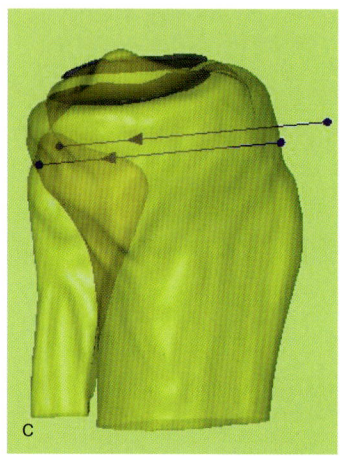

图 2-8-5-1　确定截骨模板定位孔的位置和方向。a. 依据股骨远端个体截骨参数，要求股骨远端截骨面垂直于股骨机械轴线，确定股骨远端截骨导航定位孔的位置和方向；b. 依据股骨后髁截骨参数，要求后髁截骨面平行于股骨远端外旋轴、导航定位孔方向平行于股骨机械轴线，确定股骨四合一截骨模块导航定位孔的位置和方向；c. 依据胫骨近端截骨参数和胫骨平台后倾角度，确定胫骨近端截骨导航定位孔的位置和方向

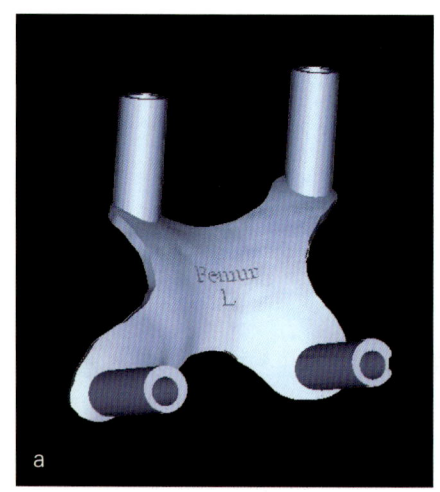 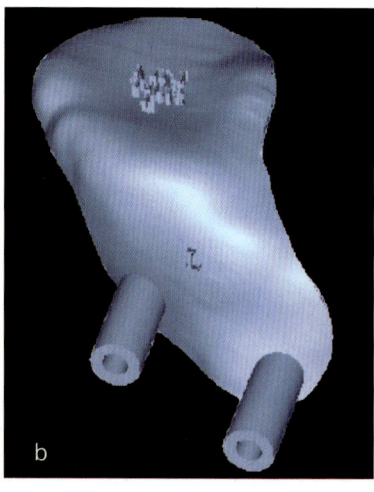

图 2-8-5-2　在计算机软件中按照膝关节实际表面解剖形态设计模板贴合面，在贴合面上确定导航管的位置、方向设计模板形状，制作个体化截骨定位模板模型。a. 带有行股骨远端截骨定位、股骨髁其余截骨面定位导航定位孔的股骨远端个体化截骨定位模板三维模型；b. 带有截骨定位导航孔的胫骨近端个体化截骨定位模板三维模型

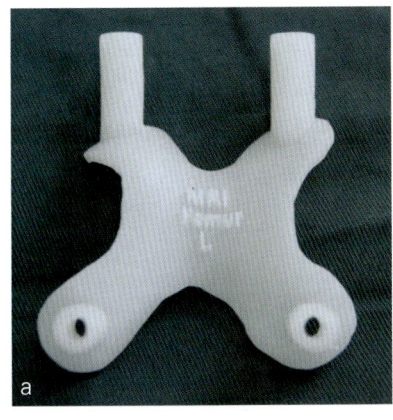 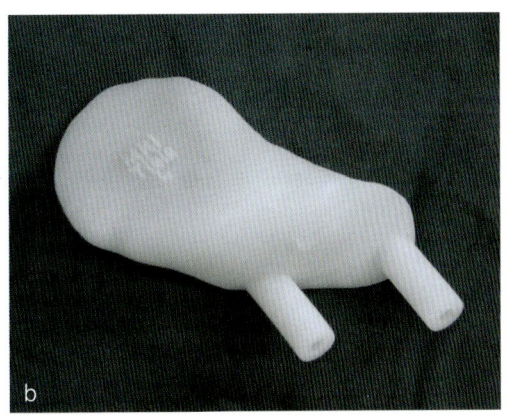

图2-8-5-3 用快速成型机加工制作出模板实物。a.股骨远端个体化截骨定位模板实物；b.胫骨近端个体化截骨定位模板实物

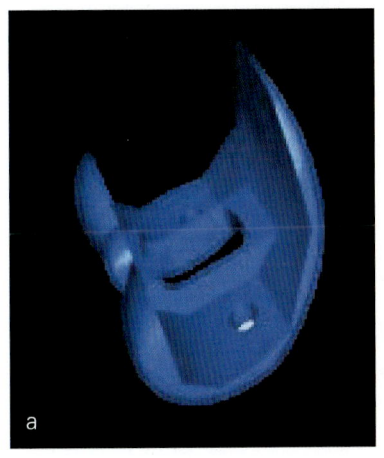 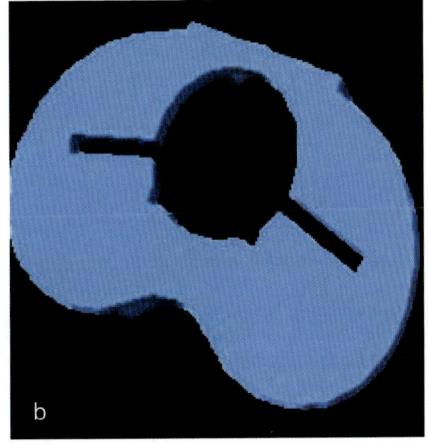 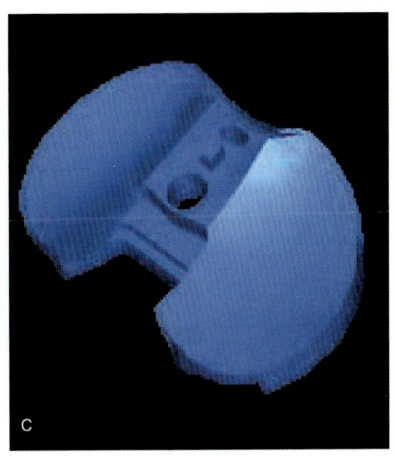

图2-8-5-4 膝关节假体三维重建模型

5. 手术操作过程　该操作由同一名经验丰富的关节外科医生分别采用导航模板和传统方法对两组临床患者行TKA操作，术前半小时予以一代头孢菌素或青霉素类抗生素静脉滴注预防感染。对于TKA中是否置换髌骨，目前尚无统一标准。此次两组患者均未行髌骨置换，手术过程中在保证髌骨适当厚度的情况下充分咬除髌骨周缘骨赘，适当修整髌骨关节面，同时用电刀沿髌骨周缘烧灼以阻断神经支配，减少术后膝前区疼痛的发生。两组手术中所用的器械和内置物均有BIOMET公司统一提供。

传统组：依据BIOMET公司Vanguard™膝关节系统标准手术技术进行手术。在髓内、髓外机械定位下进行截骨操作，安装合适的股骨和胫骨假体试模，测试膝关节屈伸间隙，评估关节活动度和内外翻平衡等，根据具体情况适当松解膝关节周围软组织。用力线测量杆测量下肢机械轴线。

模板组：术前对制作好的导航模板进行熏蒸消毒，术中将股骨端个体化导航模板贴附于股骨髁上，检查其匹配性，根据最佳贴附位置用电钻沿股骨髁导航模板的导航定位孔分别将4枚定位针钻入股骨髁内，钻深约3cm；同时用另一手固定导航模板，防止在钻孔时模板移位。去除股骨远端的外旋截骨定位针和导航模板，保留行股骨远端截骨的股骨远端前方2枚定位针，将股骨远端截骨模块套入定位针，先行股骨远端电锯截骨，截骨前可用截骨测量片评估截骨量。完成股骨远端截骨后

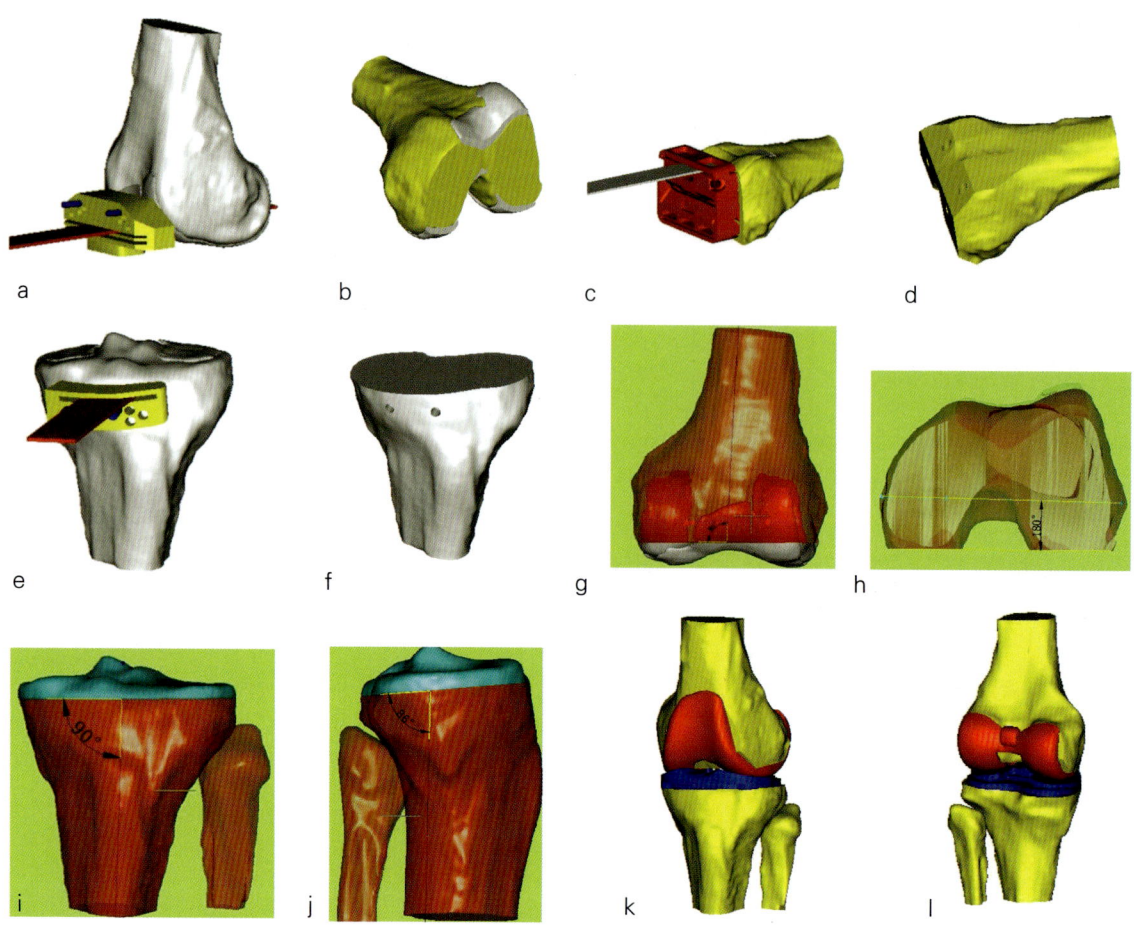

图 2-8-5-5 模拟手术。a. 股骨远端截骨；b. 股骨远端截骨面；c. 股骨前方、后髁、前后斜行截骨；d. 股骨前方、后髁、前后斜面截骨面；e. 胫骨近端截骨；f. 胫骨近端截骨面；g. 股骨远端截骨面与股骨机械轴线垂直；h. 股骨后髁截骨面与外科髁上轴平行；i. 胫骨后倾 4°截骨后正面观，截骨面与机械轴垂直；j. 胫骨后倾 4°截骨后侧面观，截骨面与机械轴角度为 86°；k, l. 膝关节假体安装

取出截骨模块和股骨髁前方定位针，在截骨面上可见拔出定位针后残留的定位孔道，两者连线即为术前设计好的股骨远端外旋轴。测量股骨髁尺寸，将传统配套的股骨四合一截骨模块沿导航模板定位后的外旋轴放置固定，并用电锯在股骨前方、后髁、前后行斜行截骨。用同样的方法，将胫骨导航模板贴附在胫骨平台上，固定导航模板后用电钻分别将定位针钻入导航模板的导航定位孔内，去除导航模板，保留定位针，放置胫骨截骨模块，截骨前亦可用截骨测量片评估其截骨量。股骨与胫骨截骨完成后，安装合适的膝关节假体试模，测试膝关节屈伸间隙，评估关节活动度和内外翻平衡等，根据具体情况松解膝周软组织。导航模板辅助 TKA 过程如图 2-8-5-6 所示。

6. 术后评价　肢机械轴线和膝关节假体组件位置的评估，由 2 位独立的阅片人员通过术前和术后 2 周负重位下肢全长 X 线片来完成。测量比较两组假体组件的角度，包括：髋—膝—踝（hip-knee-ankle，HKA）角（下肢力线），额面股骨部分和额面胫骨部分（frontal femoral component，FFC；frontal tibial component，FTC）成角，侧面股骨部分和胫骨部分（lateral femoral component，LFC；lateral tibial component，LTC）成角。LFC 角在股骨远端和股骨组件阴影前皮层之间测量，

LTC角在后胫骨皮质测量（图2-8-5-7）。记录每例患者手术时间及术中出血量。

7. 统计学方法　应用SPSS 13.0统计软件进行数据分析。两组患者年龄、下肢机械轴线偏差角度、组件的位置、出血量和手术时间用均数±标准差（$\bar{x}\pm s$），比较采用两独立样本t检验，术前两组患者性别和骨关节炎分级采用x^2检验，$P<0.05$认为差异有统计学意义。

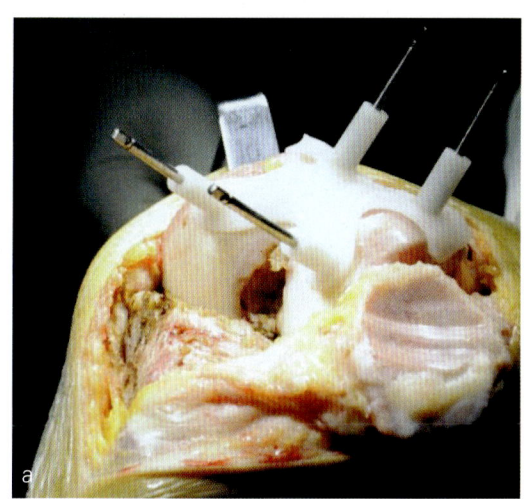 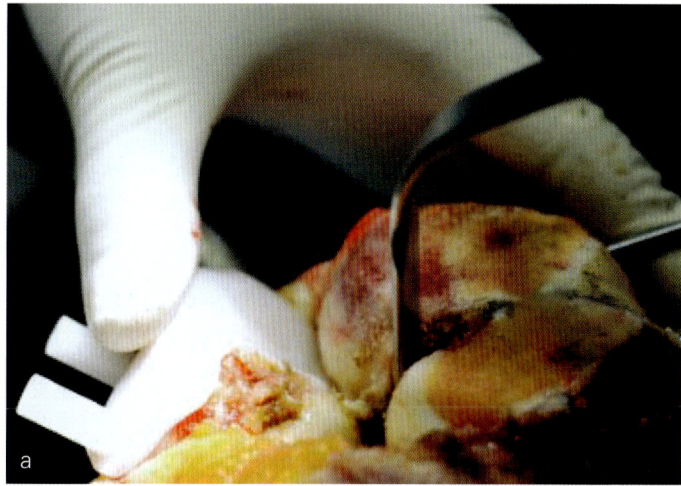

图2-8-5-6　导航模板辅助膝关节置换。a. 股骨导航模板；b. 胫骨导航模板

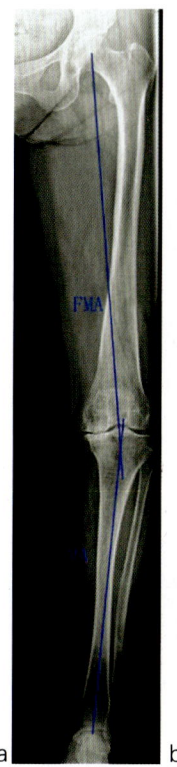 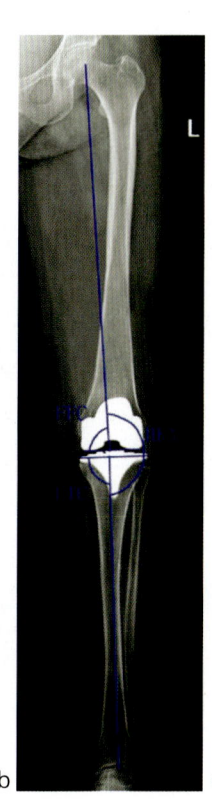 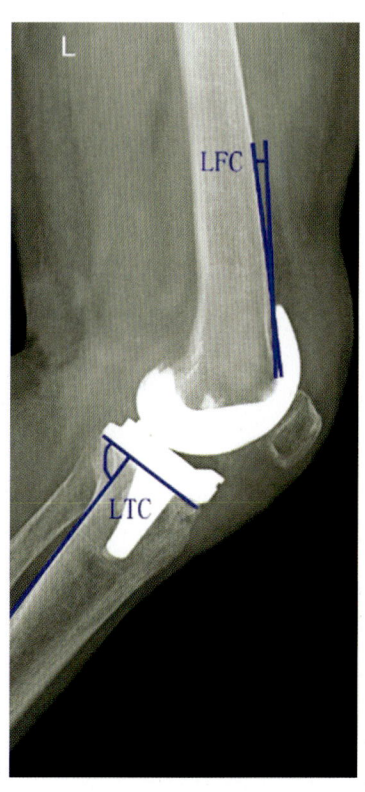

图2-8-5-7
a. 术前下肢机械轴线；b. 术后正位X线片示下肢机械轴线及假体组件位置；c. 术后侧位X线片示假体组件位置

（二）临床结果

本组研究共设计制作了 34 个导航模板，辅助全膝关节置换 17 例。

1. 术后冠状位机械轴线偏差角度　模板组为 0.8°±0.4°，传统组为 1.5°±0.4°，下肢机械轴线纠正差异有统计学意义（$P<0.05$）（表 2-8-5-2，图 2-8-5-8a）。

表 2-8-5-2　术后模板组与传统组下肢机械轴线偏差角度、手术时间及出血量比较（$\bar{x}\pm s$）

组别	n	下肢机械轴线偏关角度（°）	手术时间（min）	出血量（mL）
模板组	17	0.8±0.4	59.7±8.5	360.9±92.9
传统组	17	1.5±0.4	89.9±7.2	715.2±93.5
t		−6.465	−12.922	−12.897
P		0.000	0.000	0.000

2. 正位 X 线片测量　模板组 FFC 平均偏差角度为 1.3°±0.2°，传统组 FFC 平均偏差角度为 2.7°±0.5°；模板组 FTC 平均偏差角度为 1.2°±0.2°，传统组 FTC 平均偏差角度为 2.8°±0.6°。模板组 FFC 和 FTC 平均偏差角度均小于传统组，差异有统计学意义（$P<0.05$）（表 2-8-5-3，图 2-8-5-9）。

表 2-8-5-3　术后模板组与传统组假体组件位置情况比较（°，$\bar{x}\pm s$）

组别	n	FFC 偏差度数	FTC 偏差度数	LFC 偏差度数	LTC 偏差度数
模板组	17	1.3±0.2	1.2±0.2	5.5±0.3	2.7±0.5
传统组	17	2.7±0.5	2.8±0.6	9.5±0.5	5.2±0.4
t		−12.348	−12.165	−31.762	−18.937
P		0.000	0.000	0.000	0.000

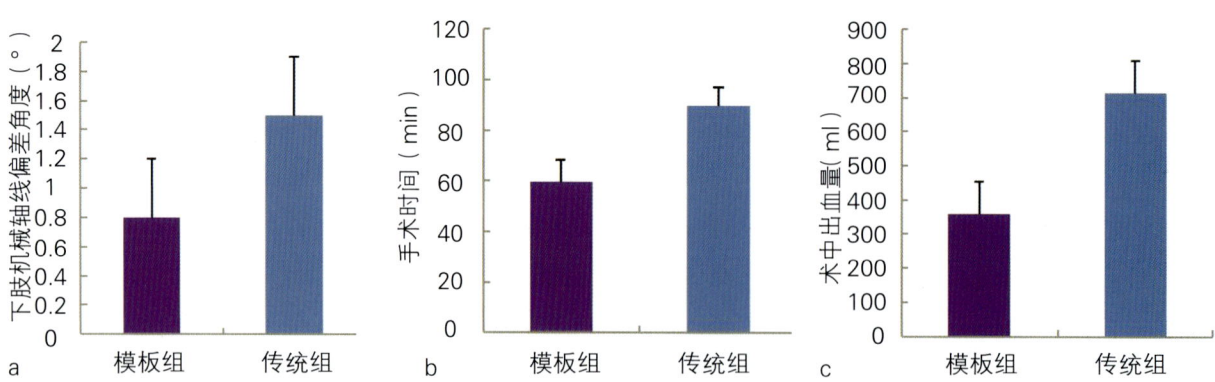

图 2-8-5-8　术后两组下肢机械轴线偏差角度（a）、手术时间（b）及出血量（c）的比较

3. 侧位 X 线片测量　模板组 LFC 平均偏差角度为 5.5°±0.3°，传统组 LFC 平均偏差角度为 9.5°±0.5°；模板组 LTC 平均偏差角度为 2.7°±0.5°，传统组 LTC 平均偏差角度为 5.2°±0.4°。模板组 LFC 和 LTC 平均偏差角度均小于传统组，差异有统计学意义（P<0.05）（表 2-8-5-3，图 2-8-5-9）。

4. 模板组平均手术时间比传统组缩短 30 分钟，模板组术中失血量比传统组少约 355 mL，差异有统计学意义（P<0.05）（表 2-8-5-2，图 2-8-5-8 b/c）。

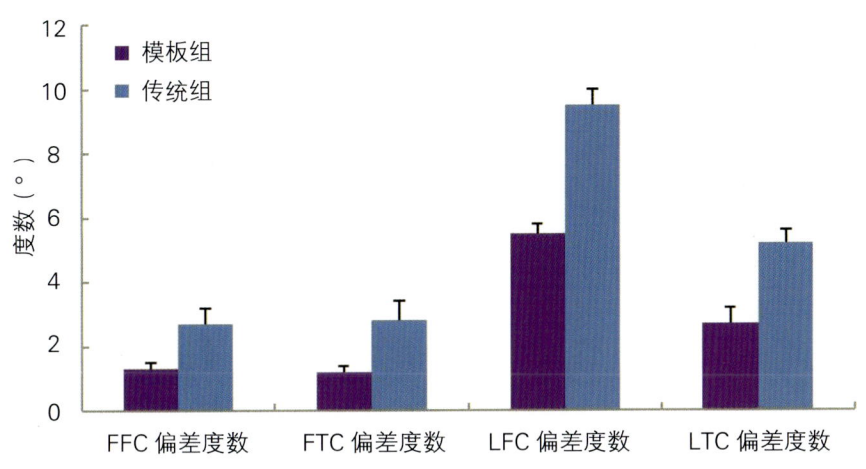

图 2-8-5-9　术后假体组件平均偏差角度比较

（三）讨论

TKA 手术获得成功的一个重要因素为术中建立理想的下肢机械轴对线，因为生物力学和生物摩擦学研究表明，精确恢复下肢生理对线能非常有效地避免聚乙烯假体的磨损。Liau 等运用三维有限元分析技术研究了下肢对线不良对全膝关节假体胫骨聚乙烯部分的应力分布的影响，结果发现与术后下肢对线中立位相比，5°内翻倾斜对线时接触压力增大 145.9%。接触压力的增加必然导致了聚乙烯磨损颗粒增多，从而引起假体周围骨溶解，最终导致假体松动和 TKA 手术失败。

TKA 手术的目的是为了重建良好的下肢机械轴线，准确安置假体，维持膝关节软组织平衡，避免髌股关节并发症，从而获得无痛、稳定、功能良好的膝关节。较为理想的 TKA 应达到术后在冠状面上股骨、胫骨假体关节面分别垂直于各自的机械轴线，轴位上股骨后髁截骨面与股骨远端外旋轴相平行。下肢机械轴线在冠状面上角度偏差在 3°以内一般可接受，假体的十年生存率能达 90% 以上。TKA 术后下肢机械轴线和假体位置异常会导致膝关节假体载荷失衡，加速假体的磨损，骨溶解和假体松动的发生率增高，导致手术失败率高和患者对术后功能不满意等，从而影响远期疗效。假体无菌性松动是初次膝关节置换后导致翻修的最常见原因。研究表明，假体无菌性松动与下肢机械轴线不良有关。Jeffery 等的研究显示，在 115 例 TKA 患者中，下肢机械轴线内翻、外翻偏差 ≤3°的患者，术后 12 年只有 3% 的膝关节假体出现无菌性松动；而下肢机械轴线内翻、外翻偏差 ≥3°的患者，术后 8 年无菌性松动的发生率为 24%。因此，目前认为 TKA 术后异常的下肢机械轴线与膝关节假体无菌性松动的关系密切，在冠状面上精确重建下肢机械轴线是防止无菌性松动的重要因素。Mason 等的最新研究显示，使用传统机械引导方法定位的 TKA 术后下肢机械轴线偏差大于 3°者约占 1/3，而计算机辅助 TKA 术后只有约 1/10 的患者下肢机械轴线偏差大于 3°。然而，在准确定位假体组件位置方面，CT 扫描显示计算机导航与传统 TKA 之间没有明显差异。

TKA 中个体化导航模板的设计制作应用了 CAD 和工程学方法，体现多学科交叉的优势，可完成细致的术前规划，包括预测术中假体的大小、截骨量、术前模拟手术等。应用快速成型技术，基于截骨面垂直于其机械轴线和准确定位外旋轴进行设计的股骨和胫骨端导航模板加工模板实物，在 TKA 中进行辅助截骨定位，实现了 TKA 的解剖截骨，个体化模板可减少中轴线偏差。Heyse 等通过对 94 例病例资料的比较研究发现，传统方法组下肢机械轴线偏差大于 3°的比例（11/48，22.9%）明显高于个体化模板组（1/46，2.2%，$P=0.003$），导航模板在股骨假体旋转轴线定位方面有优势。Nunley 等研究结果也表明，个体化模板的应用在减少下肢机械轴线角度偏差方面优于传统方法。在本研究中，导航模板辅助 TKA 手术操作简便，有效减少手术创伤。具有准确恢复下肢机械轴线，使假体组件位置更精确，缩短手术时间及减少术中出血量等优势。Boonent 等通过对比分析得出了相似的结论。

本研究基于下肢髋—膝—踝关节三段式 MRI 数据，利用专业三维重建软件进行了下肢骨骼三维重建。研究表明，重建后的下肢骨骼整体轮廓清晰，局部解剖标志清楚，空间位置准确，排列无错乱。在此基础上，利用 CAD、RE 及 RP 技术按照个性化的 TKA 手术原则设计制作个体化导航模板，辅助 TKA 精确定位与截骨，手术操作简便，具有获取准确的下肢机械轴线、股骨远端假体旋转轴线、假体位置及缩短手术时间、减少术中出血等优势。另外，术中无须打开股骨髓腔，有效降低了脂肪栓塞和感染的风险，手术创伤小，临床效果值得肯定，为 TKA 个体化手术方案的制订提供了一种安全、可靠的方法。

二、个体化 3D 打印手术导板在髋关节外科中的应用

（一）个体化 3D 打印手术导板在髋关节发育不良中的应用

髋关节发育不良（development dysplasia of the hip, DDH）是一种由发育障碍引起的髋关节应力增加，最终导致髋关节骨关节炎的先天性疾病。先天性髋关节发育不良由于髋臼不能完全覆盖股骨头，长期存在生物力学异常，成年后逐渐出现骨性关节炎，有的发展为髋关节半脱位或完全脱位。目前，全髋置换术是一种有效的治疗方法，术中髋臼的重建又是影响手术疗效的关键。利用计算机图像处理手段，根据患者髋臼的具体条件，选择最佳的髋臼旋转中心并建立模板，可以精确控制术中髋臼的位置和角度。

1. 技术简介与手术过程

（1）一般资料：16 例患者 16 髋，男 9 例，女 7 例，年龄为 27~48 岁，平均年龄 35.6 岁。左髋 9 例，右髋 7 例。按 Crowe 分期：Ⅰ期（不全脱位 <50%），10 髋；Ⅱ期（不全脱位 50%~75%），2 髋；Ⅲ期（不全脱位 75%~100%），2 髋；Ⅳ期（不全脱位 >100% 即完全脱位），2 髋。所有患者均有不能耐受的疼痛、跛行、关节活动受限。按 Harris 髋关节功能评分标准评分为 62~24 分，平均 42.6 分。术前常规行骨盆和股骨上段 X 线检查。术前行股骨髁上骨牵引 2 例，牵引时间 7~10 d。

（2）CT 数据提取：所有的患者都进行术前 X 线片和全骨盆 CT 扫描数据。CT 扫描层厚 0.625 mm。影像数据采用 DICOM 格式存储与传输。

（3）髋臼旋转中心和导向孔的设计：将扫描 DICOM 格式图像导入 Materialsie Mimics Innovation Suite 软件进行三维表面重建，然后将重建的髋关节模型以 stl 格式保存，导入 Imageware 软件。在 Imageware 软件中将重建的健侧髋关节模型于 45° 位以 1 mm 层厚对健侧髋关节进行分割，重建髋臼轮廓线；利用 Imageware 软件的成型特征工具条，在髋臼内生成一个球体，反复调整，直至每一层髋臼前后壁与球体在切线上的距离控制在 ±1 mm 内，球体的中心近似髋关节解剖旋转中心。通过软件重建解剖旋转中心（图 2-8-5-10），然后以耻骨联合为中心，利用软件中的镜像工具重建患侧髋关节解剖旋转中心，通过患侧髋关节解剖旋转中心，建立一个直径为 3.2 mm 的中空导向孔，方向为外翻 45°、前倾 18°。提取髋臼表面解剖结构与导向孔拟合生成髋臼假体定位导航模板，以 STL 格式文件导出。

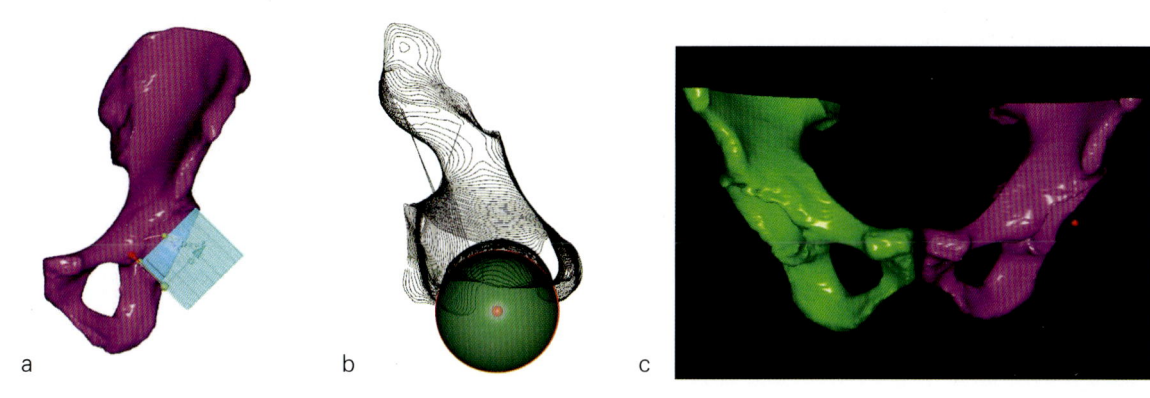

图 2-8-5-10　髋关节解剖旋转中心的确定

（4）模板快速成型：将导出 STL 数据文件导入快速成型机（3D System，SLA-3500）。以热塑性材料丙烯腈-丁二烯-苯乙烯（ABS）高分子工程塑料在快速成型机上完成成型（图 2-8-5-11）。系统参数设置：加工层厚 0.1 mm，加工速度 500 mm/s，温度 40℃±2℃，整个成型过程耗时 6~20 h，平均 9.5 h。重建模型经等离子消毒 1 h 后直接在手术中使用，直观指导手术操作。

（5）临床应用：所有髋臼假体均采用生物型假体，在真髋臼处安装。一般选择标准或稍小的压配型臼假体（图 2-8-5-12，图 2-8-5-13），本组所有病例均不行大转子截骨或粗转子截骨，髋臼假体安装后骨质覆盖超过 70%，均无植骨。

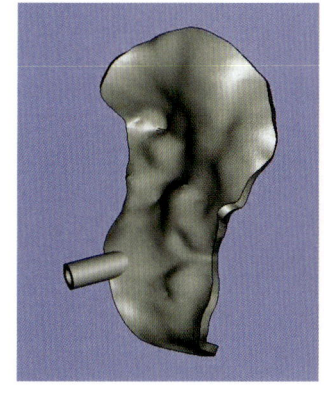
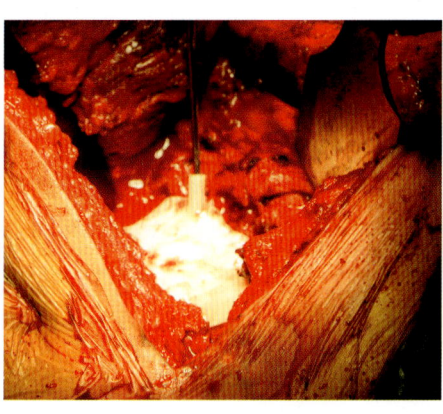
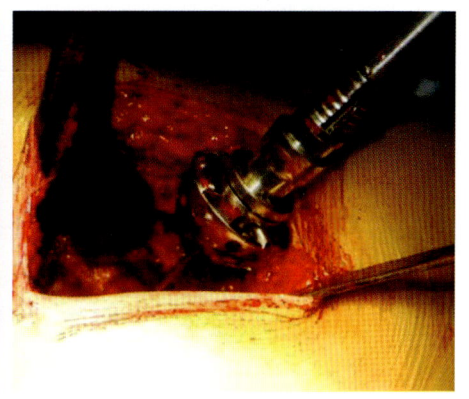

图 2-8-5-11　髋臼模板　　图 2-8-5-12　克氏针定位髋臼　　图 2-8-5-13　髋臼锉沿克氏针加深髋臼

2. 结果 所有患者伤口均Ⅰ期愈合，未出现关节脱位、股神经及坐骨神经损伤等并发症。术后下肢延长 2~6 cm，基本恢复双下肢平衡（图 2-8-5-14），术后 Harris 评分 60~95 分，平均 85 分，患者满意度为 95%，与术前相比 $P<0.01$。

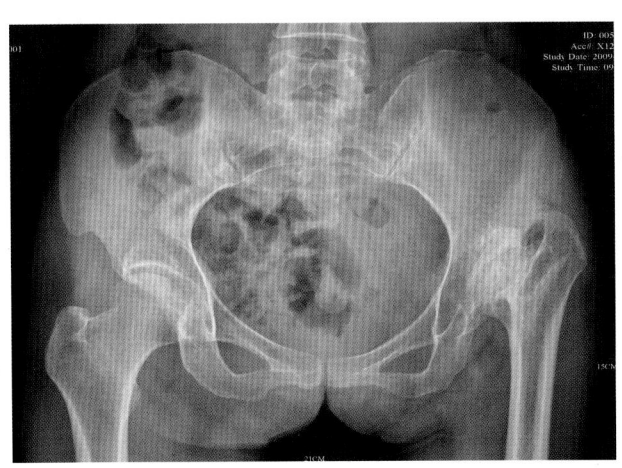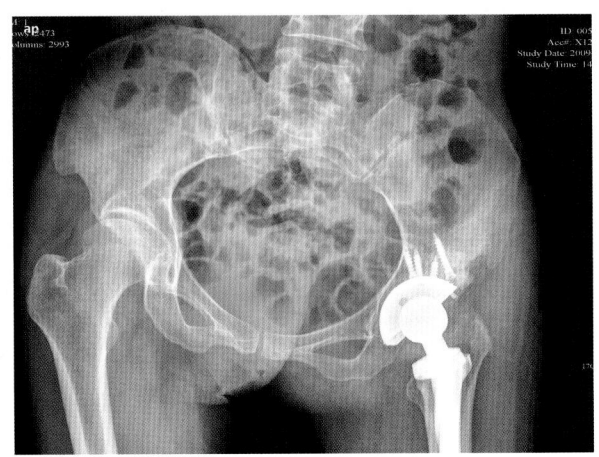

图 2-8-5-14　手术前后 X 线表现

3. 讨论 DDH 的异常解剖形态增加了手术操作的复杂性。特别是 Crowe Ⅳ型髋臼发育浅小，骨性髋臼窝内无关节软骨发育，髋臼窝骨质结构疏松，缺少正常软骨下骨硬度，髋臼前壁骨发育较小或缺损。Crowe Ⅰ~Ⅱ型髋臼变浅，髋臼倾斜度增加，髋臼窝骨质增生形成双重底，软骨下骨质硬化或囊性变，髋臼缘骨质增生或硬化，外上方髋臼缘骨缺损，入口纵径大于横径。同时，髋关节囊拉长增厚，外展肌和髂腰肌、股直肌、内收肌的力矩缩短，肌腱增厚增宽，造成软组织挛缩复位张力大；股神经、坐骨神经、血管短缩，牵拉敏感度增加。单侧脱位造成肢体不等长和行走跛行，继发代偿性脊柱侧凸与骨盆倾斜畸形。

快速成型技术是一种基于离散、堆积成型原理的新的数字化成型技术，是指在计算机的控制下，根据物体的 CAD 模型或 CT、MRI 等医学影像数据，不借助其他设备，通过材料的精确堆积制造原型，集中体现了 CAD、激光加工、数控和新材料开发等多学科、多技术的综合应用。基本过程是：首先对物体的三维 CAD 实体模型进行分层处理，得到物体的二维截面数据信息，然后根据每一层的截面数据，以特定方法生成与该层截面形状一致的薄片；这一过程反复进行，逐层累加，直至"生长"出实体模型，其制造精度已经达到 0.1 mm 或更小。快速成型技术的特点是特别适合于复杂结构物件，单件或小批量物件的生产。由于 CT、MRI 扫描的数据格式与快速成型切片数据格式极其相似性，通过 CT 数据矢量转化，实现生物体表面轮廓的反求，可以精确复制与生物体同样形状的形体。

通过快速成型技术，利用 CT 获取患者骨盆数据，在计算机上计算患者的髋臼旋转中心。对髋臼发育不良者，可以在术前通过精确计算得出真性髋臼旋转中心，同时计算出髋臼后壁的厚度、加深假体的深度和假体的大小和方向。最后利用计算机技术模拟髋臼安装，计算髋臼中心延长的长度，根据髋臼中心的变化选择软组织松解的范围和幅度。需要注意的是，术中安放模板时一定要使模板与髋臼紧密贴合，由于模板是根据髋臼骨性标记制作的，髋臼里的软组织必须清除干净。快速成型模板操作简便，避免了以往导航系统需要术中定位和制订匹配计划等繁杂过程，并且手术中假体位置的改变与患者体位的改变和移动无关，同时也不需要昂贵的导航设备，只需要1周时间进行模板的制作。

（二）个体化3D打印手术导板在Bernese髋臼周围截骨术中的应用

髋臼发育不良（acetabular dysplasia，AD）是一种常见的发育性髋关节发育不良（developmental dysplasia of the hip，DDH）。据统计，40%~50%残余AD患者于50岁前进展为骨关节炎（osteoarthritis，OA）；而对于髋关节不稳或伴脱位的患者，近100%的患者在晚期将面临OA。在初次接受人工全髋关节置换术（total hip arthroplasty，THA）的患者中，DDH患者约占9%；在60岁以下行THA的患者中，DDH患者的比例高达29%。

目前，国内外最常用的术式是由瑞士骨科医生Ganz于1984年开始应用的Bernese髋臼周围截骨术，又称Ganz髋臼周围截骨术（periacetabular osteotomy，PAO）。

由于PAO手术操作复杂、学习曲线长，并发症发生率达6%~37%，手术者最初的20~50个病例的并发症发生率会很高。并发症包括截骨时骨刀进入关节，髋臼后柱截断，股神经和坐骨神经损伤，骨折不愈合，髋臼骨块缺血坏死等。

PAO手术困难与并发症发生率高的原因包括：首先，骨盆和髋关节解剖结构复杂、个体化差异大，手术操作毗邻重要血管神经及内脏，手术风险大，术野局限，手术医师掌握正确截骨路径及截骨方向困难，一旦截骨路径或截骨方向实施错误，常导致髋关节损伤或后柱截断，使骨盆稳定性丢失；其次，髋关节的各个指标安全范围较窄，手术精确度要求高，无论是过度旋转移位或是旋转移位不足，都将影响术后效果和长期生存率；最后，整个手术的截骨和旋转固定都需要在透视监控下完成，不仅要求医生具有丰富的经验，而且延长了手术时间，也增加了患者及医护人员的辐射暴露。本研究应用个体化3D打印手术导板辅助快捷、精确、安全地完成PAO手术。

1. 技术简介和手术过程

（1）选取合适的病例

适应证：Y形软骨闭合的，头臼匹配的AD。

禁忌证：Y形软骨未闭合的，严重骨关节炎的，头臼不匹配的AD。

进行体格检查时，应注意观察有无跛行，骨盆有无倾斜，膝关节有无畸形；髋关节周围有无陈旧性手术瘢痕，有无肌肉萎缩。检查腹股沟区、大转子区、臀后区、大腿前内侧、膝关节周围无压痛和叩击痛，关节有无明显弹响。测量双下肢是否等长。检查双侧"4"字试验、屈髋内收内旋撞击试验、伸髋外展外旋撞击试验、Thomas征和Trendelenburg征。

常规影像学检查包括：①骨盆正侧位片：髋关节有无脱位，髋臼形态，股骨头有无变形，股骨颈/大粗隆形态位置。Shenton线是否连续，测量LCE角、臼顶倾斜角、Reimers指数（图2-8-5-15）。②外展内旋位片：颈干角，股骨头与髋臼匹配度。③65°斜位片：测量前侧CE角。④下肢全长正位片：双下肢长度、力线。⑤MRI：髋臼软骨情况，盂唇有无损伤，软骨下骨有无囊变，股骨头软骨情况，股骨颈凸轮畸形，头颈交界区皮质有无囊变。

（2）导航模板的设计：对患者骨盆股骨进行CT连续扫描，获取原始CT数据（以DICOM格式存储标准）。扫描条件：层厚0.625 mm，电压120 kV，电流100 mA，矩阵为512×512。扫描范围包括完整髂骨至腓骨头。将CT扫描的断层数据以DICOM格式导入Mimics（Materialise公司，比利时）软件，采用表面遮盖显示法进行骨盆和双侧股骨的三维表面重建。

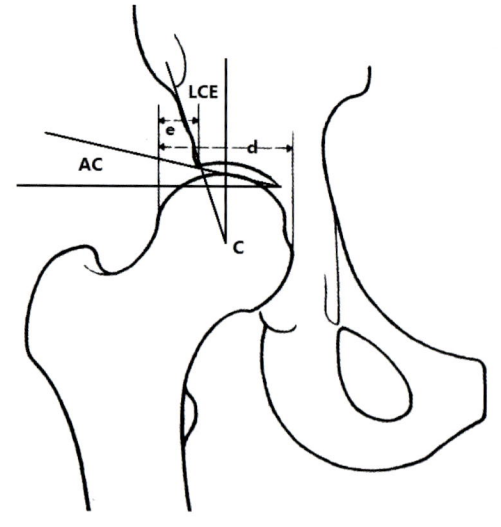

图 2-8-5-15 LCE、AC、EI 测量。LCE 角：股骨头中心与髋臼外缘的连线与过股骨头中心的垂线的夹角；AC 角：臼顶硬化缘最内侧至髋臼最外缘的连线与水平线的夹角；Reimers 指数：股骨头超出髋臼未被髋臼覆盖部分（e）与股骨头直径（d）比值的百分率，e/d × 100%

1）股骨头前后方覆盖率：在三维模型上调整骨盆至中立位，半透明化骨盆与股骨，计算髋臼前壁所覆盖的股骨头面积除以股骨头圆面积（按股骨头拟合球半径计算圆面积）的百分率，即为前方覆盖率；计算髋臼后壁所覆盖的股骨头面积除以股骨头圆面积的百分率，即为后方覆盖率（图 2-8-5-16）。

2）股骨头臼顶覆盖率：在 Mimics 软件中应用 "Simulation" 模块中的 "Cut" 功能，截除该股骨头上 5 mm 以上的所有骨组织。旋转至头尾视图，调整骨盆至中立位，半透明化骨组织，计算髋臼所覆盖的股骨面积除以股骨头圆面积的百分率，即为臼顶覆盖率（图 2-8-5-17）。

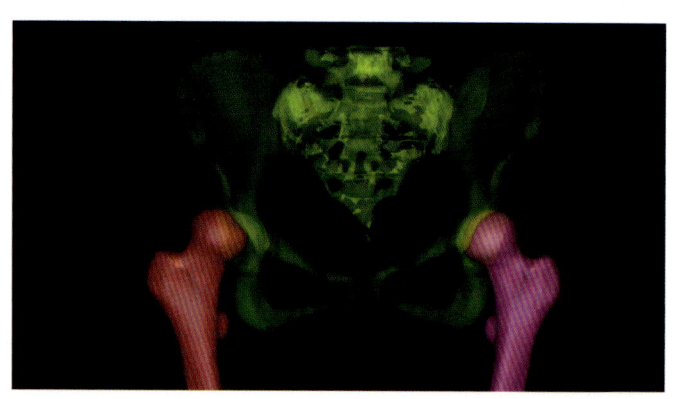

图 2-8-5-16 在三维模型上测量并计算股骨头前后方覆盖率。调整骨盆至中立位，半透明化骨盆与股骨，分别计算髋臼前、后壁壁所覆盖的股骨头面积除以股骨头圆面积（股骨头拟合球半径计算圆面积）的百分率，即为前、后方覆盖率

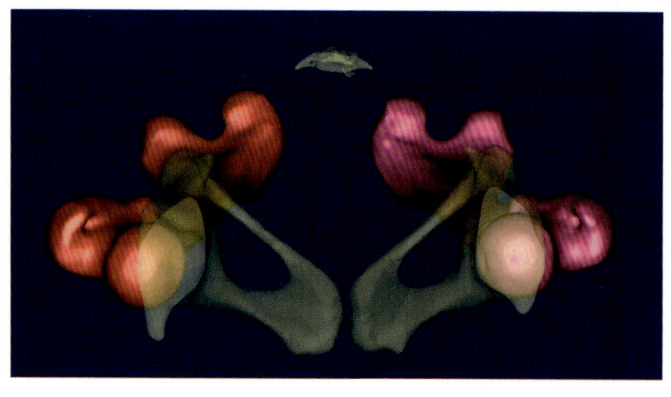

图 2-8-5-17 计算臼顶覆盖率。截除股骨头上 5 mm 以上的所有骨组织，旋转至头尾视图，调整骨盆至中立位，半透明化骨组织，计算髋臼边缘所覆盖的股骨面积除以股骨头圆面积的百分率，即为臼顶覆盖率

3）股骨颈前倾角：在 mimics 软件中正交视图的轴位片上，确定过股骨颈轴线切面和过两股骨髁最大的切面；在股骨颈的切面层测量股骨颈轴线与水平线的夹角，在两股骨髁切面最大的层面测量两髁连线与水平线的夹角，两夹角之和为股骨颈前倾角（femoral neck anteversion，FNA）。

在 Mimics 软件中，旋转股骨至大粗隆下缘位于股骨两髁最下缘连线中点，相当于将股骨两髁最下缘的与大粗隆下缘置于同一平面。过两髁最下缘做连线，该连线与股骨颈轴线的夹角即为 FNA（图 2-8-5-18）。

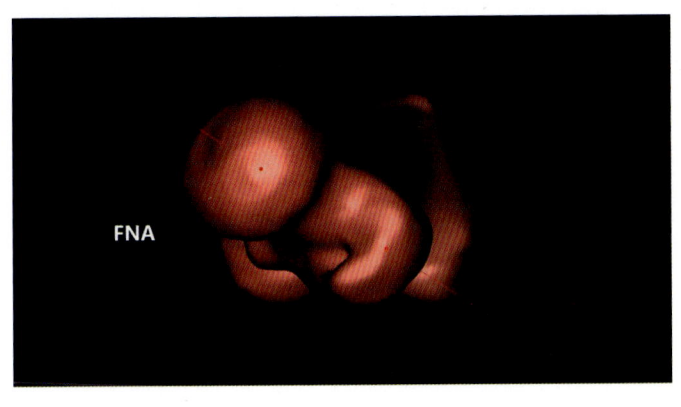

图 2-8-5-18 股骨颈前倾角的测量。两髁最下缘的连线与股骨颈轴线的夹角即为股骨颈前倾角

在 Mimics 10.1 软件中输入髋臼中心点坐标，建立髋臼中心点；于正交视图上选取髋臼中心点，确定髋臼前倾角的测量层面；在横切面选取髋臼前后壁边缘点连线，并做与正中矢状面平行的另一条直线，两线的夹角即为髋臼前倾角（图 2-8-5-19）。

4）截骨面的确定和模拟截骨：Ganz 教授介绍的 PAO 技术分 4 步完成髋臼周围截骨，完全游离髋臼骨块。计算机上通过 4 个平面来模拟截骨：截骨面 1 位于髋臼下沟，由坐骨棘稍上方至闭孔，该截骨面截断坐骨前内 1/2~2/3，保留后柱完整；截骨面 2 位于髂耻粗隆内侧约 1 cm，与矢状面成 45°角，完全截断耻骨支；截骨面 3 为臼顶截骨，根据 Beck 等对髋臼周围血运的研究，该截骨面位于髋臼上方 2.0~2.5 cm，保证髋臼骨块的血运，预防髋臼骨块的缺血坏死，内侧则位于弓状线附近；截骨面 4 为髋臼后方髂骨截骨，该截骨面连接第 1 和 3 截骨面，并保证后柱至少保留 1 cm。在 Mimics 软件中将骨盆与 4 个截骨面进行布尔减运算，完成模拟截骨，完全游离髋臼骨块（图 2-8-5-20）。

5）模拟髋臼旋转及位移：在 Mimics 软件中，将游离的髋臼骨块以股骨头中心为旋转中心，完成向前旋、外旋及内旋（图 2-8-5-21），相应增加股骨前侧、外侧的覆盖率。

6）模拟术后评估：虚拟手术完成后将骨盆模型调整至中立位：骶尾骨中线与耻骨联合中点位于同一平面、骶尾关节中点与耻骨联合上缘冠状面上的距离约 3.2 cm（男性）。中立位上测量模拟后结果并记录 LCE 角、AC 角、Reimers 指数及股骨头覆盖率。

7）坐骨截骨模板设计：骨盆三维数据以 stl 格式导入 Geomagic 软件中，选取术中可暴露坐骨部分（髋臼下沟、坐骨棘与髋臼边缘之间、部分坐骨结节），建立与其表面解剖形态完全一致且厚 3 mm 的三维反向模板。以 stl 格式导入 Mimics 软件中，根据截骨面 1 和 4，设计带有 4 个直径 3.0 mm 导航管的模板。其中，导航管 1 和 2 内侧边缘与截骨面 4 同平面，导航管 3 和 4 内侧边缘与截骨面 1 同平面（图 2-8-5-22）。

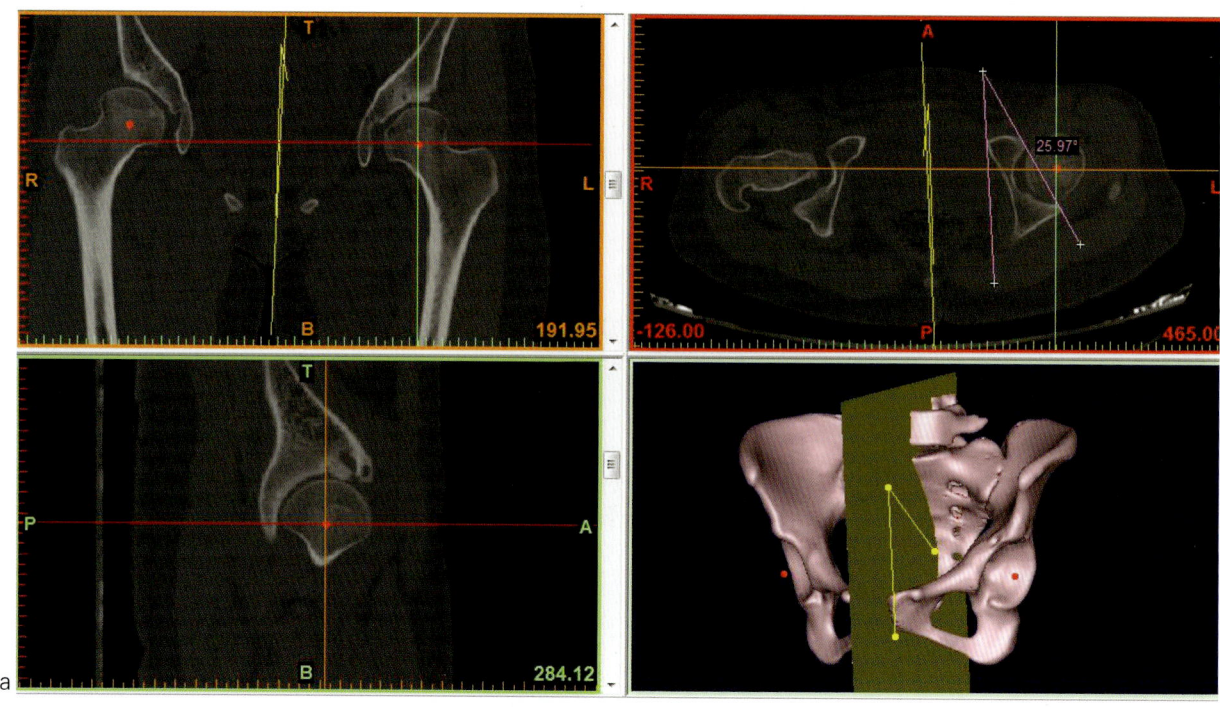

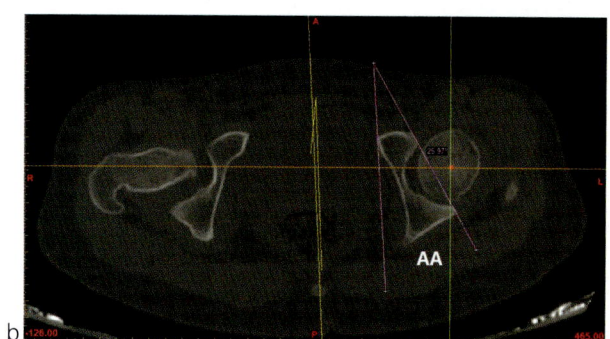

图 2-8-5-19 髋臼前倾角。a. 正交视图上髋臼前倾角的测量；b. 放大后的横切面

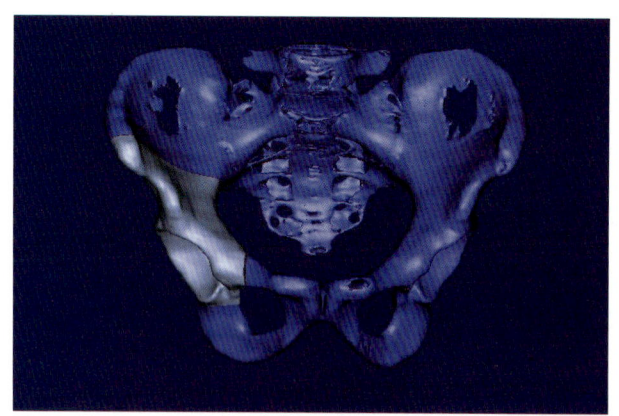

图 2-8-5-20 将骨盆与截骨面进行布尔运算后完成截骨，髋臼完全游离

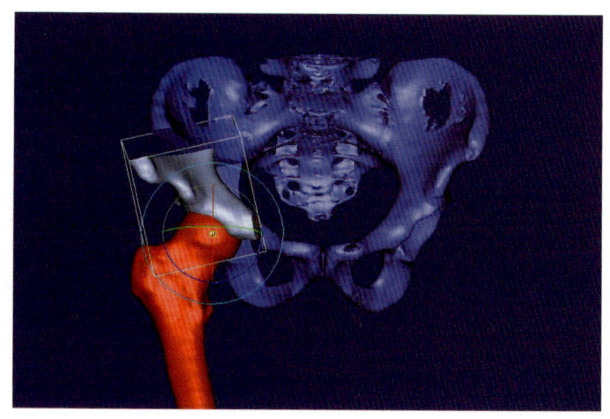

图 2-8-5-21 旋转髋臼。以股骨头中心为旋转中心，髋臼向外、向前及内旋转

8）臼顶和髋臼后方髂骨截骨模板设计：在 Geomagic 软件中建立与骨盆内表面解剖形态完全一致且厚 15 mm 的三维反向模板，以 stl 格式导入 Mimics 10.1 软件中，将抽壳后的模板按之前建立的截骨面切割，形成包含骨盆内表面和截骨平面的模板。再次将模板以 stl 格式导入 Geomagic 软件，提取骨盆内表面和截骨平面，以 3 mm 反向抽壳生成臼顶和髋臼后方髂骨的截骨模板，以 stl 格式导入 Mimics 10.1 软件，对髋臼后方髂骨截骨面按截骨面 4 的方向制作直径 3 mm 的导航孔（图 2-8-5-23）。

9）旋转模板的设计：将模拟截骨和旋转后的骨盆三维数据以 stl 格式导入 Geomagic 11.0 软件，提取第 3 步臼顶截骨后的髂骨两个截骨面，以 3 mm 正向抽壳生成旋转模板。该模板分上、下两块，上板即髂骨侧板，与髂骨截骨后的上截骨面完全匹配；下板即髋臼侧板，与髂骨截骨后的下截骨面完全匹配（图 2-8-5-24）。

（3）导航模板的制作：计算机辅助设计完成的坐骨截骨模板、臼顶与髋臼后方髂骨截骨模板及旋转模板，以 stl 格式导入快速成型机（陕西恒通智能机器有限公司，中国），打印模板实物（图 2-8-5-25）。

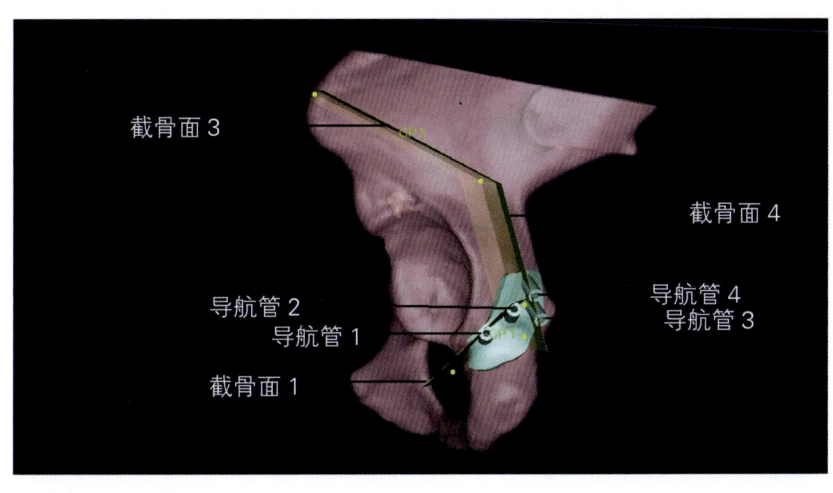

图 2-8-5-22 坐骨截骨模板

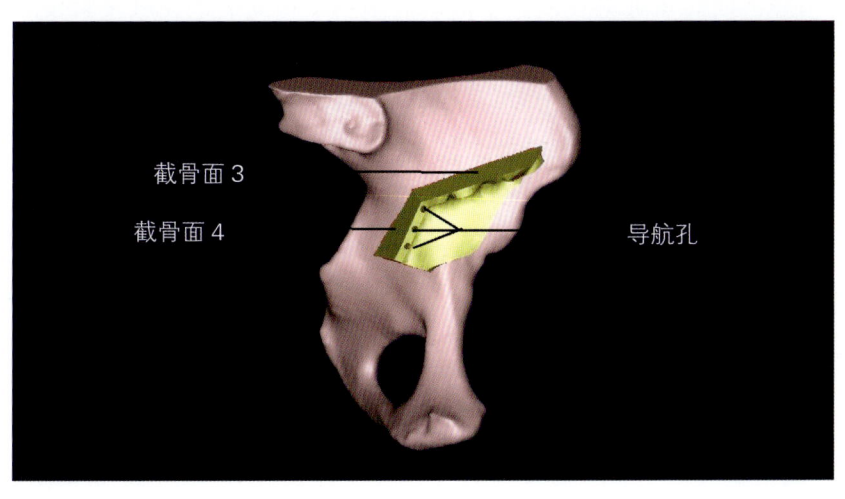

图 2-8-5-23 臼顶及髋臼后方髂骨截骨模板。截骨面 3 为臼顶截骨面；截骨面 4 为髋臼后方髂骨截骨面；3 枚克氏针导向孔两两平行，其所形成的平面并与截骨面 4 平行

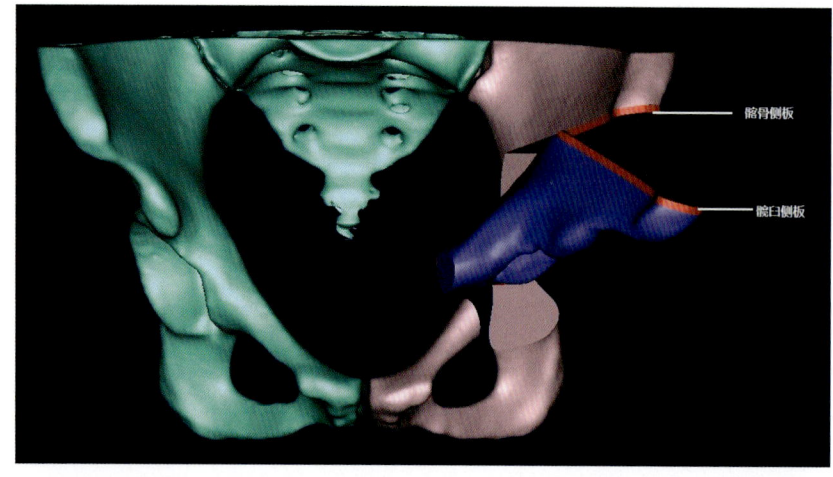

图 2-8-5-24 旋转模板。髂骨侧板与髂骨截骨后的上截骨面完全匹配，髋臼侧板与髋臼旋转后的髂骨下截骨面完全匹配

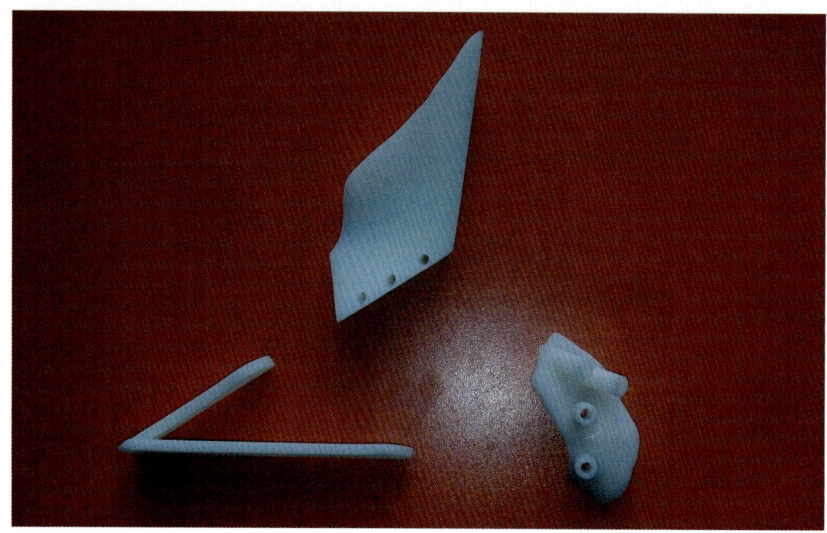

图 2-8-5-25 模板实物

（4）手术方法

1）坐骨截骨模板的应用：患者取侧卧位，患肢消毒，以股骨大粗隆为中心取股外侧切口约 12 cm。切开阔筋膜张肌和部分臀大肌，于股方肌表面探查坐骨神经并予以保护，下肢后伸使坐骨神经松弛。沿股方肌止点向下，至股方肌起点处触及髋臼下沟。沿髋臼下沟向后上，触及紧张的下孖肌并切断。将钝性 Homman 拉钩置于坐骨支前侧和坐骨棘稍上方，锐性切开骨膜，充分暴露髋臼下沟、部分坐骨结节及髋臼后方髂骨远端。将消毒后的坐骨截骨模板贴合已暴露的坐骨骨面，检查完全贴服后，沿导航管钻入 4 根 2.5 mm 克氏针（图 2-8-5-26a）。取出髋臼下沟处的 2 根克氏针后，取出模板，再次将取出的克氏针按之前的克氏针钉道打入坐骨，检查克氏针位置（图 2-8-5-26b）。薄骨刀紧贴克氏针内侧，按克氏针两两构成的平面方向，完成坐骨和四边体远端截骨。

2）臼顶和髋臼后方髂骨截骨模板的应用：完成坐骨截骨后，常规闭合手术切口，去除侧卧位架，患者取平卧位。取髂腹股沟入路（切口从髂嵴前 1/3 至耻骨联合上方 2 cm 处）或改良的 S-P 入路（切口从髂嵴前 1/3 呈弧形向股骨前外侧）切开皮肤约 10 cm，在浅层，注意保护髂前上棘内侧的股外侧皮神经，沿缝匠肌与阔筋膜张肌肌间隙进入。深层沿股直肌与髂腰肌肌间隙进入。骨膜下暴露骨盆内表面和耻骨支。于耻骨粗隆内侧约 1 cm 处，将骨刀向内侧倾斜 45° 完成耻骨支完全截骨。将臼顶和髋臼后方髂骨截骨模板贴服骨盆内表面，将克氏针沿导航孔钻入固定截骨模板；用摆锯贴服模板的臼顶截骨面完成臼顶截骨（图 2-8-5-27），取出模板，用骨刀紧贴克氏针完成髋臼后方髂骨近端截骨。

3）旋转模板的应用：将 5 mm Shanz 钉沿拧入髋臼骨块，检查确定髋臼完全游离、向外侧轻度移位后，向前、外及内旋转髋臼（必要时外旋，用于髋臼后倾的患者），直至截骨面与旋转模板的上、下板完全重合，完成髋臼骨块的旋转（图 2-8-5-28）。用克氏针临时固定，透视检验髋臼骨块的位置良好后，予以长皮质骨螺钉固定，闭合手术切口。

（5）典型病例：患者女性，19 岁，右髋臼发育不良。术前骨盆 X 线片示：右髋 LCE 角 11°，AC 角 22°，股骨头超出指数 41.54%。利用表面遮盖显示法进行骨盆及股骨近段三维表面重建，通过"Top View"技术测量臼顶覆盖率为 59.12%。虚拟手术后调整骨盆至中立位，测量 LCE 角为 29°，AC 角为 7°，股骨头超出指数为 18.82%。术后骨盆 X 线片示：LCE 角为 31°，AC 角为 6°，股骨头超出指数为 17.67%；用"Top View"技术测量虚拟手术后的臼顶覆盖率为 84.57%（图 2-8-5-29）。

2. 3D 打印导板在 Bernese 髋臼周围截骨术中应用要点和难点　在选择病例时，年龄过大、头臼匹配度差，关节间隙明显减小及严重骨关节炎者预后较差。另外，术前有必要行 MRI 检查，有条件者可以进行髋关节 MRI 造影检查，明确有无盂唇撕裂等损伤，有损伤者需行盂唇修补或切除。

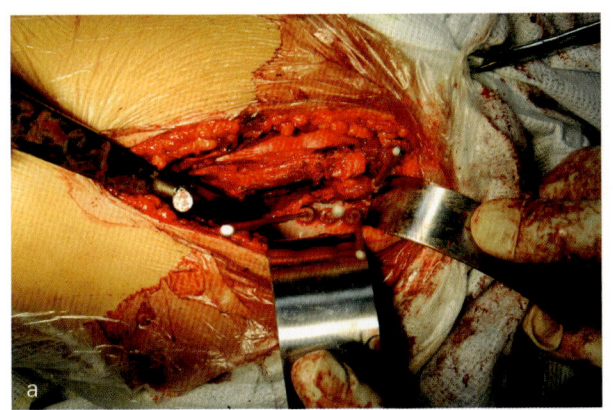 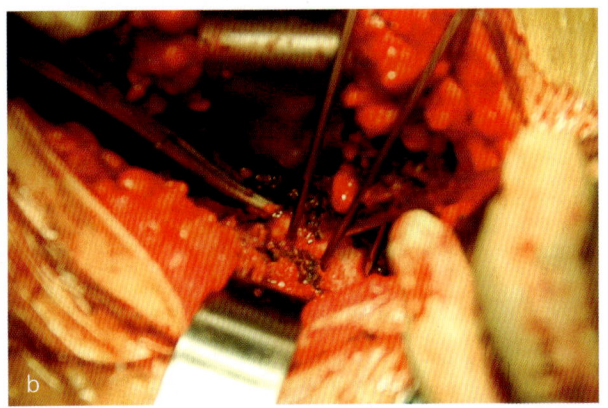

图 2-8-5-26　术中坐骨截骨模板的应用

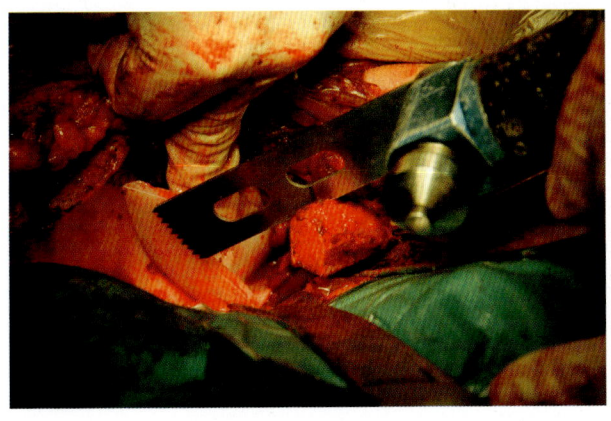 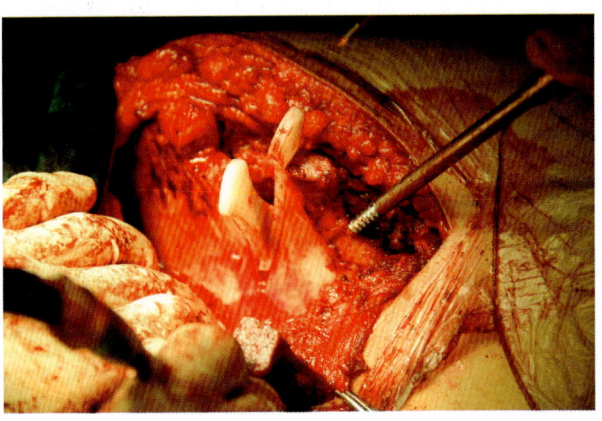

图 2-8-5-27　臼顶和髋臼后方髂骨截骨模板的应用。贴服骨盆内表面，摆锯和骨刀贴敷模板截骨面，完成臼顶和髋臼后方髂骨截骨

图 2-8-5-28　旋转模板的应用。旋转髋臼直至截骨面与旋转模板的上、下板重合

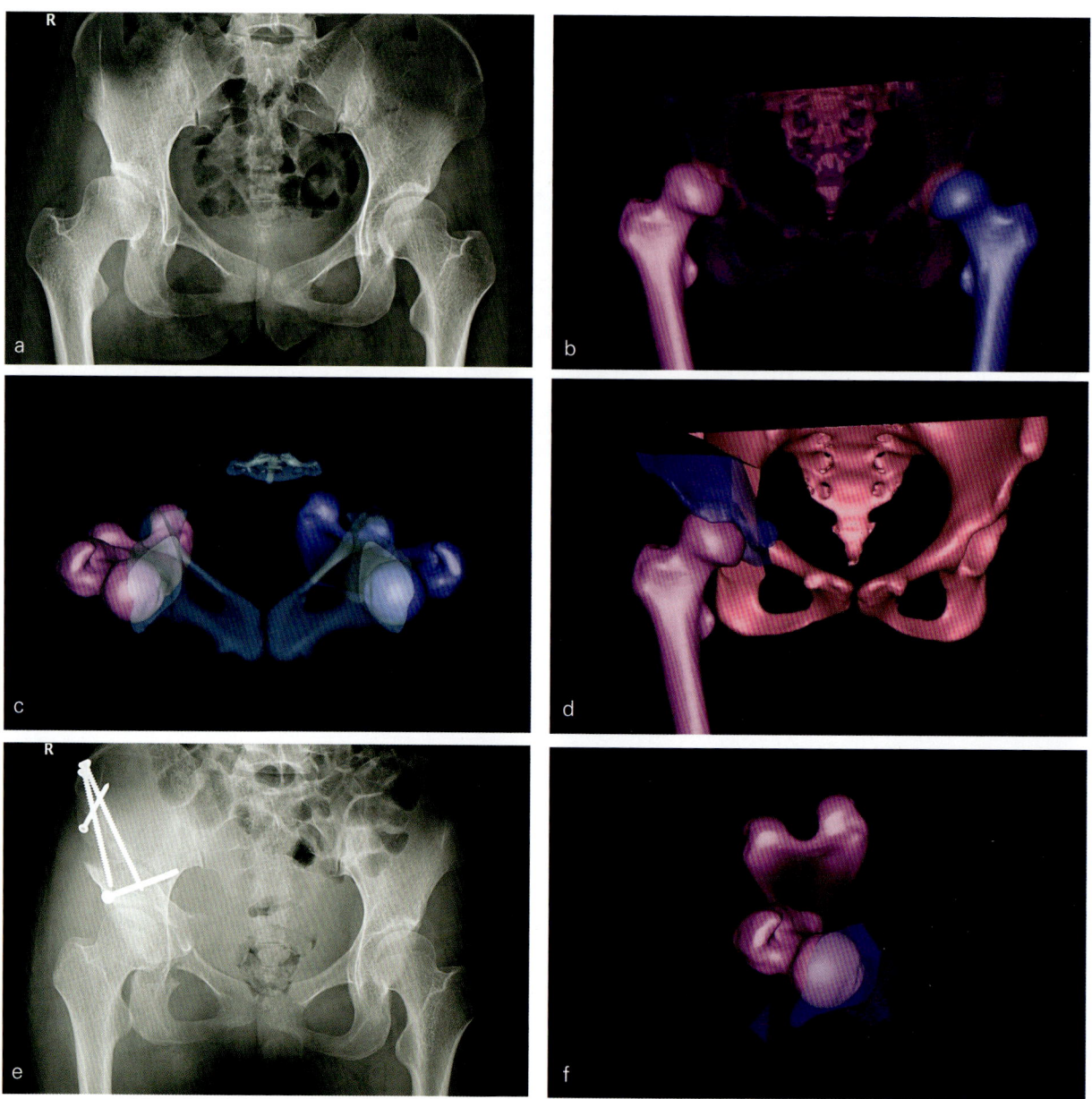

图2-8-5-29 患者女性，19岁，右髋臼发育不良。a. 术前骨盆平片示：右髋LCE角11°，AC角22°，股骨头超出指数41.54%；b. 骨盆及股骨近段三维重建；c. "Top View"技术测量覆盖率为59.12%；d. 虚拟手术后调整骨盆至中立位，测量LCE角29°、AC角7°，股骨头超出指数18.82%；e. 术后骨盆平片示：LCE角31°，AC角6°，股骨头超出指数17.67%；f. "Top View"技术测量虚拟手术后的覆盖率为84.57%

坐骨支截骨时，应截骨完全，否则游离髋臼不能完全自由移动。耻骨支截骨时，应于骨膜外截骨，因为此处骨膜是限制游离髋臼不能完全自由移动的主要因素之一。所有操作必须严格按照导板的位置和方向进行，术前测量时需要记录骨刀截骨深度，避免截骨过深损伤神经。

3. 3D打印导板在Bernese髋臼周围截骨术中应用的优势　与传统手术相比，应用3D打印导板辅助Bernese髋臼周围截骨术具有以下优势：①可以通过计算机测量患者髋关节个体化参数，制订最优术前规划；②按照术前规划设计截骨路径和游离髋臼旋转移位，应用导板辅助精准完成手术，从而在现实手术中精确完成术前规划；③降低了手术操作难度，减少透视次数，缩短手术时间和手术的学习曲线，减少了手术主要并发症。

第六节　个体化 3D 打印手术导板在肿瘤外科中的应用

骨肿瘤患者在疾病诊断、手术操作等方面具有巨大的个体化差异，需要进行个体化的手术计划和手术操作。传统手术方式虽然能够做到设计的个体化，但很难做到手术设计的精确化。现代计算机技术的发展将手术设计带入了数字时代，为其提供了新的工作平台，能够非常直观、精确地将手术方案展示在手术医生面前，但如何将术前设计准确应用于实际手术却是一个难题。

近年来，3D 打印技术日渐兴起，数字化设计的手术方案可通过 3D 打印手术导板的方式在实际手术过程中实现。导板的设计可在手术设计期间同时完成，利用术中暴露的骨面就可以设计导板的接触面，而有导向作用的圆筒、沟槽可以作为手术中的导向装置。导板的 3D 文件可用于各类 3D 打印设备加工导板。加工好的导板能够在手术过程中还原手术设计方案，引导手术者按照术前设计顺利进行手术操作。

在手术导板加工过程中，目前较为常用的 3D 打印技术和材料包括：加工 ABS 树脂的熔融沉积造型技术、加工光敏树脂的光固化立体造型技术、加工石膏粉末的三维印刷工艺技术，以及加工金属粉末的选择性激光烧结技术等。这些材质通过以上 3D 打印加工技术，均能完成导板的制作；但 3D 打印技术的原理不同，加工工艺各有区别，加之材料材质的差异，所得到的手术导板无论在力学还是在生物学性能方面各不相同。

本节通过回顾分 2012 年 9 月至 2014 年 8 月期间解放军空军军医大学西京医院骨肿瘤科的 35 例骨组织肿瘤患者的个体化手术导板设计、加工、使用的过程以及术后情况，分析不同材质导板在手术操作过程中应用的优、缺点，并探索手术导板设计、加工环节对于手术的影响。

一、选取合适的病例

病例纳入标准：经初步影像学诊断或活检病理诊断骨肿瘤，完成患处 X 线片、CT、MRI、SPECT/CT 扫描，以及全身骨扫描等检查。根据手术入路设计，进一步确定手术中需要显露的骨组织范围，并且该骨组织的外形具有一定形态特异性。满足以上要求的骨肿瘤患者，可通过导板辅助进行手术。

本研究共纳入 35 例，男 21 例，女 14 例；年龄 6~67 岁；恶性肿瘤 14 例（骨肉瘤 8 例、转移癌 4 例、尤文肉瘤 2 例），良性肿瘤 21 例（骨样骨瘤 12 例、骨巨细胞瘤 3 例、骨软骨瘤 3 例、骨囊肿 3 例）。所在部位包括：股骨 10 例，脊柱 8 例，骨盆 7 例，胫骨 6 例，肱骨 3 例，腓骨 1 例。

术前对手术部位行薄层 CT 平扫，层距和层厚均要求 0.625 mm，有时还需要扫描健侧骨组织以便进行手术设计。CT 扫描所得的数据以 DICOM 格式存储于 CD 或 DVD 光盘，导入计算机。如果需要确认肿瘤位置和范围，还可以同时将 MRI 和 SPECT/CT 的 DICOM 格式文件导入计算机。

二、术前设计和导板加工

将患者的 CT 数据导入 Mimics 软件，导入数据过程选择无损形式，在工作界面对手术区域骨骼进行表面三维重建。这时，可以将 MRI、SPECT/CT 等其他影像学资料与 CT 影像进行融合，协助确定肿瘤的位置和边缘。确定肿瘤范围后，再根据肿瘤性质确定手术方案为切除还是刮除，在 Mimics 软件中使用线或面标记切除范围。手术过程中可通过定位针来还原标记线，摆锯或骨刀来还原标记面，完成数字化手术设计。

通过手术设计能够直观地看到手术过程需要显露的骨面，避开周围重要的神经、血管，并确认该处骨面具有一定形态学特性后，通过反复进行扩增（Dilate）和布尔运算（Boolean），设计该处骨面的反向曲面，即导板的接骨面。在某些特殊解剖部位，若骨外软组织移动度差，亦可设计与皮肤曲面贴服的导板。再将定位线进行布尔运算产生圆柱筒，可以作为术中定位导针的导向器，两者融合（Merge）后就完成了导板设计。在 Mimics 10.01 软件中将导板模型以 STL 文件格式导出，转入 3D 打印设备。

共使用了 4 种 3D 打印技术设备，其型号和加工工艺分别为：熔融沉积造型 Inspire S250（北京太尔）、光固化立体造型 ProJet 3510SD（3DSystems 公司，美国）、三维印刷工艺 ProJet 460Plus（ProJet 公司，美国）、择性激光烧结 LSF-IV（西安铂力特）。所使用的对应 3D 打印材料分别为：ABS 树脂、光敏树脂、石膏、铝合金。所有导板均配合打印相对应的局部骨骼模型［相关标准参照：《3D 打印骨科模型技术标准专家共识》：中华创伤骨科杂志，2017, 19(1)：61-64.］，使用熔融沉积造型法加工。导板加工完成后，去除支撑材料，检验贴骨面的光滑程度并检查导孔、导槽的内径与手术前设计方案无误后，清洗、消毒、封装备手术使用。

三、导板的术中应用

骨肿瘤患者的手术操作按照正常程序进行，常规消毒、铺无菌单，按术前计划入路做切口，剥离软组织，显露骨面，将导板按术前计划贴服骨面后，用克氏针将导板固定，再将固定长度的定位针通过导向圆筒打入骨内，透视验证定位针位置和标记范围与术前设计无误后去除导板。按照定位针所指示位置刮除病灶或进行截骨。肿瘤切除后的重建过程也可以使用导板，如异体骨修整，在设计阶段提前按照骨缺损大小设计异体骨截骨范围，同样逆向设计可得到导板。切除、重建结束后，再次透视验证肿瘤切除范围、内固定位置无误后，逐层关闭切口，无菌敷料包扎。

四、手术疗效评价

术后复查对患处行 X 线片或 CT 扫描检查，验证导板辅助下骨肿瘤切除和重建的效果。35 例患者均成功进行计算机个体化手术以及和导板设计和 3D 打印加工，包括：光敏树脂 17 例，ABS 树脂 10 例，石膏 5 例，铝合金 3 例；经骨骼 31 例，经皮肤 4 例。所有导板均能正常贴服骨面和皮肤表面，但在手术操作过程中发生 3 例导板断裂（ABS 树脂 1 例，石膏 2 例），改用常规方法继续按原手术方案行手术治疗；其余 32 例患者均按术前计划应用导板成功完成骨肿瘤切除和重建手术。术后 X 线片或 CT 显示所有患者骨肿瘤均得到完整切除，术后重建稳定。

五、典型病例

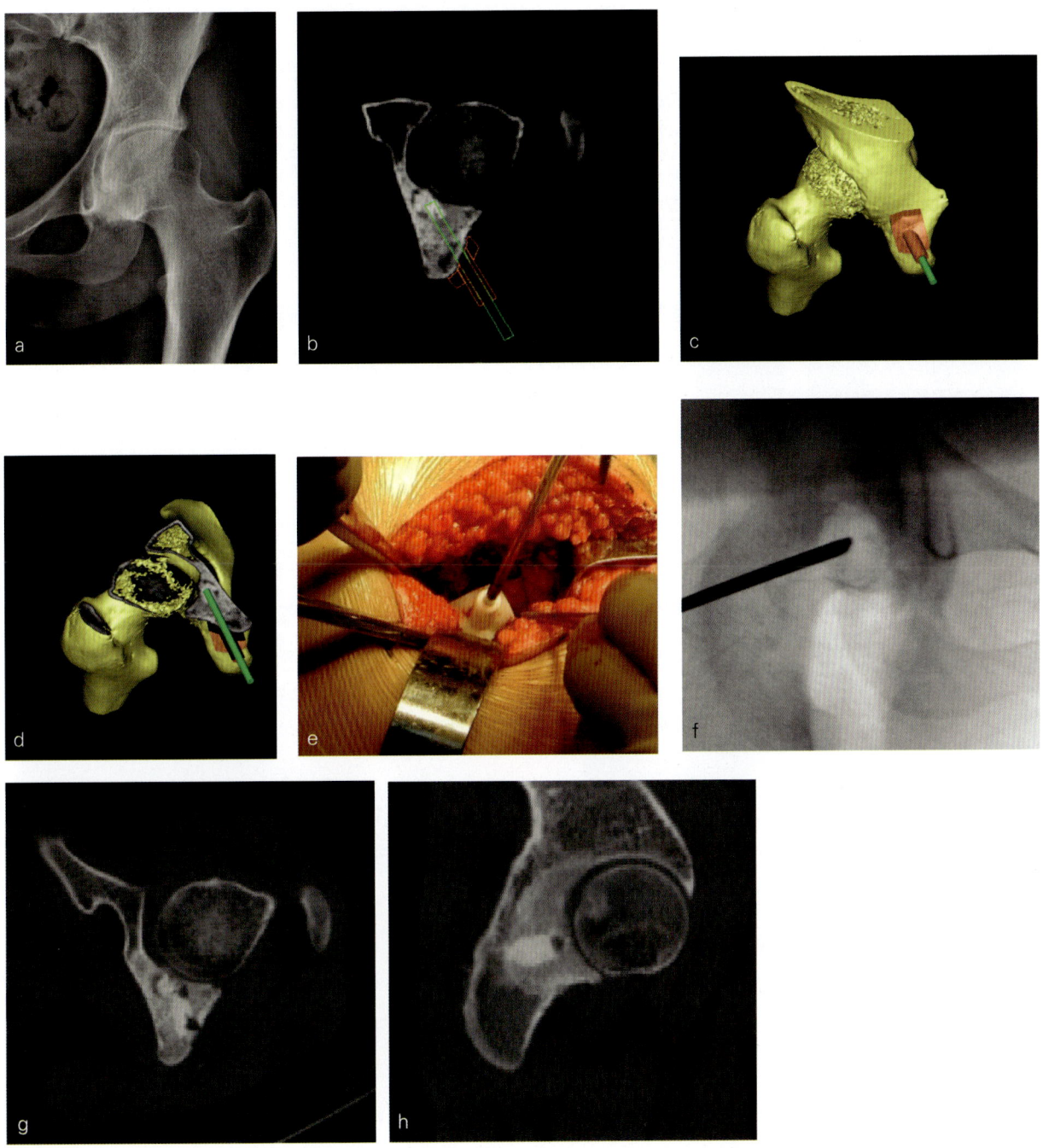

图 2-8-6-1 女性患者，20 岁，左髋臼骨样骨瘤。主诉夜间疼痛半年入院，根据术前 X 线片（a）和 CT（b）检查结果设计光敏树脂导板（c，d）；术中按术前设计行肿瘤刮除、植骨术（e，f）；（g，h）术后 CT 影像（高亮处为人工骨），患者自诉夜间疼痛消失

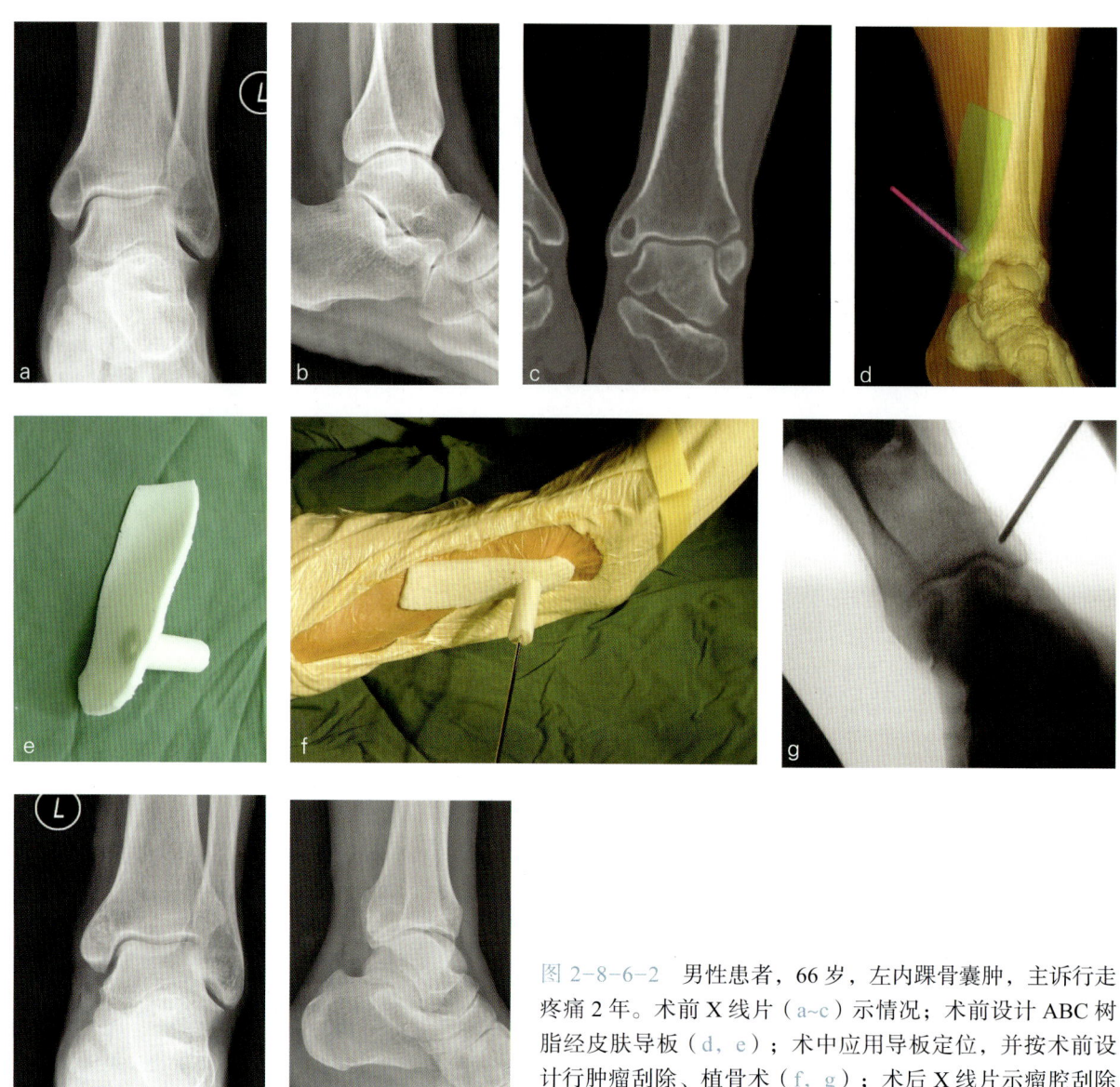

图 2-8-6-2 男性患者，66岁，左内踝骨囊肿，主诉行走疼痛2年。术前X线片（a~c）示情况；术前设计ABC树脂经皮肤导板（d，e）；术中应用导板定位，并按术前设计行肿瘤刮除、植骨术（f，g）；术后X线片示瘤腔刮除完整（h，i），术后1周患者行走时疼痛消失

六、3D打印导板在骨肿瘤外科的应用要点和难点

传统骨科手术以普遍经验为基础，参照普遍性解剖解构，手术方案多以固定模式为主，忽视了个体差异的存在；但个体间有差异，特别对于骨肿瘤患者而言，患者性别、年龄、体质不同，再加之肿瘤种类、部位、大小等差异，按传统手术方式来治疗骨肿瘤患者，很难满足个人的具体要求。随着现代计算机技术和影像学技术的发展，目前已可在术前将患者身体内部的解剖、病理情况清楚地向医生呈现，避免了以往的盲目性，让医生可直观、准确地按照病变情况进行数字化手术设计，并可以预期手术后效果；还可以利用CT数据进行三维重建，进而再行切割、移动、旋转等手术操作预演。使用传统手术方式很难在术中准确实现这些设计。

为了精准地实现手术设计，数字化手术辅助定位系统被应用于手术，可辅助医生将手术设计完整、准确地于术中实现。目前较常见的手术定位系统有术中CT定位、计算机辅助导航、手术机器人辅助等各有利弊，在不同部位的不同手术中各有优缺点。总体来说，术中 CT 定位设备价格便宜，容易开展，但辐射量大，术中操作不灵活；计算机辅助导航定位精确，术中操作灵活，术中可提供实时的图像支持，但其硬件投资大、学习曲线长，安装定位装置可能会造成二次损伤；手术机器人是新兴起的术中定位手段，其定位精确，克服了人手抖动，但价格昂贵，应用面狭窄。

近年来，3D 打印技术的蓬勃兴起，为医疗行业带来了新的发展机遇，数字化设计的手术方案可以通过 3D 打印技术打印手术导板的方式再现于实际手术过程中。在手术操作过程中，通过导板的辅助在术中实现手术设计，所以导板可以作为手术设计的逆向工程产物。

导板的设计是在手术设计期间完成的。手术设计可以明确需要显露的骨组织，利用这些表面就可以设计导板接触面，而有导向作用的圆筒或横槽可作为术中的导向装置。手术导板的设计原理就是设计出一个曲面，使得这个曲面能够很好地贴服手术中显露出的骨面并具有位置唯一性。手术设计软件可以直接生成导板的 3D 格式文件，该文件可用于各类 3D 打印设备，进行导板加工。加工好的导板能够在手术过程中还原手术设计方案，引导手术者按照术前设计顺利进行手术。手术导板的优势在于设备价格低廉，术中定位准确，不会造成过多损伤，设计合理的导板可以在术中准确实现术前设计。随着 3D 打印技术的逐步普及，导板的加工难度逐渐降低，3D 打印手术导板技术已成为基层骨科医生的最佳选择。

设计是手术导板系统的核心环节。在导板的设计阶段，需要同时关注手术方式、部位，显露部位软组织及加工工艺等。并非所有手术都适合使用导板，根据手术的要求确定是否需要术前设计和术中的准确定位。患处骨组织的表面唯一性也是导板设计的关键，如长骨中段手术就不适合选用导板。一般的设计均要求导板直接贴服骨面，手术过程中软组织的成功剥离尤为重要，有些手术部位的软组织无法剥离，需要在导板设计阶段加以考虑。在某些特殊解剖部位，如胫骨远端、尺骨近端等，因局部软组织不易变形，也可以设计贴服皮肤的导板。为了维持导板的强度，使用的不同材料来制作导板也是设计方案的一部分，使用 ABS 树脂和石膏时导板厚度不应小于 5 mm，光敏树脂一般不应小于 3 mm，金属导板厚度一般不应小于 2 mm。根据定位部分的不同设计也有所不同，非金属材料一般设计成可引导克氏针的圆孔；金属导板因强度大，可以设计横槽在手术中直接引导摆锯或骨刀。

上文所述 32 例患者术中成功应用导板完成手术，导板均按手术设计贴服骨面（28 例）和皮肤表面（4 例），定位针成功导入，按照定位针的指引还原刮除、截骨等手术设计。术后 X 线检查或 CT 扫描证实肿瘤切除完整，重建位置良好。应用过程中有 3 例导板在手术中发生断裂，其中 1 例为 ABS 树脂材料，因 FDM 工艺为逐层堆积，每层间的黏合强度弱于其他工艺，容易发生折断；另 2 例为石膏材质，因其脆性较大，容易在手术过程中发生碎裂。综合考虑设计、加工及手术操作过程，我们发现，用于导板制作的 4 种材料各有优缺点：① ABS 树脂材料、设备便宜，加工速度适中，成型的材料在一定方向具有韧性，但精度较低，适合打印体积较大的导板；②石膏材料便宜、设备较贵，加工速度快，成型精度高，可呈现真彩色，有利于手术设计信息标记，但材质较脆，不宜用于加工薄细导板；③光敏树脂材料、设备均较贵，设备维护成本高，加工速度快，成型精度极高，具有一定强度，适合加工成体积较小、有一定应力的导板；④金属材料包括钛合金、医用不锈钢、铝合金，其材料、设备价格高昂，操作和维护成本均较高，加工周期较长，精度高，强度极高，可加工成导板直接引导钻头、摆锯甚至骨刀。

七、3D 打印导板在骨肿瘤外科应用的优势

3D 打印技术打印导板可适应骨肿瘤手术的个体化需求，能够在术中准确还原术前设计。导板手术成功的关键在于设计环节，需要在术前设计阶段根据术式、加工方式等调整导板设计方案。不同 3D 打印技术加工的导板各具特点，根据我们的经验，建议将光敏树脂材料作为首选；如果术前时间充裕，金属材料也可选择。

第七节　3D 打印手术导板在口腔颌面外科的应用

口腔颌面外科是研究包括口腔颌面肿瘤、创伤、颅颌面畸形等分类复杂、覆盖面广又相互密切联系的综合性学科，涉及口腔和颌面、颈部各种正常组织和器官的发生、发育、形态和功能维持，以及增龄性变化机制的研究。颌面部解剖复杂、组织结构较多，同时血供丰富，使颌面部手术对精准性和微创性要求很高。考虑到美观因素，颌面部手术多选择口腔内切口，术中难以暴露全部操作区，加之颌骨解剖形态不规则、个体差异较大，术中微小的偏移即可导致术后误差被显著放大，对手术精度的要求甚高。

3D 打印（3D printing technology）技术是快速成型技术（rapid prototyping，RP）之一，利用重建的三维数字模型，将其分割成层状，然后逐层堆积成实体模型。3D 打印技术可以制造个性化产品，最大限度地发挥材料的特性。该过程方便、快捷、原材料利用率高，能够满足口腔颌面外科领域复杂的个性化要求，并快速制作出成品，满足临床需求。计算机辅助设计与 3D 打印手术导板的出现，使得口腔颌面手术从术前设计、术中操作到最后牙列修复都发生了革命性的改变，缩短了手术时间，为精准手术实施提供了有力的保障，使手术过程可预测。对个别病例，3D 打印手术导板还可以与术中导航相结合，进一步提高手术精准度。3D 手术导板在口腔颌面外科的应用极具灵活性，可以应用于切开、切除、移植、复位、重建等各个手术环节。

有关数字化导板的应用已有多篇论著描述，国内相关院校和医院亦有大量临床应用或研究报道。本节在总结上海市第九人民医院（上海九院）口腔颌面外科和三维工作室及其他院校医院相关经验的基础上，简要介绍 3D 打印手术导板在颌骨缺损修复重建、正颌外科、口腔种植外科等方面的应用。

一、3D 打印手术导板在颌骨病损的切除及修复重建中的应用

颌骨病损的常规手术治疗经常导致颌骨部分缺损，而大的颌骨缺损对患者的面容和功能的影响很大，往往伴随周围重要结构的破坏或缺失，从而导致面部畸形以及咀嚼、吞咽和发音等功能的丧失，给患者的生理和心理带来灾难性打击，严重影响患者的生存质量。虽然常规的颌骨重建技术可以部分恢复患者的面形和功能，但远无法满足许多患者的要求。且传统手术方式以医生经验决定颌骨切除的范围，常为防止复发而进行较大范围切除，造成了更大的创伤，修复难度更大。

针对颌骨病损的"精准"切除和重建，上海九院口腔颌面外科与口腔颌面头颈肿瘤科的团队分别进行了 3D 打印导板辅助颌骨病损切除及重建的尝试，取得了良好的效果。

(一)目的与意义

采用虚拟手术技术制作的截骨和定位重建导板,可用于术中引导,精确确定颌骨切除的范围以及对重建颌骨精确塑形,最大限度地减少了手术创伤并简化颌骨重建手术,最终达到最佳的颌骨外形修复、功能重建效果。

(二)适应证

创伤及某些医源性因素导致的骨坏死(放射线骨坏死、化学性骨坏死)、肿瘤,或病灶可彻底切除,需进行同期或者二期修复,全身情况可耐受手术者,均可接受采用3D手术导板的手术。

(三)禁忌证

某些具有极强侵袭性的恶性肿瘤,切除后不宜修复者,以及伴有严重心肺疾病、控制不佳的糖尿病等,不能耐受手术者,禁忌手术。

(四)手术方法

1. CT扫描和分割重建 对患者的颌面部和下肢行薄层CT扫描(层厚<1.0 mm),数据以DICOM格式导出,再导入数字化医学设计软件(Mimics、Proplan CMF等)。经过图像分割、重建、镜像等处理后,生成颌骨和腓骨的三维图像模型。

2. 虚拟手术和导板打印 虚拟手术应由临床医师与生物医学工程师共同进行,颌骨截骨导板可选用牙支持式或骨支持式,重建塑性导板一般选择骨支持式。

(1)截骨手术:临床医师确定肿瘤边界、颌骨切除范围,工程师根据医师意见实施虚拟手术并及时反馈,形成最终手术方案。

(2)修复重建手术:在虚拟手术软件中,将健侧颌骨以中线平面为轴形成镜像,以此镜像作为缺损颌骨重建的参考位置。然后,模拟腓骨切取手术,确定拟切取的腓骨长度。将计算机切取的腓骨骨段转至患侧颌骨,参照镜像颌骨形态进行调整,确定腓骨的塑形曲线。

(3)根据手术方案制作、打印术中所需导板(包括颌骨切除、腓骨截骨和塑形固位导板以及术后头模)。术前可根据实体打印模型完成重建板的预弯并灭菌备用(图2-8-7-1)。

3. 术前准备与手术实施 术前准备包括洁牙和口腔清洁处理,备血,并行下肢彩色多普勒检查确定腓动脉穿支部位。做常规全麻术前准备。

体位摆放:一般采用经鼻腔气管插管全身麻醉,必要时行气管切开。患者取仰卧位,垫肩,头偏向健侧。拟切取腓骨侧下肢膝关节屈曲90°,在同侧臀部下面衬垫布卷使骨盆内旋。止血带加压之前,对大腿行不完全驱血。

手术过程:下颌骨部分切除多采用下唇正中和颌下切口,上颌骨部分切除多采用Weber切口。切开暴露颌骨病变区域后,颌间固定保持咬合关系。准确放置颌骨截骨导板,使之与骨面贴合,钻孔并用螺钉固定。沿截骨导板所示方向用往复锯截骨,注意截骨时锯片的三维方向变化。

行下肢手术时,导板的使用与颌骨截骨手术类似,切取腓骨瓣时注意保护穿支血管,同时避免损伤胫神经和腓神经。腓骨外侧可仅保留少量肌袖以方便截骨导板的准确安置,腓骨内侧需保留部分肌袖以避免与血管蒂分离。

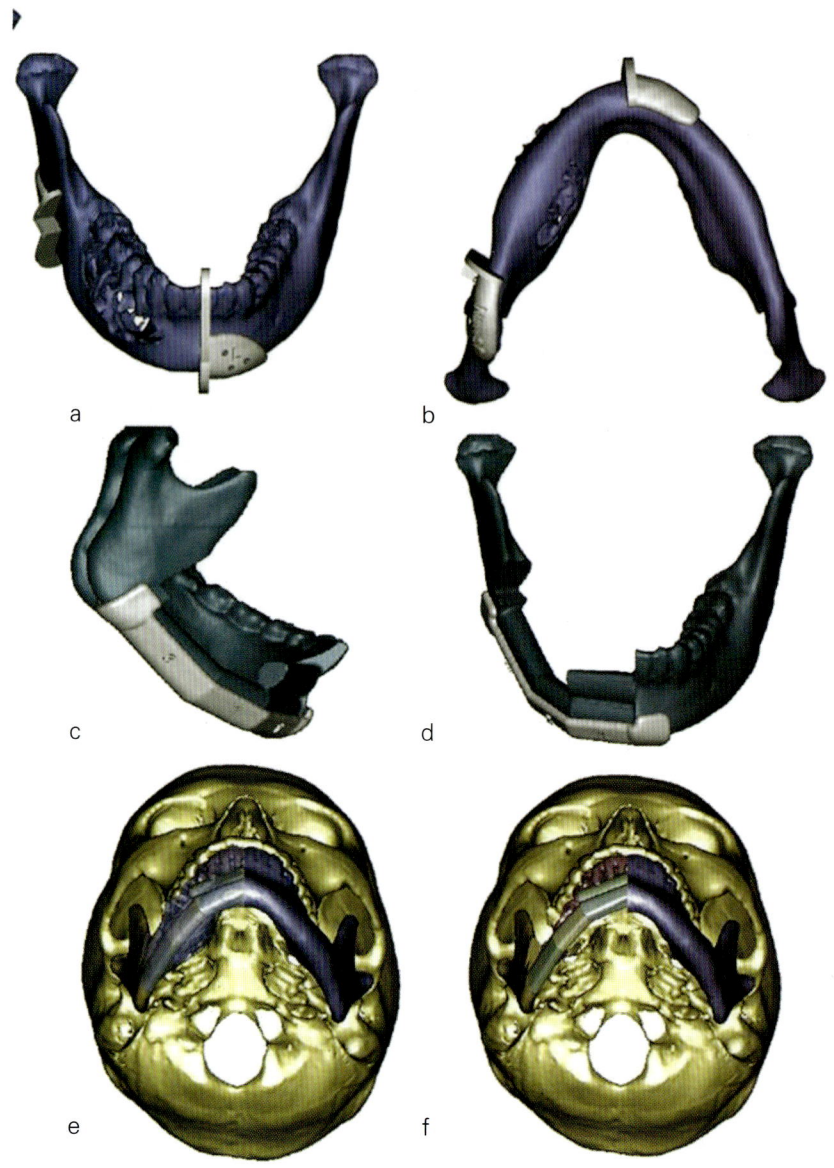

图2-8-7-1 颌骨病损切除导板及腓骨取骨、塑形导板设计图。a、b. 双侧下颌骨截骨导板，以下颌角为定位部，凹槽处为引导部；c、d. 腓骨塑形导板，在下颌角处定位后，放置腓骨段；e、f. 下颌镜像后设计塑形导板

　　腓骨瓣制备完成后，在不断蒂的情况下进行截骨塑形。按照术前设计的位置安放截骨导板并用螺钉固定，分离、保护需截除部分骨段的肌袖，用矢状锯沿截骨导板所示方向截骨，后按照就位导板分段进行塑形。受区血管准备完成后，切断结扎腓动脉，将完成塑形的腓骨段转移至颌骨缺损区域，就位导板置于预定位置并用螺钉固定。此时，可用预弯重建板或小型钛板完成腓骨与颌骨的固定，必要时适当调磨截骨断面。去除就位导板，吻合动静脉，逐层关闭伤口，放置引流，完成手术（图2-8-7-2）。

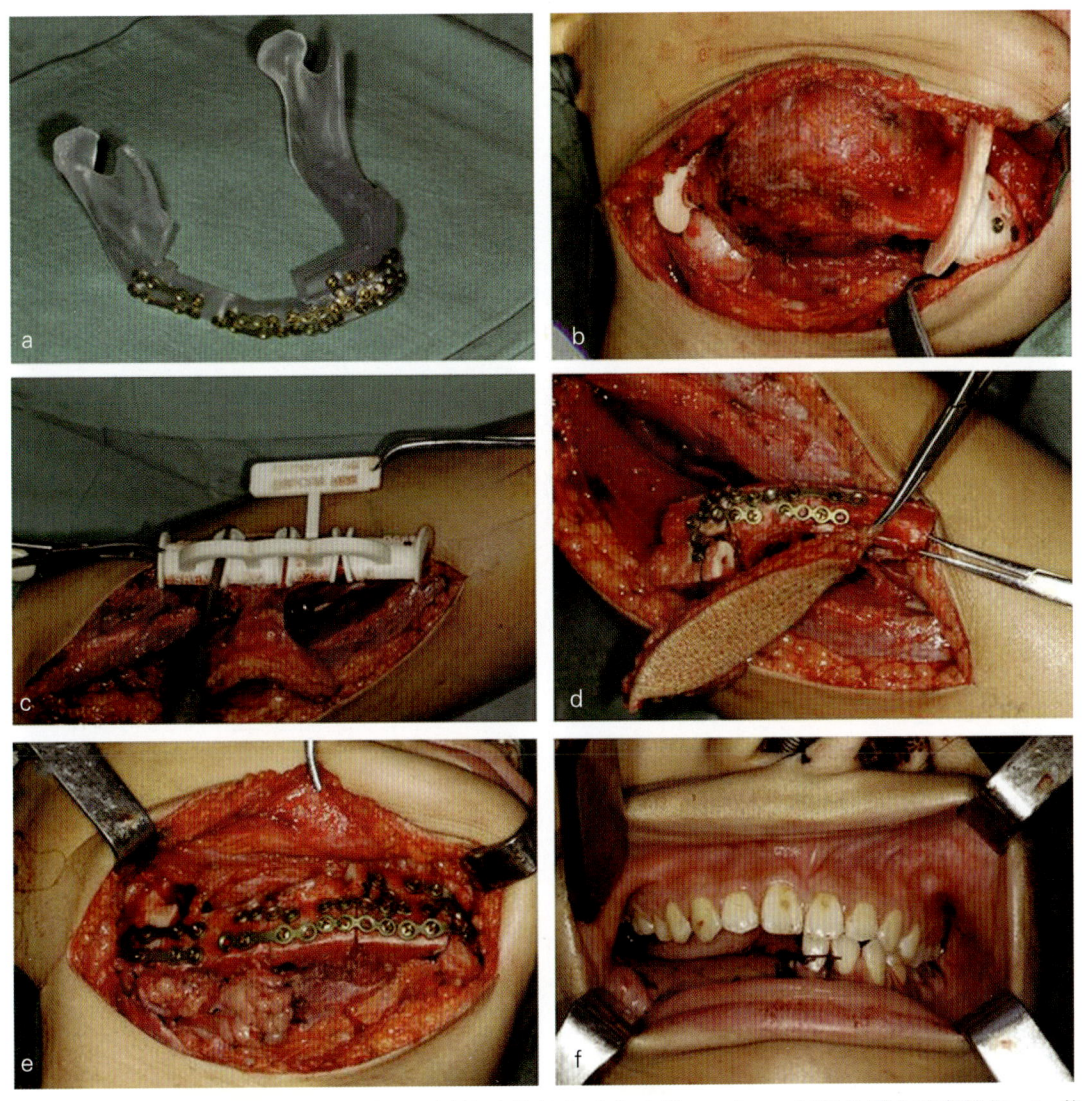

图 2-8-7-2　下颌骨部分切除 + 腓骨肌瓣转移修复术手术过程。a. 在 3D 打印头模上预弯钛板；b. 截骨导板就位，引导截骨；c, d. 腓骨取骨和塑形导板就位，截骨后塑形固定；e, f. 腓骨肌瓣移植完成

（五）典型病例

患者女，23 岁，右颌骨无痛渐大性肿物 7 年余，诊断为下颌体部成釉细胞瘤并跨越中线。行 3D 打印导板辅助的下颌骨节段切除术 + 腓骨肌瓣转移修复术，术后面部形态可，功能恢复可（图 2-8-7-3~5）。

（六）要点与难点

1. 颌骨截骨导板设计　颌骨截骨需满足肿瘤扩大切除要求，一般恶性肿瘤截骨线在肿瘤边缘 10 mm 以外，良性肿瘤截骨线在肿瘤边缘 5 mm 以外，必须从多个角度、多个层面仔细确定肿瘤的立体边界。截骨线应方便术中操作。截骨导板需用至少 2 枚螺钉固定于健康颌骨，以确保无移位。此 2 枚钉孔可用钉道转移技术与就位导板或接骨板钉孔吻合。

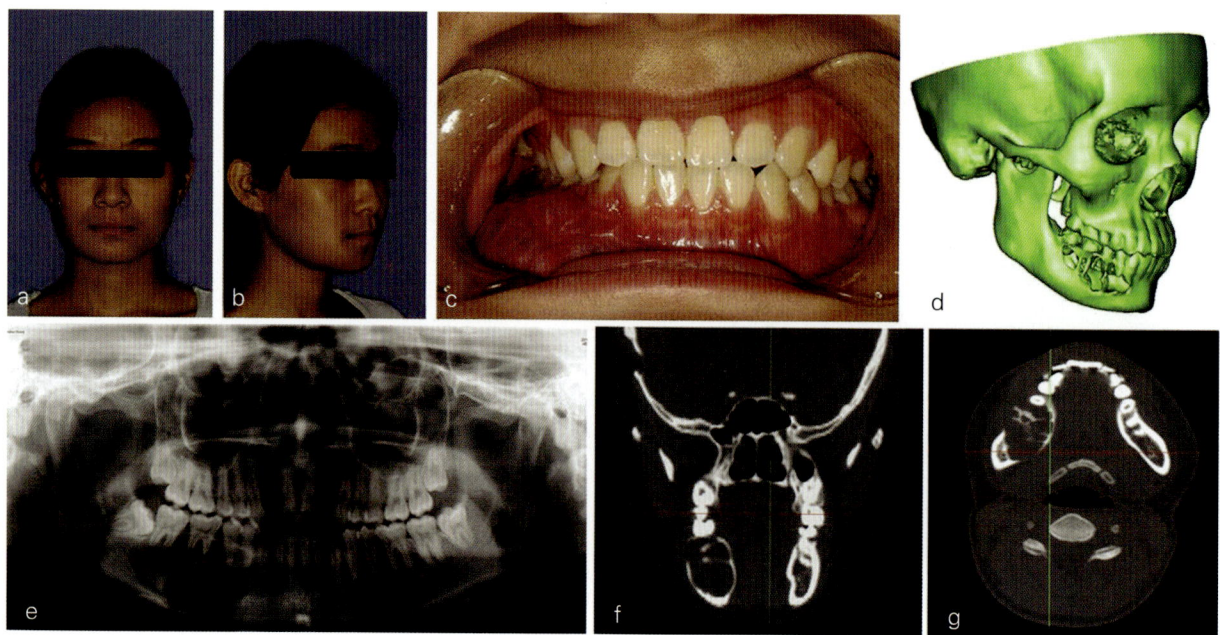

图 2-8-7-3　患者术前临床检查。可见下颌前部颊舌向膨隆，影像学见大范围低密度影

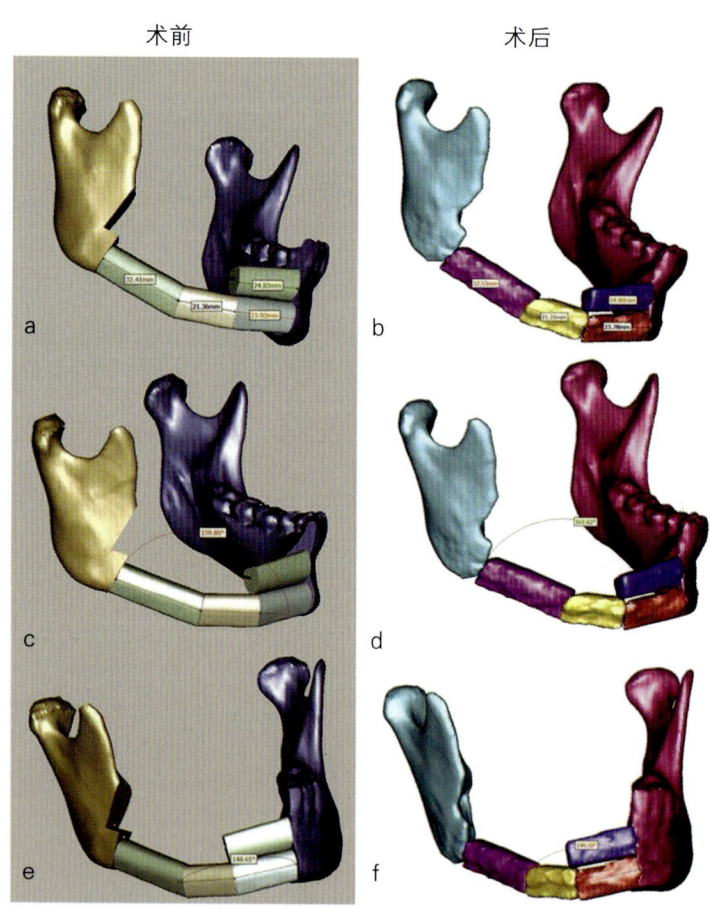

图 2-8-7-4　术后效果与术前设计比较

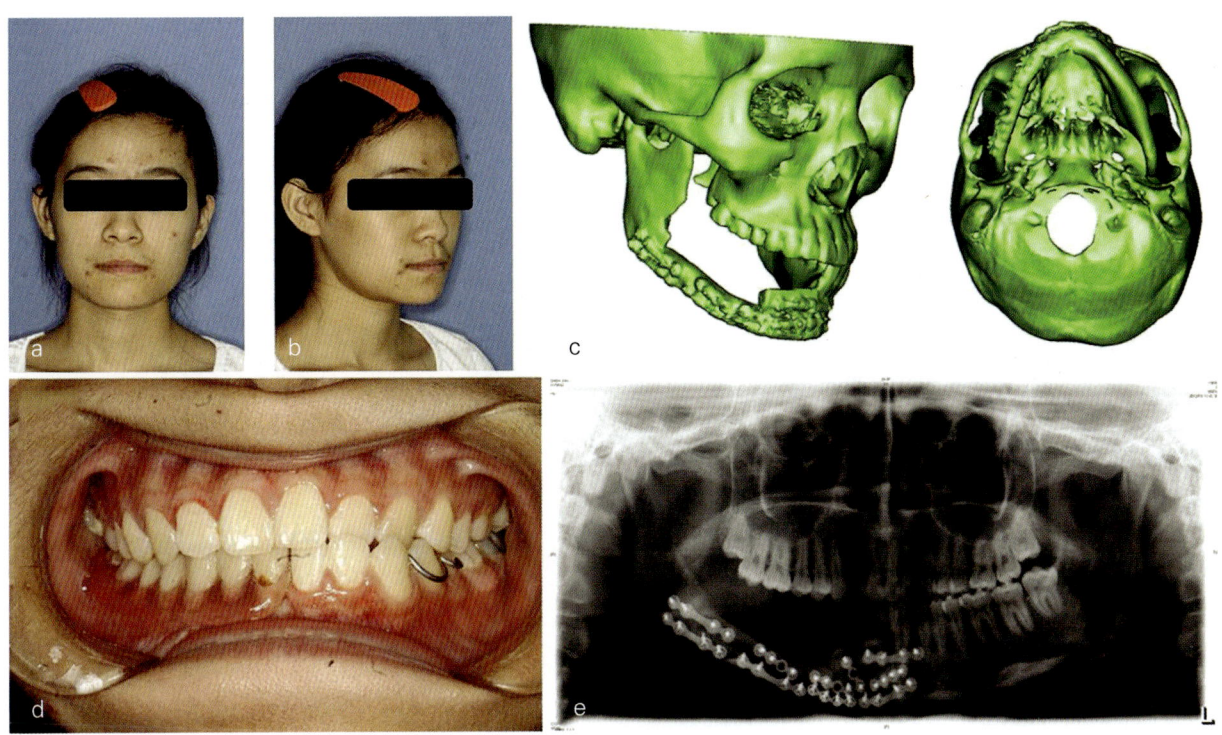

图 2-8-7-5　患者术后临床检查，可见患者恢复可，颌骨形态可

2. 腓骨截骨导板设计　为了取得相对较长的血管蒂，腓骨截骨段应在保证踝关节稳定（腓骨远端保留 6 cm）的前提下尽量靠近远端。根据颌骨缺损的部位、范围，颈部受区血管情况及腓骨血管蒂的方向，并参考健侧颌骨的镜像，确定所需腓骨的总长度和各分段长度。腓骨截骨导板置于腓骨外侧并紧贴腓骨，但因腓骨肌袖的存在，应预留适当间隙。截骨引导线应指向明确，固定截骨导板所用钉孔应与腓骨就位后重建板或小型钛板钉孔相吻合。

3. 腓骨就位导板设计　腓骨在颌骨缺损区的位置需兼顾外形恢复与功能重建，应采用以"牙种植"为导向的设计思路，腓骨段尽量靠近牙槽突方向，必要时双层折叠。应使腓骨断面与颌骨断面的接触面积最大化，必要时可行"插入"式接触。就位导板需有足够的强度对抗术中形变，并且不能阻挡重建板或小型钛板的安置。

4. 重建板弯制　在 3D 打印手术导板的辅助下，颌骨病损切除、腓骨截骨及移植就位均可严格按照模拟手术步骤执行，达到较高的精度。然而，手术过程中重建板的弯制完全由术者手工操作，因此是最容易出现误差的环节。术者应该熟悉重建板弯制的原则与技巧，不应过分强求重建板与腓骨段的严密贴合。另外，研发新的 3D 打印个体化钛质接骨板可从设计源头上减小此类误差，进一步提高手术的可预测性。

5. 误差与容差　在影像采集、虚拟手术、导板打印等过程中，难以避免会出现各类系统误差和随机误差。此外，在实际手术过程中，截骨线的宽度与虚拟手术设计中不一定完全一致，也可能导致就位导板与腓骨段不能完全贴合。虚拟手术设计时应考虑到此类因素，为 3D 手术导板适当留出必要的容差，以达到最佳的手术效果。

二、3D 打印手术导板在正颌外科中的应用

（一）正颌手术

正颌手术是治疗先天或后天牙颌面畸形的主要外科手段之一，模型外科是进行正颌手术前的必经阶段。传统的模型外科是在二维头影测量与面型预测的基础上，在石膏牙模上模拟手术截骨与移动，并制作殆板以指导手术。石膏模型外科虽然已在临床上应用多年，被证实为较可靠的手段，但也存在误差较大、不直观、不利医患交流等缺点。

上海九院口腔颌面外科沈国芳、王旭东等率先在国内报道了数字化设计 3D 打印 k 板在正颌手术中的应用，提高了正颌手术的精确性，大大拓宽了复杂病例的手术选择，弥补了传统石膏模型外科的不足。

1. 目的与意义　针对牙颌面畸形患者，根据头影测量及面型预测进行虚拟正颌手术并制订最佳方案，制作手术导板以指导手术。与传统模型外科比较，更能直观反映颌骨的移动，对于面部不对称患者更具指导意义，满足了正颌手术设计的多样化需求。

2. 适应证　牙颌面畸形患者、拟行正畸正颌联合矫治者，均为使用 3D 打印手术导板的适应证。无牙颌、牙齿松动或颞下颌关节不稳定的患者原先无法通过 k 板进行手术，现可通过骨支持式的定位与固定一体化的 3D 打印个体化钛质接骨板进行手术。

3. 禁忌证　因恶性肿瘤等原因导致的继发颌骨畸形、对正颌手术效果有过高要求者，为手术禁忌证。

4. 手术方法

（1）数据采集与图像融合：患者术前行螺旋 CT 薄层扫描，取仰卧位，眶耳平面垂直于地面，咬合于牙尖交错位。近年来许多学者采用 CBCT 扫描数据，也取得了良好的效果。为了获得更为准确的颌关系，可让患者咬紧连接陀螺仪的咬合板，并测量自然头位和颌平面倾斜度。将 DICOM 格式的 CT 数据导入数字化医学设计软件，对图像进行分割、重建，得到颌骨三维重建模型。螺旋 CT 或 CBCT 对于牙列表面的扫描精度尚不能满足临床需要，因此需要对患者的牙列取石膏模型和蜡殆记录，并行三维激光扫描，与 CT 数据进行图像融合，用较为精细的牙模替代 CT 三维重建的牙模型，得到同时反映牙颌面畸形患者颌骨外形和牙列咬合的三维图像。

（2）虚拟手术：进行虚拟手术前应进行三维头影测量。根据先前确定的三维头影测量坐标系统标定相应的标志点，软件自动生成相应基准参考平面、三维参考平面以及各测量项目。根据术前的临床检查结合三维头影测量结果，确定患者的面中线，并依据该面中线进行虚拟手术。根据手术设计，模拟所需截骨手术方式，如上颌 Le Fort Ⅰ型截骨、下颌矢状劈开术、颏成形术、颌骨轮廓修整等。根据手术计划对上、下颌骨骨段进行移动、旋转，比较手术前后相对应标志点的三维方向变化，同时通过镜像技术检查虚拟手术后颌骨轮廓的对称性。检查术后可能出现的早接触部位，模拟去骨，观察术后面型和咬合接触，结合三维头影测量数据，制订颏成型或轮廓修整方案。

（3）导板设计制作：

1）截骨导板依照预先设计的截骨位置，采用上下颌骨相应的标志点，如梨状孔、牙列等为参照，制作不同截骨部位的手术导板。

2）定位导板，主要包括 k 板。根据手术中移动上下颌骨的先后顺序，确定移动颌骨后上下牙

列的位置关系，制作固定于牙列的中间及终末 k 板。

3）近年来出现了定位与固定一体化的 3D 打印个体化钛质接骨板，上海九院王旭东团队已有应用报道。在使用截骨导板截骨后，利用钉道转移技术，设计制作符合颌骨终末位置的接骨板（图 2-8-7-6，7）。

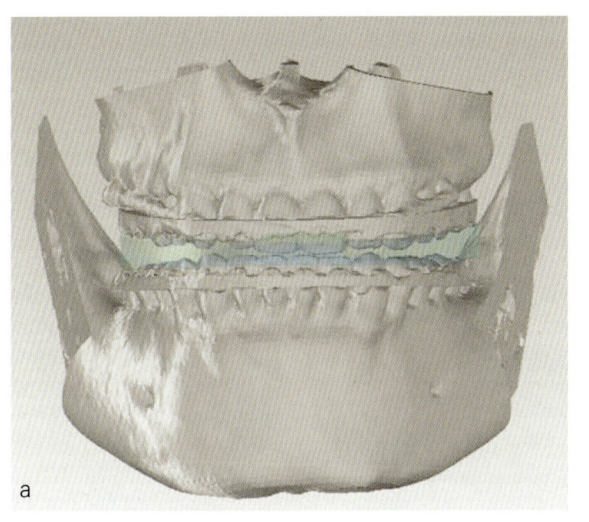
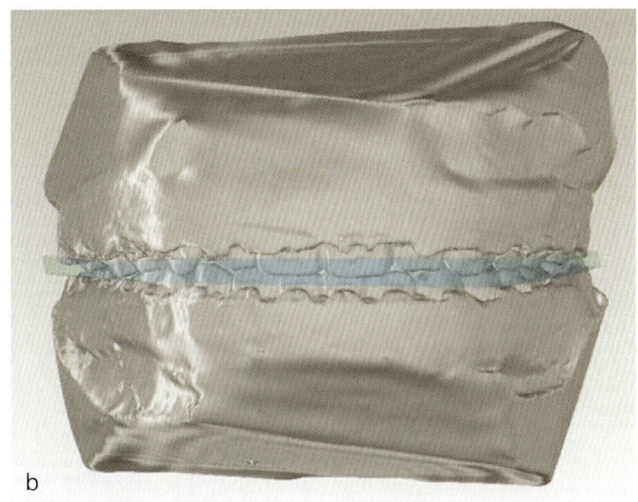

图 2-8-7-6　正颌手术𬌗板设计图。a. 以上颌终末位置与下颌初始位置确定的中间𬌗咬合导板；b. 以上下颌终末位置确定的终末𬌗板

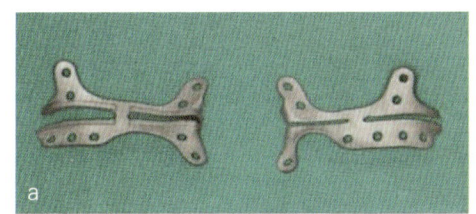
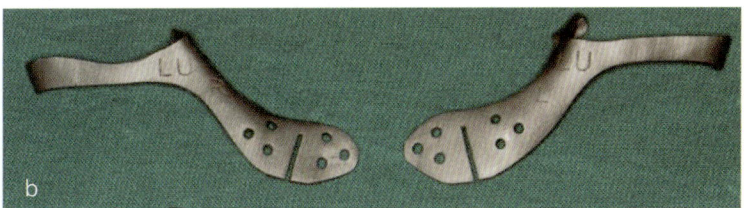
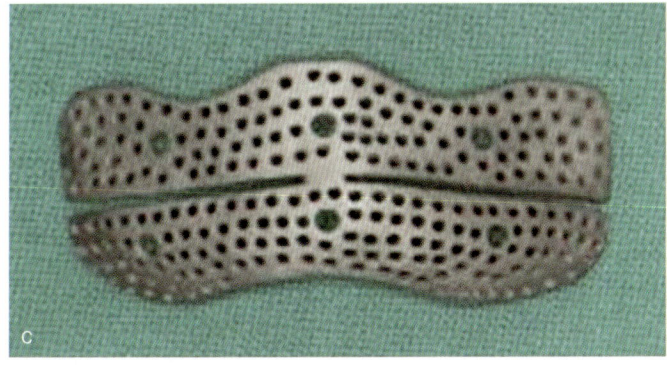
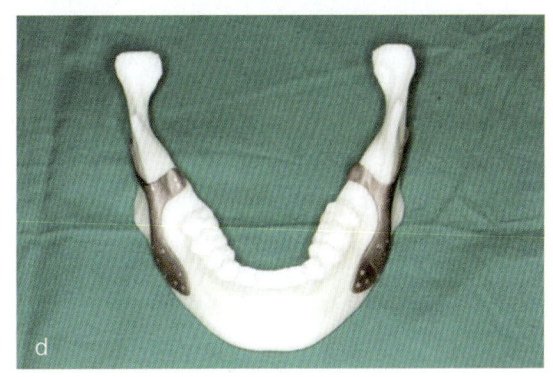

图 2-8-7-7　3D 打印金属正颌截骨导板。a. 骨支持式上颌骨截骨导板；b、d. 骨支持式下颌骨截骨导板及固位方式；c. 骨支持式颏成形截骨导板

（4）术前准备与手术实施　术前准备包括口腔清洁，检查牙齿托槽是否牢固。预计手术中失血较多时，做好输血准备。

体位摆放：一般采用经鼻腔插管全身麻醉，患者取仰卧位。术中可行控制降压麻醉，以减少出血量。

手术过程：手术采用口腔内前庭沟黏膜切口暴露骨面，按照术前设计方案进行颌骨截骨，一般手术按照从上颌骨到下颌骨的顺序进行。上颌截骨松解完成后，进行牙骨段移动或旋转就位，利用中间咬合导板使上下颌牙骨段就位，颌间钢丝结扎；根据手术设计确定其三维方向移动距离，必要时需磨除部分阻挡牙骨段就位的骨质，并行坚固内固定，再进行下颌骨截骨；下颌骨截骨完成后，根据终末咬合导板确定下颌骨远心段位置，颌间结扎后行内固定。

在使用截骨导板和3D打印个体化钛质接骨板时，根据截骨导板形态紧密接触暴露的上、下颌骨骨面，预备所有钉孔，固定后截骨；将定位接骨板根据设计的钉洞位置固定于预备的钉孔后，颌骨位置即为设计的终末位置。此时可使用定位导板或k板进行验证（图2-8-7-8）。

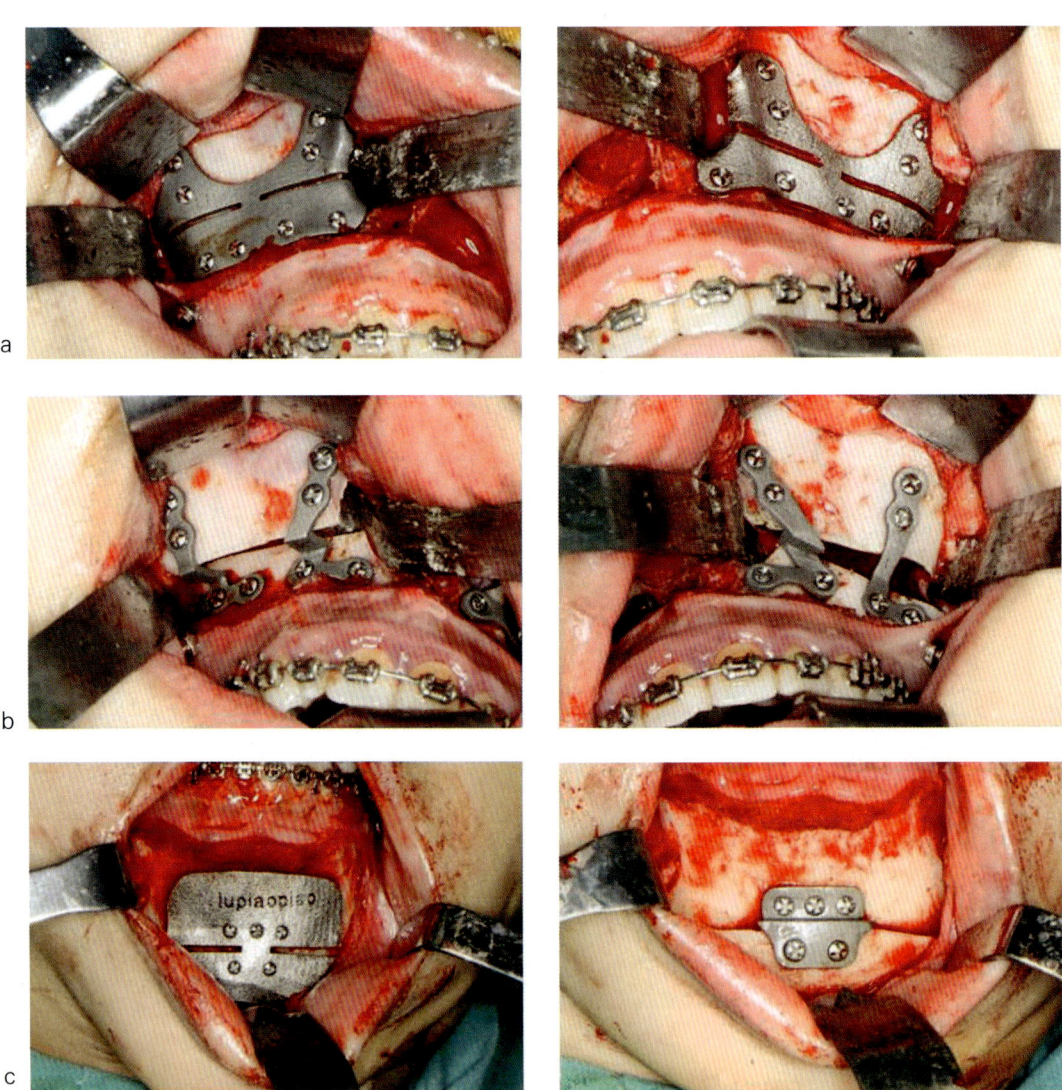

图2-8-7-8　上颌Lefort Ⅰ型截骨术+下颌支矢状劈开截骨术+颏成形术。a.上颌骨截骨导板，固位与梨状孔和颧牙槽嵴处；b. 3D打印个体化钛质接骨板，利用截骨导板钉洞固定上颌骨；c.颏成形截骨导板和接骨板

（5）术后验证：术后验证在虚拟正颌外科手术中非常重要。为了获得准确的术后骨段移动数据并与术前设计进行对比，应安排患者在术后尽早进行 CT 扫描。将术后 CT 扫描重建模型与设计方案拟合、比较，对移动后的骨段进行骨标志点间测量及精确度评价，并进行误差分析及方案改进。

5. 典型病例　患者女，21 岁，因"双侧第一、二鳃弓综合征 20 余年"就诊。行 3D 打印导板辅助上颌 Lefort Ⅰ型截骨 + 下颌骨矢状劈开截骨术 + 颏成形术 + 肋骨移植术。术后面形恢复可，与设计方案拟合度好（图 2-8-7-9，10）。

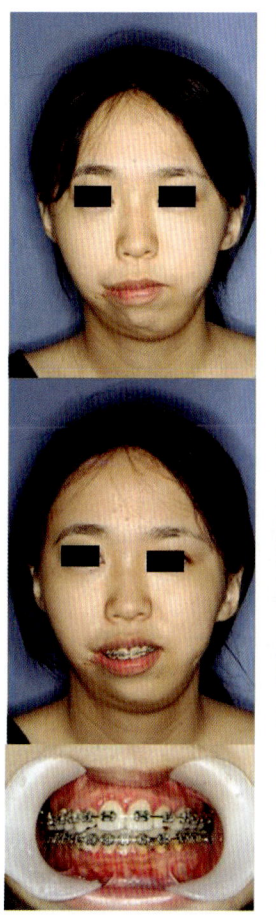
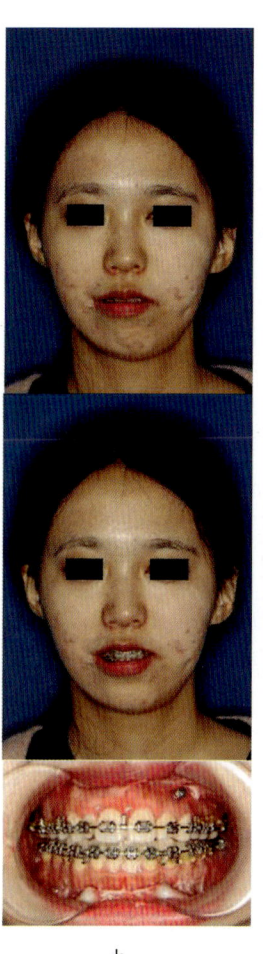
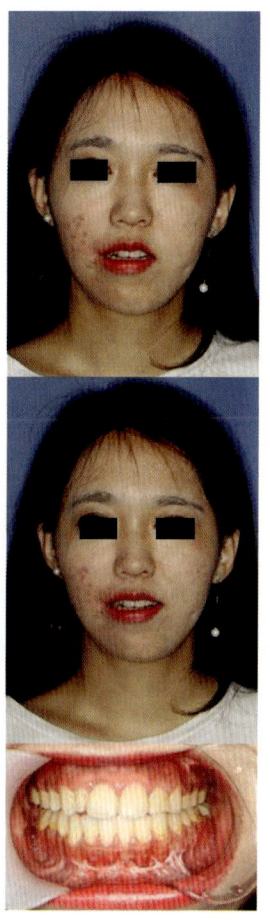

a　　　　　　　　　　　b　　　　　　　　　　　c

图 2-8-7-9　患者临床检查。a. 术前，面部偏斜严重，咬合不佳；b. 术后 3 个月，面部基本对称，轻微肿胀，咬合关系可；c. 术后 6 个月，肿胀消退，面部对称性好，咬合关系好

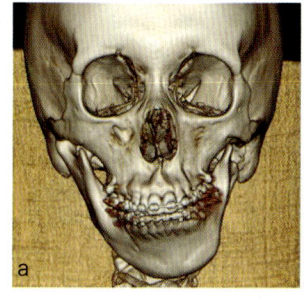
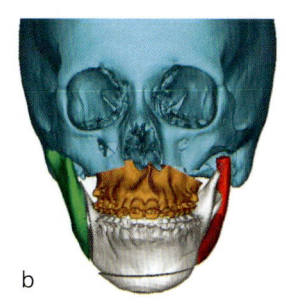
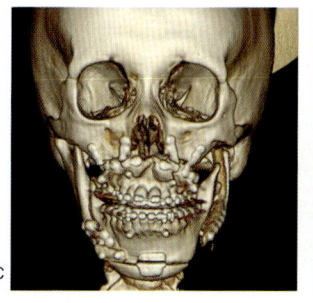
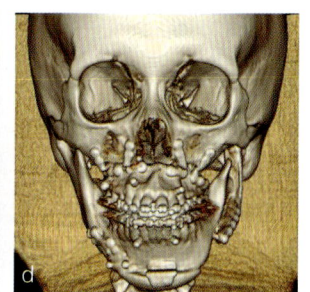

a　　　　　　　b　　　　　　　c　　　　　　　d

图 2-8-7-10　患者影像学检查。a. 术前 CT 示面部偏斜，左下颌支短小；b. 虚拟手术方案设计；c. 术后 3 个月，CT 示颌骨对称性好，与手术设计方案基本一致；d. 术后 6 个月，CT 示颌骨对称性好，稳定性好，未出现明显复发

6. 要点与难点

（1）颌骨与牙列数据的融合：螺旋CT或CBCT可以重建牙颌面骨组织形态和无颜色、无纹理的面部形态，但由于牙齿周围银汞充填物和矫正托槽金属伪影的存在，CT获得的牙列表面形态不够精确。因此，需要对患者的牙列取石膏模型及蜡殆记录并行三维激光扫描，以获得精确表面数据，完成包括患者颌骨形态和牙列表面细微结构的三维图像重建。激光扫描的精确度远高于CT图像，但也需要专门的激光扫描仪和配套的软件，才能将CT数据与激光扫描数据进行匹配。

（2）导板支持方式的选择：正颌外科手术导板的支持方式可分为牙支持式、骨支持式两种。牙支持式实际上是根据咬合关系确定颌骨位置。由于髁状突在关节窝内的位置不恒定，下颌骨颌位也存在一定范围的动度，因此这种根据下颌骨位置及咬合关系确定上颌骨骨段位置的方法会存在一定的误差。在理论上，骨支持式截骨—复位导板误差较小，而且可以摆脱对咬合导板的依赖；但在实际手术操作中，截开的上颌牙骨段由于软腭、颊部软组织的牵拉，难以仅依靠固定在上颌骨唇颊侧面的复位导板限制其移动位置。目前，多数临床医师仍然选择中间咬合导板、终末咬合导板指导手术，骨支持式导板仅作为补充。

（3）术后咬合稳定性：正颌外科数字化虚拟手术较模型外科具有极大的优势，但是在虚拟手术中，无法对虚拟牙列模型的移动进行多次碰撞试验，难以发现咬合面早接触部位，也难以确定具有最大稳定性的咬合关系，因而可能出现术中就位异常以及术后咬合不稳定。在这方面，模型外科具有显著优势。因此在进行虚拟手术时，需尽量规避咬合早接触，建议参考牙列石膏模型并拼对终末咬合做出判断。

（4）术后面型预测：正颌外科数字化虚拟手术利用医学图像三维可视化技术，借助专业软件，可以显示颌骨表面三维及任意剖面的结构信息，有利于发现和测量传统模型外科不能体现的骨性颌平面歪斜以及其他面部不对称畸形。虚拟手术可形象地显示骨块的切割和移动情况，在术前就可对术后骨性面型做出初步预测。但是，面部软组织与颌骨移动的幅度常不一致，数字化虚拟手术对术后软组织面容的预测仍然达不到准确的程度。

（二）牵引成骨手术

牵引成骨广泛应用于各种颌面部手术，该技术的主要优点是在原先必须桥接骨端的情况下不再需要骨移植物。因此，该方法适用于颌面部骨发育不全患者的颌骨增量，包括唇裂和腭裂患者术后瘢痕挛缩导致的上颌骨发育不足、小下颌畸形，也适用于半侧颜面短小畸形等患者。

目前，使用牵引成骨技术时依然存在较多的难点，主要集中于牵引器安放部位的选择。上海九院口腔颅颌面外科孙昊等报道了数字化设计技术和3D打印导板在牵引成骨中的应用，验证了导板辅助手术的可行性和精确性，使得更多的患者可以在保证治疗效果的基础上选择更为美观的内置式牵引器。

1.目的与意义　使用牵引成骨术治疗上下颌骨发育不足的患者时，牵引器放置的位置与截骨线方向对最终畸形矫正的效果起着决定性作用。根据患者三维图像行虚拟手术并确定最佳牵引器安装部位和方向的方案，根据最佳方案制作手术导板，指导手术，从而解决了内置式牵引器不易安装，牵引方向不易控制的缺点。

2.适应证　各种上下颌骨先天或获得性骨量不足。

3. 禁忌证　因恶性肿瘤等原因导致的继发颌骨畸形、对手术效果要求过高或有全身性骨组织异常者，为手术禁忌证。

4. 手术方法

（1）数据采集与图像融合：与上文正颌手术中相关叙述一致。

（2）虚拟手术：与正颌外科手术步骤相似，生成基准参考平面、三维参考平面以及各测量项目后，根据术前的临床检查结合三维头影测量结果，确定患者的面中线，并依据该面中线进行虚拟手术。根据健侧颌面部骨骼的镜像，明确牵引成骨的最终目标，然后模拟所需截骨的部位，确定一个或多个牵引器置入的位置、方向以及牵引力量。

（3）导板设计制作：截骨导板依照预先设计的截骨位置，一般采用骨支持式导板。根据模拟手术中牵引器的摆放位置确定牵引器钉孔所在部位，利用钉孔转移技术使之成为截骨导板的固位钉孔。在导板固定后，其钉孔具有了定位作用。

打印患者头模，使用打印的定位截骨导板模拟手术，预弯牵引器固定钛板（图2-8-7-11）。

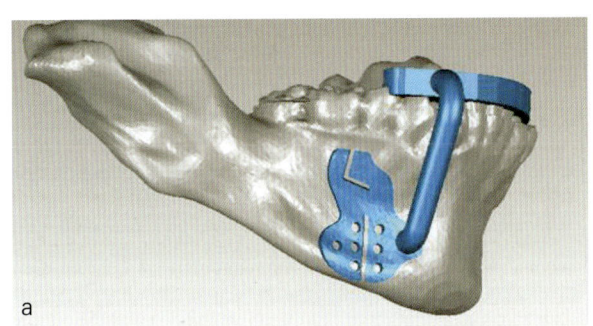 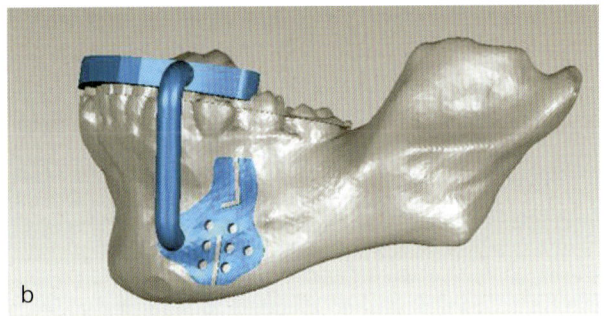

图2-8-7-11　牙支持式双侧体部截骨＋牵引器植入导板设计图

（4）术前准备与手术实施：术前准备包括一般外科准备，口腔清洁。

体位摆放：一般采用经鼻腔插管全身麻醉，患者取仰卧位，术中可行控制降压麻醉，以减少出血量。

手术过程：手术采用口腔内前庭沟黏膜切口或口外切口暴露骨面。骨面暴露后根据骨面标志点安放截骨导板，使之与骨面紧密贴合，钻孔固定。为减少创伤，使用超声骨刀沿导板提示的截骨线位置切透骨皮质。去除截骨导板，使用骨凿完全离断骨段。利用固定截骨导板的钉洞固定预弯牵引器，旋转牵引杆观察是否能按照设计方向牵引骨段，去除早接触点。至此牵引器安装完成，止血放置引流后关闭切口（图2-8-7-12）。

（5）术后牵引：在完成牵引器置入后3天左右开始牵引成骨，每日牵引量为0.8~1 mm。

5. 典型病例　患儿，男，13岁，小下颌畸形伴睡眠呼吸暂停数年，行3D打印导板辅助双侧体部截骨＋牵引器置入术。术后可正常牵引颌骨，牵引效果可（图2-8-7-13）。

6. 要点与难点

（1）虚拟手术设计：牵引器的安装位置和方向对治疗的效果有决定性的影响。尤其在下颌骨手术中，常进行双侧下颌支、下颌体部牵引。在这种情况下，要保证牵引器的互相平行，以减少互相的干扰；此外，需要使牵引器与和平面产生一定角度，以减少舌骨上肌群对颌骨的牵拉导致的前

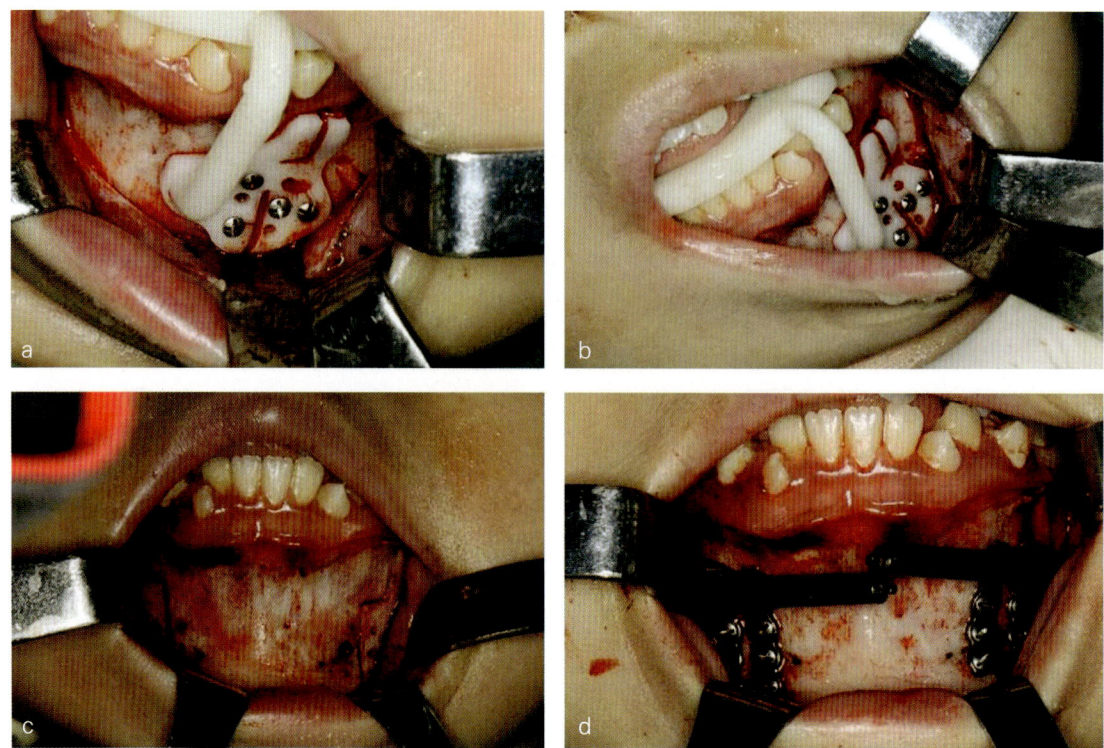

图 2-8-7-12 双侧体部截骨 + 牵引器置入术。a、b. 通过牙支持式截骨导板使牙列就位；c. 利用引导沟切开骨皮质，利用钉道预备钉孔；d. 利用预备的钉孔引导置入牵引器

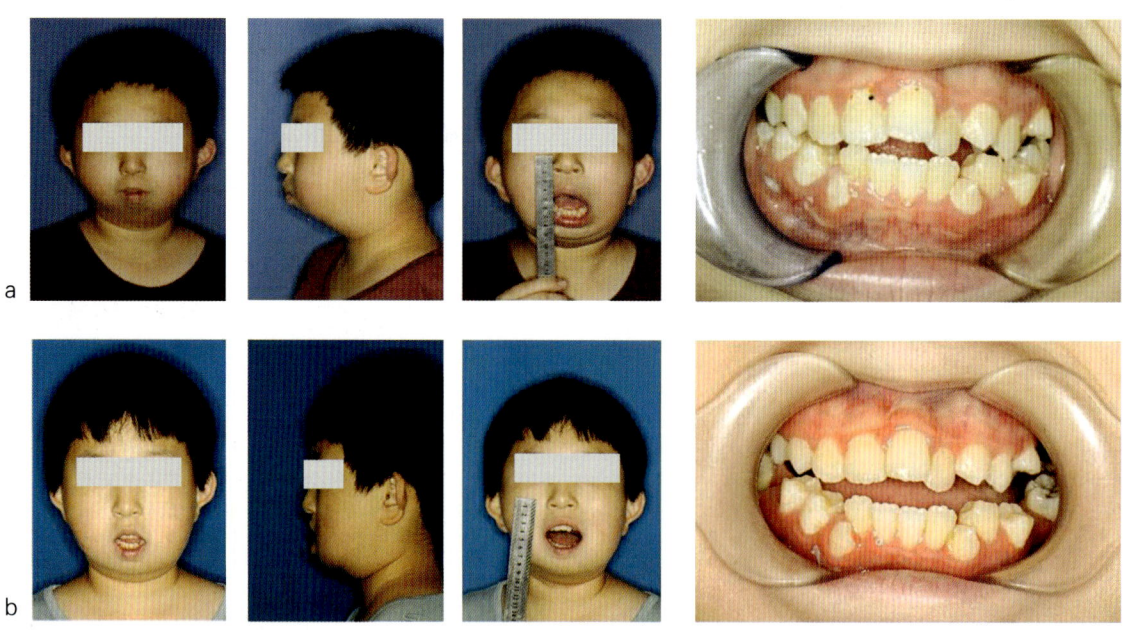

图 2-8-7-13 小下颌畸形患者行 3D 打印导板辅助双侧下颌体部 DO。a. 术前面型和口内咬合；b. 术后面型及口内咬合。术前术后牙中线对比，颌骨基本沿矢状向前移，术后效果可

牙开殆。在行下颌支或髁突部位的牵引成骨时，要注意牵引方向对髁突的影响，髁突的牵引方向应朝向关节窝。

（2）导板支持方式的选择：手术导板根据支持方式可分为牙支持式、骨支持式两种。在单颌手术中，因为牙列的特殊性，牙支持式导板相较于骨支持式导板更准确。此类导板体积相对较大，手术操作不易。在上颌手术中，因上颌骨解剖结构特异性较大，常可使用骨支持式导板；下颌骨体部截骨时，因其骨面较为光滑，各部差异性不大，常可使用牙支持式导板。

（3）术后复查：与正颌外科手术不同，牵引成骨术没有进行坚固内固定，因此手术效果与虚拟手术常存在差异。不定期复诊，对于早期去除牵引过程中出现的牙、骨及肌肉产生的干扰有较大意义。另外，对于牵引终点的确认，也依赖于临床医生的经验。

三、3D 打印手术导板在面部轮廓修整相关手术中的应用

随着颅颌面手术的不断发展以及患者对面型美学要求的提升，颌面部轮廓修整手术成为许多患者改善面形的主要选择之一。颧骨修整、颏成型、下颌修整等手术的方案设计，早先多依赖于手术医师的经验，缺少精确的数据支持，而且手术方案不直观，与患者的互动交流性较差。尤其在正颌手术同期行面部轮廓修整的手术时，数字化设计和 3D 打印导板的优势是传统模型外科无法比拟的。上海九院口腔颅颌面外科三维工作室团队设计制作并改进了一系列面部轮廓修整导板，提高了面部轮廓修整手术的精确性和可预测性，使患者更好参与了手术方案设计的过程，改善了临床治疗效果。

（一）颏成形术

1. 目的与意义　颏成形手术适用于面下三分之一形态的改变，传统的颏成形手术较为关注颏前点的终末位置关系，许多厂商也提供了适用于不动移动距离的商品化接骨板，但依然以颏部的水平移动为主，对于颏部的整体形态无法进行准确矫正。

在 3D 打印的颏成型截骨与定位导板的辅助下，可以精确完成颏部的缩窄、缩短等形态改变以及平移、旋转等位置改变，使面下部的形态更为自然美观。

2. 适应证　各种颏部或面部形态不佳拟行手术矫正者，均可采用 3D 打印导板辅助手术。

3. 禁忌证　因恶性肿瘤等原因导致的继发颌骨畸形者、对手术效果有过高要求者，为手术禁忌证。

4. 手术方法

（1）数据采集与图像融合：此部分与上文正颌手术中相关叙述一致。

（2）虚拟手术：与正颌外科手术步骤相似，生成基准参考平面、三维参考平面以及各测量项目后，根据术前的临床检查结合三维头影测量结果，确定患者的面中线。根据患者要求，设计颏部截骨线，包括进行缩短、缩窄所需的截骨线。模拟颏部截骨后移动和旋转的终末位置，完成虚拟手术。

（3）导板设计制作：截骨导板依照预先设计的截骨位置，一般采用牙支持式导板。根据牙列的形态和位置制作贴合骨面且带有截骨引导沟的截骨导板，该导板具有引导钛钉固定于骨面的作用。根据模拟手术中颏部的终末位置，以截骨导板的钉孔作为位置参考，设计位于颏部两侧的骨支持式定位导板（图 2-8-7-14）。

颏成形术亦可使用骨支持式金属截骨导板，即以骨面为参考位置设计截骨导板，亦可使用定位与固定一体化的 3D 打印个体化钛质接骨板。

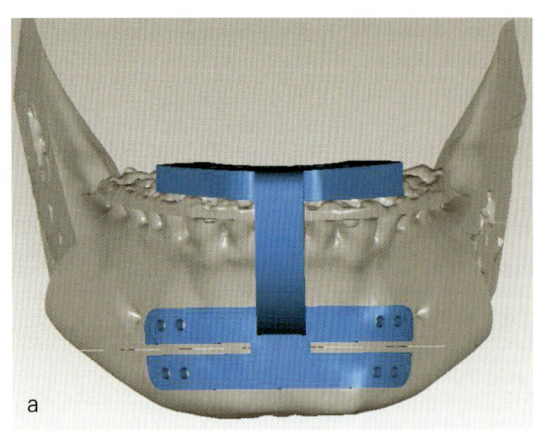 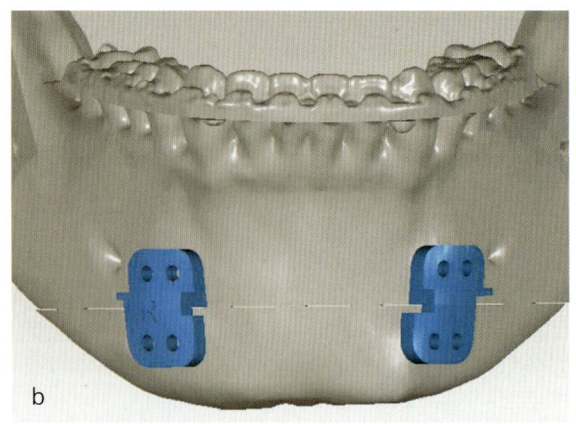

图 2-8-7-14　颏成形手术导板设计图。a. 牙支持式颏成形截骨导板；b. 骨支持式颏成形定位导板，其钉洞位置与截骨导板钉洞一致

（4）术前准备与手术实施：术前准备包括一般外科准备，口腔清洁。

体位摆放：一般采用经鼻腔插管全身麻醉，患者取仰卧位，术中可行控制降压麻醉，以减少出血量。

手术过程：手术采用口腔内下颌前庭沟黏膜切口，注意保护颏神经。暴露骨面后根据牙列安放截骨导板，使支持部与牙列嵌合，引导部与骨面紧密贴合，根据钉孔钻孔固定。固定后使用往复锯沿截骨引导线截骨。去除截骨导板，使用骨凿完全离断骨段。利用已有的钉孔固定定位导板，去除早接触点，在颏部正中固定。至此牵引器安装完成，止血放置引流后关闭切口（图 2-8-7-15）。

（二）下颌轮廓修整手术

1. 目的与意义　下颌骨形态对于面部形态影响较大。下颌轮廓手术适用于下颌角、下颌体部外侧缘形态的改变。传统的轮廓修整手术的截骨部位和方向的确定主要依赖手术医生的经验，但因下颌修整手术野小、入路不畅，对于刚开始进行相关手术的医生来讲，往往会截骨过量，最终导致面形改善不佳。

通过 3D 打印的颌骨修整截骨导板辅助，可以精确完成手术设计，取得更好的轮廓修整效果。

2. 适应证　各种颏部或面部形态不佳拟行手术矫正者，均可使用 3D 打印导板辅助手术。

3. 禁忌证　因恶性肿瘤等原因导致的继发颌骨畸形者、对手术效果要求过高者，为手术禁忌证。

4. 手术方法

（1）数据采集与图像融合：与上文正颌手术中相关叙述一致。

（2）虚拟手术：与正颌外科手术步骤相似，生成基准参考平面、三维参考平面以及各测量项目后，根据术前的临床检查结合三维头影测量结果，确定患者的面中线。根据患者要求，设计下颌角部及体部截骨线，根据面中线验证双侧下颌骨对称性，完成虚拟手术。

（3）导板设计制作：因下颌角修整手术野较小，无法放置较大的导板，一般先后采用牙支持式导板与骨支持式导板辅助手术。导板设计时，首先以后牙牙列形态及位置为参考，在截骨线上方确定 2~3 个定位钉孔，再以钉洞位置为参考设计骨支持式截骨导板。注意导板应有一定的厚度，以引导锯片方向（图 2-8-7-16）。

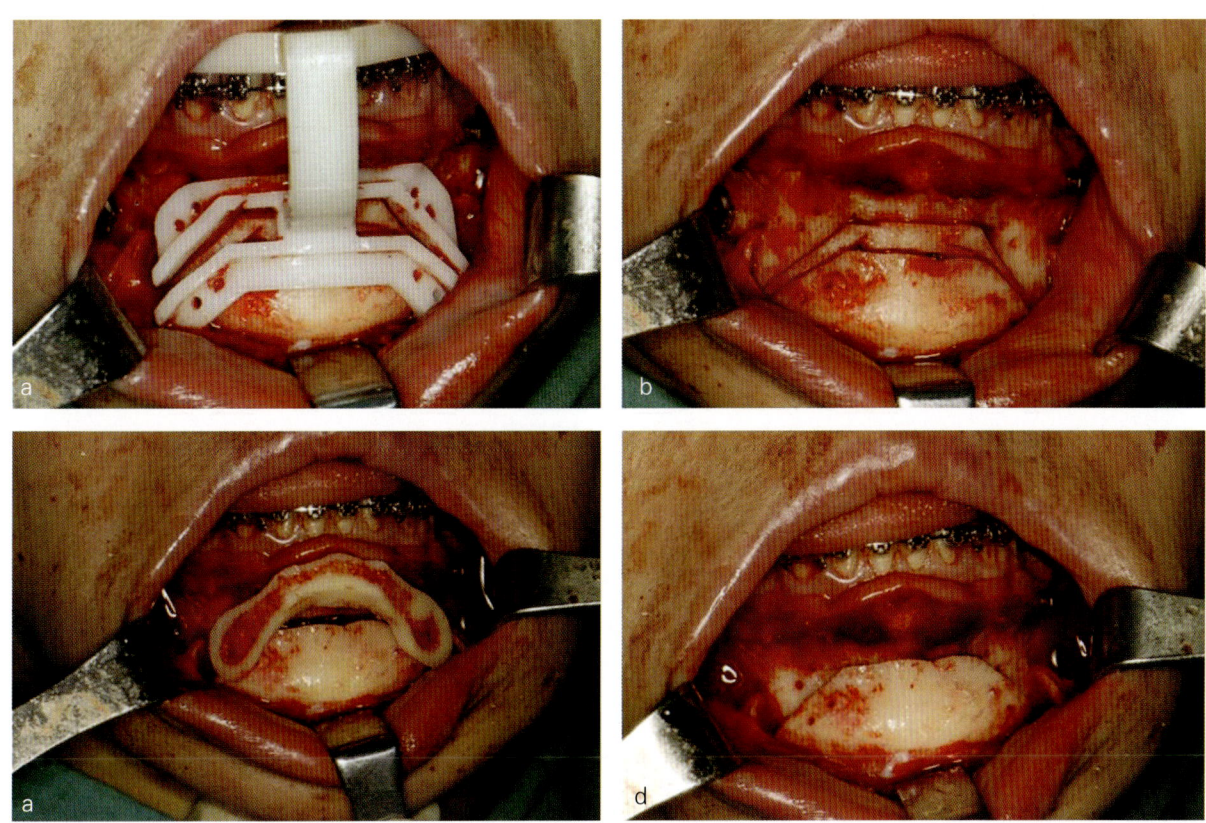

图 2-8-7-15 颏成型截骨导板术中使用。a. 截骨导板就位,与骨面贴合,钛钉固定;b. 沿截骨导板引导线截骨;c. 截骨骨段;d. 游离骨段移动,可利用钉洞就位定位导板

(4)术前准备与手术实施:术前准备包括一般外科准备,口腔清洁。

体位摆放:一般采用经鼻腔插管全身麻醉,患者取仰卧位,术中可行控制降压麻醉,以减少出血量。

手术过程:手术采用口腔内前庭沟黏膜切口,注意保护颏神经。暴露下颌体或下颌角部骨面后,根据牙列位置安放牙支持式导板,使支持部与牙列嵌合,根据设计的钉孔钻孔。换用骨支持式导板,使导板定位部钉孔与骨面钉孔重合,用钛钉固定导板,此时截骨导板与下颌骨紧密贴合。使用往复锯沿截骨引导线截骨。止血放置引流后关闭切口(图 2-8-7-16)。

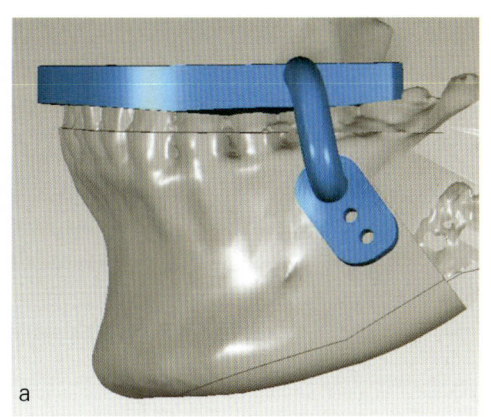 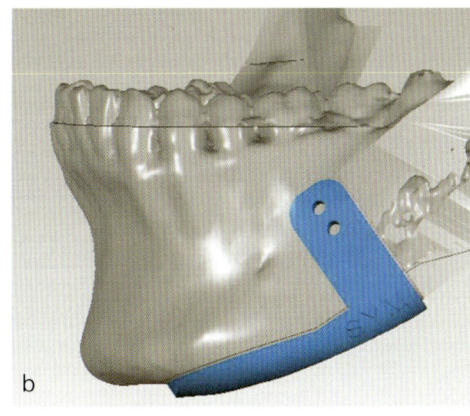

图 2-8-7-16 轮廓修整导板设计图。a. 牙支持式导板,确定钉洞部位;b. 根据钉孔位置固定轮廓修整截骨导板

(三)颧弓缩窄术

1. 目的与意义　颧弓形态对于面上部形态影响较大,传统的颧弓缩窄术的截骨部位、方向以及内推距离的确定依赖手术医生的经验。通过 3D 打印的颧弓缩窄截骨定位导板辅助,可以精确完成手术设计,获得更好的轮廓修整效果。

2. 适应证　各种颏部或面部形态不佳拟行手术矫正者,均可使用 3D 打印导板辅助手术。

3. 禁忌证　因恶性肿瘤等原因导致的继发颌骨畸形者、对手术效果要求过高者,为手术禁忌证。

4. 手术方法

(1)数据采集与图像融合　与上文正颌手术中相关叙述一致。

(2)虚拟手术　与正颌外科手术步骤相似,生成基准参考平面、三维参考平面以及各测量项目后,根据术前的临床检查结合三维头影测量结果,确定患者的面中线。根据患者要求,设计颧弓部截骨线并移动颧弓,根据面中线验证双侧颧骨对称性,完成虚拟手术。

(3)导板设计制作　颧弓缩窄术一般采用骨支持式导板辅助手术。设计导板时,以颧牙槽嵴部骨面形态及位置为参考,根据设计的截骨线完成贴合颧牙槽嵴与颧弓部的截骨导板,应在截骨线两端预备钉孔以辅助定位导板安放。移动颧弓游离端后,根据钉孔位置设计定位导板,辅助游离骨段的定位。因颧弓较为狭窄,使用定位导板后往往使接骨板的放置较为困难,可使用定位与固定一体化的 3D 打印个体化钛质接骨板辅助手术(图 2-8-7-17)。

(4)术前准备与手术实施　术前准备包括一般外科准备,口腔清洁。

体位摆放:一般采用经鼻腔插管全身麻醉,患者取仰卧位,术中可行控制降压麻醉,以减少出血量。

手术过程:手术采用口腔内前庭沟黏膜切口。暴露颧牙槽嵴和颧弓骨面后根据骨面形态安放骨支持式截骨导板,根据导板预留钉孔来固定导板。使用往复锯沿截骨线截骨,使颧弓部分游离。通过钉孔放置定位导板,使颧弓移动到与定位导板贴合,固定骨段。止血后关闭切口(图 2-8-7-17)。

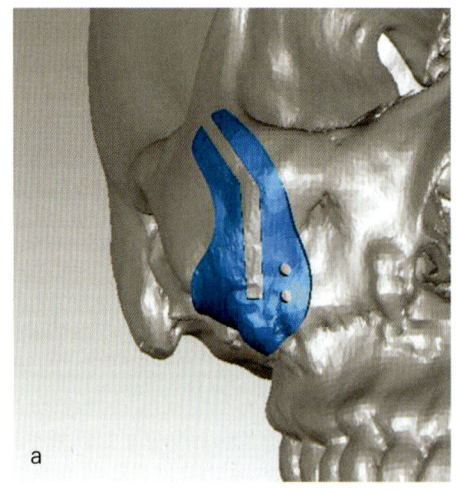 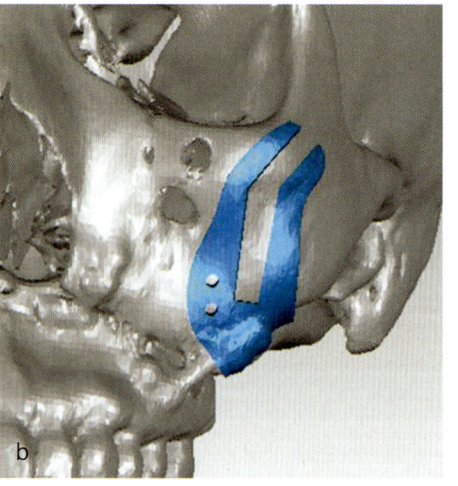

图 2-8-7-17　颧弓缩窄截骨导板设计图。a. 骨支持式截骨导板；b. 牙支持式截骨导板

5. 要点与难点

（1）导板支持方式的选择：面部轮廓修整手术导板根据支持方式可分为牙支持式、骨支持式两种，在不同手术方式与手术野下可以有不同的选择，不应拘泥于上文介绍的支持方式。在金属3D打印技术不断发展的今天，导板的制作精度更高、形变更小，可逐步替代形态较大的牙支持式导板。

（2）术后面形预测：同正颌手术类似，目前的虚拟手术设计均以骨组织形态的改变为主，无法对软组织形态改变做出准确预测。目前，有报道利用三维照相系统（3dMD）获取轮廓修整患者术前术后的软组织影像，并将软组织的改变与骨组织的改变相比较，以获得较为准确软组织预测，但依然在探索阶段。

（四）软组织轮廓修整手术

1. 目的与意义　面部软组织与颌骨移动的幅度常不一致，针对骨组织的数字化虚拟手术对术后软组织面容的预测仍然达不到准确的程度。软组织整形以充填治疗为主，可提示充填治疗的范围及容积的手术导板使得面部软组织手术的效果的可控性更佳。

2. 适应证　各种颌面部先天或获得性软组织量不足。

3. 禁忌证　因恶性肿瘤等原因导致的继发面部畸形、对手术效果有过高要求者，为手术禁忌证。

4. 手术方法

（1）数据采集：CT 获取的软组织形态的能力较差，对于单纯行软组织修整的患者，可采用三维照相系统（three dimensional photogrammetry system，3dMD，美国），在患者端坐位时获取患者颌面部软组织形态，以 STL 格式导出至 Geomagic Studio，完成图像采集。

（2）导板设计制作：根据术前的临床检查结合三维头影测量结果，确定患者的面中线，并依据该面中线重建患者健侧镜像。通过镜像与患侧面部三维模型的布朗运算，可得到相差的容积与形态；亦可通过其他软件，手动调节需要充填部位的形态；根据充填部分的形态制作充填治疗导板，导板边缘适当延伸与患侧正常软组织贴合，或延伸至鼻背处用于定位（图 2-8-7-18）。

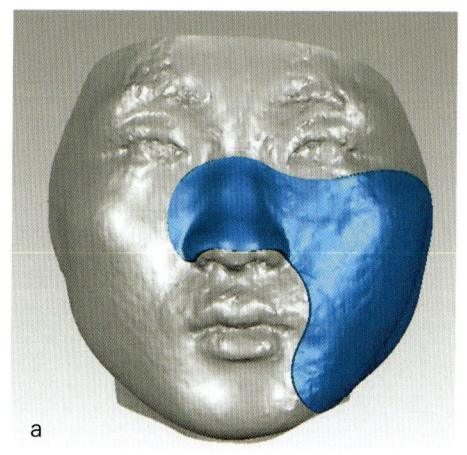
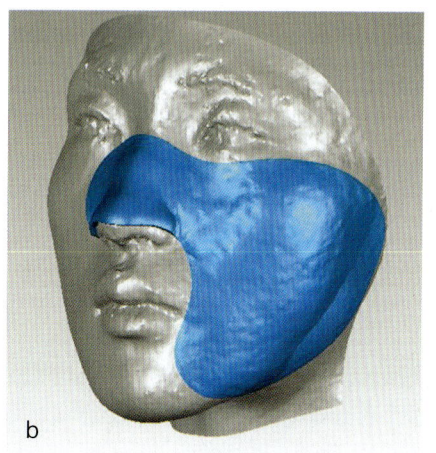

图 2-8-7-18　面部充填导板设计图。利用镜像重建完全对称面部轮廓，设计贴合镜像的导板；边缘延伸至鼻背用于定位

(3)术前准备与手术实施:术前准备包括一般外科准备。

体位摆放:一般采用经鼻腔插管全身麻醉,患者取仰卧位,术中可行控制降压麻醉,以减少出血量。

手术过程:将充填治疗导板定位部分与鼻背或预定位置相贴合,标记处需充填部位的范围。皮下注射取自腹部或大腿内侧的自体脂肪,亦可选择人工充填材料,直至缺陷部位隆起并与导板贴合。

(4)术后复查:多数充填材料随时间推移会部分或完全吸收,必要时行二次手术。

5.典型病例　患者,女,21岁,正颌术后面部不对称半年,行脂肪注射导板辅助下左面部脂肪充填术,术后面部形态好(图2-8-7-19)。

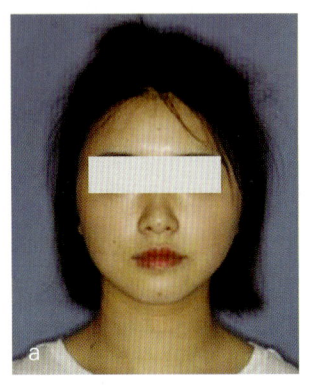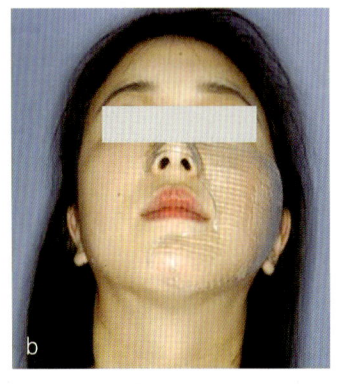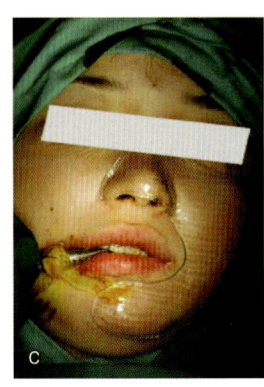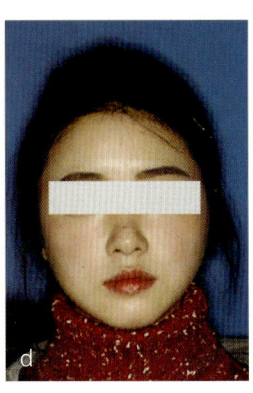

图2-8-7-19　a.术前临床检查,左面部略不足;b.试戴面部脂肪充填导板;c.术中利用脂肪导板,充填颊面部至与导板贴合;d.术后3个月复诊,面部对称性好

6.要点与难点

(1)软组织形态获取:软组织的形态会随着体位变化而出现改变,采用3dMD采集面部软组织形态时患者常取端坐位,手术时改变为仰卧位,易造成手术效果下降。在采集数据时,有条件可改用仰卧位。

(2)虚拟设计:充填材料多数为可吸收材料,自体脂肪的吸收率多为30%~60%,在计算注射量时应予以考虑,可适当增加注射量,以抵消术后吸收的影响。也可选用不吸收的人工充填材料,则可不进行这一步处理。

(3)软组织面型预测:目前为止,对于颌面部软组织的变化预测依然是不精确的,即使在术中做到面部基本对称,也仅仅是某一时刻静止状态下的对称。随着时间推移和面部表情的变化,仍会出现可见的不对称,需要在术前与患者充分沟通。

三、3D打印手术导板在口腔种植外科的应用

1.目的与意义　利用数字化导板确定种植体的置入方向和深度,避免损伤上、下颌重要神经血管,避免种植体穿透骨壁,进一步放宽了种植手术和适应证。

2.适应证　牙列缺损或缺失,需行种植修复者,对于骨量不足尤其是牙槽骨厚度不足的患者更为适用。

3.禁忌证　全身或局部因素不适宜行种植手术者,或对种植修复要求过高者。

4. 手术方法

（1）数据采集与处理：患者术前进行头颅薄层CT扫描，并以DICOM格式导入Simplant软件，进行颅颌面骨性三维重建。通过CT矢状面影像分离上、下颌骨，经软件平滑处理后，得到光滑的颌骨三维影像。将激光扫描的石膏牙模导入Simplant软件，替换CT重建的牙列。

（2）虚拟手术：在牙列缺损的颌骨三维图像上，明确缺牙部位的牙槽骨厚度、高度以及周围重要解剖结构（上颌窦、下牙槽神经等），选择合适的种植系统，将相应型号的种植体三维模型导入软件，置于合适的位置，调整深度和方向，使之符合临床使用要求。

（3）导板制作：种植导板一般采用牙支持式导板。若为无牙颌患者，可选择牙槽骨支持式或黏膜支持式导板。根据缺牙周围的牙列或牙槽骨形态及位置，设计导板的支持部分。根据使用的种植体型号以及种植的方向、角度、位置，设计导板的引导部分。引导部分主要引导种植钻头方向，因此应有一定厚度和高度，并且要设计钻头进入的止点。两部分相结合即为种植导板。应注意的是，支持部分导板不要进入牙齿倒凹区，并且根据种植手术需要，应设计符合不同孔径钻头的一系列导板（图2-8-7-20）。

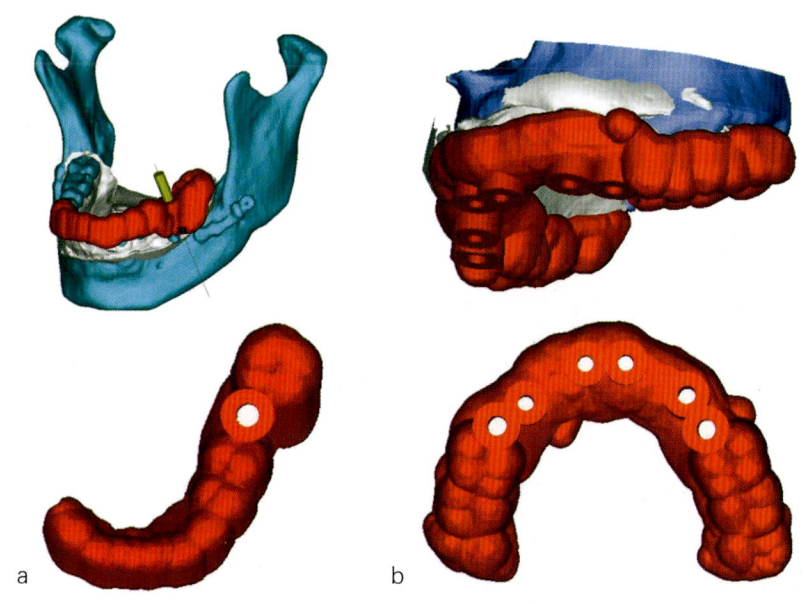

图2-8-7-20 种植导板设计图。a.下颌种植导板；b.上颌种植导板。蓝色部分为虚拟颌骨，白色部分为牙模，红色部分为与牙模匹配的种植导板

（4）术中应用与术后验证：患者常规局部浸润或组织麻醉，采用牙槽嵴顶靠舌腭侧黏膜切口入路，暴露种植区牙槽骨，置入第一块种植导板，使之与牙列紧密贴合，用钛钉固定导板。钻沿引导孔用骨钻钻入预定深度，换另一块种植导板，按常规种植步骤扩大孔径，直至最后置入种植体。

术中可根据导板能否顺利就位和与牙列贴合情况，评价种植体置入的准确性和神经血管束的保护情况。术后1周复查CT，将重建数据与术前设计进行拟合，分析误差。

5. 要点与难点

种植体位置的确定：应用3D打印手术导板的目的是避免置入时损伤颌骨重要血管以及种植体

穿透骨壁，术前设计时需通过冠状位和矢状位多平面测量牙槽骨厚度，以及牙槽嵴顶与神经血管束的距离，在导板中设计止点。

四、结语

3D 打印技术在口腔颌面外科医学已经得到了广泛的应用。随着个性化技术和内置物的需求不断增加，现有的 3D 打印技术也在寻求新的突破。随着材料和器械的改进与升级换代，在国内已开始试用金属 3D 打印导板和内置物，与传统高分子材料相比，取得了更好的效果。

随着企业和厂商开始提供定制化 3D 打印产品，3D 打印的成本有望大幅降低，3D 打印内置物的生物力学性能也会进一步提高，使该技术在口腔颌面外科领域的发展前景更加广阔。

第 9 章
3D 打印个性化内置物概述

第一节 个性化内置物概述

我国对 3D 打印的研究始于 1994 年，目前部分技术已经达到世界先进水平。其中，激光金属加工技术发展较快，已基本满足特种零部件的机械性能要求，有望率先应用于航天、航空装备的制造；生物细胞 3D 打印技术取得显著进展，已可以制造立体的模拟生物组织，为我国生物、医学领域尖端科学研究提供了关键的技术支撑。

一、3D 打印技术的概念和背景

3D 打印（3D printing，3DP）是 20 世纪 80 年代末、90 年代初在美国开发兴起的一项高新制造技术，是在计算机辅助设计（computer aided design CAD）和计算机辅助制造（computer aided manufacturing，CAM）技术、激光技术、计算机数控技术、精密伺服驱动技术以及新材料技术的基础上发展起来的，采用材料累加的新成型原理，直接由 CAD 数据打印制成三维实体模型的一种技术。它是现代信息技术和传统制造技术深度融合的重要产物，是制造业领域中新兴的"朝阳"技术。3D 打印技术被誉为"第三次工业革命的标志"，通过连续的物理层叠加，逐层增加材料来生成三维实体的技术；它又被称为增材制造技术（additive manufacturing，AM）或者快速成型技术（rapid prototyping，RP）。它的原理是通过分层制造、叠加成型的方式逐层增加材料，将计算机模型数据"打印"成 3D 实物。最突出的特点是不受传统制造技术的限制，摒弃生产线直接从计算机图形数据中制作任意复杂几何形状的实体，可大幅提高生产效率、降低生产成本，实现单件、个性化产品的快速制作。3D 打印技术为数字医学的发展注入了新的活力，而骨科未来发展的一个重要方向就是个体化的精准医疗，二者的有机结合是目前骨科临床实践与科研研究的重要课题。

真正采用 AM 技术量产人工关节的是意大利的 Adler Ortho 公司。该公司于 2007 年推出了 Fixa TIPORE 生物型髋臼，是第一款真正意义上的 3D 打印髋臼产品。2008 年，意大利 Lima 公司推出了 Delta TT（trabecular titanium）臼杯。2011 年，美国 ExacTech 公司推出了 InteGrip 臼杯，成为第一种获美国食品和药物管理局（food and drug administration，FDA）批准的采用 AM 技术制造的臼杯。2015 年 7 月，我国爱康宜诚公司研发制造的 3D 三维精准构建技术人工椎体系统面世，成为第一种获 CFDA 批准的采用 AM 技术制造的臼杯。2015 年 11 月，Smith & Nephew 公司采用 AM 技术制造的翻修臼杯 REDAPT 获 FDA 批准。AM 技术在超多孔这样复杂结构的制造中比传统"减材"方法更有效，能更好地控制孔径、孔隙率、孔间连通等对骨长入至关重要的参数。传统的人工关节制造工艺甚为繁复，AM 技术能使这一过程在一定程度上化繁就简并具一定的"柔性"，在骨科与人工关节中的应用有望继续获得拓展。Stryker 公司于 2016 年建立了 3D 打印制造基地；强生公司已与 HP 签约，在 3D 打印技术的应用方面展开合作，重点在骨科、眼科等。

据不完全统计，FDA 批准的采用 AM 技术制造的假体或内置物已近百种。FDA 也发布了被期待已久的采用 AM 技术生产医疗器械的指南，明确了 3D 打印的优势：①采用患者自身影像资料定制解剖特异性的内置物和手术工具；②比较容易制造几何形状复杂的假体，如多孔结构、内部扭曲通道、内部支撑结构等。同时，FDA 也指出了应用 3D 打印技术可能需要关注的一些问题，如原料粉末的循环使用比例可能会影响熔融特性和内置物的机械性能，3D 打印的方向也可能对内置物的最终表观形态有所影响。

二、3D 打印人体内置物的诞生

2009 年，北京大学第三医院骨科关节组负责人张克医生带领骨科关节组团队将 3D 打印技术引入骨科，历经 3 年，研制出我国首个 3D 打印人工髋关节产品。该产品的临床观察工作由北京大学第三医院牵头，联合北京积水潭医院、北京大学人民医院、山东大学第二医院和武汉普爱医院共同完成。2012 年 6 月至今，共有 32 例患者接受了 3D 打印人工髋关节手术，临床观察效果良好。

2015 年 7 月，我国首个 3D 打印人体内置物——3D 打印人工髋关节产品获得原国家食品药品监督管理总局（China Food and Drug Administration，CFDA）注册批准。该产品也是国际上首个通过临床验证后获得注册的 3D 打印人工髋关节假体，标志着我国 3D 打印内置物已迈入产品化阶段。本次获得 CFDA 注册的人工髋关节产品属于三类骨科内置物，是我国监管等级最高的医疗器械产品，由北京大学第三医院骨科张克、刘忠军、蔡宏医生和国内最大的人工关节生产企业北京爱康宜诚医疗器材股份有限公司合作研制。该产品不仅为患者提供了有效治疗，而且打破了国外产品对高端市场的垄断，可为患者节约大笔医疗费用，同时有助于我国医疗器械产业的整体发展，对推动整个 3D 打印产业链的发展也具有里程碑意义。

未来，如果患者的某一部位出现问题，需要手术置换 3D 打印的个体化假体时，只需所住医院的医生收集其相关影像数据，传送至拥有 3D 打印设备的专业公司，医生和工程师可根据数据进行分析，重建三维立体模型，即可通过 3D 打印机打印出该患者需要置换的假体。

三、3D 打印个性化内置物在骨科的应用

3D 打印个性化骨科内置假体是目前 3D 打印技术在医学领域中应用最成功的。骨科病损千差万别，因此用于骨缺损修复的内置物也只能是个体化的，必须"量体裁衣，度身定制"。

过去，在骨盆肿瘤手术等高难度骨科手术中，定制化设计只能根据平面 X 线影像，数据的准确性受到严重质疑；而依托 3D 打印，可精确定制成与患者一模一样的骨盆。2005 年，一位江西的普通工人的右侧骨盆有一个头颅大小的肉瘤，中国工程院院士戴尅戎教授准备给他施行人工半骨盆置换以保全他的臀部和下肢。但是，传统的半骨盆假体很难与患者骨盆的残余部分完全吻合。为解决这个问题，戴尅戎教授将 3D 打印技术引入临床，手术非常成功。同样依托 3D 打印技术，上海第十人民医院骨科主任蔡郑东教授已经成功为近 200 多例患者成功进行半骨盆置换手术，定制周期也只需 1 周左右。

2014 年 4 月 3 日，空军军医大学西京医院骨科郭征教授等完成了亚洲首例钛合金 3D 打印骨盆

肿瘤假体置入术，实现了对患者巨大肿瘤切除后的缺失骨盆的精细化完美重建，解决了复杂部位骨肿瘤切除后骨缺损个体化重建的临床难题，标志着骨肿瘤外科治疗率先迈入个体化医疗新阶段。

四、个性化内置物的临床应用现状

从宏观角度看，目前患者已不满足通过骨科内置物来缓解疼痛和恢复基本运动功能，而是要求最大限度地恢复其原有功能。以关节为例，若要实现最大限度的关节功能恢复，就要求新一代人工关节与个体在解剖学和运动学方面有更好的匹配。亚洲人的骨骼尺寸及各部分比例关系与欧美人存在一定差异，在行为运动方面也存在较大差异，包括深蹲、下跪、盘腿等动作。因此，结合国人自身的解剖结构和行为运动特征进一步改进内置物设计，设计适合中国人的内置物是十分有必要的。同样，在创伤、脊柱类及骨替代材料产品方面也存在本土化的需求。从技术层面看，个体化治疗是21世纪医学发展的重要方向。以人工关节为例，自其诞生之日起就被打上了第二次工业革命的特征性标记，同一款假体具备完全一致的解剖形态，仅存尺寸差异。这种设计的确能满足大规模生产，降低研发及生产成本，加速产品的更新换代。

临床工作中，假体尺寸不匹配的情形很常见，此时施术者往往会根据假体形态来改造患者解剖结构以保证手术的完成，这种"削足适履"的方法显然会影响手术效果；而且，常规人工关节不仅给关节外科医师带来更大的挑战，同时也使围术期并发症的发生率增高，长远来看还可能造成人工关节使用年限缩短等。为更好地满足临床需求，假体设计者开始改造一块式假体，为假体各部件的连接部增加了更多的调节因素。以人工髋关节为例，当代假体可以调整股骨头直径、颈长、偏心距，甚至股骨颈前倾角。这样的尝试虽有助于降低假体不匹配率，但不可能满足所有患者的需要，如明显的解剖畸形、肿瘤及翻修的患者。所以，个体化内置物的开发、设计已经成为研究的热点。

在骨科临床工作中，标准化的内置物能满足多数患者的需求；但在特殊情况下，患者难以找到合适产品。3D打印技术可以应用于骨科假体与内置物的设计和制作，根据患者的实际情况定制满足特殊需求的个体化假体和内置物。国内裴延军等利用金属3D打印技术制造出患者肩胛骨和锁骨完全符合的钛合金个性化假体，并成功置入骨肿瘤患者体内，效果良好。Xu等利用3D打印技术定制枢椎并通过手术置入，成功治疗了一位12岁的C2尤文肉瘤患儿。Dai等采用3D打印技术为10例接受骨盆截骨术的患者制作个性化半骨盆假体（均有大范围骨盆缺损），术后影像学发现假体与患者匹配良好，无松动等不良情况。术后随访结果显示，除4例患者死于肿瘤转移，其余患者的髋关节功能良好。

五、个性化内置物与数字骨科的发展

在常见骨科手术中，所选择的内置物不仅要保证与复位后骨轮廓的匹配，同时还需确保关键骨折块的固定，以维持复位后关节面的完整和膝关节力线的稳定。与内固定治疗手术入路和术式的选择相比，内置物应用的合理性往往为医生所忽视。

国内学者早期曾提出数字化接骨板的概念，提出形态学个性化，功能上通过有限元分析可以对不同的手术方式的置入效果进行生物力学比较，对手术方式的可行性有一定预测价值。临床上，个性化的选择建立在内置物资源多样性的基础上，有全部或者主流的器械以供医师选择。其次，在数字骨科技术实际运用中，内置物作为虚拟仿真手术中必不可少的重要因素，规格齐全的内置物模型

无疑有利于骨折手术数字化设计的优化，并能适应复杂骨折个性化手术的功能评估。

国内外的各种内置物在一定程度上弥补了这种个体差异的需要。受限于患者的经济承担能力和医疗资源的地区差异，医院招标的内置物往往仅限于一种或几种，选择范围小。随着数字骨科学技术的发展，在计算机数字技术的辅助下，可进行个性化的内固定置入物设计、术前虚拟手术模拟及术中导航精确定位等，治疗的合理性、个体性及精确性得到了进一步提高。

3D打印内置物突破了传统机械加工的制造限制，结合生物力学优化设计，可制造满足骨骼形态和生物力学要求的个性化内置物，手术效果满意。生物3D打印技术正快速发展，国内外开展了大量可降解或具有组织活性的内置物的研发，将在今后骨科内置物领域发挥重大作用。然而，作为医疗产品，尤其是外科侵入性器械，成品的安全性和力学特性需得到证实，以满足国家医疗器械所规定标准。

六、骨科个性化内置体的优势

骨科的个体化治疗是骨科的重要发展方向之一。无论是个体化假体的应用还是常规假体的个体化置入，在理论上均可改善骨关节假体与邻近骨性结构的匹配，从而改善患者功能状态。但由于个体化治疗需要手术前规划、设计、制造等程序，而这些程序执行起来相对复杂，会形成一定程度的滞后。因而，虽然骨科个体化治疗方案与患者个体的匹配度更高，理论上长期疗效更佳，但是在传统的个性化内置物加工方式下，医学人员需要在常规内置物设计理念的基础上参考个体解剖对假体进行优化设计、并通过数控机床制作，最终由医生置入。个体化治疗仍然费时、费钱、费力。随着3D打印技术在医疗领域应用的深入，3D打印技术有望加速骨科个体化治疗流程。

3D打印技术通过精确控制横断面轮廓，有效实现外在轮廓和内部结构的同步重建，因此能充分满足内置物与患者局部解剖结构高度匹配的要求；配合前、后处理，可进一步缩短患者等待时间。3D打印技术可以使医生在数小时内就拿到3D实体模型，并通过模型做出真实、准确的评估。借助3D打印模型，医生在术前进行合理规划成为可能，个体化手术导板工具成为现实，个体化内置物的制造也可以避免长时间的等待，制造成本也随之下降。

七、3D打印内置物发展存在的瓶颈

个体化内置物的临床应用，在可见的未来仍将仅会在小范围内开展，根本原因是个体化骨科内置物，甚至是常规新型国产化骨科内置物的研发和生产，在目前的医疗器械的审批条例规定下还难以快速推进。由于目前缺少相关的审批制度和可依据的技术标准，3D打印医疗器械产品陷入无法进行临床实验的窘境，行业的发展与成熟尚需要一定的时间。

影响3D打印骨科内置物商业化的因素可以归纳为技术因素、管理因素、意识层面接受度、法律法规的支持、人才与教育等。结合中国的具体情况，在临床需求端，虽然3D打印骨科内置物在部分治疗中得到了应用，但并没有成为国内医生普遍接受的技术，是该技术商业化面临的一个挑战。从企业方来看，无论是增材制造技术的人才、医工结合的人才、打印材料、打印设备，还是后处理工艺，都没有做好大规模制造个体化内置物的准备；另一方面，在制造一些复杂个体化内置物时，3D打印技术是刚性需求，但是由于这些个性化需求为企业带来的利润有限，使得有实力的传统骨科医疗器械企业进入该领域的动力不足，而凭借3D打印技术生存的初创型医疗器械企业也存在着实现盈利的挑战。除了上述原因，目前阻碍 3D 打印内置物发展的原因还包括：

1. 3D 打印工艺技术在骨科内置物中的应用还不成熟，即使在最为成熟的 EBM 技术中，针对电子束与粉末之间的相互作用、变形和残余应力控制、表面粗糙度、内部结构缺陷的控制、稳定性等关键技术问题仍然需要不断改进。

2. 打印材料研发是发展的难点。目前，骨科器械领域常用的金属材料为钛合金（粉末），其他的金属材料和高分子材料的打印技术仍然处在试验阶段。对于具有活性的打印材料，如何维持细胞的活性及其功能的研究也处于瓶颈。

3. 打印精度和效率都有待进一步提高。3D 打印的精度受设备、打印材料性能、打印工艺水平等多方面限制，目前国内 3D 打印还难以实现高精度零部件的直接成型，后期仍需要其他加工工艺的补充与配合，进一步提高精度和效率尤为关键。

4. 多种不同特性和不同功能材料的复合打印技术有待突破，特别是在骨科器械领域需求尤为明显，如金属与陶瓷的复合打印、金属或陶瓷与高分子材料的复合打印、软硬组织的复合打印、不同功能的活性组织在细胞级别的打印等。

5. 成本高。3D 打印设备价格昂贵，打印材料来源单一、工艺技术引进难度大、效率和精度较低、日常维护费用高等，都导致了现阶段的高投入和低产出。

八、3D 打印骨科内置物发展前景

我国在将 3D 打印骨科内置物应用于骨科临床诊疗方面处于国际先进水平，部分医院临床应用 3D 打印内置物已有多年。3D 打印技术在制造多孔结构、拓扑优化结构以及梯度材料领域具有技术优势，易于实现内置物的批量定制化生产。骨科内置物制造业是 3D 打印技术最早实现产业化应用的领域之一。截至 2017 年底，世界范围内获得 FDA 医疗器械注册证的 3D 打印医疗器械已超过了 100 种；相比之下，中国骨科医疗器械制造商在 3D 打印骨科内置物商业转化方面的进展较慢。

截至 2018 年，中国有 3 种 3D 打印骨科内置物产品获得了医疗器械注册证，包括：① 2003 年，上海交通大学医学院附属上海市第九人民医院与上海晟实医疗器械科技有限公司合作获得个体化人工假体注册许可证（包括髋、膝、肩、踝、腕关节）。② 2015-2016 年，北京爱康宜诚医疗器材股份有限公司获得了 3 个金属 3D 打印内置物注册许可证：髋臼部件和椎体假体、椎间融合器。③ 2018 年，西安科谷智能获得了个体化下颌骨重建假体注册许可证，材料为 Ti6Al4V 铸造钛合金材料，通过与个体病患骨缺损形态匹配的铸造壳（3D 打印光敏树脂型消失型）铸造而成。

综上所述，应用 3D 打印技术制造个性化复杂内置物有巨大的优势和良好的发展前景，同时也面临许多机遇与挑战。未来，3D 打印技术还有望应用于以下方面：①组织器官的打印，同时满足宏观外形和复杂微观结构两方面要求，在包括心脏、肝脏等器官在内的个性化修复中将发挥巨大作用；②通过研究个性化内置物降解与组织生长速率之间的关系，用于制造降解与生长同步的个性化内置物，满足患者日益年轻化的需求；③应用于牙科、眼科、康复科、神经科等其他方面。总之，3D 打印技术将会在个性化医疗领域中发挥越来越大的作用。

第二节　个性化内置物开发的支撑理论与技术

一、个性化内置物的开发背景

1984年，3D打印技术问世，开创了增材制造（additive manufacturing，AM）的生产方式。AM有两个显著的优势：①几乎能制造任何复杂几何形状、复杂内部结构的产品，其中有些以"减材"方式生产时格外困难，有时甚至无法实现；②由于AM完全是依照3D设计为蓝图而进行的，更像"量身定做"，更易实现产品的"个体化"。就医疗器械制造来说，常用的AM技术包括粉末融化（powder bed fusion）、立体光刻（stereolithography）、熔丝制造（fused filament fabrication）、液态挤出（liquid-based extrusion）等。

1999年，Winder等利用CT扫描并三维重建颅骨缺损，随后应用3D打印技术快速打印形状、大小合适的钛金属内置体，用于治疗患者颅骨缺损并获得成功。Igawa等利用3D打印技术成功打印磷酸三钙假体，修复了犬模型的颅骨缺损。上述应用促进了个性化医用内置物的迅速发展，翻开了医用个性化内置物发展的新篇章。

二、个性化内置物的打印材料概述

3D打印最大的优势就是可个性化"量身定制"具有复杂、精细结构的产品，而具有多孔结构的金属骨科内置材料有利于细胞和新骨组织长入，形成一个牢固的机械嵌合体，从而达到生物固定的目的。另外，多孔材料还可以使得内置物和人体骨骼组织弹性模量相互匹配，来减少甚至消除应力屏蔽作用。

目前，在医学外科领域中，钛和钛合金是公认的最理想的制造人体内置物的金属材料。金属内置物在人体内与人体体液长期接触，可能会发生腐蚀、摩擦反应；内置物以粉屑状态存在于人体内，或者内置物由于腐蚀而游离出来部分离子以金属盐的形式和人体内的生物分子相互结合，对人体健康有害。金属内置物破裂和其耐腐蚀性能之间存在密切联系。所以，为了避免置入材料对人体产生不利影响、提高内置物的使用寿命，对于内置物金属材料腐蚀性能进行研究相当重要。众所周知，钛合金由于其表面会生成一层氧化物薄膜使得其耐腐蚀性非常好，但还需要探索3D打印的钛合金内置物的耐腐蚀性是否依旧良好。

3D打印在骨科领域最重要、最有价值的应用是金属内置物和个性化假体。骨科常用的金属材料有Ti6Al4V、钴铬合金及不锈钢等，均可用于3D打印。电子束、激光束等高能3D打印设备的精确度与效率，可满足制造小型部件规模化生产的需要。3D打印可以制造大小可控的微孔，在内置物的实体部分降低金属材料的弹性模量，减少应力遮挡，在内置物的表面可以促进金属与骨之间的骨整合，这一独特优势使其在骨科内置物的研制与应用方面前景光明。由于金属材料为惰性，其与宿主骨之间发生的骨整合有限。基础研究的热点之一即关注3D打印构建的金属微孔表面改性问题，目标是促进金属微孔表面的骨整合效应，并将其作为支架材料加载其他功能性材料与药物，制造抗菌表面等。

空军军医大学西京医院与上海交通大学的研究团队在3D打印多孔钛合金表面引入壳聚糖/羟

基磷灰石涂层，经过表面改性后在糖尿病诱导损伤状态下提升了骨整合效应。这些研究克服了3D打印材料和制造工艺自身的弱点，拓展了3D打印在骨科的应用。

内置物会因与人体骨组织弹性模量不相匹配而形成应力屏蔽作用，最终出现骨吸收和内置物松动的现象。多孔结构的引入可以解决这一问题，但也需要考虑多孔试样的机械强度是否能达到要求。孔隙率和机械强度之间有所冲突，孔隙率比较大时试样的机械强度也会较低。内置物的机械强度应保证能满足承重要求。

三、个性化内置物金属材料的研究进展和现状

金属材料是目前应用最为广泛的3D打印材料，用于3D打印的医用金属材料主要有纯钛和钛合金、不锈钢等。不锈钢材料在人体内较易腐蚀，医疗应用因而受限。钴铬钼（Co-Cr-Mo）合金自20世纪70年代末就开始作为骨替代材料应用于临床。80年代中期，北京积水潭医院和北京钢铁研究院共同设计制造了我国第一代Co-Cr-Mo合金人工股骨头，其机械性能优于不锈钢材料，稳定性较好。Co-Cr-Mo合金成本低廉、制造工艺相对简单，故与纯钛和钛合金相比起仍然拥有较大的竞争力。有学者研究了Co-Cr-Mo合金的各种热处理方式，对比后发现，铸造后迅速冷却至室温的方法获得的人工关节产品质量合格；3D打印成品在耐腐蚀性方面无明显差异，而在模拟唾液中释放的离子量较少。近年来国内外的多项研究表明，纯钛有良好的生物相容性、力学强度及优秀的抗腐蚀性，密度接近于人体骨骼的密度，是目前最理想的修复颌面部骨质缺损的材料。

陈建宇等采用纯钛金属粉末3D打印与患者下颌骨完全匹配的纯钛髁突。此法采用计算机辅助设计和激光快速成型技术，以球状颗粒的纯钛金属粉末来重建患者的颞下颌关节。结果表明，3D打印成型的髁突能够精确重塑原有颞下颌关节的几何形态和解剖外形，力学性能也能满足外科内置物标准。该钛金属修复体被证明具有良好的组织相容性、足够的强度和稳定的化学性能，能够精确恢复面部形态。该研究还探讨了钛在体内长期存留的问题，钛粒子在体内的释放和累积未达致病剂量，表明纯钛的生物安全性较高。阮建明等学者研发了钽铌合金新型材料，制备多孔基医用金属内置材料，便于肌肉、血管、神经等软组织黏附，具有较好的生物相容性和生物安全性，力学性能也较好，是一种比较理想的修复材料。但是，3D打印对原材料要求较高，金属粉末材料制备困难、品种单一、价格较为昂贵，都是目前制约3D金属打印发展的原因。

另有学者研究使用羟基磷灰石（HA）和聚乙烯醇（PVA）通过3D打印成型技术制备多孔HA内置物，有利于细胞的黏附生长。HA的机械性能差，延展度和韧性方面存在不足，限制了HA材料的应用。由于HA材料和钛金属各有优缺点，有学者基于结合两者优点的想法，通过3D打印技术在纯钛材料表面制备HA涂层，该涂层与基材结合良好，并具有较好的生物活性，能够促进骨组织的早期形成和改建，置入材料与再生骨组织之间也可形成紧密的骨结合。磷酸三钙（TCP）是一种较为理想的生物可吸收性陶瓷材料，具有一定的生物活性，可以进入人体物质代谢并参与生命活动，但其韧性差、强度低，诱导成骨的速度较慢，无法单独作为承力的内置物。有不少采用复合材料制备内置物从而修复骨缺损的报道。有学者采用3D打印技术制造聚乳酸—聚羟乙酸/磷酸三钙（PLGA/TCP）支架，制备活性人工骨材料，用于修复兔模型桡骨缺损，结果显示该人工骨材料具有良好的成骨活性，对修复骨缺损有效。北京大学学者采用多孔β-磷酸三钙/胶原支架修复兔模型下颌骨缺损，结果表明该材料具有良好的降解性能、生物相容性，成骨性能尚可，但力学性能

仍有待改进。

在传统钛金属内置物的表面处理中，表面二氧化钛纳米结构的研究是内置物表面处理研究的热点，主要包括纳米管、纳米网状结构、纳米棒等。利用电化学阳极氧化的方法，可以在钛金属表面制备氧化钛纳米管层，这种增厚的粗糙氧化膜层有利于钙盐的沉积，同时具有更好的表面生物活性，有利于成骨细胞的黏附和增殖，促进了骨结合。

四、金属粉末用于个性化内置物的理论依据

金属粉末主要是指那些尺寸小于 1 mm 的金属颗粒群，通常是指单一的金属粉末、合金粉末以及具备金属性质的某些难熔化合物粉末。目前用于 3D 打印的金属粉末材料主要是 Co-Cr 合金、不锈钢、钛合金和 Ni-Al 合金等。由于 3D 打印对于原材料金属粉末的性能要求比较苛刻，其原材料粉末比较特别，需要可以发生液化、粉末化、丝化等反应，成品还要有一定的力学性能要求。所以用于 3D 打印的原材料金属不仅需要具备良好的可塑性，还必须具备粉末纯净度高、粒径分布窄、流动性好、球形度高、氧含量低和松装密度高、粉末夹杂含量控制等。

1. 金属粉末的流动性　金属粉末的流动性是指粉末流动的难易程度。金属粉末颗粒流动性，对采用粉末床 3D 打印制备金属产品的质量具有重要影响。金属粉末的流动性受多种因素影响，如粉末颗粒粒径大小与形状是否规则、粗糙度和干湿程度等。一般而言，规则球状粉末颗粒流动性表现最佳，形状不规则、表面凹凸不平又粗糙的粉末颗粒流动性则会比较差。此外，粉末颗粒之间会出现黏附现象，这也会间接影响粉末颗粒的流动性。如果制备过程中在粉末表面加入成型剂，或者让其吸附水分或气体，可能使粉末的流动性下降，则会在粉末混合时对其均匀性产生影响。流动性太好，则容易和其他颗粒分离，即使混合均匀了，在出料、运输、装粉等过程中也出现分层现象；流动性过差，那么混合过程中容易出现黏附、抱团等现象，无法使其混合均匀。因此，在生产制备过程中考察粉末颗粒的流动性至关重要。

2. 个性化内置物的生物相容性　生物相容性主要是用来表征生物医用材料的生物学安全性能，一般是由生物材料和活体生物系统的相互作用决定的。生物医用内置材料要想获得药监局批准注册和上市，就必须进行临床前安全性评价，首当其冲的是生物安全性能。这要求材料既要满足在机体内引起的宿主反应在可以承受的范围内的要求，还不能使得内置材料在机体内时的结构和性能受到严重影响。

3. 个性化内置物的力学相容性　内置物置入手术后的患者避免不了运动，内置物和与其接触的骨组织间会产生作用力，包括弯曲或拉压作用，可对其周围骨组织和肌肉组织产生破坏。例如，两者的挤压会造成骨组织厚度减少，也就是发生骨皮质变薄、骨质疏松等，即应力屏蔽现象。有学者认为该现象和人工假体与骨骼两者的柔韧性的差别有关，两者的柔韧性相差越大，假体对骨骼的破坏程度会越大。金属的弹性模量决定其柔韧性，皮质骨的弹性模量为 18~30 GPa。减小金属内置物的弹性模量可减少应力屏蔽现象对骨的影响。

金属网格因其独具的压缩应力应变特性，使其拥有良好的吸收功能。人体骨骼的强度是 3~20 MPa，弹性模量是 10~40 MPa。因此，金属内置物的硬度应避免过大，以减少负载造成的应力性骨吸收；其次，金属内置物应具备较高的疲劳强度，以满足承重要求；最后，金属内置物的弹性模量越接近骨的弹性模量时，两者在一定载荷下的相对位移会越小，越不容易发生摩擦、内置物

下沉、晃动等，从而消除应力屏蔽导致的骨吸收。通过设计金属网孔的形状、角度、大小等参数，可使金属内置物达到较好的生物力学相容性。

4. **个性化内置物的体外溶血性试验**　对于需要置入内置物的患者来说，由于内置物会与血液接触，有必要进行体外溶血性试验。一般情况下红细胞的平均寿命是120天，当由于某些原因红细胞的寿命缩短了，那么就发生了溶血反应。这主要用来评价置入材料对于血液中红细胞的毒性反应。溶血试验实验原理是：当生物医用材料和血液相互接触时，如果材料中存在促溶血成分，那么它们会导致血液中红细胞受到不同程度的破坏，释放其中的血红蛋白，血液中游离血红蛋白含量有所增加，从而产生对机体的毒副作用。采用分光光度计在545 nm波长的光波下进行检测，对生物材料的溶血性进行评价。

5. **个性化内置物与骨结合的理论依据**　骨结合主要是指置入生物体材料和骨骼之间紧密结合在一起，没有软组织间隔，是保持内置物稳定性的前提。钛和钛合金是现在临床手术中使用最为广泛、性能最为优良的医用内置材料。目前多数市售钛制内置材料是通过传统工艺切削加工制成的，并没有3D打印钛合金内置物安全性的评判标准，需要观察动物体的组织结构和内置材料的界面以及骨的病理反应情况，来对比3D打印与传统工艺制备的钛合金内置物的差异。

五、多孔金属材料在个性化医用内置物中的应用

与传统的多孔金属材料制造手段相比，3D打印技术结合计算机辅助设计（CAD）为多孔金属与骨科内置物的设计和制造提供了更有力的手段。其中，激光选区熔化技术（SLM）已广泛用于多孔结构、复杂骨科内置物的制造。

在CAD技术的帮助下，有学者提出了一些具有镂空或多孔结构的下颌骨假体轻量化设计方案，并利用3D打印技术制造，甚至最终将其移植于患者的颌面部，进行临床效果的验证。这些轻量化的下颌骨假体设计往往有以下特点：

1. 个性化程度不一，个性化水平差异较大。

2. 具有镂空结构的下颌骨假体设计往往不具备多孔结构所特有的利于骨结合的优点。

3. 具有多孔结构的下颌骨假体设计，通常未能充分利用下颌骨的内部受力规律对多孔结构的孔径、孔隙率参数进行合理的排布，从而导致低应力区域的多孔结构与高应力区域的多孔结构一样密集，造成应力较低区域不必要的材料浪费。

多孔金属材料的出现使上述问题得到了很好的解决。3D打印技术，尤其是SLM成型技术的兴起，为人们提供了比传统制造方法更有效的多孔金属结构制造方法，可以说，SLM成型技术在形状复杂的多孔结构成型方面，具有不可忽视的独特优势。在医用金属材料中引入连通的多孔结构具有以下优点：①能够大大降低金属材料的弹性模量和强度；②便于对材料的力学性能进行调控；③利于骨长入，加速营养物质的流通。影响多孔结构力学性能的参数有孔隙率、孔径、孔的形状等。其中，孔隙率对多孔结构的力学性能影响尤为显著。

学者们对多孔结构进行了体外生物学评价，提出了一系列利于骨长入的多孔结构参数。Karageorgiou等认为，孔径为100~800 μm的多孔结构有利于骨长入；Fukud等通过SLM技术制成了孔径为500~1 200 μm的多孔结构，发现孔径为500 μm的多孔结构具有最优异的促进骨长入能力；Zhou等认为，孔径300~900 μm、孔隙率范围60%~95%的多孔结构，能够有效改善假体与健康骨

骼之间的骨结合。镍钛合金独有的形状记忆效应、超弹性等特性，也决定了其作为医用金属内置材料的独特价值。此外，由于具有多孔结构的镍钛合金不仅具有良好的形状记忆性能，同时还具有比实体镍钛合金更低的弹性模量，因此具有作为生物医学内置物材料，通过设计应用于临床的潜力。

六、镍钛合金在个性化医用内置物中的应用

Shishkovsky 等研究了 SLM 成型参数对镍钛合金成型件的结构和金属间相组成的影响，并讨论了生物医学用镍钛合金的最佳 SLM 成型条件。

Bormann 等发现，SLM 成型时采用的激光功率越高，镍钛合金 SLM 成型件的晶粒越大。

Haberland 等证明，SLM 技术能够成型具有良好形状记忆功能与超弹性的高品质镍钛合金样件，并探讨了 SLM 成型过程的能量输入对成型件机械性能和热性能的影响。

Dadbakhsh 等研究了在相同能量密度范围内，高激光功率高扫描速度（HP）和低激光功率低扫描速度（LP）下成型镍钛合金样件的可逆马氏体相变，并提出在不同的 SLM 参数下成型样件可能表现不同的转变温度，同时 SLM 对粉末组成没有显著影响。

Dadbakhsh 等还采用 SLM 技术进行了镍钛合金八面体多孔支架的成型研究，并发现与低激光功率低扫描速度（LP）相比，高激光功率高扫描速度（HP）降低了镍钛成型件的马氏体相变温度，导致了更严重的成型件几何失真。

Walker 等在对 SLM 成型镍钛合金过程中的能量输入进行研究的基础上，分析了高激光功率下成型参数对镍钛合金样件的影响。通过对成型件的形状记忆性能进行表征，验证了一组镍钛合金 SLM 成型工艺参数的可用性并用于精细结构的成型。

Saedi 等研究了使用 SLM 技术成型并经过固溶退火后的镍钛合金的形状记忆行为，并认为 SLM 成型配合后期的热处理，可用于调整镍钛合金样件的显微结构和形状记忆响应。

Andani 等通过 SLM 技术成型了致密的具有多孔结构的镍钛合金，对其机械性能和形状记忆特性进行了表征，发现的具有多孔结构镍钛金属的刚度和残余塑性应变与其多孔形状和孔隙率参数高度相关。

七、生物医用金属材料的应用

生物医用材料（biomedical materials）是指那些主要用于生物有机体的诊断、治疗，以及损伤组织器官的置换，并且不会导致出现不良反应的生物材料。生物医用材料通常是惰性材料，具有良好的机械强度（如拉伸强度、抗压性能、延展性和抗疲劳性能）和良好的可加工特点，在生物有机体内一般不会发生化学反应，可以通过细胞黏附长入内置物而形成机械固定，广泛应用于骨科领域中内置物或矫形器械，如髓内针、接骨板、口腔修复材料、人工关节假体等的制造。在实际骨科临床应用中，由于金属内置材料自身的性质差异而会出现病患和外科置入材料匹配不佳，从而导致手术的效果不佳，并且影响内置物的使用寿命。目前，个性化定制具备特定的结构、满足生物安全性能、与患者匹配性良好的外科内置物，是医用外科内置物研究的热点之一。

目前，常用的医用内置金属材料主要是钴基合金、不锈钢和钛基合金三大类，还有记忆合金、贵金属及纯金属钽、铌和锆等。其中，钛合金因其质量轻、强度高、生理环境下耐腐蚀性好、抗疲劳强度优良、生物相容性好与弹性模量低等优点，在生物医学领域被广泛用于制作承重内置物，并

且技术已相当成熟。目前，采用3D打印制备内置物并应用于手术的案例也逐渐增多，但是目前金属的三维打印技术还不是十分成熟，我国也尚未出台其产品安全性的评估标准。

八、个性化医用内置物的临床应用

空军军医大学西京医院骨科团队对于不同部位的骨缺损，通过3D打印技术设计了定制钛合金骨替代物并置入，包括肩胛骨钛合金假体、锁骨钛合金假体、骨盆钛合金假体等（图2-9-2-1），术后效果良好。

病例1：患者，女性，48岁，因"双侧肘关节疼痛僵直5年余"入院。查体：双侧肘关节屈曲畸形固定。结合病史和辅助检查，诊断为类风湿性关节炎（图2-9-2-1~4）。

病例2：患者，女性，62岁，因"右髋部疼痛5月余，加重伴活动受限3月余"入院。查体：右臀大肌和右股四头肌萎缩，右腹股沟压痛（+），右髋关节活动受限。彩超引导穿刺下取病理活检检查，明确"右骨盆转移癌"诊断（图2-9-2-5~7）。采用3D打印技术定制个体化金属内置假体，术后效果良好。

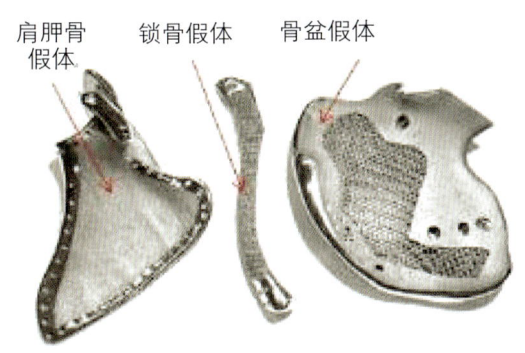

图2-9-2-1　3D打印钛合金假体

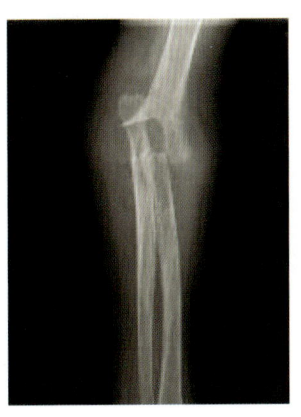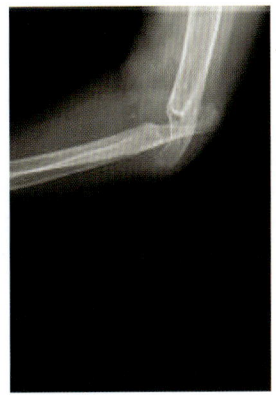

图2-9-2-2　术前肘关节正侧位X线片

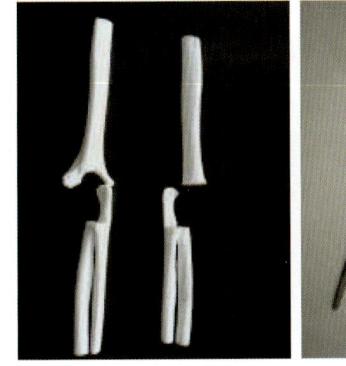

图2-9-2-3　3D打印的骨骼模型和人工肘关节假体

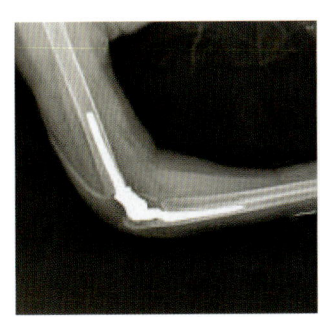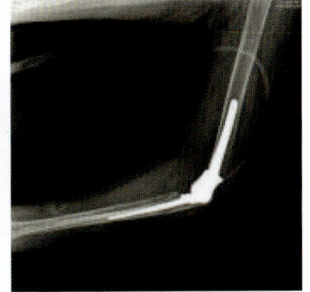

图2-9-2-4　患者术后双肘关节正侧位片

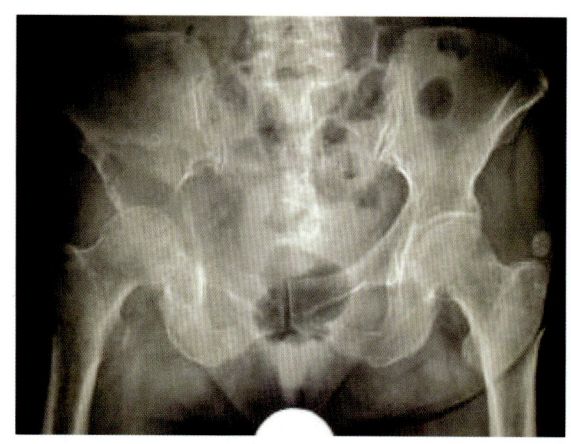
图 2-9-2-5 术前骨盆正位片

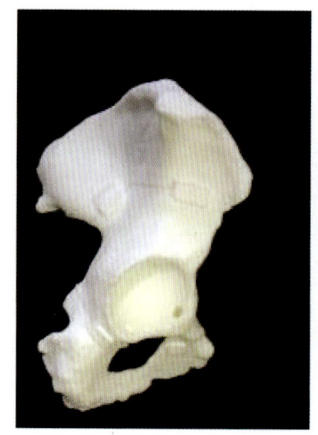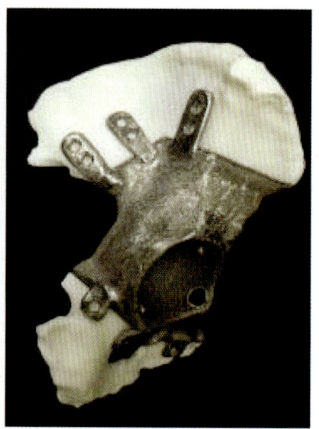
图 2-9-2-6 3D 打印的骨盆模型和假体试装

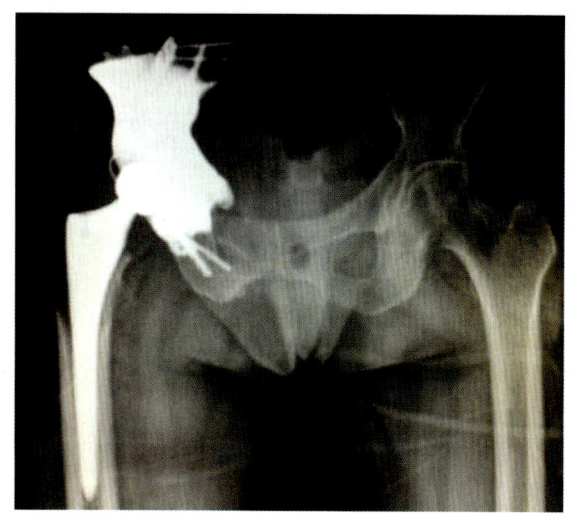
图 2-9-2-7 患者术后骨盆正位片

九、个性化内置物的优势

骨科应用金属内置物的目的多是为了代替、连接或固定有病变的骨或关节。优秀的生物相容性和满足足够的机械力学性能，并且具有优秀的骨整合效应，是对金属内置物的最基本要求。3D 打印技术成型的金属内置物通常使用的都是被证实的具有优秀生物相容性和安全性的金属，如钴铬钼合金、钛合金、不锈钢等金属。3D 打印技术有明显的优势，通过计算机辅助设计，制作类骨小梁结构的微孔，从而表现优秀的骨整合效应，同时可以在空间结构、骨缺损和肢体力线方面进行个体化设计。很多产品是通过 3D 打印技术中的电子束熔融技术（EBM）技术成型，使用钛合金（Ti6Al4V）材料制作成的。钛合金骨小梁金属仿生人体骨小梁结构，创造最佳骨诱导条件，真正实现远期骨长入，保证假体长期稳定性，生物力学表现优秀，降低了应力遮挡和骨溶解，表面摩擦系数高，假体的初期稳定性优异，目前已用于人工髋关节的柄、臼杯、金属填充物，以及颈椎椎间融合器的制造。金属内置物的个性化设计和运用是 3D 打印技术的优点之一，但产品的设计和制作过程中也存在不确定性和风险。因此，需要我们一方面要充分发挥其个性化设计与应用，使某些疑难疾病的治疗难题得到解决，另一方面要避免对产品个性化的盲目追求。

十、可能出现的问题与展望

3D打印材料的材料性质和单一性限制了其发展，使用金属粉末打印制作的假体的生物力学性能不能与传统工艺制作的假体性能相比，人体组织器官功能的复杂性不能通过打印单一活性细胞的器官来代替。3D打印技术的设备与材料价格比较高，政府和医保是否会为这些个性化内置物买单尚未可知。目前，3D打印技术打印的医疗器械的安全性问题有待解决，不能按照标准进行很严格测试，也就无法获得医疗器械注册许可证。应用该技术制造出的人体器官复杂功能得到完善后，当人体器官被这些打印器官代替时又会出现新的伦理问题，有可能会面临与当时克隆技术面临相同的困境。

另外，对由衰老、疾病、创伤等原因引起的组织和器官衰竭是重要的临床问题，器官移植是主要临床治疗方式。然而，移植器官面临供体短缺的问题。据统计，2009年美国等待器官移植的患者就高达154 324例，其中只有27 996例（18%）成功接受移植。除在移植手术花费后续治疗的巨额费用外，寻找合适的供体配型也是一项艰难的工作，然而如果可以通过自身细胞复制自身器官，就可以解决这一问题，同时降低免疫排斥的风险，避免终身服用免疫抑制药物所带来的问题。今后，基于组织工程和再生医学的方法将成为解决器官移植短缺的潜在可能，传统的生物工程对自体细胞进行培养和扩增，然后将其作为种子细胞与支架结构进行复合，最终形成具有活性的组织。

第三节　个性化内置物的制造工艺

在医学领域，由于3D打印技术的特点和骨科专业特性比较吻合，因此骨科领域采用3D打印技术比较早，发展也比较快。获取医学影像时，最容易得到且比较精准的数据就是人体骨骼，所以3D打印技术在骨科领域的发展与应用进展非常快，尤其在骨科个性化内置物领域发展迅猛。

一、个性化内置物在骨科的应用背景

一般来说，骨科应用的很多金属内置物是为了代替、连接或固定有病变的骨或关节。金属内置物要具有优秀的生物相容性和足够的机械力学性能，并具有优秀的骨整合效应。内置物使用的材料通常是被证实具有优秀的生物相容性和安全性的医用金属，如钴铬钼合金、钛合金、不锈钢等。

3D打印技术通过计算机辅助设计，制作类骨小梁结构的微孔，表现优秀的骨整合效应，同时可以在空间结构、骨缺损、肢体力线方面实现设计个体化。金属内置物的个性化设计和运用是3D打印技术的优点之一，但在产品的设计和制作过程中也存在不确定性和风险。因此，需要我们一方面要充分发挥其个性化设计与运用，使某些疑难疾病的治疗难题得到解决，一方面要避免盲目追求产品个性化。

二、RP技术与个性化内置物

快速成型技术（rapid prototyping，RP）是20世纪80年代后期发展起来的一门新兴技术，是指在计算机的辅助下，根据物体的计算机辅助设计（CAD）模型或CT等数据，通过材料的精确

堆积制造原型的一种新的数字化成型技术。由于 CT 扫描与 RP 切片的数据格式极其相似，通过对 CT 数据转化，实现生物体表面轮廓的反求，可以精确复制与生物形体相同的模型。这是一种增材法制造方式，突破了传统的"毛坯—切削—加工—装配—成品"制造模式，集中体现了计算机辅助设计、激光加工、精密数控和新材料开发等多学科、多技术的综合应用。

RP 主要方法有采用光敏树脂材料通过激光照射逐层固化的光固化成型法，采用纸材等薄层材料通过逐层黏结和激光切割的叠层实体制造法，采用粉状材料通过激光选择性烧结逐层固化的选择性激光烧结法，以及将熔融材料加热熔化、挤压、喷射、冷却成型的熔融沉积制造法等。RP 技术极大地降低了内置物设计出错的可能性，针对每例患者解剖结构的个体定制化内置物是更好的手术结果的保证。这种与患者患处完美匹配的内置物可以大大缩短手术时间。

这种方法速度快、精度高，能很好地满足个体化内置物对设计制造的速度和精度的要求。高勃等通过螺旋 CT 图像重建人下颌骨三维数据并制作单侧骨缺损模型，采用健侧数据镜像反转方法获得修复缺损的内置物 CAD 数据模型，用 SLS 法将 CAD 数据转换成蜡模，制作纯钛内置物，通过定点测量比较内置物与 CAD 模型的几何差异，表明所制作的钛制内置物形态自然、精度高。与传统的金属内置物制造工艺相比，这一技术具有诸多优点：①实现了内置物与自体骨的形状匹配，每一块内置物的制造都是针对具体患者进行的，大大提高了内置物的匹配性；②能以较低制造成本、很短的制造周期制作复杂形状的内置物，为术前模拟提供了便利条件，提高手术的效率和准确性。

三、个性化内置物的制造工艺

基于 CT 影像和数据的有限元分析，通过计算机辅助设计个体化内置物，得出有限元模型并据此制造出相应内置物，使内置物更适合人体的生物力学和运动功能。内置物与个体匹配与否，设计是决定性环节。首先，必须获得骨骼的多层断面轮廓影像数据；其次，必须采取合理的图像处理手段提取骨骼轮廓。内置物与人骨实现个体化匹配的关键，是通过曲面反求来实现内置物的原位设计。内置物的设计必须符合人体工程学、生物力学要求，同时要解决内置物体内定位的问题。

现阶段 3D 打印产品采用的工艺主要包括 SLA 立体光刻造型技术、FDM 熔融沉积成型技术、3D 三维粉末粘接技术、SLS 选择性激光烧结技术和 LOM 薄片材料叠加技术等。目前已在国内外上市的 3D 打印骨科医疗器械几乎均采用电子束熔融（electron beam melting，EBM）快速成型技术制成。EBM 是在计算机的控制下采用电子束按产品截面轮廓的信息熔化金属粉末，通过层层堆积，直至整个结构全部熔化完成，制成三维产品。

EBM 技术的优势和制备产品的特点，可以满足部分骨科产品的生物力学和生物相容性的要求：

1. EBM 技术可以实现多孔结构的自由设计，包括孔的类型、尺寸、形状，孔壁的厚度，空隙内部的连通性、孔隙率等，有利于制备更接近骨组织弹性模量的内置材料，降低应力遮挡，使置入器械实现良好的骨长入。

2. EBM 技术制造复杂结构的产品，无须制作复杂的模具，多余金属粉末可重复利用，加工速度快，生产周期短，效率高，与定制化骨科内置物的生产特点相吻合。

3. EBM 技术主要机制就是金属粉末的融化、冷却和凝固，金属粉末熔化、冷却速度较快，可有效避免传统铸造过程中金属晶粒的过分长大和成分的偏析，并且生产过程在高真空环境下运行，可以避免合金的氧化，有利于保证其静态的力学性能，满足骨科内置物的生物力学要求。

目前，3D打印技术中较为成熟的技术主要有EBM电子束熔融（electron beaming melting）、SLM选择性激光熔化（selected laser sintering）、DMLS直接金属激光烧结（direct metal laser sintering）、LENS激光熔敷技术、FDM熔融层积成型技术（fused deposition modeling）、SLA立体平版印刷技术（stereolithography appearance）、LOM分层实体制造技术（laminated object manufacturing）、UV紫外线成型技术等。

1. 光固化立体成型（SLA） 光固化技术是最早出现的快速成型技术，技术最成熟，应用最广泛。主要应用的材料为光敏树脂，通过计算机来控制紫外光和其他光源照射凝固成型，并逐层使之固化，最终得到成品。光固化技术的主要优势在于其成型速度快、原型精确度高，所以特别适合制作精度要求高、结构复杂的模型。光固化快速成型技术也存在明显不足：首先是光敏树脂原料有一定毒性，使用时操作人员需要注意防护；其次是光固化成型的原型虽然在外观方面非常好，但是强度方面尚不能与真正的成品相提并论，一般主要应用于原型设计的验证，然后通过一系列的后续处理将快速原型转化为工业级产品。

2. 电子束熔融成型（EBM） 电子束熔融成型（EBM）是一种在真空环境下用电子束作为热源来熔融金属粉末的分层制造工艺，电子束热源能使建造室在零件制造过程中保持在退火温度。零件建造的数据信息来源于计算机辅助软件（CAD）文件。工作原理是：首先将零件的三维立体模型数据导入电子束熔融设备，然后在电子束熔融设备的工作舱内先平铺一薄层微细金属粉末，利用高能电子束经偏转后聚焦于焦点产生高密度能量，在扫描到的金属粉末层在局部微小区域内产生高温使金属微粒熔融，通过电子束连续扫描使微小的金属熔池之间相互融合并凝固，连接成线状和面状金属层；待第一层面的金属粉末处理完成后，就会有特殊装置在刚刚完成的金属层上再铺另一层细微金属粉末，重复以上过程，如此层层累积最后可形成完整的金属零件。目前，EBM工艺仅限于高价值的构建材料，包括钛合金和钴铬合金。这些材料目前主要用于航空航天及其他特殊的工业部门，也是骨科内置物最常用的材料。在医学领域，EBM技术的高精度特性使其在批量制作先进的骨小梁结构上具有优势。骨科内置物的固体和多孔部分一次完成，避免了通过昂贵的二次加工来生成过孔材料。EBM技术同时是一种无模具生产技术，使得设计修改能够在最短的时间内以最低的成本完成，并且不受模具和零件的外部几何形状和内部复杂腔体的限制，电子束偏转不用移动部件，真空制造使生产出的产品强度高，良好的热环境保证了部件的形状稳定性和低残余应力，并且可提高材料的回收再利用率，减少原材料的损耗。

3. 激光选区烧结（SLS） 选择性激光烧结原理是利用粉末材料在激光束的照射下烧结的原理，通过计算机控制粉末层层累积成型。其制作过程：首先将铺好的一层粉末材料并将其加热到熔点附近，接着利用激光扫描该层截面，使粉末的温度达到熔点，烧结粘接，然后不断重复铺粉、烧结、粘接的过程，直到整个模型完全成型。激光烧结技术可以使用的粉末材料比较多，并且制成相应材料的成品精度好、强度高，尤其适合制造金属物件。激光烧结技术可以直接或间接烧结金属零件，所以制造的成品的强度要高于其他3D打印技术制造的成品。但该项技术同样也存在缺点，首先是粉末烧结的表面较粗糙，需要后期处理；其次是使用大功率激光器，除了设备本身的成本，还需要很多辅助的保护工艺，整体技术难度大，制造和维护成本非常高，普通用户无法承受，所以该技术的应用范围主要集中在高端制造领域。

4. 熔融沉积成型（FDM） 原理是加热各类丝状热熔性材料使之融化，通过极细的喷嘴喷射出来，沉积于制作面板或上一层已完成固化的材料上，当温度低于固化温度后开始固化，通过热熔性的材料层层累积最终可完成三维成品的制作。在常用的 3D 打印技术中，FDM 的制作成本、维护成本及所需的材料成本是最低的，因此是家用桌面级 3D 打印机中使用最广泛的技术。熔融沉积成型主要使用的材料是 ABS 和 PLA，ABS 的强度很高，但是有毒性，材料在制作时味道很难闻，所以需要良好的通风环境，同时因其热收缩性较大，成品精度一般会受到影响；PLA 是生物可降解塑料的一种，没有毒性，所以环保，制作过程几乎没有明显的气味，成品形变也比较小，所以当前国外主流桌面级 3D 打印机基本都使用 PLA 作为材料。

5. 分层实体制造 分层实体制造（laminated object manufacturing，LOM）工艺即分层实体制造，由美国 Helisys 公司的 Michael Feygin 于 1986 年研制成功。该公司已推出 LOM-1050 和 LOM-2030 两种成型机。LOM 工艺采用薄片材料，如纸、塑料薄膜等，片材表面事先涂覆上一层热熔胶。加工时，热压辊热压片材，使之与下面已成型的工件粘接；用 CO_2 激光器在刚粘接的新层上切割出零件截面轮廓和工件外框，并在截面轮廓与外框之间多余的区域内切割出上、下对齐的网格；完成激光切割后，工作台带动已成型的工件下降，使之与带状片材（料带）分离；供料机构转动收料轴和供料轴，带动料带移动，使新层移到加工区域；工作台上升到加工平面；热压辊热压，工件的层数增加一层，高度增加一个料厚；再在新层上切割截面轮廓，如此反复直至零件的所有截面粘接、切割完，得到分层制造的实体零件。

研究 LOM 工艺的公司除了 Helisys 公司外，还有日本 Kira 公司、瑞典 Sparx 公司、新加坡 Kinergy 精技私人有限公司，以及清华大学、华中理工大学等。但因为 LOM 工艺材料仅限于纸，性能一直没有提高，大部分厂家已经或准备放弃该工艺。

6. 三维印刷（3DP） 3D 印刷-高速多彩的快速成型工艺（3DP 工艺）与 SLS 工艺类似，采用粉末材料成型，如陶瓷粉末、金属粉末，所不同的是材料粉末不是通过烧结连接起来的，而是通过喷头用黏结剂（如硅胶）将零件的截面"印刷"在材料粉末上面。用黏结剂粘接的零件强度较低，需要后处理。具体工艺过程如下：上一层黏结完毕后，成型缸下降一个距离（等于层厚，0.013~0.1 mm），供粉缸上升一个高度，推出少量粉末，并被铺粉辊推到成型缸，铺平并被压实。喷头在计算机控制下，按下一建造截面的成型数据有选择地喷射黏结剂建造层面。铺粉辊铺粉时多余的粉末被集粉装置收集。如此周而复始地送粉、铺粉和喷射黏结剂，最终完成三维粉体的黏结。未被喷射黏结剂的地方为干粉，在成型过程中起支撑作用，成型结束后比较容易去除。

7. 无模铸型制造 无模铸型制造技术（patternless casting manufacturing，PCM）由清华大学激光快速成型中心开发研制，是将快速成型技术应用于传统的树脂砂铸造工艺。首先从零件 CAD 模型得到铸型 CAD 模型。由铸型 CAD 模型的 STL 文件分层得到截面轮廓信息，再以层面信息产生控制信息。

无模铸型制造技术不仅使铸造过程高度自动化、敏捷化，降低了工人劳动强度，而且在技术上突破了传统工艺的许多障碍，使设计、制造的约束条件大大减少，具有制造时间短、制造成本低、无须木模、一体化造型，型、芯同时成型，无拔模斜度，可制造含自由曲面（曲线）的铸型等优点。

四、3D 打印个性化内置物的临床应用

下面以骨肿瘤为例,介绍 3D 打印个性化内置物的临床应用。

殷庆丰、王韶进等术前对患者进行 CT 扫描,数据保存为 DICOM 格式,输入 Materialise 三维建模软件,进行截骨选区划分,划分后行模拟截骨,将对侧进行镜像后与患侧进行比对,比对后沿患侧的截骨线行镜像截骨,去除患侧肿瘤部分,留取对侧对应部分。将上述对侧截骨部分作为假体草稿导出为 STL 文件,在 Geomagic Studio 中进行优化,自动网格修复错误、校正失真、去除噪点、光顺、松弛、局部手动修复,转为实体 STP 后导出。将患侧截骨保留部分 STL 文件与上述假体草稿 STP 文件导入 UG 进行设计,通过计算机辅助设计软件(CAD)根据骨缺损和肢体力线设计骨缺损重建模块,然后保存并传输到 3D 打印机,通过电子束高温熔融技术(EBM)融化钛合金(Ti6Al4V)层层累积成型,从而获得形态个体化和高孔隙率的定制化假体。EBM 技术所造成的粗糙的钛合金表面便于骨长入和周围软组织附着。

临床应用实例:

1. 患者,女性,50 岁,因"右侧小腿肿痛伴活动受限"入院。查体:右小腿近端可触及深部肿物,肿物质硬,活动度差,边界不清,压痛(+)。行彩超引导穿刺下取病理活检检查,诊断为"右胫骨骨巨细胞瘤"(图 2-9-3-1~3)。

2. 患者,男性,34 岁,因"左腕部肿痛 1 年,加重伴活动受限"入院。查体:左桡骨近端可触及肿物,肿物质硬,活动度较差,压痛(+)。左腕部活动受限,左手感觉无明显异常。行导穿刺下取病理活检检查,诊断为"左桡骨巨细胞瘤"(图 2-9-3-4,5)。

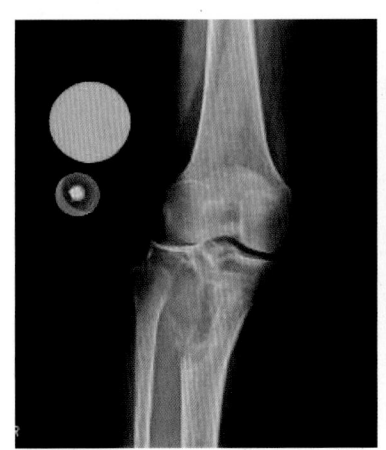
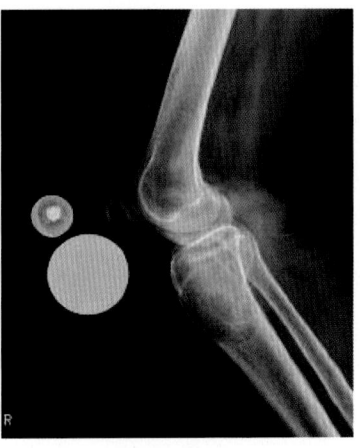

图 2-9-3-1 术前右膝关节正侧位 X 线片

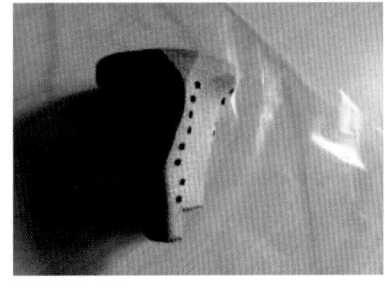
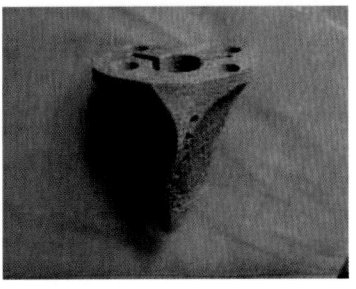

图 2-9-3-2 3D 打印的人工胫骨假体

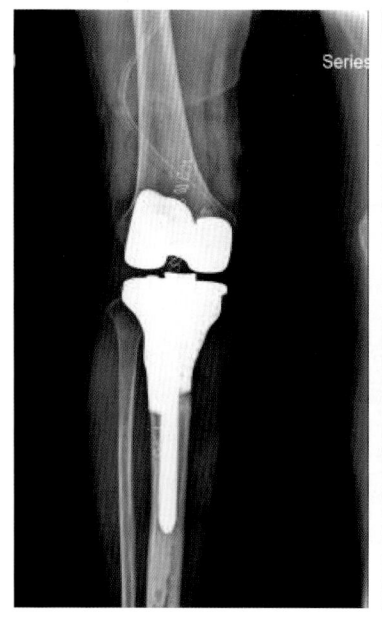
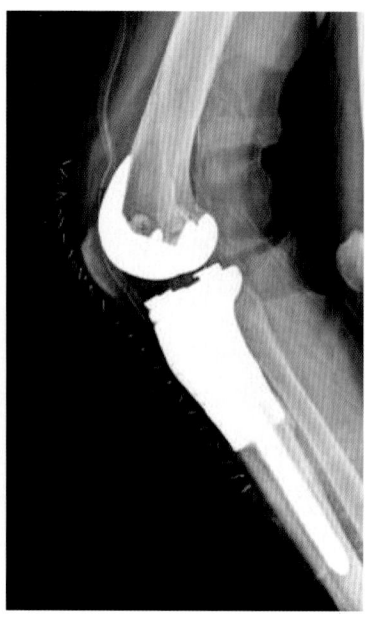

图 2-9-3-3　患者术后右膝关节正侧位 X 线片

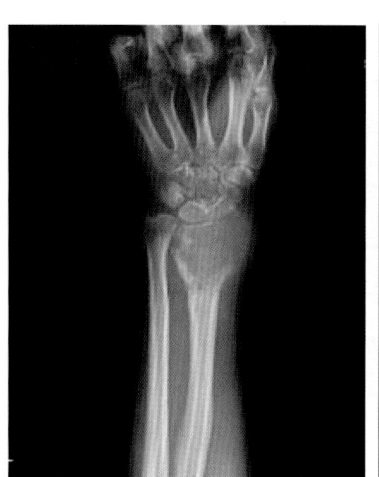
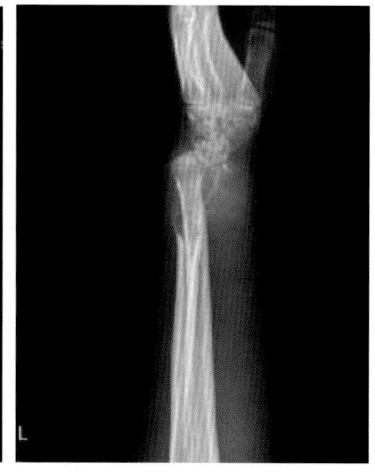

图 2-9-3-4　术前左腕关节正侧位 X 线片

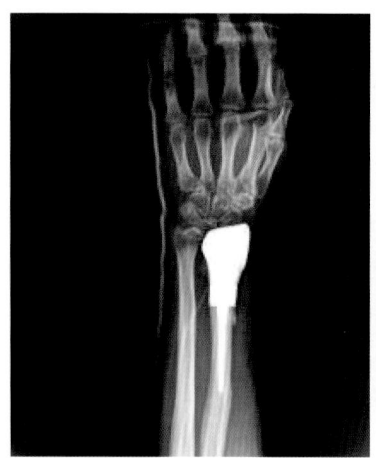
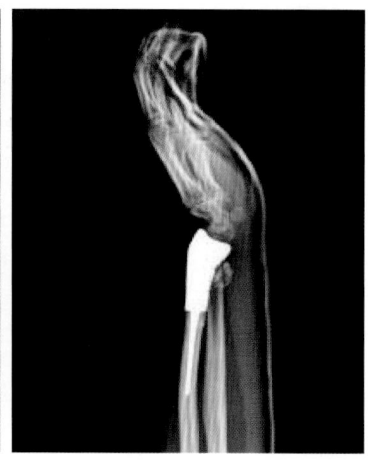

图 2-9-3-5　术后左腕关节正侧位 X 线片

第四节　个性化内置物设计理念

一、3DP 在骨科的发展背景

"3D 打印技术"的理念最早形成于 19 世纪，在 20 世纪初其相关技术逐渐成为现实，近年来才获得真正意义上的应用和推广。在应用和推广的过程中，3D 打印技术的应用被认为是可以导致全球制造业重大变革的"第三次工业革命"。早在 1892 年，J. E. Blanther 在其专利中曾建议用分层制造法构建地形图。1902 年，Carlo Baese 的专利提出了用光敏聚合物制造塑料件的原理。1988 年美国的 3D Systems 公司根据 Hull 的专利，生产出了第一台现代 3D 打印设备——SLA-250（光固化成型机），开创了 3D 打印技术发展的新纪元。

目前，生物 3D 打印技术在医疗领域的运用比较广泛，特别是在骨科领域的应用与研究，有着巨大潜能和优势。2014 年 6 月，空军军医大学西京骨科医院骨肿瘤科郭征教授带领团队，采用金属 3D 打印技术制备与患者锁骨和肩胛骨完全一致的钛合金假体，并成功置入患者体内，在世界上首次实现了肩胛带不定形骨重建，标志着 3D 打印个体化金属骨骼修复技术的进一步成熟。

二、个性化内置物是临床医学发展的客观需求

个体化假体在临床的应用能进一步提高内置物与受区的匹配程度，充分考虑肌肉骨骼系统病患的个体特征，满足不同性别、人种、宗教、运动习惯和职业的个体需要，从而实现治疗决策与治疗技术的优化。3D 打印个体化钛合金假体具有匹配性高、功能和外形满意，多孔设计使骨及软组织附着长入率高、弹性模量降低、减少应力遮挡、产品质量稳定、精度高、制备周期短、大幅降低费用等优势。中华医学会医学工程学分会数字骨科学组副组长郭征教授带领团队在该领域已经进行了多年的研发工作，前期研究成果在《Biomaterials》等杂志上发表并获得 3 项国家发明专利授权，形成了脊柱椎间融合器、股骨头支撑棒和骨肿瘤个体化假体 3D 打印系列产品，目前正进行产品检测和临床验证工作。

现有的骨科内置物和假体是根据大样本解剖数据进行的均一化设计，假体的尺寸和型号未必与每例患者的解剖数据均匹配，因此会带来术中假体选择的困难和临床效果的差异。另外，由于患者病情程度和病变范围的不同，有时需要进行不同范围的手术切除和修复，通常需要根据患者的情况进行个性化定制，这些都需要骨科内置物的个性化制造才能解决。目前，3D 打印的假体和内置物已应用于临床，如比利时的 BIOMED 研究院成功使用激光熔融 3D 打印钛合金粉末获得下颌骨假体并完成植入；2013 年，Oxford Performance Materials 研发 3D 打印 PEEK 材料的颅脑修补材料并获得 FDA 批准。另外，Layer Wke 制造了 3D 打印骨科、颅脑、脊柱和齿科内置物。在听力辅助制造方面，3D 打印也具有革命性效果，目前 99% 的听力辅助设备耳内部分是通过 3D 打印制成的，因为每个人的耳道形状不一，3D 打印具有更好的个体化制造优势。

三、个体化假体和内置物的临床应用与发展趋势

国内外医生和工程人员进行了一系列探索。国内戴尅戎教授等用 3D 打印技术制作金属人工半骨盆假体，为骨盆肿瘤患者成功实施了手术。Harrysson 等将 3D 打印技术应用于特殊病例的膝关节假体的设计，并证实假体远端和股骨匹配良好。Kozakiewi 等将 3D 打印技术制备的铁合金内置物应用于眶底骨折固定，也取得了较好效果。北京大学第三医院刘忠军教授等完成了颈椎肿瘤切除并置入新的 3D 打印的人工椎体；王韶进等使用 3D 打印技术定制了与患者骨缺损匹配的膝关节垫块，成功为患者实施了膝关节翻修手术。

比利时 Hasselt 大学 BIOMED 研究所成功为 1 例 83 岁患者实施世界首例人下颌骨置换术。该假体是基于 MRI 数据，由高能激光烧结的纯铁超细粉末熔融成型的。北京大学第三医院张克教授团队在国内使用 3D 打印的膝关节个性化截骨手术导板，成功完成膝关节截骨和置换。Ciocca 等在下颌骨手术导板的设计应用方面积累了较丰富经验。随着 3D 打印在假体和内置物个性化制造领域的快速发展，美国 FDA 已批准部分 3D 打印设备应用于临床，可使 3D 打印技术更好地造福患者。

四、3D 打印个性化假体的设计理念

近年来，金属 3D 打印技术得到了快速发展，具有加工精准、制作迅速、无须特殊模具等特点，其独特可制造构造复杂、自由曲面的能力，良好的金属韧性及弹性模量，为骨科内置物创新设计和制造带来了新的契机，也为患者个性化治疗提供了有力的支撑。依托现代数字化技术和先进加工技术，个性化假体设计"所得即所想"的愿望得以实现，医生或医学工程人员可以根据患者的实际需求设计材质、形状、结构更优化的假体，使其更适合于人体的生物力学和运动功能。付军、郭征等总结了制备个性化内置物的设计理念要点，包括：

1. 形状 对于肢体管状长骨假体，远、近端需要与截骨端接触，形状需要与断端骨骼形态完全匹配。中间过渡区的形状不一定需要解剖还原，在考虑了强度、植骨、安装方式等方面因素后，可以对中间过渡结构进行简化，以求减低整体重量。

2. 强度 管状长骨假体在体内需要承受一定的应力，在设计时多考虑结合标准接骨板一同使用，但还需要考虑假体的强度。强度包括了即时强度和疲劳强度，通过有限分析能够得到假体的应力分布图，通过改良应力集中区域的形状，可以明显提高假体强度。

3. 牢固性 对于管状假体而言，设计时还需要考虑安装时与骨骼断端的连接方式，以确保即时牢固，同时强烈建议配合使用接骨板固定，以提高假体与骨骼固定的牢固性。

4. 表面 全新的金属 3D 打印技术使得假体可以加工成多孔结构，在设计时需要根据周围接触组织情况调整表面形态，如可将不必要的减重区可以设计成多孔状，以方便满足骨组织长入，另一方面使减少假体表面积液的可能。

5. 成骨活性 为了增强 3D 打印金属假体的远期固定效果，应采用改善假体内部血运的方式提高假体内成骨活性，使无生物活性的金属假体变成一种"体内生物反应器"，结合周围的植骨，从而得到良好的远期固定效果。

6. 重量 体内假体的质量、体积越大，未来发生骨吸收、假体排异的概率也越高。在假体设计过程中，可在保证必要的形状匹配、强度等的同时，通过优化形状、适当增加多孔结构来减轻假体

重量。

7. 质控 目前 3D 打印还没有相关的技术规范，因此建议手术及假体的设计方案必须由 2 名高级职称医师审核，其中至少有 1 人参加手术；对于假体的设计和应力分析，应至少由 1 名工程人员审核，按照上述标准共同鉴定、确认合格，方可以在临床使用。

第五节　金属 3D 打印概论

一、金属 3D 打印技术分类

3D 打印（3D printing）技术是采用材料逐渐累加的方法制造实体零件的技术，相对于传统的材料去除—切削加工技术，是一种"自下而上"的制造方法。因此又被称为增材制造（additive manufacturing, AM）。与传统的铸造和机加工技术相比，3D 打印提高了设计的自由度和多样性，可以实现产品轻量化设计，节约材料，降低能源消耗，最重要的是可以实现复杂内部结构的一次成型和多个复杂零部件的一体化设计制造。3D 打印按照打印材料可分为塑料（FDM, SLS, SL）、金属（EBM, SLS, LENS）、陶瓷（3DP, SLS）的 3D 打印。近年来，国内有较多高校和企业参与 3D 打印设备的研发，有不少产品已经成功推向市场，以熔融沉积型的塑料 3D 打印居多。随着塑料 3D 打印技术的成熟，近几年 3D 打印技术的研发热点逐步向金属材料的 3D 打印技术转移，市场逐渐出现金属材料的 3D 打印设备。金属 3D 打印技术的原理是首先在计算机中用 CAD 造型软件等绘出三维模型并导出 STL 文件，然后用分层切片软件将模型横向切成若干层，在高能束的作用下逐层熔化金属粉末或金属丝材，最后得到三维实体。

金属 3D 打印的兴起颠覆了传统制造业的制造理念，具有以下特点：①直接成型：直接得到所需工件，减少材料浪费，相对于一般金属加工需要切削、磨除部分甚至大部分金属原材料，3D 打印的净成型制造提高了金属的使用率，更加环保。②缩短产品研发生产周期：3D 打印从设计到生产过程短，准备材料少，节约了时间而且有利于公司减小库存。③无须组装：在 3D 打印制品逐层制造的过程中，不仅可以成型零件，还可以成型互锁的零组件如平面连杆机构（曲柄滑块、曲柄摇杆、摇杆滑块）、万向节等，减少了加工和组装设备的使用，有效缩短供应链和生产成本。④生产复杂零件更具优势：在传统制造中，工件越复杂，生产加工成本越高；而 3D 打印生产复杂程度不同的工件的时间、技术、成本几乎没有差别。⑤个性化定制门槛更低，生产小批量产品无须更换模具，只需要改变设计，进一步开拓了设计空间。

虽然金属 3D 打印能够打印出令人惊叹的产品，但由于整个行业缺少生产标准、质量检测、安全认证体系，打印制件的质量、性能等往往不如采用传统加工方法的产品。国内对金属 3D 打印的研发处于起步阶段，而且国内有重装备轻工艺的趋势，使其在国内的发展存在瓶颈。

金属 3D 打印技术通常采用高能束作为输入热源，通过熔化或烧结金属粉末逐层叠加打印制件。根据输入高能束的不同，可将金属 3D 打印技术分为电子束选区熔化成型、离子束熔覆成型、直接金属激光烧结、选择性激光熔化成型、选择性激光烧结等。按照金属粉末的添置方式，又可将金属 3D 打印技术分为 3 类：①使用激光照射预先铺展好的金属粉末。这种方法目前被设备厂家及各科研院所广泛采用，包括使用激光照射喷嘴输送的粉末流，激光与输送粉末同时工作的激光工程化净成型（laser engineered net shaping，LENS）技术，该方法目前在国内使用比较多。②激光选区熔融（selective laser melting，SLM）技术。③采用电子束熔融预先铺展好的金属粉末（electron beam melting，EBM）技术，此方法与第1类原理相似，只是采用热源不同。

本文首先以这3种技术为例介绍金属3D打印技术，包括基本的技术原理和各自的特点。

二、常用金属3D打印技术的特点

（一）激光选区熔融

SLM是金属3D打印领域的重要部分，其发展历程经历低熔点非金属粉末烧结、低熔点包覆高熔点粉末烧结、高熔点粉末直接熔融成型等阶段，由美国得克萨斯大学奥斯汀分校于1986年申请了专利，1988年研制成功第1台SLM设备，采用精细聚焦光斑快速熔融30~51μm的预置粉末材料，几乎可以直接获得任意形状和具有完全功能的零件，致密度可达到近100%，尺寸精度达20~50μm，表面粗糙度达20~30μm，是一种极具发展前景的快速成型技术。

激光选区熔融工作原理如图2-9-5-1所示。在加工前，首先将零件的CAD模型进行切片离散并添加必要的支撑结构，然后规划扫描路径，处理后的数据包含能够控制激光束移动的轮廓信息。然后将此数据导入成型设备，计算机逐层调入轮廓信息，控制扫描振镜偏转，实现激光光斑选择性地熔融金属粉末，与前一层材料粘结为一体，而未被激光照射的区域内粉末仍呈松散状，可以循环使用。一层粉末扫描完后，供粉缸上升一定的高度，而成型缸则降低一定的高度，铺粉刷将粉末从供粉缸刮到至成型平台上，激光再对新铺的金属粉末进行熔融。如此重复，直至完成整个成型过程（图2-9-5-1）。

激光选区熔融直接成型技术可实现精密零件及个性化、定制化和小批量的器件的制造。由于该技术不像传统的零件原型制造方法那样需要制作模具，可以省略模具设计和制造的时间，因此零件原型的制造时间可缩短为几天甚至几小时，极大地缩短了产品的开发周期，减少了开发成本，给制造业带来了无限活力，是制造高强度、高附加值零部件最佳的选择，尤其适用于航空航天关键零部件、汽车零配件、个性化生物医疗器械和内置物、精密模具等的快速精密加工。

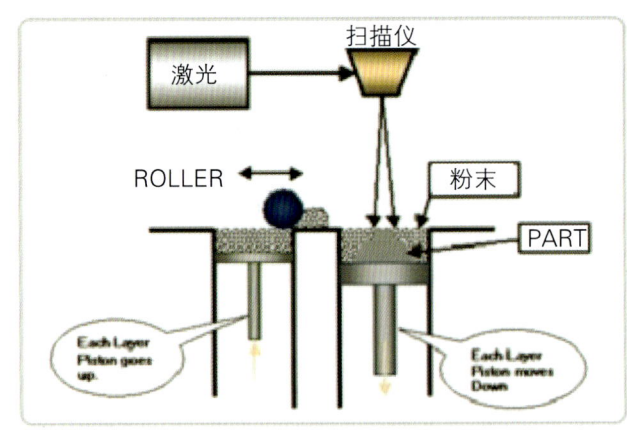

图2-9-5-1　激光选区熔融技术

机械零件是由面、柱、孔、角、球、间隙等基本特征构成的，机械零件的成型能力和性能实际决定于这些基本特征的成型能力和性能，因此对这些基本特征的 SLM 直接成型工艺的研究十分重要。SLM 成型工艺也存在若干限制，并不是每次都能顺利成型或达到预期的性能指标，包括致密度、尺寸精度、表面粗糙度、成型过程中零件内热应力状态、机械强度等。

目前，激光选区熔融（SLM）技术的发展趋势有：①高性价比趋势。SLM 设备对于目前的机械加工业来说，是一个极大的创新和补充，但是 SLM 设备高昂的价格阻碍了它的推广和应用。国外 SLM 设备售价为 500 万~700 万元人民币，还不包括后续的材料使用费等，国内的科研院所或企业一般承担不了如此高的成本。为了更好地推广和发展 SLM 技术，必须不断降低成本，向着一个高性价比的趋势发展。②成型大尺寸零件。目前，由于激光器功率和扫描振镜偏转角度的限制，SLM 设备能够成型的零件尺寸范围有限，使得 SLM 设备无法成型较大尺寸的金属零件，也限制了 SLM 技术的推广应用。国内外的 SLM 设备厂家正在研发大尺寸零件的 SLM 成型设备，如 Concept Laser 公司开发的 M3 设备的成型尺寸已能达到 300 mm×350 mm×300 mm。③与传统加工方法结合。SLM 技术虽然具有很多的优势，但也有制造成本高、成型件表面质量差等缺陷。若是能将 SLM 技术和传统机加工方法结合起来，同时发挥两者的优势，使制造技术提升一个台阶。日本 Matsuura 公司开发出了金属光造型复合加工设备 LUMEX Avance-25，将金属激光成型和高速、高精度的切削加工结合在一起，可在一台装置内交替进行金属激光成型和采用立铣刀的切削精加工，实现了金属材料的复合加工。此外，这种复合加工技术还能够使制造周期大幅缩短，使金属零件从设计到加工的工期缩短 61.5%。④定制化、智能化。随着各种部件不断轻量化和集成化的发展，未来将出现订制化的便携式 SLM 设备。这些 SLM 设备将成为今后人们生产和工作中的实用工具，颠覆传统制造方式，并改变人们的生活方式。

（二）激光工程化净成型（LENS）

激光工程化净成型（laser engineered net shaping, LENS）技术也称为激光近形制造技术或激光近净成型技术，是一种新的快速成型技术，由美国 Sandia 国立实验室首先提出。LENS 将选择性激光烧结技术（SLS）和激光熔覆技术（laser cladding）相结合，可快速制得致密度和强度均较高的金属零件。LENS 是一种快速金属零件直接成型的技术，与 SLM 快速成型技术工艺基本相同，区别在于送粉结构不同：LENS 技术是通过喷嘴输送金属粉末，而 SLM 技术则是通过送粉缸和刮板或铺粉辊进行铺粉烧结。在 LENS 成型系统中，同轴送粉器主要由送粉器、送粉头和保护气路三大部分构成，工作原理是：在保护气体的作用下，送粉装置将金属粉末吹到熔池内进行熔融烧结，通过喷嘴的移动和工作台的移动更换烧结区域，如此循环，层层叠加，最终成型金属零件。

LENS 技术的特点：①与 SLM 技术相比，LENS 技术可制造出更大尺寸的金属零件；② LENS 技术不仅仅能用于金属零件的制造，还能进行金属零件的焊接、修复和添加等；③ LENS 技术特别适于高熔点金属的激光快速成型；④ LENS 技术生成的零件成型质量较差。

（三）电子束熔融（EBM）

电子束熔融（electron beam melting, EBM）是一种增材制造工艺，通过电子束扫描、熔化粉末材料，逐层沉积制造 3D 金属零件（图 2-9-5-2）。由于电子束功率大、材料对电子束能量吸收率高，EBM 技术具有效率高、热应力小等特点，适用于钛合金、钛铝基合金等高性能金属材料的成型制

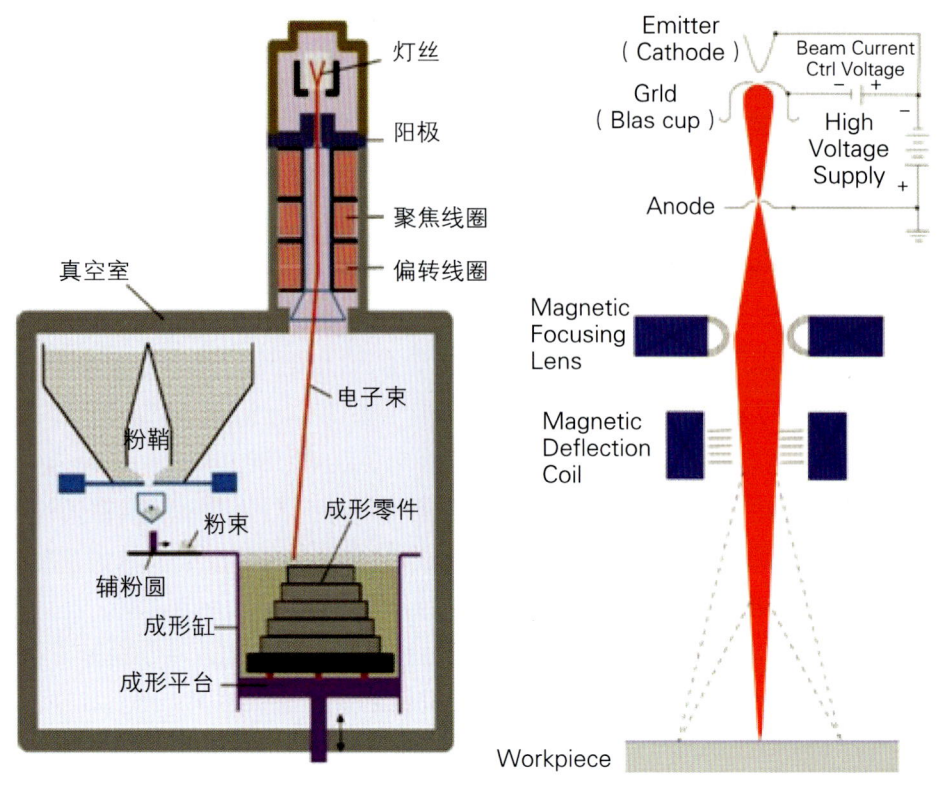

图 2-9-5-2 电子束 3D 打印原理

造。电子束熔融（EBM）技术以电子束为热源，作用于预置粉末层使材料熔融或烧结，逐层制造 3D 金属零件。其工艺原理如图 2-9-5-2 所示：预先在成型平台上铺展一层金属粉末，电子束在粉层上进行扫描，选择性熔化粉末材料；上一层成型完成后，成型平台下降一个粉末层厚度的高度，然后铺粉、扫描、选择性熔化，如此反复，逐层沉积实现 3D 实体零件的成型。EBM 工艺利用磁偏转线圈产生变化的磁场驱使电子束在粉末层快速移动、扫描。在熔化粉末层前，电子束可以快速扫描、预热粉床，使温度均匀上升至较高温度（>700℃），减小热应力集中，降低制造过程中成型件翘曲变形的风险，使成型件的残余应力更低，可以省去后续的热处理工序。

激光和电子束属于高能量密度热源，其能量密度在同一数量级，远高于其他热源。与激光热源相比，电子束具有以下优点：

1. 功率高　电子束可以很容易地输出千瓦级功率，而大部分激光器的输出功率为 200~400 W。电子束加工的最大功率可以达到激光的数倍。

2. 能量利用率高　激光的能量利用率约为 15%，而电子束的能量利用率可达 90% 以上。

3. 无反射　众多金属材料对激光的反射率很高，同时具有较高的熔化潜热；一旦形成熔池，由于反射率大幅度降低，使得熔池温度急剧升高，导致材料气化。电子束不受材料反射的影响，可以用于激光难加工材料的制造。

4. 对焦方便　激光对焦时，由于其透镜的焦距是定值，所以只能通过移动工作台实现聚焦；而电子束通过聚束透镜的电流来对焦，因此可以实现任意位置的对焦。

5. 成型速度快　电子束可以进行二维扫描，扫描频率可达 20 kHz。与激光相比，电子束移动无机械惯性，束流易控，可以实现快速扫描，成型速度快。

6. 真空无污染　电子束设备腔体的真空环境可以避免金属粉末在液相烧结过程中氧化，提高材料的成型率。

对于高熔点的材料，增材制造需要依赖于高能量密度的热源。目前，用于增材制造的热源主要为激光和电子束。相对于使用较多的激光来说，电能转换为电子束的转换效率更高、反射小，材料对电子束能的吸收率更高。因此，电子束可以形成更高的熔池温度，可成型高熔点材料，甚至陶瓷；并且，电子束的穿透能力更强，可以完全熔化更厚的粉末层。在 EBM 工艺中，铺粉层厚可超过 75 μm，甚至达到 200 μm；在提高沉积效率的同时，电子束依然能够保证良好的层间结合质量。综上所述，以更高能量密度的电子束为热源的 EBM 可以提高 3D 打印金属零件的质量和制造效率，降低成型成本。另外，EBM 是在高真空环境下制造零件的，可以保护材料不受污染，甚至有去除杂质的提纯作用。与 SLM 相比，EBM 加工效率高，制件残余应力和变形小，但是表面质量较差。

EBM 工艺直接使用 CAD 数据，设计师从完成设计开始，在 24 小时内即可获得全部功能细节。与砂模铸造或熔模精密铸造相比，使用该工艺，工期将被显著缩短。生产过程中，EBM 和真空技术相结合，可获得高功率和良好的环境，从而确保材料性能优异。因具有直接加工复杂几何形状部件的能力，EBM 工艺非常适于复杂零件的小批量直接量产。该工艺使零件客户化定制成为可能，而且为"CAD to Metal"工艺优化的零件，可以获得用其他制造技术无法形成的几何形状。对于像宇航之类的工业部门，这一技术为制造钛零件样品和小批量产品提供了方便。

三、金属 3D 打印技术的应用

增材制造因其特殊的优势，包括整体成型免装配、任意复杂结构成型及材料结构一体化成型及制备周期短等，广泛应用于各领域。金属 3D 打印技术主要应用于航空航天、医学领域、汽车领域及轻工业个性化领域等，在生物医学、航空航天和汽车工业领域的应用比例在逐渐增加，特别是近年，多个国家竞相在航天航空领域加大对增材制造的投入，越来越多的医疗机构也逐渐意识到了 3D 打印的优势，因此也加大了对该领域的投入。国内增材制造设备需求量较大的行业包括航天和国防、医疗设备、高科技、教育以及制造业等。

（一）航空航天领域

目前，全球航空航天领域制造业的巨头都在增加对增材制造业的研究投入。近年，美、日、欧、中国等国家或地区，以及 NASA、GE、波音、空客等组织，积极开展了增材制造在航天航空领域的研究，也取得了一些成绩，在航空喷油嘴、吊挂、舱门等部位已成功应用，大大缩短了制作时间并节约了成本。也有不少的研究机构逐渐加大了增材制造高温叶片的研究投入，期待用增材制造替代传统制造的方法，节能减耗，降低成本。例如，GE 公司的 Leap 喷气发动机的金属燃料喷嘴，通过这一技术，将喷嘴原本 20 个不同的零部件变成了 1 个，这样造出的燃油喷嘴重量更轻，而且能够承受极端高温，节约了大量成本。尽管在太空中进行增材制造尚处于试验验证阶段，但已规划与实施的诸多地面增材制造项目表明，增材制造技术在卫星和与火箭制造等航天制造领域具有重要的发展价值和应用潜力。航空航天增材制造的材料主要以钛合金、高温合金及铝合金为主，陶瓷基复合材料、碳纤维复合材料的增材制造比例将逐渐上升。

目前，增材制造技术还没有在航空领域广泛应用，单一的增材制造零件面临材料种类有限、性能不稳定、表面精度低等重大挑战，限制了其广泛推广应用。但是增材制造在航空领域的研究成果令人兴奋，无论成品性能还是制造周期均优于传统的制造方法。目前从事增材制造的人员较少，所以增材制造领域的人才培养很重要。与世界先进航空巨头相比，中国在航空领域仍扮演着追赶者的角色，但在增材制造技术方面差异并不是很大。

（二）汽车领域

汽车领域的增材制造研发技术起步较晚，主要应用于模具制备，近几年也有不少机构投入一体化车型增材制造研发中。可以看出短短几年的时间，无论是在汽车零部件制造水平还是汽车的外观造型的加工精细程度等方面，增材制造都有了明显的进步。这些进步必将激发设计师和工程师更大的研发热情，带动增材制造技术在汽车业更深入、全面的发展，相信未来小批量及新车型的研发都会广泛采用增材制造技术。但是，就汽车外观造型设计和汽车内饰设计两个领域而言，增材制造技术并没有让汽车的美学价值、智能化功能价值完全体现出来，在未来仍有较大发展空间。

（三）生物医疗

近年来，增材制造在医学领域中的应用比例逐渐增高，主要应用于医疗模型，方便医生精准诊断和手术导航，还可用于消除部分医患矛盾；另一个主要应用是支架及其替换部件。当然，还包括医疗整形美容等，如牙齿矫正等。国内进达义齿等相关企业已经购置德国设备用于直接制造商业化牙桥，1台设备即可替代月产万颗义齿的人工生产线；也有针对患者每一颗牙齿来反求个体化齿模，然后通过 SLM 技术直接制造个性化牙冠、牙桥、舌侧正畸托槽等。国内外多所高校和医院均投入了大量的经费从事增材制造的研发，与企业联系，成立供应 3D 打印医用材料的合法机构。增材制造的优势在于精准、快速，如果采用传统医用模型制作方法，则可能因为其生产周期长等问题会错过最佳治疗时机。增材制造技术在打印速率和材料种类方面已经能够很好地适应医用模型的需求，前景较好。目前，生物增材制造技术才刚刚起步，除成型外，还有很多更复杂问题需要解决。

（四）轻工及个性化制造领域

增材制造可以直接打印零件及熔模、蜡模等，特别适合轻工业制造领域应用。随着互联网的发展和个性化需求的增加，未来会出现定制化的便携式设备，而这些设备将成为我们平时和工作中的实用工具，将会颠覆传统制造方式，改变人们的生活方式。

第六节 金属 3D 打印材料学

一、金属 3D 打印的凝固特点

金属 3D 打印以高能束流（激光、电子束等）作为热源，按照一定的路径轨迹加热粉末或者丝材，直接打印设计任何形状的模型。在这个过程中，高能束流与金属材料发生作用，使金属粉末快速融熔，已经凝固的上一层温度下降并快速冷却，由此形成了一个高温度梯度、高速降温凝固过程，呈现典型的近快速凝固和固态相变特征，并且成型后构件的性能对工艺参数的敏感程度高。与传统铸造相比，金属材料的凝固过程远远偏离平衡点，熔池凝固时容易产生微观偏析。由于是逐点逐层沉积成型，成型粉材或丝材的成分均匀，成型件中不会存在宏观偏析，而微观偏析只存在于细小凝固亚结构范尺寸围内，也会在随后的热处理工序中消除，因此成型件中的成分整体是均匀的。

由于在近快速凝固的冷却速率下固相界面前沿的温度梯度和过冷度大，产生大量的晶核；大量的晶核向各个方向生长，但晶核相遇后限制了彼此继续生长，形成了细小的等轴晶粒和柱状晶粒。细小的晶粒使得组织的结构致密，同时强度增大、韧性越强。绝大多数金属材料在制造过程中都会经历凝固和固态相变，包括核形成、长大和碰撞停止，但经典理论无法解释SLM过程中非平衡凝固过程。在SLM过程中，较高的过冷度ΔT会减小非均质形核能ΔG^*和均质形核能$\Delta G'$之间的差距，均质核更容易出现。SLM过程中固/液界面推进速度极快，在非平衡凝固下材料会发生过饱和与固溶。熔池边界附近的晶粒长大模式主要是热量扩散驱动的长大模式，晶粒的快速凝固造成了晶粒细化。

激光是目前在增材制造领域中最成熟的热源之一。激光增材制造的优异组织特征源于制造成型中的逐点沉积。同时，逐点沉积也使得我们可以通过控制输入熔池的能量密度、输入质量以及束斑尺寸、熔池形状，进而实现对成型构件的整体组织形态进行精细控制。另外，还可通过控制不同沉积层的沉积路径、不同沉积层间的主温度梯度方向，实现对不同沉积层宏观晶粒方向的控制。

除此之外，利用激光增材制造逐点沉积和熔池高冷却速率的特征，可以避免传统大块非晶铜模铸造的临界冷却速率和临界尺寸限制，使制造无尺寸限制的大块非晶体成为可能。但是，激光增材制造过程中的逐点近快速熔凝较易产生较大的应力和变形，过若能结合成型过程中构件应力/应变的准确模拟与仿真以及成型过程中的闭环控制，对逐点沉积的能量密度、质量输入以及沉积路径进行自适应控制，有望在激光增材制造过程中实现对构件的逐点控形与控性。

二、常见金属材料3D打印微观组织和相结构

（一）钛合金的微观组织

钛合金材料是目前金属增材制造领域中最主要的研究对象，其组织特征对增材制造过程中的热特征有很好的适应性。Ti-6Al-4V是钛合金中最常用的一种，密度为4.43 g/cm^3，熔点约为1 650℃。图2-9-6-1显示了Ti-6Al-4V合金构件SLM成型的显微组织形貌。在SLM成型的Ti-6Al-4V合金中，初生的β晶粒明显细化，晶粒宽度约为100 μm。受激光交叉式扫描路径的影响，初生β晶粒在垂直于沉积方向的横截面上呈现锯齿状；同时，在沿沉积方向上，存在明显的连续外延柱状生长的行为。另外，由于SLM成型所产生的小激光熔池的冷却速率很高，因而在初生β晶内形成了具有不同晶体取向的板条状马氏体α′。

若采用SLM等温锻造复合工艺制备TC17钛合金制件，其组织结构主要由粗大β柱状晶粒组成。经相变点上、下等温锻造及热处理后，制件组织结构主要由条状和细小等轴α相组成；仅经相变点以下等温锻造及热处理后，制件组织主要由细小等轴α相组成，仍存在有少量的原始β晶粒边界。需要指出的是，由于SLM成型件难以完全消除孔洞，使得SLM成型件的延伸率要比LSF构件稍低，将导致SLM成型件的疲劳性能要明显低于LSF构件和锻件，而通常材料的静载拉伸强度对微小缺陷不敏感。

采用EBM打印钛合金是另外一种常用的工艺。激光快速成型两相钛合金和电子束熔融成型两

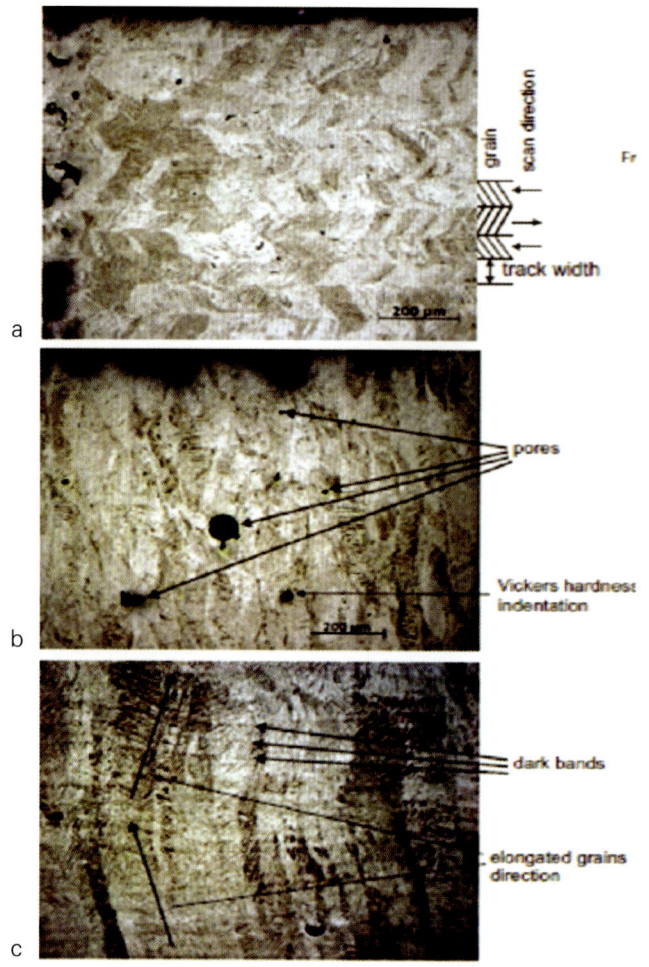

图 2-9-6-1 SLM 工艺下 Ti-6Al-4V 合金典型组织

相钛合金的显微组织结构，与热的分布及温度梯度相关，不同工艺、过程形成的宏微观组织具有很大的相似性。电子束熔融成型 TC4 钛合金，其微观组织以片层 α 相为主，片层 α 之间有少量 β 相，α 相的厚度随沉积高度增加而增大一定程度后逐渐趋于稳定。图 2-9-6-2 是 EBM（上）和 SLM（下）工艺下的组织对比图。与 SLM 相比，EBM 组织由 α、β 两相组成，α 相被 β 相包围，随着冷却速度的降低 α 相会有所减少。此外，EBM 晶粒相比 SLM 粗大很多，同时 α 相中包含由凝固热应力引起的高密度错位；而 SLM 工艺下，组织中有因为快速激光扫描导致快速冷却引起 β → α 的转变。对电子束熔融成型 TC4 钛合金进行固溶热处理，固溶热处理前后组织的主要变化特征为片层的 α 相发生了拉长、弯曲、扭结和旋转。热处理过程中片层的比例会进一步减少，并且随着热处理时间的延长，片层 α 相的形态和球化量也会发生变化。经过

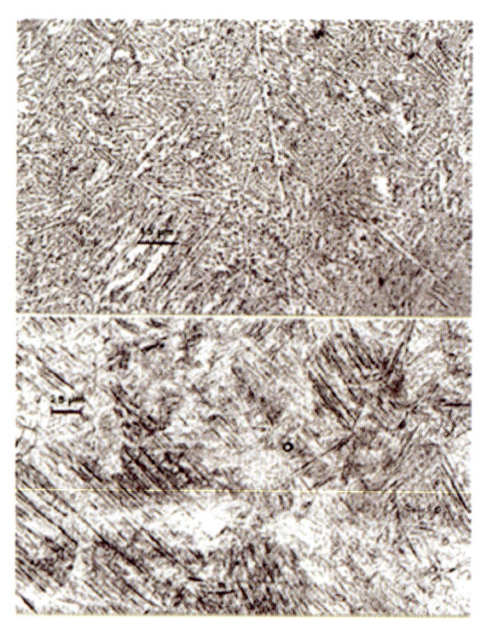

图 2-9-6-2 EBM（上）和 SLM（下）工艺下的组织对比

多次电子束堆积成型 TC18 合金的组织主要为 α 针状组织，沉积层的 β 柱状晶呈外延性生长，在沉积体芯部竖直向上生长，在沉积体边缘主轴则向芯部倾斜。

此外，LSF 是一种较为成熟的金属增材制造工艺。图 2-9-6-3 是采用其制造的 α+β 钛合金 Ti-6Al-4V 构件从底部到顶部的宏微观组织。Ti-6Al-4V 合金成型件的宏观组织由贯穿多个熔覆层呈外延性生长的粗大 β 柱状胞晶组成，胞晶间距为 200~500 μm，柱状晶主轴垂直于激光束扫描方向或略向光束扫描方向倾斜。初生柱状 β 晶内微观组织由极少量针状 α 相、大量的魏氏 α 板条及一定体积分数的板条间 β 相组成；而在 LSF 件的顶部，由于散热慢、温度低等，出现了厚约 300 μm 的等轴晶层，也就是在沉积层顶部发生了柱状晶向等轴晶的转变（columnar to equiaxed transition，CET），等轴晶层的宽度约为 0.5 mm。

Ti-6Al-4V 合金 LSF 构件的沉积态组织特征之所以呈现柱状胞晶生长，主要是由于 Ti-6Al-4V 合金在高温凝固时的外延性初生 β 柱状枝晶生长，以及随后冷却过程中快速进行 β→α 固态相变。由于初生 β 柱状枝晶凝固过程中枝晶间无低熔点共晶相，固态相变过程中 α 板条的生长使

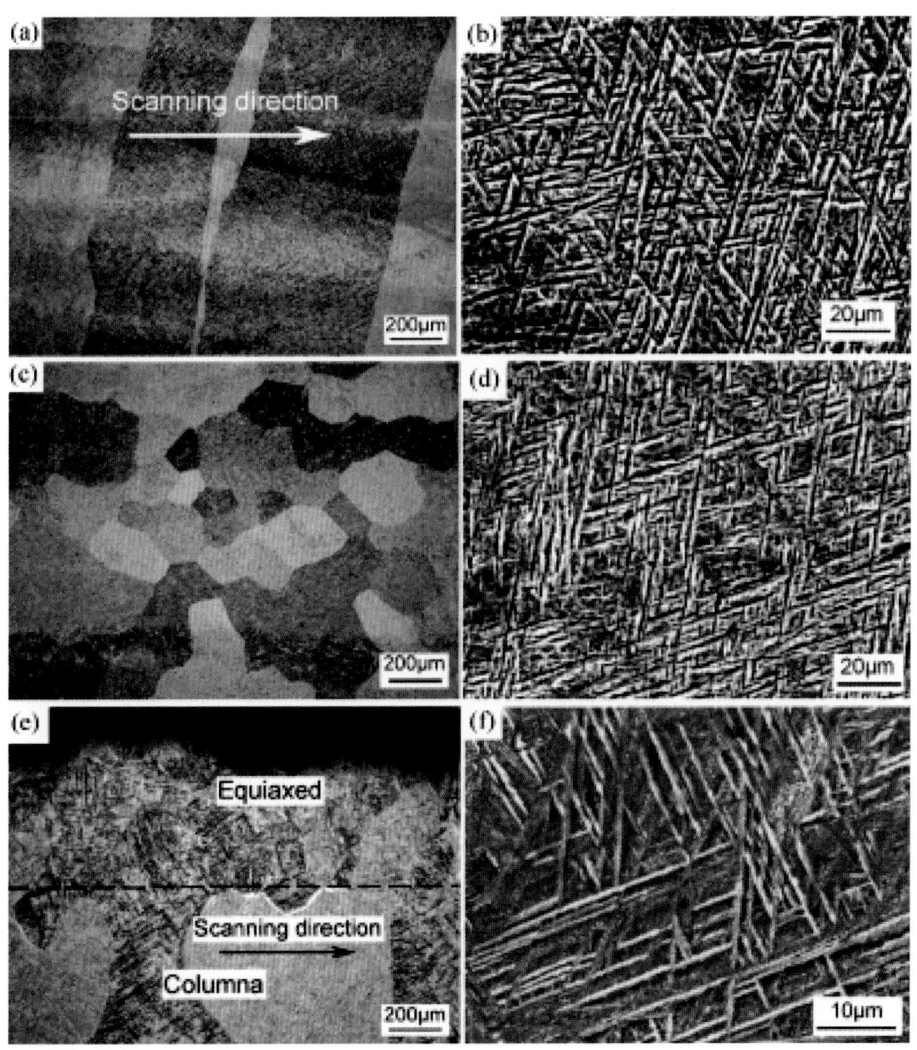

图 2-9-6-3　LSF 成型 Ti-6Al-4V 合金的宏微观组织。a. 平行扫描方向底部和中间部分宏观组织；b. 初生 β 相的微观组织；c, d. 垂直于沉积方向的组织（中间部分样品）；e, f. 平行于激光扫描方向的（顶部取样）组织

得初生 β 枝晶的亚晶界被其穿透而消失,使得最终的 β 胞状晶界面实际上应是高温凝固柱状 β 枝晶列的晶界。

图 2-9-6-4 为 LSF 过程熔覆沉积层中纵截面示意图,显示了固液界面温度梯度(G)和凝固速度(VS)随熔池深度的变化。从此图可以看到,熔池凝固时固液界面温度梯度的方向会由熔池底部的垂直激光扫描方向逐渐转变为趋向扫描方向,意味着由于胞晶通常沿热流方向生长,熔覆沉积层底部到顶部的胞晶生长出现组织转向生长,相邻熔覆沉积层不易出现连续外延性生长。而枝晶组织的生长方向主要由其择优取向决定,与温度梯度方向最为接近的择优取向往往在枝晶生长中占据最为有利的位置,使得沿该方向生长的枝晶在生长过程中能够逐步将生长取向与温度梯度方向相差较大的枝晶组织淘汰,进而在 LSF 过程中呈现沿平行沉积方向的定向枝晶生长。而 LSF 成型的 Ti-6Al-4V 合金的顶部之所以会发生柱状晶/等轴晶转变,也是由熔覆沉积层熔池凝固时的凝固条件变化所决定的。激光扫描过程中,熔池底部的温度梯度最高,梯度方向基本垂直于激光束扫描方向,而熔池底部也是熔池凝固开始的地方,致使初生柱状 β 晶粒沿着沉积方向连续外延性生长。仅在熔池顶部,由于温度梯度的降低和凝固速度的增大,导致柱状晶列凝固界面前沿的过冷度增大,进而在界面前沿的过冷区出现自由形核和等轴晶生长。若后一层的熔覆沉积所导致的前一层的重熔(前一层的等轴晶生长层熔掉),试样整体会呈现柱状外延生长形态,仅在成型件顶部由于无进一步的重熔才可能保留这一等轴晶层。同时,结合 LSF 所具有的粉末同步送进特征,还可以通过采用多路粉末送进的方法,实时控制送进粉末材料的种类和粉末材料的成分配比,实现微观组织连续变化的多材料、任意复合梯度材料及零件的制备。

(二)高温合金微观组织

高温合金又称热强合金、耐热合金或超合金,是 20 世纪 40 年代发展起来的一种新型航空材料,可在 600~1 100℃的氧化和燃气腐蚀条件下承受复杂应力,并能长期可靠地工作,主要用于航空发动机的热端部件,也是航天、能源、交通运输和化学工业的重要材料。高温合金按基体可分为镍基、铁基和钴基,其中镍基高温合金的适用范围最广,发展速度也是最快的。

目前,用于增材制造的高温合金主要包括 Inconel 718(GH4169),是 1962 年美国国际公司开发并申请专利的沉淀强化型镍基高温合金,也是目前应用最广泛的合金之一,广泛应用于航空航天、核工业、石油、化工等领域。该合金的增材制造技术较为成熟,如南京航空航天学院利用 SLM 手

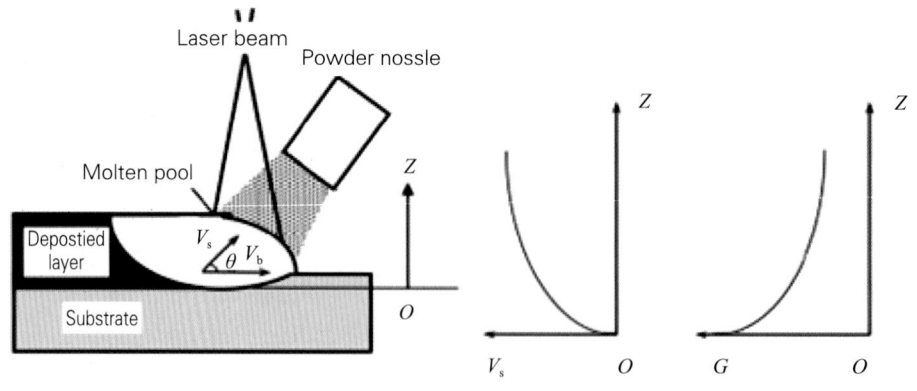

图 2-9-6-4 LSF 沉积过程中固液界面温度梯度和凝固速度 VS 随熔池深度变化图

段制备该合金，表面光滑、连续，成型式样的致密度高，几乎完全致密，硬度可达 395HV，摩擦系数仅为 0.36 左右。研究显示，不同热输入参数下成型试样的显微组织会发生变化，主要是由 Ni 原子固溶于基体引起晶格畸变所致；当热输入较小时，成型试样的硬度值较低且抗磨损性能较差。图 2-9-6-5 为 Inconel 718 的显微组织形貌，可以看出试样中柱状枝晶外延性生长较明显，并对其进行了高温氧化性能分析，发现 SLM 成型试样的高温氧化动力学曲线遵循经典抛物线规律，具有优异的高温氧化抗力；高温氧化测试显示，其氧化膜主要包含颗粒状的 Cr_2O_3 以及少量的尖晶石相，氧化层结构主要包含外层氧化层以及内层氧化层两部分。

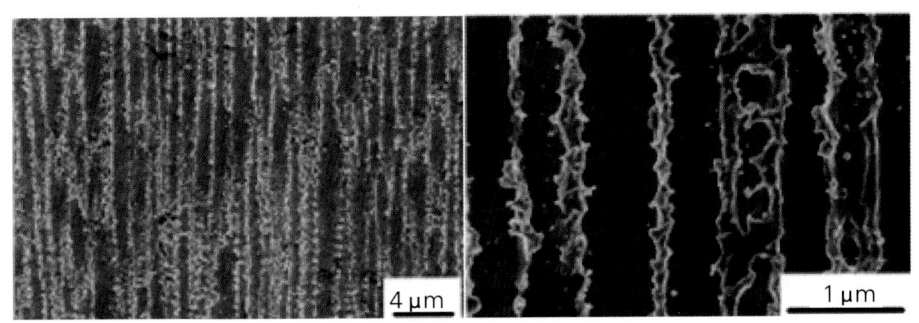

图 2-9-6-5　Inconel 718 的显微组织形态

华中科技大学利用热等静压的后处理手段，提高了 Inconel 718 材料的致密度，消除了部分裂纹和气孔。SLM 加工时热应力导致的微裂纹以及样品层间结合不牢而存在的气孔等，导致 SLM 样品不全致密，而这样的样品在高温高压下缺陷会在结晶动力学作用下发生迁移而修复缺陷；同时由于内部裂纹和空隙气压较低，在热等静压作用下，金属通过在高温下的蠕变和再结晶，裂纹会愈合，孔洞会缩小，因而样品的相对密度增大。目前，加热等静压后处理应经成为增材制造制备高温合金常用的技术。

Manitoba 大学研究了等离子制备 Inconel 718 高温合金，焊接参数为：电流 100 A，焊接速度 0.1 m/min，送丝速度 0.4 m/min，弧长 3.0 mm。焊后的样品塌陷较严重。从图 2-9-6-6 的 EBSD 图中可以看出，样品的底部晶粒细小且样品外延生长性较好，沿 <001> 方向定向生长；试样顶部晶粒较粗大，出现了沿不同方向生长的等轴晶。

加拿大学者曾对 Inconel 718 的 CMT 基础工艺进行了研究，结果显示利用一元化的 CMT 工艺包，随着焊接速度的增加，熔滴与基体接触角逐渐变大，铺展得更开。为了能连续堆焊，建议接触角大于 115°。

K640 合金是一种固溶强化加碳化物强化型钴合金，具有优异的高温持久性能、抗高温氧化性能和耐腐蚀性能，广泛应用于飞机燃气涡轮机导向叶片等部件的制造。国内外对钴基合金的选区熔化成型技术主要集中在牙科和生物医疗领域，对 K640 的研究比较少。北京工业大学对 K640 进行了研究，结果表明，在固定扫描速度下，随着激光功率的增加，成型件致密度整体呈上升趋势；当激光功率较小时，粉末熔化层温度较低，液相溶体黏度较高，溶体流动性较差，从而出现大量无法被溶体填充的孔隙，致密度较低。优化工艺后致密度可以达到 98% 左右，其组织如图 2-9-6-7 所示，可以清晰看到鱼鳞状的熔池。试样显微分析显示组织主要由细小的柱状晶和细小的等轴晶组成，细小的柱状晶呈外延性生长，主要是因为 SLM 成型过程中的熔池固液界面前沿存在较大的正温度梯度，界面前沿一般不出现形核现象，因此形成了大量的外延性生长。

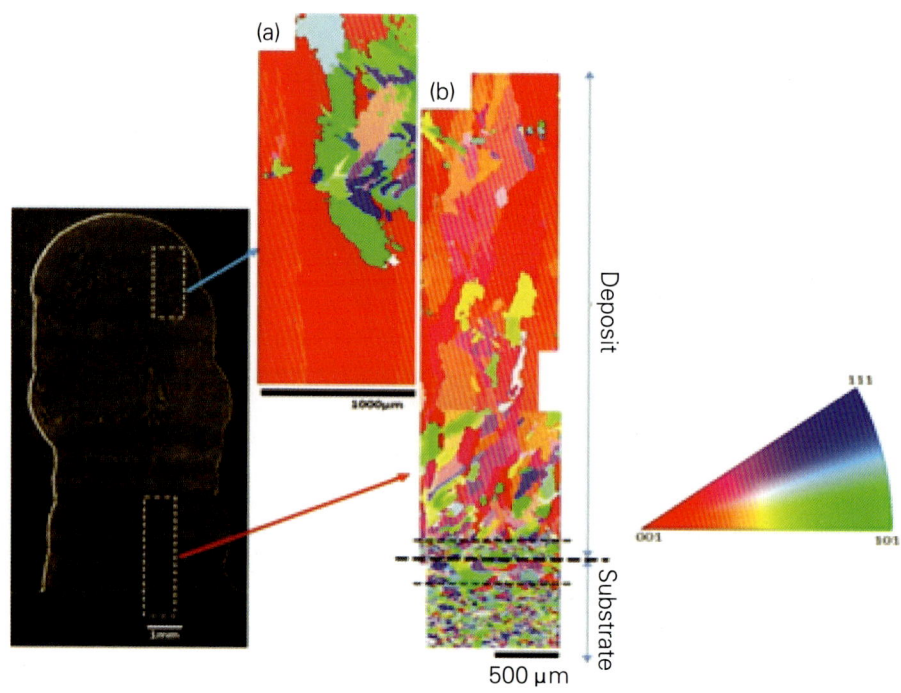

图 2-9-6-6　Inconel 718 高温合金 EBSD 结构形态

（三）不锈钢快速凝固微观组织

316L、304 等为常用的奥氏体不锈钢材料，因其具有优异的耐蚀性、耐热性、塑韧性、低温强度和机械特性，常用于有耐酸、耐碱与耐盐酸腐蚀要求的关键零部件，是工业领域应用最为广泛的不锈钢类型。

西北有色金属研究院对 316L 不锈钢的激光选区熔融进行了研究，316L 不锈钢激光快速成型件主要由垂直于激光扫描方向的外延性生长的柱状细长晶组成，成型件底部、中部、顶部的凝固组织也皆为等轴晶生长，即未出现 CET 转变。这是由于激光成型是一个高温度梯度、高速凝固的过程成型组织致密均匀。正是由于这种外延性生长的特性，使成型件的微观组织生长方向在成型过程中逐层传递（图 2-9-6-8）。

利用激光熔覆制备的 304 不锈钢整个熔覆层组织致密、无气孔和开裂，具有典型的快速凝固组织生长特征。在界面处，γ 相首先沿平面生长，随着离界面距离的增加，出现发达的柱状枝晶组织，

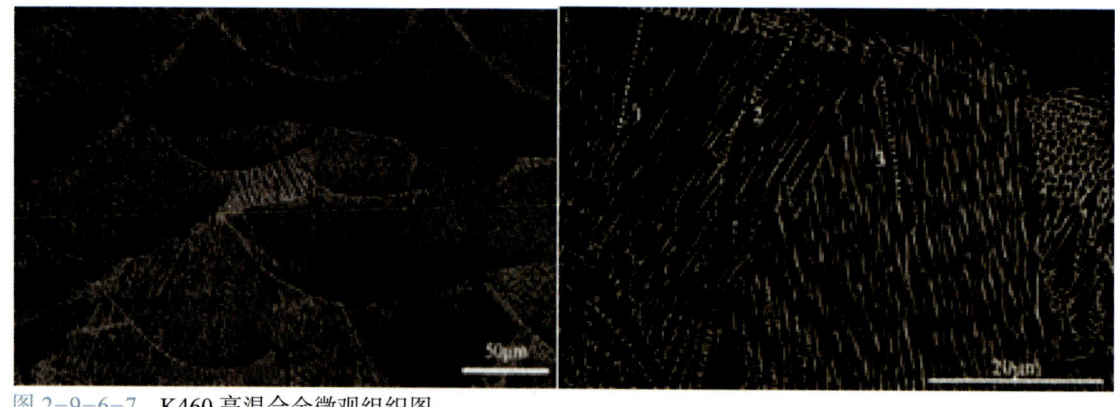

图 2-9-6-7　K460 高温合金微观组织图

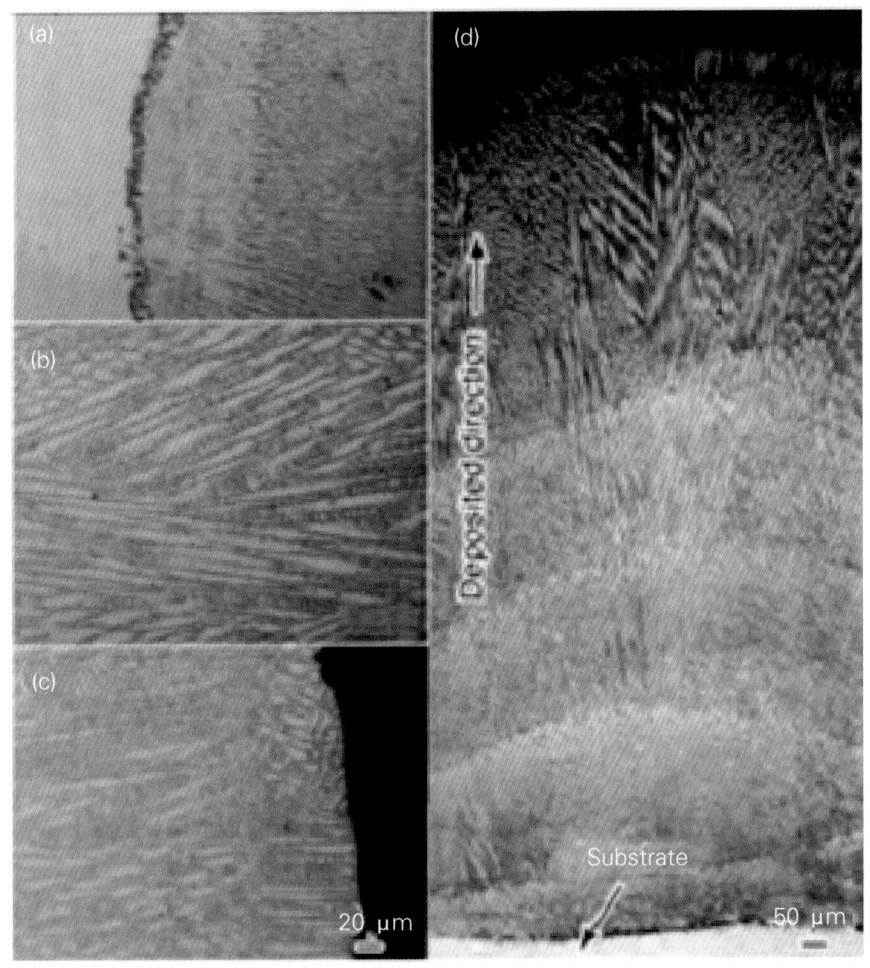

图 2-9-6-8　316L 不锈 SLM 工艺典型形态

这是由枝晶沿最大热流反方向生长造成的；同时也可以发现搭接区组织致密，呈细小的鱼骨状生长，而熔覆层的顶部具有细小等轴晶，这是由合金溶体对流作用的干扰，晶体生长失去了明显的方向性造成的。晶界处连续有细小的碳化物，但碳化物含量很少。

同时对其进行电化学腐蚀实验，结果显示增材制造 304 不锈钢的抗电化学腐蚀性能优于传统的 304 不锈钢，屈服强度与抗拉强度分别约为传统制造 304 不锈钢的 1.24 倍与 1.22 倍，延伸率提高了 16.7%，表明激光增材制造 304 不锈钢显微结构与性能可用于修复工业领域的 304 不锈钢关键零部件的制造。

（四）铝合金微观组织

1. Al-Si 系　AlSi10Mg 铝（Al）合金粉末是目前研究最多的铝合金粉末之一。因为合金中含有较多镁元素，Mg 的活泼性比 Al 高，因此在氧化反应中首先形成的是氧化镁（MgO），可以有效降低制造过程中基体内部的氧含量，降低铝氧化反应对制件的影响。在对 AlSi10Mg 铝合金粉末的研究中，国内外学者做了大量的实验。刘锦辉等利用 AlSi10Mg 粉末进行激光增材制造时，发现采用正交变化的扫描方式，经过多次重熔可以极大地改善零部件内部件的气孔和球化缺陷，使得成型件表面质量有很大的提高。袁学兵等通过研究发现，适当地在基体底部或周围部分进行预加热，可以使熔池的冷却速度下降，使熔池中的杂质气体排除，减少部件中的缺陷，提高其力学性能；同时，在实验过程中加入其他金属元素可提高熔池的流动性，减少氧化铝杂质的形成。赵晓明等采用激光选区熔融技术，使用国产 SLM 设备制备航空航天用 AlSi10Mg 铝合金，试样退火后的显微组织如图 2-9-6-9 所示。通过对铝合金横向、纵向不同倍数的显微组织进行观察可见，采用 SLM 方法 3D 打印的铝合金熔合质量和组织生长情况良好，晶粒细小，组织致密，未发现可见杂质和明显的气孔、裂纹。此外也可看出，横向组织和纵向组织存在很大不同，从横向组织可以看出有明显的熔滴在平面上滚动、延伸，而纵向组织则表现为层状分布的大量细小的胞状晶粒，这正是选区激光熔融技术（SLM）的典型组织形貌。成型的 AlSi10Mg 合金退火态性能与德国 EOS 公司的官方性能数据相当，说明国内对于金属 3D 打印的研究和应用水平已达到国际先进水平。

2. Al-Cu /Al-Zn 系　与 Al-Si 系铝合金相比，Al-Cu /Al-Zn 用于激光增材制造的研究较少，目前主要集中于对 Al-Si 合金粉末体系的特性进行分析，找出一种具有巨大潜力的新的合金体系（Al-Cu /Al-Zn 合金粉末）。研究发现，当粉末配比发生变化时，在熔融层中并没有发现脆硬的氧化层，这对于易受氧化困扰的铝基合金是一个好消息。虽然此项试验只是在基体上熔覆一层，但效果良好，完全有可能用于多层增材制造。

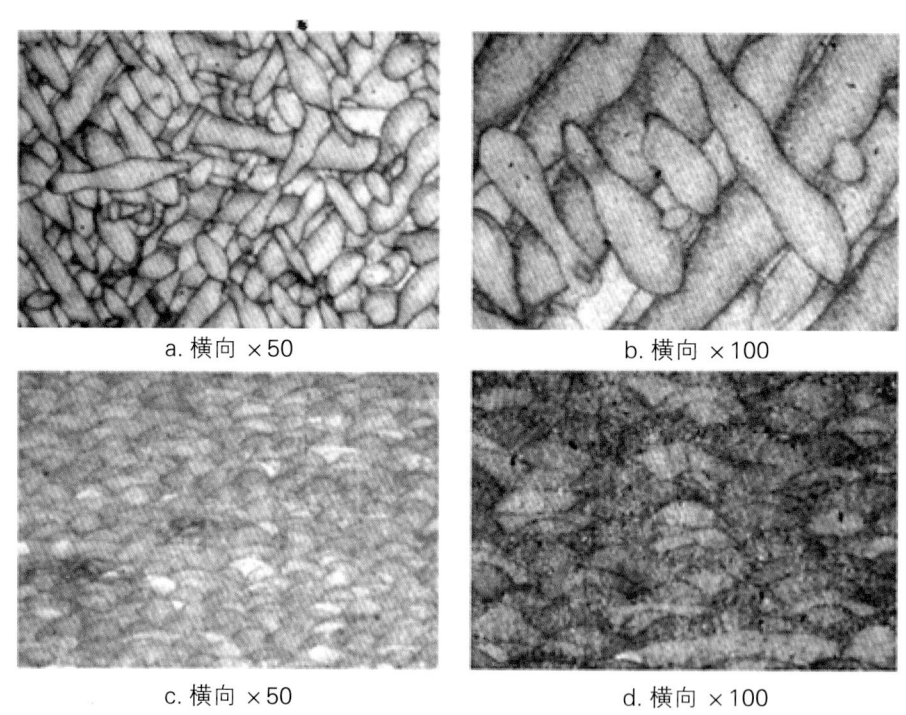

a. 横向 ×50　　　　　　　　b. 横向 ×100

c. 横向 ×50　　　　　　　　d. 横向 ×100

图 2-9-6-9　SLM 法制备 AlSi10Mg 试样退火态组织

（五）钴铬合金的微观组织

随着 3D 打印技术的逐步成熟，医生可以根据患者的自身特性，通过数据采集和三维重建等形成目标零件的三维模型，利用 3D 打印技术快速成型，在经过后处理后达到精度要求，促进手术治疗向个性化、定制化方向发展。

Co-Cr 合金被认为是医学上最可靠的生物兼容性材料。由于其具有优良的机械性能、耐腐蚀性以及耐磨损性，常用于外科置入和牙科修复等领域；特别是其耐磨性优于钛合金和不锈钢，更适合与活动关节的修复与假体置入。

图2-9-6-10是Co–29Cr–6Mo合金采用SLM工艺成型后的微观组织，在垂直于成型方向上横截面（a）中，可以看出有许多细小的析出相。SEM照片（d）证明其为蜂窝状的树枝晶，蜂窝半径为27μm。垂直于成型方向上有拱形的界面，这是激光扫描形成的界面融合线。此外，还有层片状组织与成型方向平行，说明蜂窝状组织是沿着沉积方向长大的，存在外延性生长。这与传统铸造的粗大枝晶组织完全不同。

SLM成型后CoCrMo合金的组织在室温下主要以γ相和少量的ε相存在。其中，γ相对应的CoCrMo合金晶体结构为面心立方（FCC），ε相对应的CoCrMo合金晶体结构为面心立方（FCC）。

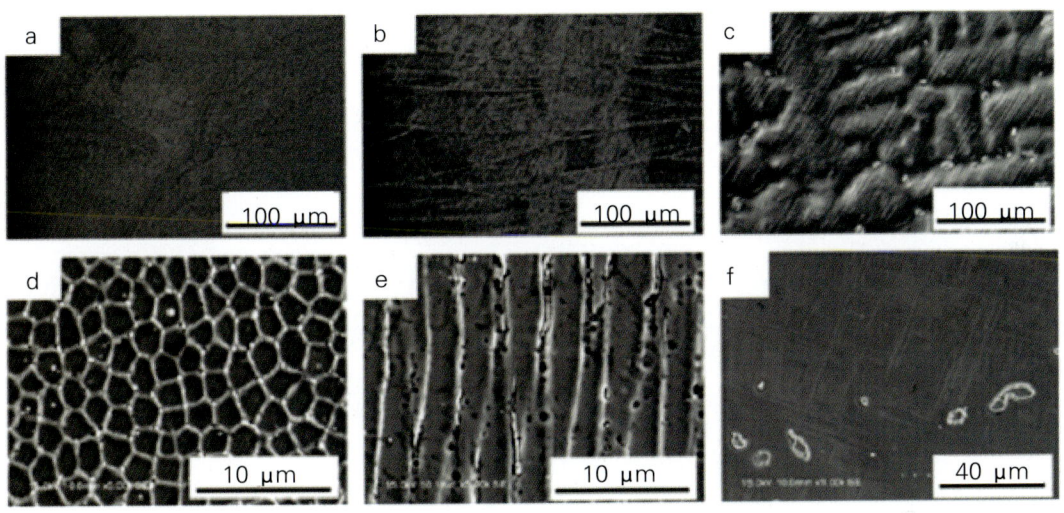

图2-9-6-10　SLM工艺Co–29Cr–6Mo成型组织。a.垂直于成型方向横截面组织；b.平行于横截面组织；c.光镜下铸造显微组织；d~f.图a、b、c的放大

图2-9-6-11是Co–29Cr–6Mo合金采用SLM工艺成型后的微观组织和相应的EBSD取向晶粒图，可以发现，在沿着沉积方向层间有明显的融合线，融合线附近存在有柱状晶组织，也就是说在沉积方向上存在着明显的外延性生长。图中显示合金中的γ相的晶相主要为沿<001>晶向的外延性生长。

在SLM成型工艺中，CoCr合金主要以体心立方γ相存在，有极少量的析出密排六方ε相。快速冷却和极大的温度梯度，使得合金中形成了极为细小的蜂窝状组织，且Mo元素在蜂窝组织边界聚集，有效抑制了合金中的有害相（碳化物和马氏体ε相）形成，减少合金在体液中的溶解。

三、金属材料3D打印需要重点研究的问题

目前，对于3D打印金属材料的研究和应用主要包括38% Ti-6Al-4V（38%）、Inconel 718/625（21%）、不锈钢（316L, 304；17%）、铝合金（AlMgSi, AlCu；9%）、Intermetallics（NiTi, γ-TiAl；8%）、CoCrMo合金（5%）、镁合金（Mg-alloys, noble metals, composites, HEA；2%）。多数研究的主要方向是合金的微观组织和力学性能。

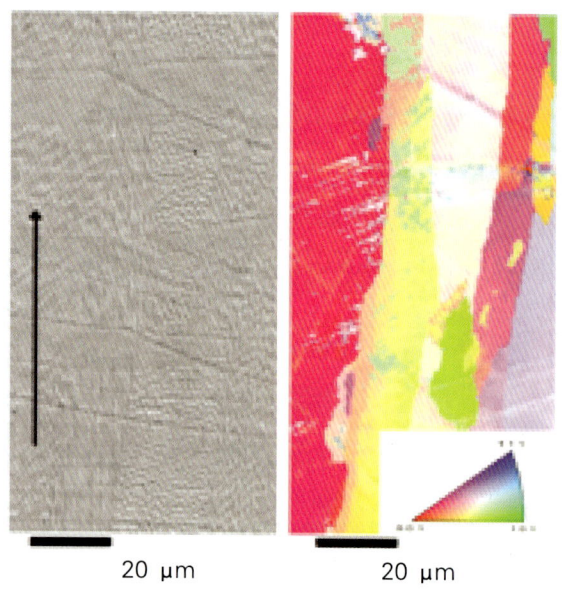

图 2-9-6-11　Co–29Cr–6Mo 微观组织及对应 EBSD 图

目前，金属材料快速成型的主要问题包括：

1. 由于高能束流的作用，加热、冷却速度太快，会抑制传统加热方式下的相转变和长大，形成亚稳相或者过饱和固溶体、成分偏析、热裂纹以及较大的残余应力，材料的微观组织处于非平衡的凝固状态。

2. 成型时，在垂直于扫描方向上的热传导速率是最快的，这种较为单一的热传导过程使成型材料的组织发生外延性生长，造成构件力学性能各向异性。

3. 层与层之间的反复热循环作用，导致层间结合处易发生晶粒长大等缺陷。

因此，对于多元合金快速成型过程中的非平衡相转变的理解就显得尤为重要，这对于掌握材料微观组织形貌、组织和性能之间的关系十分重要，需要进行更加深入的研究和探索，包括：①多元合金中不同元素之间的非平衡凝固相图，为近快速凝固条件下材料的微观组织和相组成提供指导；②不同材料的在近快速凝固过程中的热力学和热物理参数；③合金中不同元素在非平衡条件下的扩散和迁移机理。这需要进行大量的试验研究，形成材料的热力学和动力学数据库，为开发适用于增材制造新材料打下基础。同时，可以利用增材制造工艺（极冷极热的特性）制备新型材料。

影响材料成型后的力学性能与形状精度主要是不同的工艺参数（热源形式、原材料形式、成型条件、成型策略等），对工艺参数和材料性能之间关系的研究不深入。目前，对于 3D 打印能使用的金属材料种类还很有限，因此需要建立全面的 3D 打印工艺、材料力学性能数据库，为生产提供指导。

对于金属 3D 打印设备，目前需要进一步研究的方向是开发成型过程中工艺监控系统，包括激光、电子束、电弧在成型过程中的能量局部变化，成型前和成型过程中的预热和冷却速度控制，以及监控、调控（熔池形貌、熔池和成型后局部温度变化，激光/电子束/电弧作用于材料时产生的不同波段波长来获得绝对温度、热源的热效率等）和闭环控制，来提高打印产品的质量稳定性和成品合格率。

第七节　3D 打印个性化植入物在脊柱外科的应用

增材制造技术（additive manufacturing，AM）又称之为 3D 打印技术，促进了个体化医用内置物的发展和商业化，主要表现在可以个性化定制医用内置材料，为组织工程学中外科内置体的发展和优化提供了新的思路。目前，钛及钛合金作为制作外科内置物的材料，在机械性能、耐腐蚀性能和生物安全性能等方面有着无可比拟的优越性，在临床上主要用于制作骨科内置物，特别是修复承重部位骨或者处理关节缺损。

自 20 世纪 80 年代后期 3D 打印技术出现至今，AM 技术已经被广泛应用于航空航天、汽车制造、医学等领域，近年来在脊柱外科领域的应用也逐渐增多。在我国，脊柱疾病发病率呈现逐年上升的趋势，多种椎体、椎间盘的疾病以及脊柱外伤都需要通过手术进行治疗。由于脊柱独特的解剖结构，脊柱外科对手术操作的要求更高。随着 3D 打印技术的出现和发展，利用 3D 打印等比实物模型进行术前模拟取代了传统的术前规划与修复手术的模拟并具有可重复性，在脊柱外科的临床应用中日益增多。

一、3D 打印与个性化植入物

2017 年，FDA 批准了几款骨科内置产品，分别是：美国医疗器械公司 SI-BONE 生产的首款 3D 打印骶髂关节内置物 iFuse-3D、OSSEUS 公司生产的用于治疗退行性椎间盘疾病的颈椎融合器 Gemini-C、美国脊椎器械制造商 ChoiceSpine LP 公司生产的 3D 打印钛椎体内置物 HAWKEYE Ti，以及由 Nexxt Spine 公司生产的 NEXXT MATRIXX 3D 打印脊柱内置物。

在我国，CFDA（原国家食品药品监督管理总局）已经批准注册了我国第一个也是全球首个 3D 打印人工椎体产品，对我国 3D 打印技术在医学领域的应用发挥重大推动作用。

2016 年，北京大学第三医院骨科刘忠军教授为一位 5 节脊椎受累的脊索瘤患者成功置入世界首个 3D 打印多节段胸腰椎内置物，实现了长达 19 cm 的大跨度支撑。脊索瘤是一种恶性肿瘤，多见于胸腰椎，侵犯范围非常广。该患者 T10~T12 和 L1、L2 共 5 节脊椎受累。按照通用的手术技术切除受累的 5 节椎体后，接下来要面临的就是如何进行支撑，既要保持椎管内的脊髓和神经、血管等重要结构的功能完好，还要进行重建，可以说是遇到了前所未有的难题。

一般来说，脊椎的固定技术大致分为前方和后方两种。后方固定即便范围较大，目前也能找到有效方法。因此，此患者在一期手术时切除了 5 节病变脊椎后，采用椎弓根内固定技术在病变节段上、下端的正常椎体上拧入螺钉，将这些螺钉用金属棒连接固定，便有了不错的支撑强度。以往钛网内填入自体或异体碎骨作为椎体间支撑的最常用器材，促进填充的碎骨与相邻骨最终实现骨融合，完成稳定结构的重建。然而，单靠简单支撑对这么大跨度结构进行重建可能不太现实，钛网一旦移位压迫脊髓，患者就会瘫痪。再有，钛网呈笔直的圆柱状，与脊柱"S"形的生理曲线并不匹配。

有了 3D 打印技术，可以利用金属 3D 打印技术，依照患者的解剖结构，制造与 5 节椎体形态与长度相仿的人工椎体。在此处，使用人工椎体的优势显著：首先，将其放到切除病变后的相邻椎体之间，能起到可靠的连接和支撑作用；同时，利用金属 3D 打印人工椎体在结构上可以任意设计的便利，专门设计了与后方内固定结构的连接，这种前后一体的装置使脊柱稳定性大大增强，在力学性能上可以说是质的飞越。有了这样的固定，术后早期患者就可以下床活动。更特殊的优势是人工椎体被制成微孔结构，像海绵一样，类似骨小梁。有了这种"骨小梁"，相邻正常椎体的骨细胞可以长入其中，最终二者融为一体，从而实现骨整合。

二、3D 打印在脊柱外科的应用现状

2014 年，北京大学第三医院骨科主任刘忠军教授在"北京大学 3D 打印骨科应用国际论坛"上表示，3D 打印在骨科领域的应用，是值得期待和深入研究的革命性技术，可能会为骨科领域带来重大突破。

患者脊柱发生的各种病患外伤，在切除患椎后为其打印一块与切除椎体完全一致的椎骨，完美与相邻椎骨相接……这些原来只在电影或者科幻小说中出现的场景，已经逐步在国内落地，并在患者身上发挥作用。目前，北京、上海、青岛、杭州等地都已经开始探索 3D 打印在医疗领域的应用。

北京大学第三医院研究团队设计了全微孔 3D 打印钛合金人工椎体，动物实验证实人工椎体与周围骨发生良好的骨整合。与传统机械加工螺钉相比，采用 3D 打印制备的粗糙表面螺钉有更高的摩擦力，在体内有抗旋效果更佳。随着北京大学第三医院和北京爱康宜诚医疗器材有限公司合作开发的国内首个 3D 打印金属内置假体的成功上市并在初步临床应用中显示良好的效果，国内越来越多的医疗机构、科研单位、医疗器械生产企业投入了 3D 打印应用研究。尽管 FDA 2013 年批准了 Renovis 公司的 3D 打印椎间融合器 Tesera，但利用微孔结构替代传统植骨在人体内的表现和骨整合效率仍待证实，尤其是用于椎间融合时。北京大学第三医院参与研制的 3D 打印椎间融合器和人工椎体项目已结束临床研究，进入注册审评阶段。

三、3D 打印技术在脊柱外科的发展

利用 3D 打印技术，按照 1∶1 的比例定制个体化人工椎体，不仅可以大大缩短手术时间，减少出血和创口暴露时间，而且 3D 打印的人工椎体更坚固，能与人体组织很好地融合。浙江大学第一附属医院于 2014 年利用 3D 激光打印技术制成钛合金人工椎体并完成首例人工椎体置换手术。患者是杭州的一位大学生，诊断为"骨化性纤维瘤"，T10、T11 受累并有病理性骨折。经专家讨论决定采用 3D 激光打印技术为其免费量身定制个性化钛合金人工椎体并于实施手术置换。患者术后恢复情况良好。

此外，中国科学院金属研究所沈阳材料科学国家（联合）实验室工程合金研究部与国内医疗机构合作，在钛合金 3D 打印技术应用于医疗领域的研究方面取得阶段性成果。其团队与山东威高骨科材料有限公司合作设计并制备具有骨小梁结构的多孔钛合金颈椎融合器和腰椎融合器，具有兼顾力学性能和生物相容性的特点，是一种治愈颈椎和腰椎疾病的理想产品。目前，该产品已通过国家医疗器械质量监督检验中心检验，正处于临床实验阶段。

2016 年，北京清华长庚医院肖嵩华教授带领脊柱团队，成功应用 3D 打印个体化适形假体为 S_1-S_2 骨巨细胞瘤患者实施根治术，为世界首例（图 2-9-7-1）。该手术精准化整块切除高位骶骨肿瘤，并置入 3D 打印个体化适形假体，重建脊柱—骨盆稳定性，成功为患者保留下肢和排便功能。骶骨由 5 节骶椎融合形成，上接腰椎，下连骨盆，发挥连接躯干和下肢的重要作用。目前骶骨巨细

胞瘤多采用两种治疗方法。刮除术，手术操作简单，复发率极高。全骶骨切除骨盆环重建手术，可根治肿瘤，手术难度高，国内仅少数医院可以开展；该手术往往需要切断骶神经，患者术后将残留不同程度的下肢瘫痪、大小便失禁、性功能障碍等。手术切除肿瘤后，骨盆环重建、传统内置物固定系统也各有缺点。

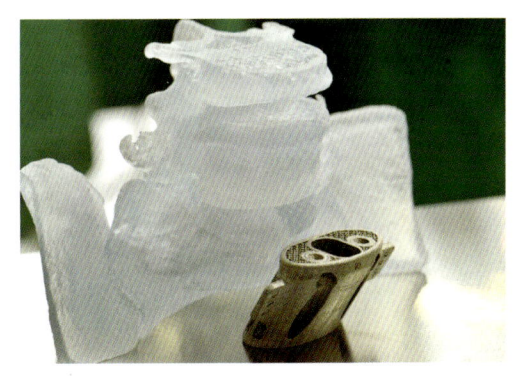

图 2-9-7-1　3D 打印个体化人工骶椎

四、个性化内置物的定制要求

3D 打印技术可以用于脊柱外科内置物的个体化定制，即术者根据患者实际情况定制个体化内置物，以满足患者在解剖学、人体工程学、生物力学等方面的特殊要求。在某些特殊情况下，患者所需内置物太大或太小，或需要与患者局部解剖结构更为贴服的内置物以提高手术疗效时，需要定制个体化内置物。3D 打印技术可以满足定制个体化内置物多样性、复杂性和快速性的要求。

南方医科大学郑勇强、夏虹等研究发现，在设计和使用医用内置物时，以多孔结构为主的内置假体不仅需要满足抗压强度和弹性模量的需求，也需要满足适合骨细胞生长的要求：其一，多孔结构的孔径范围应在 100~1 000 μm 之间。孔径小于 100 μm 不利于骨细胞的通过以及毛细血管的生长，而孔径过大则降低了骨细胞的生长率。其二，多孔之间保持相互连通，利于骨细胞的长入。研究表明，孔隙率保持在 50%~90% 与松质骨较接近，利于骨细胞的长入。应用选择性激光熔化技术打印 6 种几何图形，包括 3 种不同形状（三角形，六边形，矩形）、2 种不同孔径（500 μm 和 1000 μm）。所有的结构应用二维光学显微镜、micro CT 成像分析，结果证实 SLM 可以打印一定范围内的形态和生物力学的结构（图 2-9-7-2）。

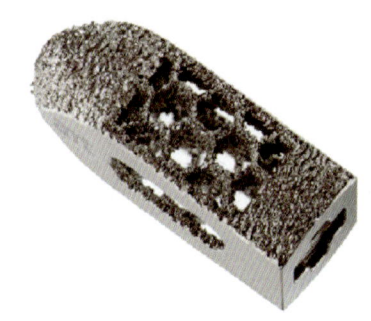

图 2-9-7-2　3D 打印椎间融合器

对孔隙金属进行的大量临床研究表明，骨可以长入金属孔隙中并可增强内置物的强度。临床使用钛网有一个明显的缺陷，即随着骨的生长容易造成骨塌陷。根据患者上、下椎体结构采用 3D 打印技术设计并制作与骨面完全贴合的具有孔隙结构的内置物，降低了骨接触面的压强，还可促进骨顺着孔隙生长。

山东大学殷庆丰、王韶进等认为，采用低弹性模量、高孔隙率和具有良好生物固定性能的金属骨小梁结构，有助于骨小梁和内置物金属微观结合，从而实现生物固定。以电子熔融技术（EBM）为基础的宏观形态定制和微观孔径控制技术为此提供了可能。此类椎间融合器置入人体内时，会提高脊柱稳定性，促进骨长入和椎间融合。

五、个性化椎间融合器的设计理论

通过对个体化内置物的全方位研究，南方医科大学郑勇强、夏虹等总结出以下设计理念：

1.假体应作用在椎体处　根据脊椎受力情况，如假体作用于脊椎中柱和前柱，可以承载脊椎绝大部分的载荷。因此，在尽可能不损伤椎孔内脊髓的情况下，置入的假体设计成作用于可最大限度重构脊椎稳定性的部位。

2. 假体应有足够的强度以支撑人体载荷　置入的假体替代了人体自然骨。为保证脊柱的稳定性，要求置入的人工假体强度足以保证脊椎系统承载生理负荷。由于脊椎承受的载荷多为竖直方向的，这里以人体自然骨的压缩力学性能作为直接对比标准（人体自然骨抗压强度为 10~167 MPa），要求置入的椎间假体的抗压强度至少需达到人体自然骨的抗压强度，以保证有足够的强度维持脊柱稳定。

3. 假体弹性模量应尽可能接近人体自然骨　当两种弹性模量差别比较大的材料一起受力时，弹性模量大的材料会承载更多载荷，弹性模量小的材料承载的载荷会显著减小。因此，向体内置入金属假体时，往往因为金属假体的弹性模量远大于人体自然骨弹性模量，假体置入后所承载的应力远大于骨骼承载的应力，可导致假体破坏、失效，或自然骨因失去必要的载荷刺激而发生萎缩、骨质疏松等，这就是常见的应力屏蔽现象。无论是假体破坏、失效还是椎体出现骨质疏松、骨折等，都意味着手术失败。所以，应尽量避免出现应力屏蔽现象，假体的弹性模量应接近自然骨。

4. 贴合面的选择应以脊椎椎体部位为基础，设计与上下节脊椎相贴合的假体。贴合面匹配程度影响脊柱的稳定性，因而在选择合适的贴合面基础上进行假体设计和成型，可达到良好的治疗效果。

5. 植入假体应与上、下椎体良好固定。假体置入后随着身体的运动容易产生移位，通过假体与上、下椎体的固定能很好地固定假体，为术后患者的恢复提供良好条件。

六、3D 打印个性化内置物在脊柱外科的应用前景

随着医学影像学、数字化医学、组织细胞培养和新材料技术的快速发展，3D 打印技术在脊柱外科领域的应用必将会进一步得到拓展。3D 打印技术可完美解决临床上椎弓根螺钉置入盲目性和复杂性，个体化高精度的手术方案的制订既能明显提高手术的成功率、缩短手术时间、提高手术精确性，又能有效地减少手术并发症的发生。利用 3D 打印技术打印脊柱的三维局部解剖结构有助于脊柱外科相关疾病的精确诊断、提高医患沟通和教学的效果，术中多样式钉道导板定制、个体化定制脊柱支具等的应用也将逐步推广。3D 打印个体化内置物也将进入临床应用，在今后的发展中具有重要的临床价值。

随着新材料的开发，通过 3D 打印可以制作结构复杂的骨组织工程支架，以及人工骨骼、人工椎体等。3D 打印技术不仅可以满足患者个体化定制的需求，而且可根据需要设定特定的孔隙率、交联，使其有利于骨细胞长入，并可以完美匹配支架降解与成骨的速度。理想的骨组织工程支架不仅要具备能够满足骨细胞长入、完美匹配缺损组织结构的多孔结构，还应具有良好的机械强度。3D 打印技术还可以通过改良支架的内部结构特征增强支架的机械性能。例如，Zhao 等以左旋聚乳酸粉末和左氧氟沙星和妥布霉素为原料，应用 3D 打印技术成功制备多药控释型载药人工骨。随着 3D 打印技术在组织工程领域的应用，活细胞也作为打印材料的一部分，在制备组织工程支架的同时被一同打印出来。在不久的将来，利用细胞打印骨组织修复脊柱缺损、病变骨组织将会成为一种革命性的突破。

随着智能制造的进一步发展成熟，新的信息技术、控制技术、材料技术等不断应用于制造领域，3D 打印技术也将被推向更高层面。未来，3D 打印技术的发展将体现精密化、智能化、通用化以及便捷化等主要趋势。提升 3D 打印的速度、效率和精度，开拓并行打印、连续打印、大件打印、

多材料打印的工艺方法，提高成品的表而质量、力学和物理性能，以实现直接产品制造；开发更为多样的 3D 打印材料，如智能材料、功能梯度材料、纳米材料、非均质材料及复合材料等，特别是采用金属材料直接成型，有可能成为今后研究与应用的又一个热点；软件集成化，实现 CAD/CAPP/RP 的一体化，使设计软件和生产控制软件能够无缝对接，实现设计者直接联网控制的远程在线制造；拓展 3D 打印技术在生物医疗、建筑、车辆零部件等更多行业领域的创造性应用。

第八节　金属 3D 打印在关节外科的应用

一、金属 3D 打印的现状

3D 打印技术也说的增材制造技术，是 20 世纪 80 年代后期国外率先发展起来的一门新兴技术。相对于传统的机加工等"减材制造"技术而言，3D 打印技术是一种基于离散/堆积原理，以数字模型文件为基础，运用粉末状金属或塑料等可黏合材料，通过逐层堆叠累积的方式来构造物体的技术。这种制造技术无须传统的刀具或模具，可以实现传统工艺难以或无法加工的复杂结构的制造，并且可以有效简化生产工序，缩短制造周期。近 20 年来，3D 打印技术得到了快速发展，所用的材料种类越来越多，成型结构越来越复杂，零件的精度越来越高，应用范围不断扩大。根据美国技术咨询服务协会的报告，2012 年 3D 打印设备与服务全球直接产值是 22.04 亿美元，全球 3D 打印市场持续增长。如此巨大的市场让世界各国都十分重视 3D 打印技术，而金属材料 3D 打印是 3D 打印技术最沿的部分，在航空航天、医疗等领域应用迅速扩大，未来具有很大的发展潜力。

在骨科领域中，3D 打印金属内置物和个性化关节假体的设计制造是一个重要的方向。据报道，中国的关节疾病患者近 4 000 万人，随着人口快速老龄化以及全民医疗保障水平的要求日益提高，这个数目还在不断加速增加；而随着生物医用材料研制和医学的迅速发展，关节置换的需求越来越广泛，有资料称中国人工关节置换量将以至少每年 25% 的速度递增，关节置换术已成为关节外科乃至骨科最常见的手术之一。近年来随着数字化设计和金属 3D 打印技术的发展，金属 3D 打印技术作为一种无须模具的增材制造技术，在内置物制造领域的优势主要是实现成本更低的定制化产品，以及制造出具有有利于骨长入的仿生微孔结构内置物表面。

二、金属 3D 打印

（一）金属 3D 打印的技术方法

根据 3D 打印所用材料的状态的不同，所采用的 3D 打印技术可以分为多种，目前较成熟的 3D 金属打印技术主要有选区激光熔融（selective laser melting，SLM）、电子束选区熔融（electron beam selective melting，EBM）、激光近净成型（laser engineered net shaping，LENS）等，在这些技术中，电子束熔融（lectronbeam melting，EBM）与选择性激光熔融（selective laser melting，SLM）最常用。

1.电子束选区熔融（EBM）　电子束选区熔融成型技术（EBM）是在真空环境下以电子束为热源，以金属粉末为成型材料，通过不断在粉末床上铺展金属粉末然后用电子束扫描使其熔融，使一个个小的熔池相互熔合并凝固来一个完整的金属零件实体的。这种技术可以成型出结构复杂、性能优良的金属零件，但是成型尺寸受粉末床和真空室的限制。

EBM 优点：真空环境可防止金属材料氧化、被污染和侵害；产品具有良好的形状稳定性和低残余应力特性；被加热的物体仅限熔融的金属部分以及周围粉末的保温，能源可充分、有效利用；材料的利用率高，回收再利用率可达 95%；可生成中空的多孔格栅等高强度轻重量的结构。

EBM 的缺点：熔炼合金时，添加元素易于挥发，合金的成分和均匀性不易控制；运行费用较高；易产生 X 线；较少涉及成型过程中组织结构的变化；对金属粉末熔点有要求。

2. 激光选区熔融（SLM） 激光选区熔融成型技术（SLM）的原理与电子束选区熔化成型技术相似，也是一种基于粉末床的铺粉成型技术，只是热源由电子束换成了激光束。通过这种技术同样可以成型结构复杂、性能优异、表面质量良好的金属零件，但目前无法用于大尺寸零件的制造。

SLM 的优点：可方便地采用不同的材料成型零件的不同部位，以得到不同的性能；对材料的要求较宽泛，理论上任何激光加热后能在颗粒间形成原子间连接的粉末材料均可作为激光快速成型技术的原料。

SLM 的缺点：激光功率、激光束扫描速度、扫描间距、粉末粒度、铺粉层厚、扫描路径都影响金属制品性能，因此必须对烧结工艺参数进行有效调控；能量利用率低，只有 15%；烧结后的金属制品机械强度和致密度较低，需进行后续处理才能满足使用要求；成型过程易产生热应力、组织应力、残余应力，易导致制件的翘曲变形与裂纹。

（二）金属 3D 打印原料

目前，用于外科内置物和矫形器械制作的 3D 打印金属粉末材料主要有钛合金、钴铬合金、不锈钢等，其中钛合金因其无毒、质轻、强度高和优良的生物相容性，是最常用的制作硬组织内置物的材料。由于 3D 打印技术要求原料具有纯净度高、球形度好、粒径分布窄、氧含量低、粉末粒径细小、可塑性好、流动性好等特点，因此适用的金属粉末材料品种单一、价格昂贵、制备技术困难较大。目前，国内用于 3D 打印的金属粉末材料大部分依赖进口，制作成本高昂，使得国内 3D 金属打印技术的应用和发展在一定程度上受限。因此，如何制备适用于 3D 打印的金属粉末材料是一个亟须解决的问题。

（三）3D 打印人工关节的优势

1. 抗感染，防止松动 人工关节置换后，可发生假体松动与感染。假体早期松动原因包括力学因素、固定程度、应力转移等，晚期松动的原因主要为生物学因素，即假体颗粒碎屑迁移到骨水泥、骨界面引起巨噬细胞反应导致骨吸收与重建。假体松动后无有效补救方法，翻修手术也极为困难。如感染无法控制，往往需取出假体。3D 打印人工关节可以很好地规避这两类并发症。在 3D 打印关节中，在逆向建模并完成人工假体模型宏观结构及传导力学优化，优化微观结构并进行流场剪切力分析时，加入生物相容性假体结构设计即纳米微孔技术设计，使其成为便于成骨细胞等细胞爬行及生长的孔隙支架。使用钛合金（3D 打印机目前无法实现钴铬钼合金冷却处理工艺）成型后，采用有利于细胞微环境生成的生物材料如磷酸三钙与氧化镁或氧化锶的混合涂层材料与广谱抗生素涂层材料进行覆盖，最终制得具有抗松动与抗感染效果的人工假体。

2. 个性化匹配，适合复杂病变患者　假体置换是某些关节损伤患者最终治疗方案，但由于假体制造商对缺乏正态分布两端人群的假体设计，或者患者存在显著的解剖畸形、肿瘤以及需要进行翻修等情况，人工假体的形态与手术部位的形态拟合性较差很常见。此外，在一些复杂损伤的关节置换中，传统的关节置换效果差强人意，医生不得不面对术后假体失效、脱位等。此时，人工假体与残留结构无法实现最佳匹配，从而无法实现术后患肢功能最优化重建。运用3D打印技术，术前可为患者"量身定制"高精度的手术方案和个体化内置物，从而提高手术成功率，使手术更精确、更安全。例如，Benum等应用该技术制备个体化股骨假体和股骨髓腔导向器，成功为2例石骨症患者施行人工全髋关节置换术。与标准尺寸的骨科内置物相比，3D打印技术"量身定制"的个体化内置物与患者骨骼匹配更精准，患肢功能恢复更快，并且能够减少脂肪栓塞等并发症的发生。Won等利用该技术为21例髋关节严重畸形患者制订手术方案并成功施行人工全髋关节置换术，术后影像学检查表明假体组件均按计划精确置入。

3. 优化手术技巧，减少并发症，节省手术时间　以应用比较成熟的髋膝关节为例，Havelin等分析挪威73 000例关节置换术患者得出结论，髋关节置换的失败通常是由假体松动引起的，导致松动的原因有多种。周海等综合国内外统计结果发现，无论是髋关节还是膝关节，假体位置不正确是发生假体松动的主要原因（髋、膝关节假体的失效率分别占总失效的40%/70%和10%/20%）。从患者和假体方面来讲，预成型标准化假体与差异化的个体损伤的矛盾，要求术者必须具有丰富的相关经验并熟练掌握相关技术，才能保证假体置入的位置足够准确，提示更适合的假体会降低手术难度。

三、金属3D打印在关节外科的应用

（一）金属3D打印在髋关节外科的应用

髋关节置换手术多用于骨盆恶性肿瘤与髋关节严重磨损的治疗，前者的病变范围存在不确定性，截骨会造成残存骨盆结构复杂。使用常规假体时需要由骨科医生对邻近骨进行处理，存在局部支撑结构的强度不足、应力传导不均匀等缺点，是一种"削足适履"的骨重建方法。金属3D打印则可为复杂髋关节置换提供"量体裁衣"的处理方式：医生根据残留骨盆结构设计个体化假体，实现最佳的结构匹配，保证术后患肢功能重建最优化。另外，常规假体并不适用于某些髋关节疾病，如髋关节发育不良，此类患者常存在解剖轮廓异常，常规假体无法置入或匹配度差，这种情况只能通过3D打印个性化髋关节来重建。

金属3D打印技术使个体化人工假体设计更加优化。上海交通大学医学院附属上海市第九人民医院在国内较早使用计算机辅助设计制造个体化骨盆假体，并对患者术前、术后进行随访。结果显示，假体短期效果满意，长期效果尚待评估。个体化半骨盆的设计不仅考虑了骨盆内置物的匹配，同时还整合了常规导板的定位作用，充分利用髋臼周围的骨量，增强内置物的固定效果，保证半骨盆假体的长期稳定。图2-9-8-1所示为一例55岁女性患者，因髋关节假体松动行个性化人工髋关节置换。患者的术前影像学检查显示髋臼后壁有明显骨缺损，为此在髋臼假体上方设计一辅助固定上方植骨的耳部。术后效果良好，患者髋臼位置左右对称，下肢等长。叶鹫等在获取骨盆肿瘤患者的CT后进行三维建模，模拟髂骨肿瘤切除，根据截骨范围和骨盆力传导特性绘

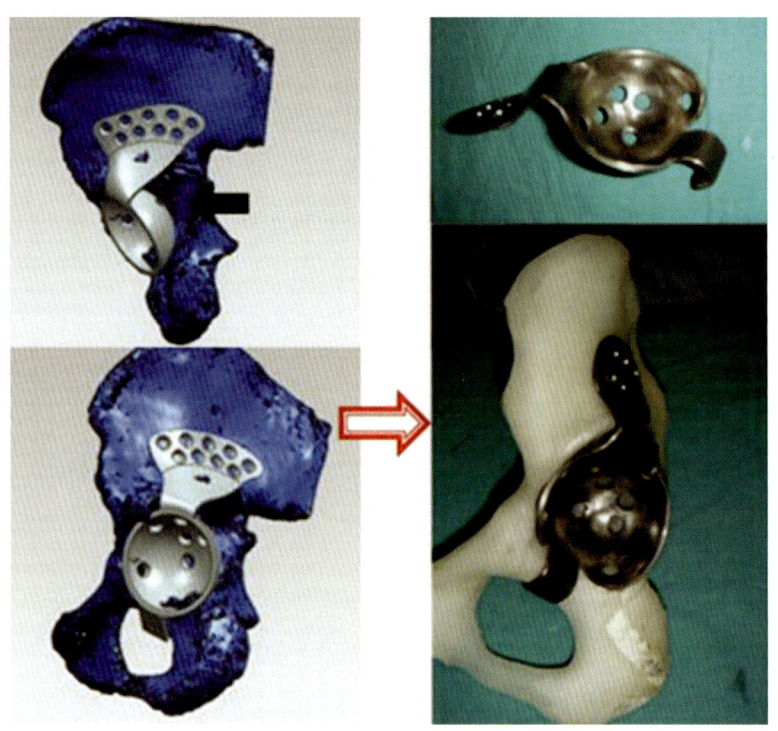

图 2-9-8-1　个性化髋臼假体

制骨盆假体 3D 模型，采用的材料为钛合金，并对其进行有限元分析。结果显示，3D 打印的钛合金髋关节假体能满足患者站立、行走的力学需求。3D 打印技术可以很好地解决解剖复杂结构的制备问题。Kim 等用打印技术制备适配的骶骨钛合金假体以重建患者的骨盆结构，术后随访 1 年结果显示该患者运动功能保留完好，假体与周围骨组织融合牢固。

在髋关节置换术中，一个备受关注的问题就是如何减少或避免置入假体远期松动的发生。传统做法多采用表面涂层技术，如喷涂金属粉末或微珠、羟基磷灰石涂层等，使得假体表面可以和骨组织间有良好、稳定的接触面，但由于存在涂层与基底界面强度低、材料属性和人体骨相差大、容易产生关节面磨损等缺点，会导致髋关节置换后骨长入困难、假体松动等。

金属 3D 打印技术应用于制造假体的多孔表面，可以很好地解决传统表面涂层技术的诸多问题。髋关节假体可分为骨水泥型、非骨水泥型和混合型，后两者的主要特点在于关节柄与髋臼杯表面覆有一层多孔表层，可诱导骨长入。目前主要有两种设计，一是一体化结构设计，结合强度高，缺点是同时需要使用 3D 打印工艺获得母体部分，效率较低；另一种是多孔层设计，多孔层单独进行 3D 打印，可以节约时间，提高效率，并且可以对孔隙率、孔间连通进行优化。王成焘等利用 CAD 软件设计了多种孔隙单元结构，通过金属 3D 打印技术制造了相应的多孔钛合金支架结构并进行了有限元分析。在光学显微镜下观察，孔隙表面粗糙度为 5~10μm，侧面粗糙度为 15~21μm，这种相对粗糙的表面有利于骨组织与内置物的连接；孔隙率控制在 40%~90%、孔径控制在 300~1 500μm，孔隙之间相互连通，弹性模量则控制在 1~10 GPa。与人体骨组织弹性模量相近，最大抗压强度为 50~300 MPa。金属 3D 打印技术可以更加便捷地优化多孔内置物的设计。程文俊等分别将 19 例初次进行人工全髋关节置换手术分为采用 Pinnacle 髋臼假体与 3D 打印钛合金骨小梁金属臼杯的两组，术后发现两组髋关节活动功能均获得明显改善，影像学显示两组术后臼杯固定牢固，无移位及松动等并发症出现；早期数据显示使用 3D 打印钛合金骨小梁金属臼杯进行全髋关节置换术初始稳定性、早期骨长入良好，短期疗程满意，长期效果有待于进一步随访结果。

首款金属 3D 打印的人工关节产品为意大利 Adler Ortho 公司于 2007 年推出的 Fixa TI-PORE 生物型髋臼，而首款获得美国食品药品管理局（Food and Drug Administration，FDA）批准的是美国 ExacTech 公司在 2011 年推出的 InteG-p 臼杯。我国爱康宜诚公司研发制造的金属 3D 打印髋关节假体，于 2015 年 7 月成为首个被 CFDA 批准的 3D 打印臼杯。

（二）金属 3D 打印在膝关节的应用

在中国，膝关节骨性关节炎的患病率约为 9.76%，老年患者约占 79.6%。膝关节骨性关节炎多伴有软骨缺损、软骨下骨囊变、骨赘等，可导致患者关节活动严重受限并产生剧烈疼痛，影响生活质量。对于症状严重的膝关节病变患者，可采用人工膝关节置换进行治疗。

膝关节置换术的目标是重建良好的下肢力线，重新获得力学平衡，改善膝关节功能。精确截骨和匹配合适的人工膝关节是手术成功的关键。随着计算机、3D 打印技术的不断发展，数字化、个体化的截骨技术可设计并精确截骨，而金属 3D 打印人工膝关节则可以实现这一目的，最大限度地减少手术创伤和术后并发症。

传统的人工膝关节除了商业化量产，在个性化处理上多采用倒模的方式。王臻等尝试采用 3D 打印技术辅助制造个性化人工半膝关节，进行个性化设计后 3D 打印光敏树脂原型，然后以硅胶为材料翻模，经过一系列后处理，最后浇铸获得个体化钛合金关节。不难发现，借助 3D 打印模型，通过倒模制造个体化人工膝关节的技术流程还是较为烦琐的。金属 3D 打印技术不仅可直接制造人工关节，同时可实现表面多孔涂层的一体成型。张伟等对 6 例行全膝关节表面置换术的患者在术前通过 3D 打印定制个性化膝关节假体，结果发现患者手术中假体应用与术前计划相符，手术时间缩短，出血量明显减少，术后膝关节功能改善，未出现感染、假体下沉等。

人工膝关节切割导板通过 CT 影像进行建模，确定力线的位置，将选定假体数字模型置于正确位置，使手术更加精准、快捷，降低了手术的难度和风险。一般手术导板可用非金属材料打印而成，考虑到截骨或打孔时可能会产生细屑，有时候会直接使用金属 3D 打印制成。

北京大学第三医院与华南理工大学则提出了基于互联网、数字化设计和 3D 打印的全膝关节医工结合制造体系，将医生、设计人员和工程人员联系在一起，运用医学图像处理、虚拟手术规划、个性化交互设计和 3D 打印等技术，使个性化、定制化的置换手术方案成为可能。美国 Biomet 公司与比利时 Materialise 公司合作，实现了膝关节定制截骨导板的商业化（Signature 膝关节系统）。ConforMIS 医疗器械公司结合患者的髋、膝、踝关节的 CT 扫描数据，建模软件和金属 3D 打印技术，提供定制的关节置换器械和假体，可以有效减少失血和感染，避免形成深静脉血栓。

（三）金属 3D 打印在腕关节外科的应用

由于腕关节的解剖较为复杂，多种疾病和创伤可造成腕关节的慢性疼痛和功能丧失。针对腕关节疼痛或功能障碍的患者，既往常通过腕关节融合术等进行治疗，但随着进一步对腕关节解剖学和生物力学研究的深入、新材料及假体的研发、手术方式的改良，腕关节置换术已逐步成为腕关节炎治疗的新选择。从 20 世纪 60 年代，从 Swanson 设计 Swanson 假体开始了人工腕关节的研究与应用之路。第一、第二代人工腕关节由于存在假体组件易脱位、松动等问题，未得到广泛的使用。第三代人工腕关节改善了软组织平衡和稳定性，解决了假体易脱位的问题。第四代人工腕关节使用腕骨螺钉固定，并增加了多孔涂层，使假体组件更为牢固，延长了其使用寿命，进一步降低并发症的发生率。与腕关节融合术相比，全腕关节置换术对患者疼痛的缓解具有同样的效果，并能有效改善腕关节的活动度。

与髋关节置换和膝关节置换相比，全腕关节置换发展较慢，3D 金属打印在腕关节的应用研究也起步较晚。虽然近排腕骨切除、腕关节融合及全腕关节置换利用骨与软骨来治疗腕关节疾病，但创伤和骨肿瘤造成的严重、复杂的骨缺损仍然是外科医师的难题，3D 打印技术则能提供可行的解决方案。

2014 年，吉林大学第二医院王金成教授团队完成世界首例 3D 打印的全腕关节置换术。在此基础上，吉林大学又开展了 2 例基于 3D 打印技术的全腕关节置换。此 3 个案例的患者均因创伤或骨肿瘤导致严重的骨缺损。每一个假体都根据腕部剩余的解剖结构独立设计，将 CT 数据转换为三维模型，通过 3D 打印制成假体。假体的主体为钛合金（Ti6Al4V），近关节处使用特殊涂层或钴镍钼合金。在研究随访的结果中，案例 2、案例 3 的 Coony 评分平均增加了 133.34%±23.57%，案例 1 达到 85%；案例 2、案例 3 的 Gartland-Werley 评分分别平均降低了 65.21%±18.89%，在最后一次随访时，案例 1 的患者降至 5%，评分结果显示患者的疼痛缓解，腕关节功能重获，对治疗满意度也有所提高。

上海交通大学医学院附属上海市第九人民医院于 2017 年为 1 例重度月骨无菌性坏死病患者进行了 3D 打印钛合金月骨的假体置换术。患者的 CT/MRI 扫描显示腕关节月骨塌陷，供血不足。基于病变腕关节的薄层 CT 数据在术前进行假体的设计、建模（图 2-9-8-2），通过金属 3D 打印制作个性化钛合金属月骨假体（Ti6Al4V），取出塌陷之月骨，代之以个性化钛合金假体（图 2-9-8-3）。术后 2 周随访时，腕关节疼痛已基本缓解。末次随访时（图 2-9-8-4），患者腕关节屈伸角度范围为较术前改善，但与健侧相比活动范围仍受限。目前假体稳定，患者对术后效果满意，长期效果还有待评估。

（四）金属 3D 打印在关节外科临床和科研教学中的应用

成功的关节假体需满足以下要素：良好的初始稳定性，满足骨长入需求，符合个体生物力学要求等。目前，商品化的量产假体无法完全匹配患者的个体解剖结构，往往不符合上述要求。金

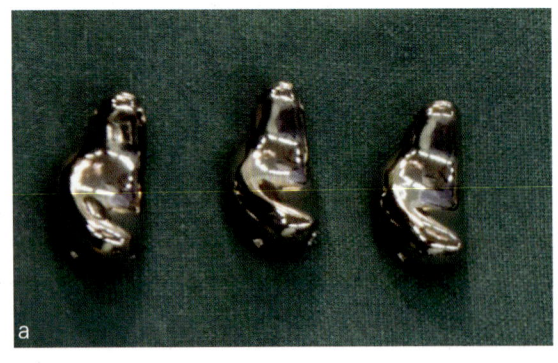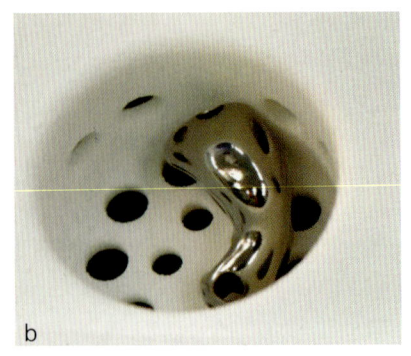

图 2-9-8-2　个性化月骨假体

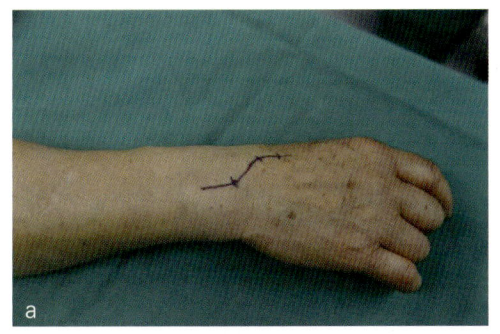
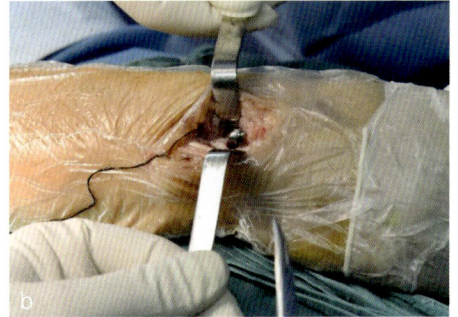

图 2-9-8-3　置入假体

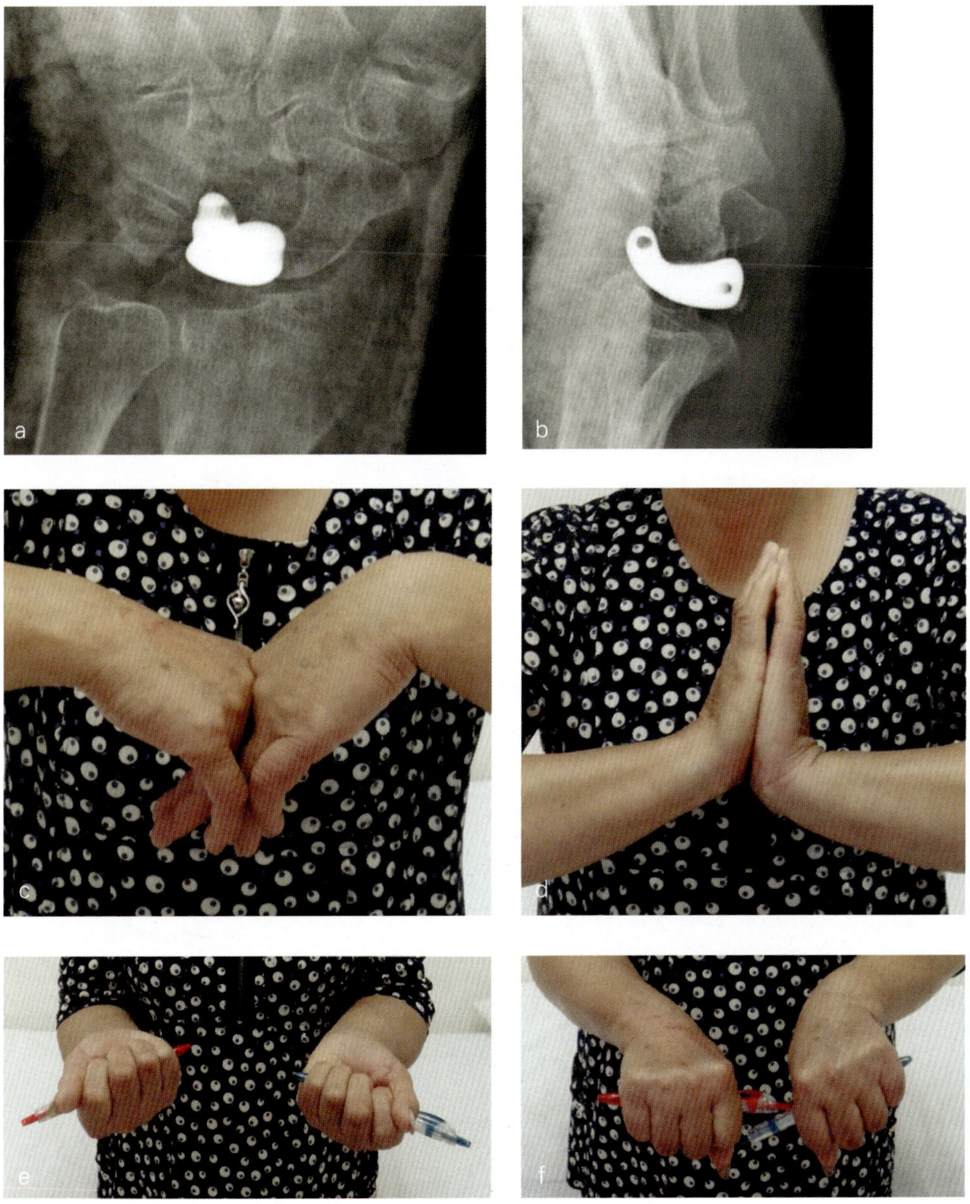

图 2-9-8-4　术后 6 个月随访

属3D打印人工关节则具有如下优点：①能够实现人工关节与患处骨骼解剖学形态的精准匹配；②人工关节的内部孔隙特征可以允许细胞、组织的长入和再血管化；③人工关节的机械强度和弹性模量可以调节，减少应力屏蔽的影响。目前，金属3D打印技术在人工关节置换方面还处于动物实验、临床实验及优化研究阶段。对假体有特殊需求的病例，目前只能由术者在术中对关节周围骨组织进行改造以适应人工假体，对于术者的要求较高，手术难度大、风险大。金属3D打印技术根据患者关节计算机建模并调整优化后经3D打印机打印人工假体，成品完全符合患者发生病变的关节形态学特征与生物力学特征，手术难度大大降低。

使用金属3D打印人工关节时，可以在术前根据患者影像学资料，结合计算机辅助设计和3D打印规划手术方案，3D打印患处实物模型，与金属3D打印的假体进行匹配验证，降低手术风险，提高手术成功率。这种新的制造方式为越来越多的骨科医生所青睐，金属3D打印的教学模型、关节假体也可供年轻的医学生见习使用。

第九节　3D打印个性化内置物在创伤外科的应用

3D打印技术作为新兴技术，在骨科的应用深受重视，国内已相继开展将金属3D打印个性化髋关节假体、人工颈椎假体、多孔结构髋臼杯等运用于人体的研究。目前，创伤骨科使用最多的是非金属3D打印技术，仅限于下述方面：①通过术前打印骨折模型以便更直观地观察骨折形态；②在骨折模型上对内置物进行预塑形并模拟手术，制订手术计划；③教学示教。相对于关节、脊柱、骨肿瘤领域，金属3D打印技术在创伤骨科领域的应用严重滞后，个性化金属3D打印创伤骨科内置物的应用鲜有报道。

髋臼骨折是一种严重的关节内骨折，通常由高能量损伤导致，国外学者的流行病学调查显示，人群整体发生率约占同期成人全身骨折的1.29%，致死、致残率较高。高暴力所致的髋臼骨折通常粉碎严重，常伴有明显的骨折移位和旋转。髋臼骨折因其部位深、骨性结构复杂、周围有重要解剖结构，手术可能损伤坐骨神经，术后可发生异位骨化、髋关节创伤性关节炎等，其治疗对骨科医生来说目前仍然是一大挑战。Letoumal对髋臼骨折进行了详细的分型和解剖描述，并开创了手术治疗骨盆、髋臼骨折的先河，使得切开复位内固定成为治疗移位髋臼骨折的"金标准"。手术治疗的目的是通过对骨折的解剖复位、坚强固定来恢复股骨头与髋臼匹配关系、下肢正常的力线，术后早期进行功能锻炼，减少并发症产生。治疗的金标准是关节面的解剖复位和坚强内固定。

髋臼的四边体内壁维持股骨头与主要负重区的接触，是骨盆向双下肢传递重力的重要节点。由于髋臼骨折多由高能量损伤导致，在股骨头的撞击下，该区域骨折常发生碎裂并伴股骨头脱位。根据Judet-Letournal分型，除了单纯的髋臼前壁和后壁骨折，大部分骨折均可累及四边体区，双柱骨折为四边体骨折中最常见的，在许多情况下需要将接骨板置于四边体表面对其进行支撑。目前，累及四边体区的髋臼骨折仍缺乏简单、直接、有效的内固定方法，原因主要有：①髂腹股沟入路或联合K-L入路，手术创伤大，并发症多，对四边体的显露和固定困难。②缺乏理想的针对四边体骨折内固定物。目前尚无较好解剖型接骨板，普通接骨板无法与髋臼表面贴服，需要术中折弯；非解剖型接骨板无法完全贴服骨折部位，增加手术现场反复塑形可能，而反复折弯使接骨板断裂的风险大增，接骨板与骨盆形态匹配不佳可能带来Ⅰ期骨折复位的丢失，这些均增加了手术风险和并发症。③四边体紧邻髋臼内侧壁，可供内置物固定的骨质少，由于髋臼方形区特殊的生理解剖、生物力学特点，如术前计划不充分，固定螺钉容易进入髋关节，造成髋关节术后疼痛和创伤性关节炎等并发症。因此，对涉及四方体移位的复杂骨折，如何有效地进行复位和固定仍是骨科医生面临的难题。

国内外众多学者针对骨盆、髋臼的形态进行了解剖测量和相关内固定物的设计，但是骨盆解剖结构复杂、不规则、个体差异大，骨盆、髋臼骨折接骨板固定的常用部位，如真骨盆缘、髂骨翼上缘、四边体等处，在三维空间中为多平面、多弧度的不规则形态，因此相关研究一直未取得实质性进展，到目前为止尚无广泛应用的髋臼专用解剖型接骨板。

金属 3D 打印技术具有加工精准、制作迅速、无须特殊模具等特点，其独特的构造复杂、自由曲面能力，良好的金属韧性及弹性模量，为骨科内置物创新设计和制造带来了新的契机，为患者个性化治疗提供了有力的支持。应用金属 3D 打印技术生产个性化接骨板有望实现与髋臼周围骨块完美匹配，并且可以克服个性化定制接骨板制造困难、周期长、价格昂贵等缺点。

为了解决四边体区域显露固定困难、髋臼接骨板解剖形状及螺钉精准置入这三大难题，我们针对患者骨折使用 Mimics 软件三维重建，3D 打印骨折模型观察骨折特点并进行解剖测量，以健侧半骨盆的镜像为参照，应用逆向工程技术和 CAD 技术，个性化设计完全解剖型髋臼翼状接骨板并使用金属 3D 打印技术制造；手术采用单一腹直肌外侧入路，直视下复位固定髋臼前、后柱及四方体区域骨折，以实现髋臼骨折治疗的微创化、个性化、精准化。

一、选取合适病例

纳入标准：①有明显移位的髋臼骨折；②影像学显示骨折累及四边体区且呈粉碎性；③受伤至手术的时间在 3 周内。

排除标准：①患者及其家属拒绝接受金属 3D 打印个性化接骨板手术；②手术侧对侧有移位的髋臼或骨盆骨折；③有同侧腹部手术史者；④合并髋臼后壁骨折，需从后方入路完成手术者；⑤不能耐受手术者。

二、个性化髋臼翼形接骨板定制及 3D 打印骨折模型体外模拟手术

对患者骨盆进行 64 排螺旋 CT 薄层（0.5 mm）扫描，将骨盆 DICOM 格式数据导入 Mimics 软件进行三维重建，对患者髋臼骨折块进行智能分割和模拟复位。分割健侧半骨盆，通过软件的镜像功能得到患侧未骨折前的半骨盆，将镜像的半骨盆数据导入计算机辅助设计软件。在医生指导下，依照健侧镜像后髋臼表面形态，结合髋臼骨折的部位、形状及解剖学测量，设计制作接骨板。将接骨板数据导入金属 3D 打印机，用钛合金粉末打印接骨板，再经过热处理、抛光、阳极氧化等一系列工艺程序完成制作（图 2-9-9-1）。利用数字骨科技术对骨折进行智能分割和模拟复位后，通过 3D 打印机打印 1∶1 的骨折模型、复位后的骨盆模型，以及设计的接骨板模型，在模型上进行体外模拟手术，检验接骨板与标本的贴合度，并确定各螺钉长度、进针方向等，以提高骨折复位质量和固定精准度。

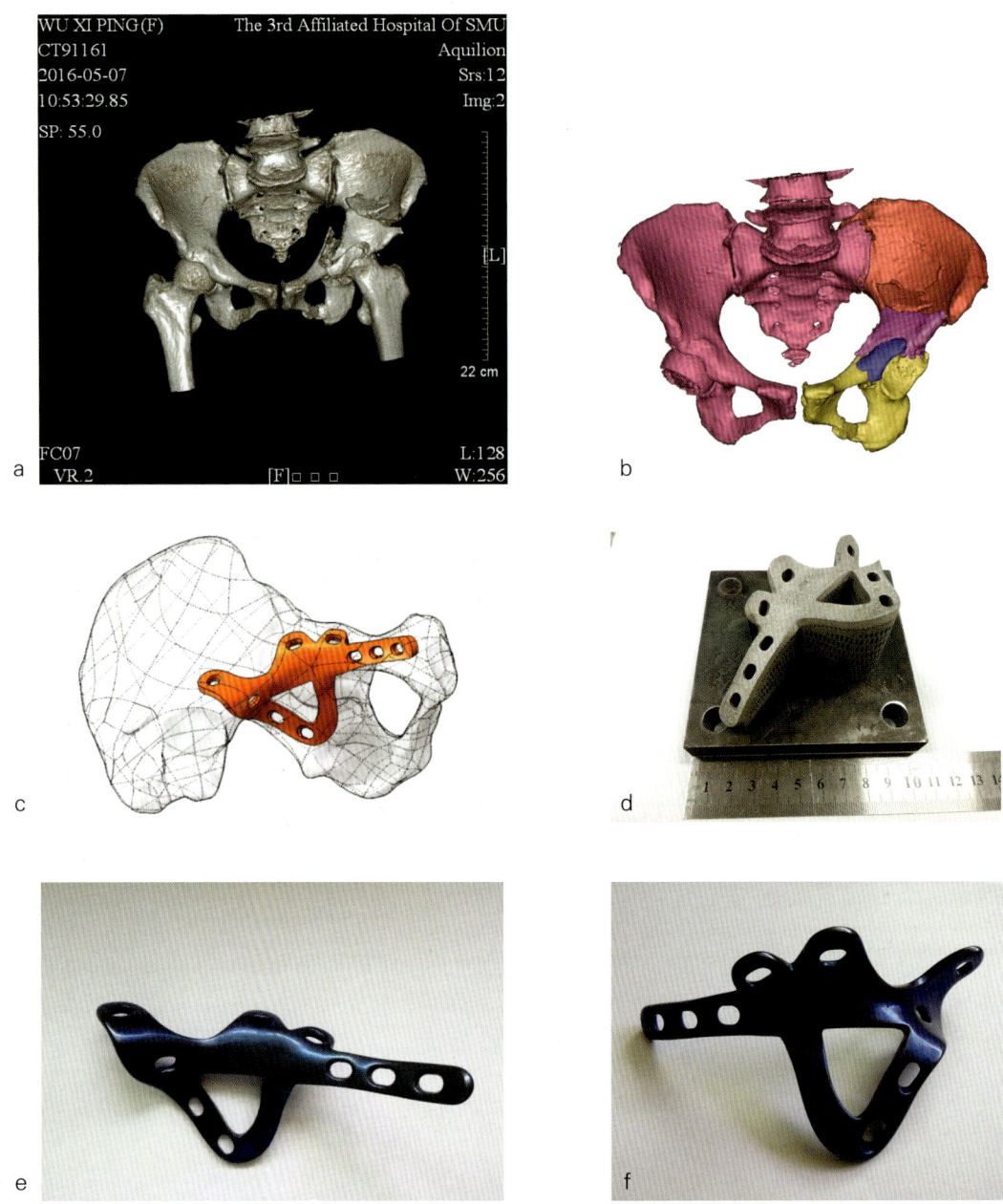

图 2-9-9-1　a.患者女性，52 岁，右侧双柱骨折，术前骨盆 CT 三维重建；b.患者术前骨盆 Mimics 软件三维重建效果；c.个性化设计翼状髋臼接骨板效果图；d.金属 3D 打印（SLM）接骨板；e.接骨板成品正面观；f.接骨板成品背面观

三、手术方法

1. 麻醉、体位及皮肤切口　患者平卧，行气管插管和全身麻醉。采用单一前方经腹直肌外侧切口入路，以髂前上棘与脐连线的外 1/3 为切口顶点，腹股沟韧带中点为切口下方止点，两点间连线为手术皮肤切口，长约 8 cm，体表投影为腹直肌外侧，手术切口正下方为髋臼顶及骶髂关节位置（图 2-9-9-2）。

2. 手术显露　沿上述体表标志切开皮肤及皮下组织至深筋膜，于深筋膜表面潜行分离，自腹股沟前环内侧缘斜向外上做斜形切口，切开腹外斜肌腱膜、腹内斜肌、腹横肌至腹膜外。于腹膜

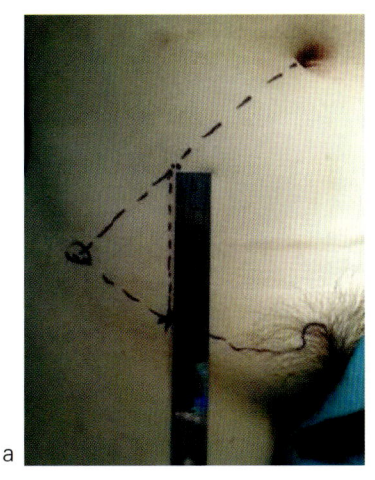
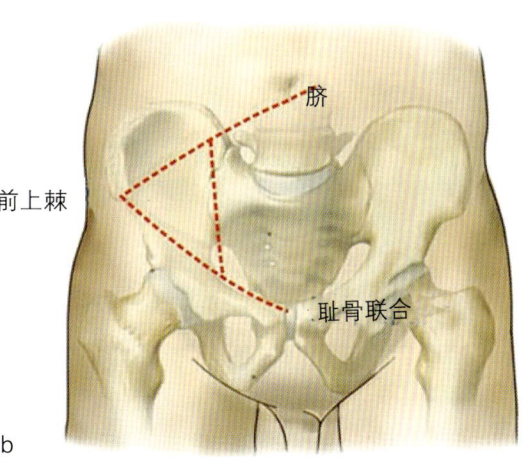

图 2-9-9-2 手术切口及体表投影

外间隙分离，将腹膜及盆腔内组织牵向内侧、髂腰肌牵向外侧、中间为股血管束及精索（子宫圆韧带）。在股血管、精索与髂腰肌间为外侧组织窗，可显露骶髂关节、坐骨大切迹、髋臼上部及内侧的闭孔神经等。将髂血管和精索拉向外侧，其内为内侧软组织窗，可显露耻骨上支，髋臼前柱、前壁及整个四方体。清理骨折端，沿真骨盆环内面骨膜下剥离，彻底松解骨折断端周围组织，直视下对髋臼前、后柱，四方体及髋臼前壁进行复位，必要时用克氏临时固定。对于后柱移位骨折，可用后柱复位导向器对后柱和四方体进行复位，骨折复位满意后，沿导向器向坐骨棘方向打入后柱拉力螺钉导针。将消毒备用的金属 3D 打印接骨板置于术前设计部位，检查接骨板与髋臼表面的贴合度，并借助接骨板进一步对骨折进行复位，以达到使骨折解剖复位的目的，随后按术前设定的螺钉位置、进钉方向、长度置入螺钉。C 臂多方位透视见骨折复位满意、螺钉未进入关节后，用生理盐水冲洗伤口，彻底止血后放置腹腔引流管引流。逐层关闭切口。

四、围术期处理

患者入院后完善相关检查并予对症治疗，根据骨折情况行股骨髁上牵引；患者术前 8 小时禁饮食，麻醉后导尿，术前 30 min 用一次广谱抗生素。术中常规备自体血回输机，青壮年患者术中可控制性降血压，收缩压维持在 80~100 mmHg。手术时间超过 3 h 加用抗生素一次。术后手术切口留置引流管，肛门排气后进流质饮食，日引流量低于 50 mL 时拔出引流管。术后 6 h 常规使用利伐沙班抗凝，预防下肢深静脉血栓 2 周。术后复查骨盆 X 线检查和 CT 扫描，评价骨折复位情况。术后次日开始主被动活动患肢，避免早期下地负重，复查 X 线检查或 CT 见有明显骨痂生长时再逐渐负重行走。

五、随访

1. 随访时间为术后 4 周、12 周、6 个月、1 年。
2. 随访内容：①症状：患者的主诉，即损伤髋部的挤压疼痛情况及生活能力评分；②体征：患者手上部位局部压痛、步态、行走能力、髋关节功能等；③影像学资料：包括骨盆正位片、髂骨斜位及闭孔斜位 X 线片，骨盆 CT 平扫及三维重建。

六、评价标准

髋臼骨折术后复位质量按照 Matta 影像学评估标准评估：骨折移位 <1 mm 为优，1~3 mm 为良，>3 mm 为差。随访 3~6 个月时髋关节功能评价以改良 Merled Aubigne 和 Postel 评分系统进行评估，包括患侧与健侧髋部疼痛、步态及关节活动度的对比：18 分为优，15~17 分为良，12~14 分为可，<12 分为差（表 2-9-9-1）。

表 2-9-9-1 改良 Merled Aubigne 和 Postel 评分标准

评分	疼痛程度	行走功能	活动度百分比（%）
6	无痛	正常	95~100
5	轻度或间歇疼痛	无须扶拐，有轻度跛行	80~95
4	行走时疼痛，休息后可缓解	远距离行走需扶拐	70~80
3	中度疼痛，能行走	即使扶拐，行走也受限	60~70
2	疼痛严重，无法行走	行走严重受限	50~60
1		无法行走	<50

七、典型病例

1. 病例 1　患者，女性，52 岁，车祸伤，入院诊断：左侧髋臼骨折（双柱型）。个性化翼状接骨板订制时间为 4 天，病情稳定后于伤后第 10 天在全麻下经前方腹直肌外侧切口入路行左侧骨盆、髋臼骨折切开复位内固定手术（图 2-9-9-3）。

2. 病例 2　患者，男性，46 岁，车祸伤，入院诊断：①右侧髋臼骨折（双柱型），②右侧骨盆骨折（Tile C3.3 型），③右踝关节骨折，④右髂内动脉栓塞术后。伤后出现休克，血流动力学不稳定。急诊行 DSA 检查发现右臀上动脉断裂出血，行右髂内动脉栓塞。病情稳定后于伤后第 15 天在全麻下通过腹直肌外侧切口入路行右侧骨盆、髋臼骨折切开复位内固定手术（图 2-9-9-4）。

3. 病例 3　患者，女性，33 岁，高处坠落伤，入院诊断：右侧髋臼骨折（前方伴后半横）。个性化翼状接骨板订制时间为 4 天。病情稳定后于伤后第 9 天在全麻下通过腹直肌外侧切口入路行右侧骨盆、髋臼骨折切开复位内固定手术（图 2-9-9-5）。

八、手术效果

所有患者术后伤口均一期愈合。术后 X 线片和 CT 扫描显示髋臼骨折复位良好，无医源性神经、血管损伤及其他围术期并发症。经随访，所有患者骨折均临床愈合，愈合时间 12~18 周。1 例 75 岁老年骨质疏松患者术后 1 个月复查时出现耻骨支螺钉松动但无不适，骨折无移位，未做特殊处理；14 周复查时见骨痂生长，行走无疼痛及其他不适，髋关节活动良好。

九、个性化设计髋臼翼形接骨板在复杂髋臼骨折治疗中的优势

髋臼由髂骨、坐骨、耻骨三块骨组成，由前、后两个柱支撑，中间为髋臼窝，借"坐骨柱"

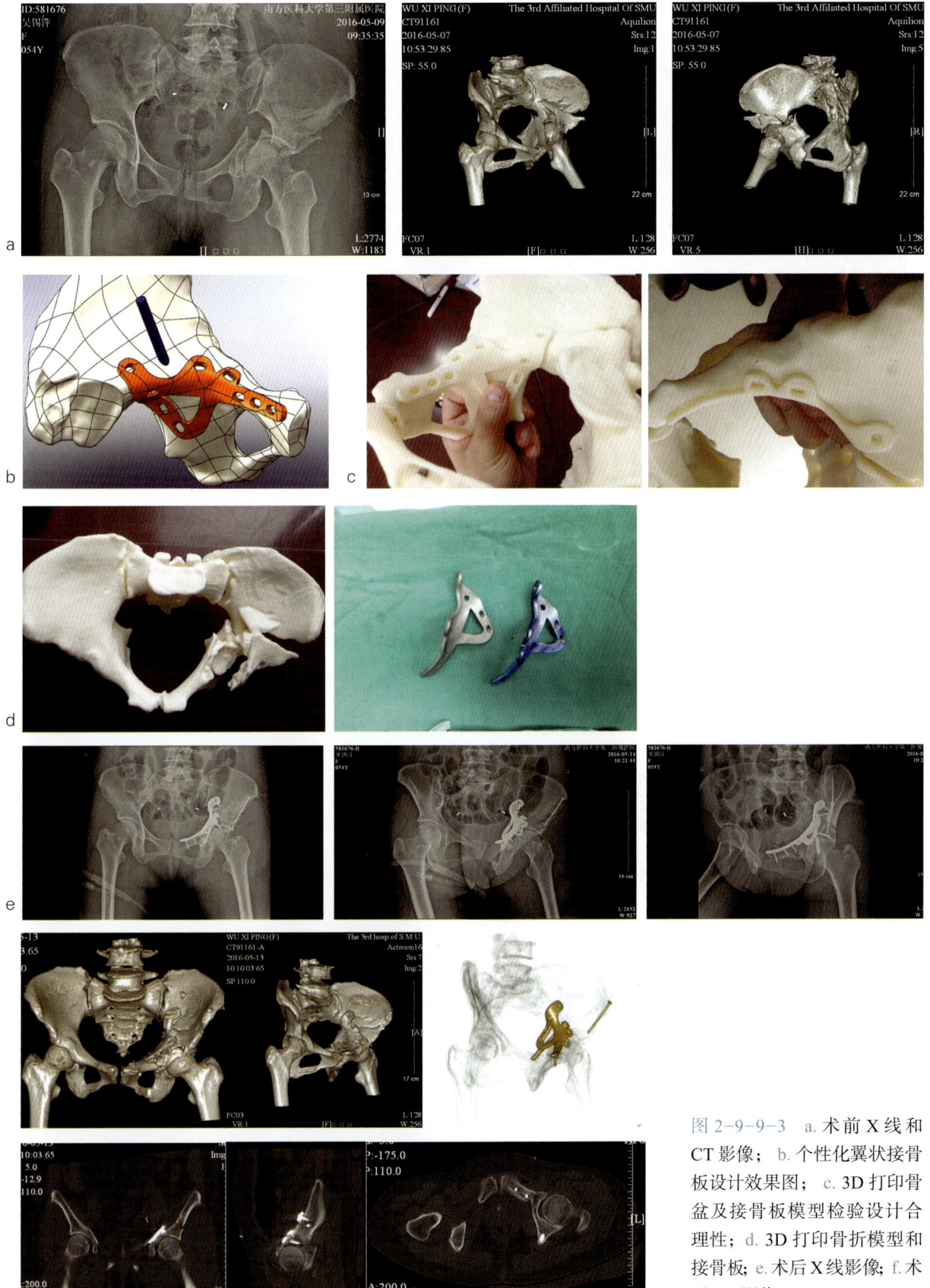

图 2-9-9-3 a. 术前 X 线和 CT 影像；b. 个性化翼状接骨板设计效果图；c. 3D 打印骨盆及接骨板模型检验设计合理性；d. 3D 打印骨折模型和接骨板；e. 术后 X 线影像；f. 术后 CT 影像

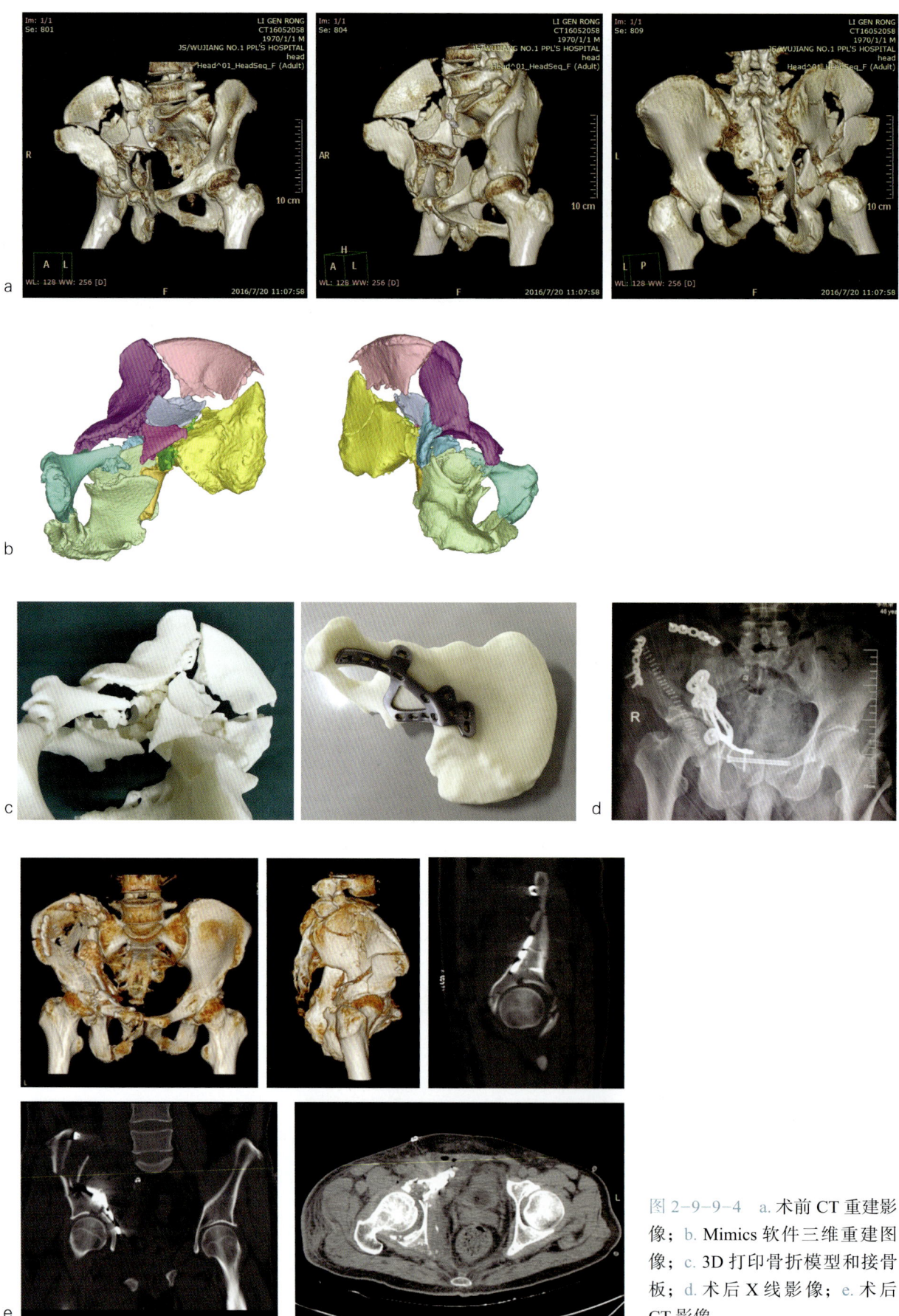

图 2-9-9-4 a. 术前 CT 重建影像；b. Mimics 软件三维重建图像；c. 3D 打印骨折模型和接骨板；d. 术后 X 线影像；e. 术后 CT 影像

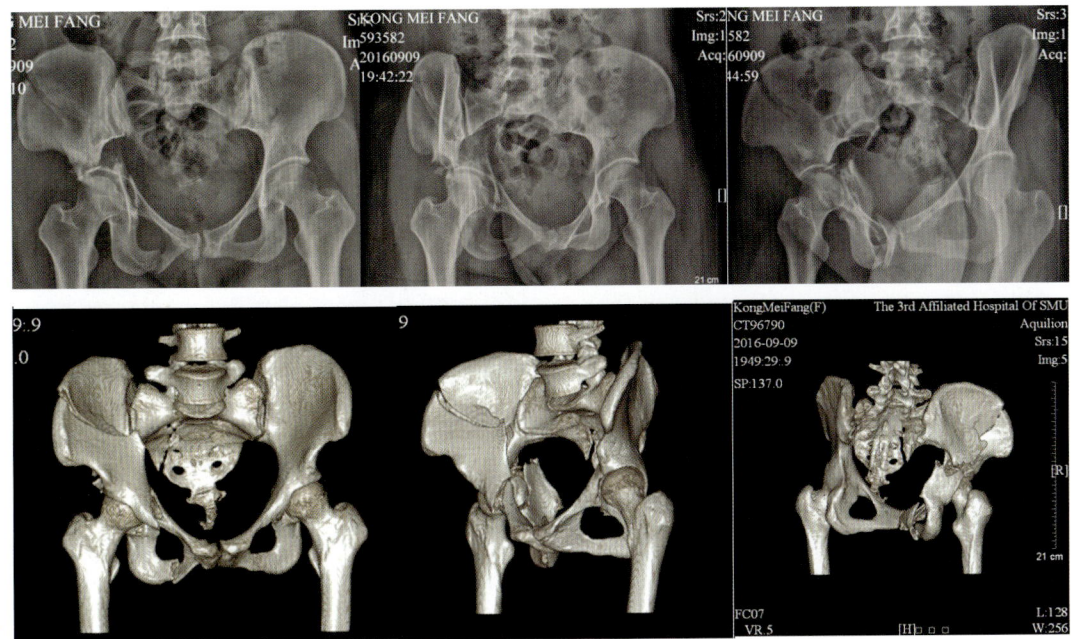

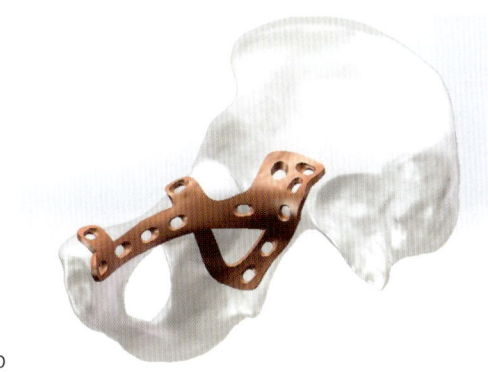

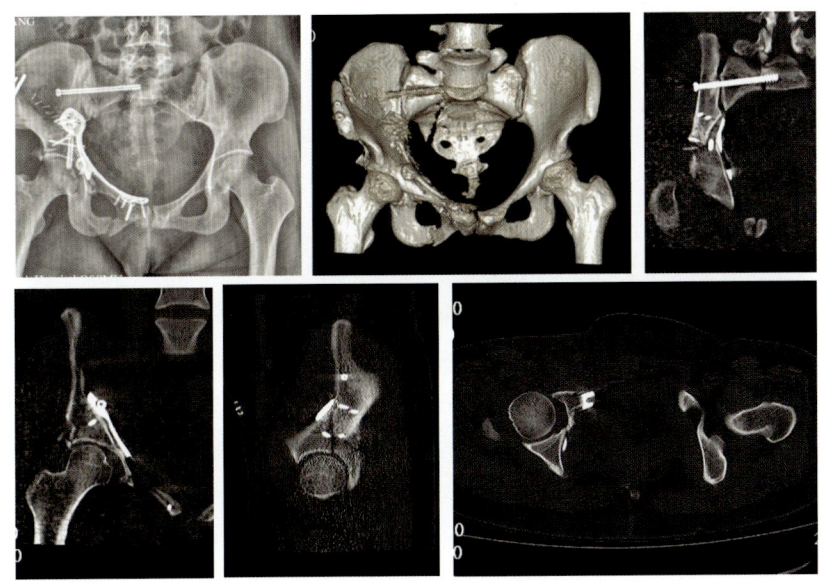

图 2-9-9-5　a. 术前 X 线片和 CT 三维重建；b. 设计个性化翼状接骨板；c. 术后 X 线片和 CT 检查

与骶髂关节相连。髋臼的解剖形态极为复杂，周围曲度、弧度极不规律；同时，髋臼骨折后形态多变，骨折的复位、固定困难极大。髋臼的解剖位置深在，周围血管、神经较多，盆腔内较多组织器官等，更增加了手术的难度和风险。由于手术技术、手术器材等方面的限制，传统的手术方法创伤大、手术时间长、出血多、术后并发症多，很难达到理想的手术效果。

个性化设计的髋臼翼形接骨板根据髋臼内侧面的解剖形态，结合髋臼周围结构的生物力学性能设计而成，外形似机翼，前点固定于耻骨支近耻骨联合处，后点固定于髂骨的坐骨大切迹上方，下点固定于坐骨棘，通过三点成面将构成髋臼的耻骨、髂骨、坐骨连为一体。该设计理念符合髋臼骨小梁走行方向，能有效固定髋臼的前、后柱；同时根据髋臼顶部骨质菲薄、易粉碎、难固定的特点，在四边体表面加了一个阻挡柱，可有效固定四边体的粉碎性骨折（图2-9-9-6）。由于个性化髋臼翼形接骨板完全根据患者髋臼表面的完整结构形态设计，因此接骨板的表面形态与解剖复位后骨面应该完全贴合。术中复位时可在充分利用解剖型接骨板的优势，使复杂的髋臼骨折达到解剖复位。因此，个性化接骨板的优势主要表现在：①严格解剖型设计，能使骨折达到真正意义的解剖复位；②单一接骨板通过前、后、下三点将组成髋臼的髂骨、耻骨、坐骨有效固定一起，实现稳定固定；③术中可根据骨面与接骨板的贴合情况判断骨折复位效果，避免术中透视带来的误差；④大大减少术中因接骨板塑形而增加的手术时间、出血等；⑤减少因术中接骨板不匹配导致的骨折复位丢失；⑥解决了多块接骨板在髋臼周围的放置困难、固定不稳等问题；⑦有效解决了四边体粉碎骨折固定的难题。结合目前已开展的手术过程看，3D打印个性化设计髋臼翼形接骨板治疗复杂髋臼骨折，可采用前方单一腹直肌外侧切口完成对髋臼前壁、前柱、后柱及四边体的复位固定，并能有效提高髋臼骨折的复位质量，实现对髋臼的一体化固定，大大缩短手术时间，减少术中出血和并发症。

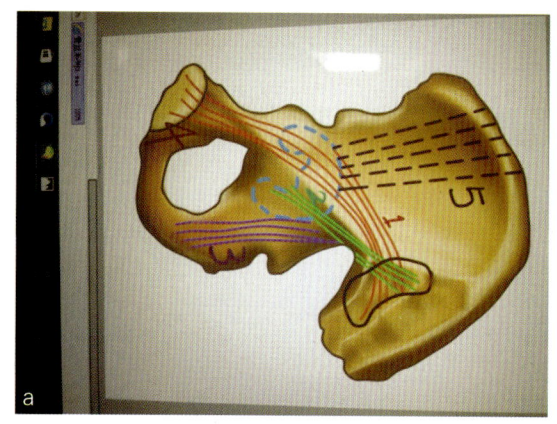 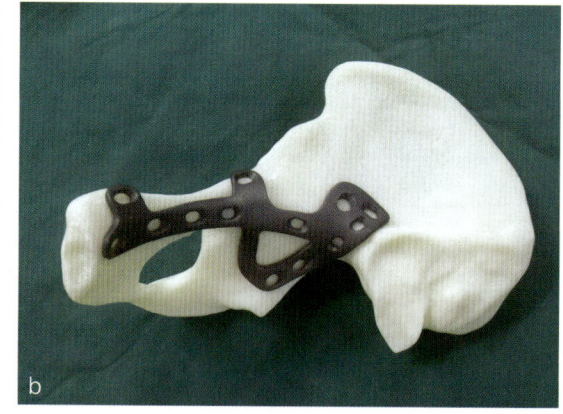

图2-9-9-6　a.髋臼周围骨小梁分布；b.个性化翼状接骨板固定区域骨质最佳

十、在复杂髋臼骨折中应用金属3D打印髋臼翼形接骨板的手术技巧

固定骨折的个性化内置物的设计必须满足下述四个要求：①能提供骨折固定所需要的强度；②与骨折部位的形态完全匹配；③满足骨折固定的生物力学要求；④最重要的是，术中能较容易地将内置物置于设计位置。髋臼由于特殊的解剖部位和不规则的解剖形态，对骨折的显露在手术操作中受到很大的限制。传统手术入路包括前方的髂腹股沟入路、改良的Stoppa入路和或联合髂

窝入路，后方的 Kocher-Langenbeck 入路（K-L 入路）等。髋臼翼形接骨板的设计理念是从前方髋臼的内侧面通过三点固定原理对髋臼的前、后柱及四边体进行固定，接骨板的形态相对较大，传统的髂腹股沟入路、改良的 Stoppa 入路等因其手术路径、显露的范围的限制，很难将这种接骨板放置到指定位置；而近年出现的经腹直肌外侧入路能从前方显露髋臼的整个内侧面，并能比较容易地将髋臼翼形钢板放置到设计的位置，是治疗复杂髋臼骨折的理想选择。

对复杂髋臼骨折，系统上应根据骨折的形态、术者的操作习惯，对髋臼的前/后柱、前壁、四方体等分批进行复位固定，常需多块接骨板才能达到固定效果。个性化设计髋臼翼形接骨板的设计理念是通过一块接骨板完成对髋臼的前柱、前壁、后柱及四边体的一体化固定，这就要求在接骨板置入前完成对整个髋臼骨折的大体复位，手术技术要求较高。新近发生的髋臼骨折，即使粉碎程度再高，彻底松解骨折周围组织后，在维持下肢牵引的状态下，骨折较容易复位并维持，很少出现骨折再移位。结合这一特点，我们的经验是：经腹直肌外侧切口入路、腹膜后显露后，通过内外侧窗口交替操作，清理骨折端血肿和软组织，切断耻骨梳韧带，于骨膜下进行剥离，彻底松解自骶髂关节向前至耻骨联合、向下至坐骨棘及四边体内侧面，直视下对骨折块进行复位，必要时可行克氏针临时固定。在后柱移位较大且难以复位时，可用后柱拉力螺钉复位导向钳进行后柱复位，复位满意后以导向钳向坐骨棘方向打入后柱拉力螺钉导针，见髋臼的形态大致恢复后，置入个性化 3D 打印髋臼翼形接骨板，在下肢持续牵引下用顶棒向外侧挤压接骨板使其与髋臼内面完全贴合，分别打入接骨板的前、后、下方 3 枚螺钉，透视满意后再依次按术前设定的位置、进钉方向打入相应长度的螺钉。需要周密的术前手术计划、熟练配合的手术团队和娴熟的手术技巧，才能达到理想的手术效果。

十一、3D 打印个性化髋臼翼形接骨板的手术风险和预防

个性化髋臼翼形接骨板是根据正常情况下的髋臼的解剖形态进行设计，螺钉的位置设置也是如此，因此术中对骨折的复位要求极高，当骨折达不到解剖复位时，很难达到理想的固定效果。对于严重的髋臼粉碎性骨折，复位本身存在困难，采用传统的按顺序复位固定还较容易操作，但髋臼翼形接骨板是一体化设计，要求各骨折块均复位后再置入接骨板，对手术团队的手术技巧、配合熟练程度要求较高，否则在手术中会顾此失彼，浪费更多时间，达不到复位固定效果，甚至放弃原来的手术计划。个性化髋臼翼形接骨板是基于髋臼的骨性结构设计制作的，并未充分考虑局部具体软组织的影响，加之接骨板的形态比常规接骨板大，手术入路选择不当或术中操作有问题，可能会因软组织影响不能实现术前的设计。因此，在术前进行周密的术前计划同时，应准备用常规髋臼骨折内固定用接骨板。另外，金属 3D 打印髋臼翼形接骨板目前还没有拿到 CFDA 的骨科三类医用内置物的批准注册证，在顺利拿到 CFDA 正式许可证前，限制了在临床上的推广。

复杂髋臼骨折目前治疗上仍存在较多不足，常规手术方法和内固定器械难以满足临床需求。金属 3D 打印产品的核心是个性化、定制化，体现的是当前最受瞩目的精准医疗，以达到最佳的临床治疗效果，不同于传统常规手术的通用型产品，在复杂髋臼骨折治疗上有强大的技术优势。随着金属 3D 打印行业标法律、法规体系的建设与完善，3D 打印个性化设计髋臼翼形接骨板治疗髋臼骨折必将开拓髋臼骨折治疗的新时代。

第十节　金属 3D 打印个性化内置物在骨肿瘤外科的应用

一、概述

随着医学技术的不断发展，越来越多的骨肿瘤可以被完整切除，但是肿瘤切除后所遗留的大段骨缺损处理起来相当棘手。以往的处理方案有异体骨重建、灭活骨、骨延长、假体重建等，但或多或少存在弊端：异体骨受到来源限制，有感染排异等风险；灭活骨存在着灭活不彻底，容易带来感染、复发等严重并发症；感染风险大；传统假体为体内异物，容易造成感染、假体松动等不良后果。最核心的问题在于，传统重建方法保证了重建的强度就很难保证生物学活性，特别是对于生长发育期的儿童、青少年，重建材料与重建可靠性之间的矛盾更为明显，同时还伴有发生各种复杂并发症的风险。特别是下肢长节段负重骨缺损的重建，仍然是骨骼修复重建领域的难题与研究热点。

以 3D 打印技术为代表的数字化技术近年来发展迅速，其中个体化定制的钛合金 3D 打印假体已经开始应用于临床。患者的肿瘤性质因人而异，生长部位千变万化，更需要个体化的手术设计。医生可以根据每例患者肿瘤生长实际情况和个体实际需求设计手术方案和假体，同时可以在设计阶段控制假体的强度、重量、表面形态等重要参数，使个体化 3D 打印钛合金假体成为替代传统方法解决大段骨缺损的良好选择。但钛合金毕竟为金属材料，在体内没有生物学活性，即便采用多孔结构设计，可以部分增加腔内血运，但其周围及其内部的远期成骨效果也并不尽如人意。

本节将着重介绍以 3D 打印的长节段管状钛金属假体为基础元件，在其内复合腓骨瓣和生物陶瓷等人工骨粒，形成长节段骨生物重建修复体，即一种体内的组织工程生物反应器。这样的组合可以使假体内部有充足的血运，周围的人工骨材料可以作为传导支架，以摆脱临床对异体骨的依赖。

由于目前国内外对此尚无定论，因此空军军医大学西京医院团队根据前期体外和体内实验结果设计了一项研究，选取合适的下肢长骨骨肿瘤患者。通过针对每个病例的个体化设计，完成假体设计并进行手术，对个体化的长节段管状钛合金 3D 打印假体复合带血管腓骨及生物陶瓷技术进行临床验证，希望找到一种解决下肢长节段负重骨缺损永久可靠生物重建的新方法。

二、适应证与禁忌证

纳入标准：①有病理学证实的股骨、胫骨恶性骨肿瘤患者，包括单发的骨转移癌患者（预期生存时间 >6 个月）。②肿瘤部位均位于骨干，不涉及关节面。③年龄不限。④原发性恶性骨肿瘤 MSTS 分期为Ⅰa、Ⅰb、Ⅱa，以及Ⅱb期、Ⅲ期对新辅助化疗敏感的病例。

排除标准：①多发的骨转移癌、多发性骨髓瘤。②复发的恶性原发性骨肿瘤、局部软组织条件不适合保肢治疗的患者。

三、一般资料

2015 年 8 月至 2016 年 11 月，空军军医大学西京医院收治四肢长骨肿瘤 43 例，按上述纳入及排除标准共 5 例纳入本研究，男 1 例，女 4 例；年龄 16~56 岁，平均 32 岁 ±19.3 岁。原发肿瘤 4 例，包括骨肉瘤2例、尤文肉瘤1例、软骨肉瘤1例，转移肿瘤1例。所有患者术前均常规行患处X线、MRI、胸部CT、全身骨扫描等检查。原发肿瘤按Enneking分期标准，有Ⅱb期2例、Ⅰb期2例。所有尤文肉瘤和普通型骨肉瘤均在术前进行规范的新辅助化疗。受试者人口学特征、诊断与分期、既往史和基线病灶评估等经统计学处理组间均无统计学差异（$P>0.05$）。

四、肿瘤切除手术的数字化设计

所有患者的CT、MRI、骨扫描数据均输入计算机，使用Mimics软件加载DICOM格式数据，以CT影像为主要设计数据来源，将MRI、骨扫描数据与其融合，判断肿瘤边界、水肿反应区域并在软件中标示。按大于1.5 cm的边缘进行手术规划，设计截骨平面，在软件中完成模拟肿瘤切除；同时根据截骨平面及周围骨性组织表面特征，使用逆向工程方法设计手术导板，以在术中精确还原术前设计。

五、3D打印假体的设计、制造与质控

在完成肿瘤模拟切除后，根据局部骨质缺损情况设计钛合金3D打印假体。假体为个性化设计，在设计与制造过程中基于以下理念与规范：

1. 形状：与断端骨骼形态匹配。
2. 强度：满足人体负重生物应力需求。
3. 牢固性：固定应确保假体稳定。
4. 表面：对于接触不同组织，需要设计不同表面。
5. 成骨活性：3D打印假体内部血运的重建。
6. 重量：满足上述要求的基础上，重量减至最低。
7. 质控：两名高级职称医师及至少一名工程人员按照上述标准共同鉴定，确认合格，方可使用。

综合以上个体化设计理念，完成5例假体设计。对于四肢长骨的大段骨缺损，基本为管状骨缺失，其中股骨2例、胫骨3例均设计为圆筒状，一边开槽，以方便带血管腓骨瓣植入；在假体与骨骼连接处设计螺钉钉孔以固定，在腓骨与假体间留植骨空间。假体设计完成后，进行计算机辅助的有限元力学分析，通过轴向给予1 000 N的应力，查看假体应力分布情况，分析假体最大应力处应力与钛合金断裂强度之间的关系，以确保假体设计的可靠性。

加工分别由西安铂力特、北京国康等公司完成，加工方式分别为选择性激光熔融技术（selective laser melting，SLM）和电子束熔融技术（electronic beam melting，EBM）。3D打印假体加工制备后，需要进行热处理、除粉、彻底清洗、消毒、封装。

六、肿瘤的切除及重建方法

术前再次通过MRI判断肿瘤范围是否扩大，如果无异常，按计划进行手术。常规手术准备，按照术前规划设计切口，剥离、显露放置导板所需的骨面，在导板引导下进行截骨，完成肿瘤切除。术中在远近端分别取髓内组织送冰冻切片病理检查，如未见明确恶性证据，按计划继续进行。在缺损处安置假体并固定。腓骨瓣的设计根据部位不同选择不同方式，股骨选择游离腓骨瓣，胫骨选择

转移腓骨瓣。将腓骨置于假体腔内，间隙用生物陶瓷人工骨粒填充。在假体旁用接骨板加强固定。转移癌患者可以仅用骨水泥填充。儿童患者腓骨取骨区采用同种异体腓骨重建。

术中常规放置 2 根以上负压引流管，术后引流管放置 2 周并保持负压。术后患者使用充气式下肢泵预防下肢深静脉血栓。常规应用抗生素 3 天，拆线后继续按计划化疗。术后 3 周拄双拐部分负重行走，10~12 周开始逐步完全负重。

七、主要观察指标和疗效评价标准

1. 随访　所有患者于术后 1 个月复查 X 线片，术后 3 个月复查骨扫描，观察腓骨瓣血运情况。术后每 6 个月行胸部 CT 检查。

2. 疗效评价　指标包括生存状态、疾病状态、假体并发症情况、肢体功能等。术后 3 个月以上随访时应用 MSTS-93（Musculoskeletal Tumor Society，MSTS）骨肿瘤保肢术后肢体功能评分量表来评估患者下肢功能。

3. 3D 打印假体的安全性　包括假体固定可靠性、周围组织炎症反应、网格结构稳定性、手术中使用方便性。

采用 SPSS16.0（SPSS 公司，美国）统计软件包进行统计分析，患者基线资料应用组间均衡性分析进行评价，检验水准 α 值取双侧 0.05。

八、3D 打印内置物的临床应用效果

1. 手术结果　所有 5 例患者资料未见明显统计学差异（$P>0.05$），均于术前行数字化手术设计，同时完成假体和手术导板的设计。假体设计通过有限元分析验证后，分别使用 SLM（2 例）和 EBM（3 例）技术进行制作，经过清洗、高温高压消毒后备用。手术导板使用聚乳酸（poly lactic acid，PLA）材料进行 3D 打印，清洗、低温消毒后备用。

5 例患者均按术前计划实施手术，导板均于术前计划位置稳定地贴服骨面放置，按术前计划引导截骨。术中冰冻切片病理检查均未见明确恶性证据。假体安装牢固，4 例进行腓骨瓣移植，在腓骨周围剩余的空间植入多孔磷酸三钙颗粒（上海贝奥路生物材料有限公司，中国）；1 例为转移性肿瘤，用骨水泥填充。平均手术时间为 261 min ± 85 min，平均出血量为 540 mL ± 182 mL。

2. 肿瘤学结果　术后 5 例患者均按时随访，随访 1~15 个月，平均 6.4 个月。所有患者术后均存活，原发肿瘤未见局部复发及肺转移，无进展生存时间（progression free survival，PFS）>5 个月。功能（MSTS）：2 例手术后超过 12 个月患者（股骨中段、胫骨中段骨肉瘤）：优。1 例术后随访 3 个月患者：良。其他 2 例患者处于部分负重锻炼阶段，手术部位相邻关节活动度正常。

3. 3D 打印假体重建效果　术后按照计划时间对 5 例患者术区进行影像学随访，可见 5 例钛合金 3D 打印假体均完整、位置正确，固定牢固，重建肢体稳定。2 例患者已下地行走，3 例患者还未完全负重；1 例患者术后 12 个月时发生股骨假体固定螺钉断裂，不影响假体稳定（图 2-9-10-1~5）。

4. 腓骨瓣重建效果　术后 3 月对 2 例行腓骨瓣转移的患者进行全身骨扫描，可见腓骨全段内均有代谢信号，强于周围植骨区域。

5. 术后并发症　所有 5 例患者均内固定牢固，肢体功能良好，无发热、伤口渗液、感染等情况，均未见影响肢体功能的术后并发症发生。

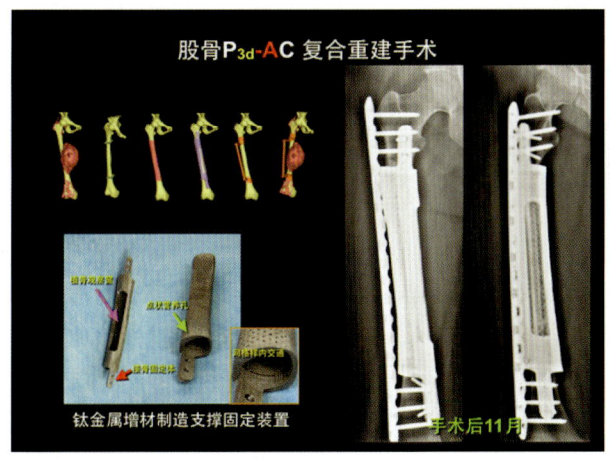

图 2-9-10-1　右股骨中段尤文肉瘤患者

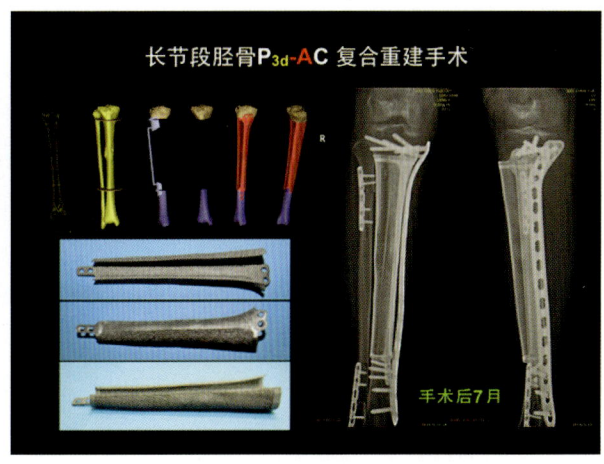

图 2-9-10-2　右胫骨中段普通型骨肉瘤患者

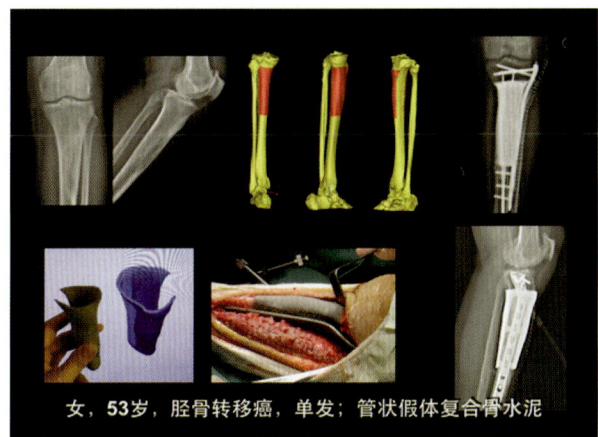

图 2-9-10-3　左胫骨中段肺癌转移患者

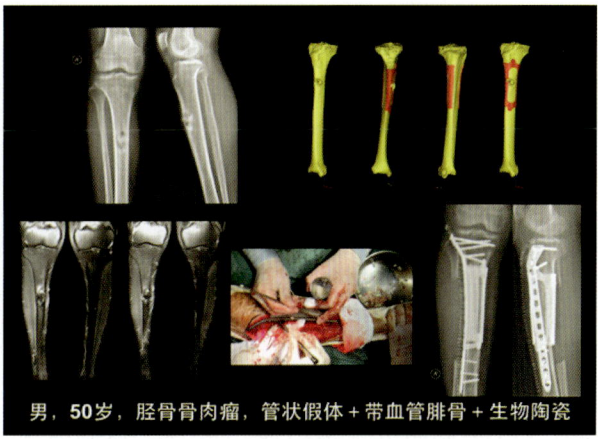

图 2-9-10-4　右胫骨中段中央型骨肉瘤患者

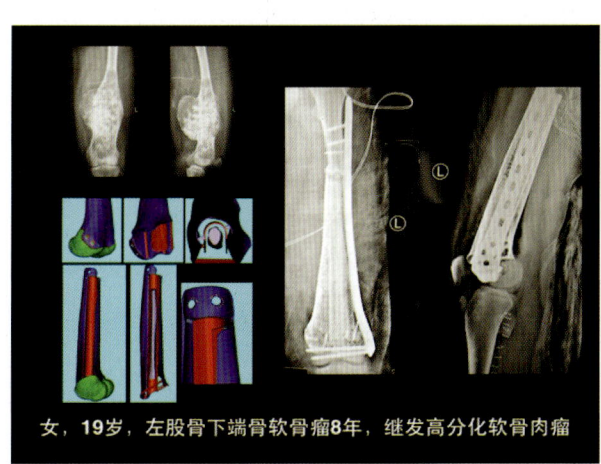

图 2-9-10-5　左股骨远端低级别软骨肉瘤患者

九、3D 打印内置物在骨肿瘤外科的应用体会

1. 下肢长节段负重骨缺损的重建　骨肿瘤瘤段切除后所遗留的大段骨缺损问题一直困扰着临床医生，以往的解决方案为异体骨重建、灭活骨、骨延长、假体重建，但都存在弊端：异体骨重建首先受到来源限制，形态难以精确匹配，特别是对于儿童患者，还有感染、排异等风险；灭活骨存在肿瘤灭活不彻底、骨段污染、手术时间长等问题，容易出现肿瘤局部复发、感染等严重并发症；骨延长手术周期长、不可知因素多、感染风险大、有效长度不可预知，不适合骨肿瘤手术患者。假体重建为非生物重建，体内大段异物的存在容易导致感染、骨吸收、假体松动等。钛合金 3D 打印假体为个体化定制假体，根据每位患者肿瘤的实际情况和需求设计手术方案和假体，成为替代传统方法解决大段骨缺损良好选择。

2. 数字化设计肿瘤切除的重要性　肿瘤患者肿瘤性质因人而异，生长部位千变万化，因此需要进行个体化的手术设计。数字化技术的发展，使精确的手术设计和个体化假体的设计成为可能。通过患区骨骼的三维重建 CT 薄层扫描，准确提取人体骨骼断层截面数据。将数据导入医学专用影像处理软件，得到清晰的患区骨骼三维图像，可以进行诸如肿瘤范围标识、切除范围确定等个体化操作、制订手术方案，更重要的是可以手术前根据缺损范围设计个性化假体。假体设计完成后，并不是所有的设计元素都可以通过传统加工方式实现，对于假体内部结构，以往的机械加工方法就难以触及，使得设计仅停留在纸面。近年来国内外 3D 打印技术获得了飞速的发展，具有代表性的 SLM 和 EBM 技术分别取得了丰硕的研究成果，能够实现具有复杂结构高性能金属零件的无模具、快速、高致密度近净成型。因此，结合目前最先进的金属 3D 打印技术，可以完全还原假体设计，使个体定制化假体的设计制备成为可能。

3. 金属 3D 打印假体的设计理念　依托于当前的数字化技术和先进加工技术，个性化假体设计"所想即所得"的愿望得以实现，医生或医学工程人员可以根据患者的实际需求设计材质、形状、结构更优的假体，使其更适合于人体的生物力学和运动功能。

（1）形状：对于肢体管状长骨假体，远、近端需要与截骨端接触，形状需要与断端骨骼形态完全匹配。中间过渡区的形状不一定需要解剖还原，在考虑强度、植骨、安装方式等方面因素后，可以对中间过渡结构进行简化，以求减低整体重量。

（2）强度：长管状骨假体在体内需要承受一定的生物应力，一般设计时多考虑结合标准接骨板使用，但设计时还需要考虑假体的强度，包括即时强度和疲劳强度，通过有限分析能够得到假体的应力分布情况，改变应力集中区域的形状可以大大提高假体的强度。

（3）牢固性：对于假体而言，设计时还需要考虑安装时与骨骼断端的连接方式，以确保即时牢固固定；同时强烈建议配合使用接骨板固定，以增强假体与骨骼结合的牢固性。

（4）表面：全新的金属 3D 打印技术使得假体可以加工成多孔结构，在设计时需要根据周围接触组织情况调整表面形态，非负重或非应力集中区可以设计为多孔状，以方便满足骨组织长入，同时减少假体表面产生积液的可能。

（5）成骨活性：为了增强 3D 打印金属假体的远期固定效果，可采用改善假体内部血运的方式提高假体内成骨活性，使无生物活性的金属假体变成一种"体内生物反应器"，结合周围的植骨，得到良好的远期固定效果。

（6）重量：假体的质量、体积越大，未来发生骨吸收、假体排异的概率也越高。设计假体时，

在保证必要的形状匹配、强度等因素后，可通过优化形状、适当增加多孔结构来减轻假体重量。

（7）质控：目前还没有3D打印的相关技术规范，因此建议手术及假体的设计方案必须由两名高级职称医师审核，其中至少一人需要参加手术；假体的设计和应力分析至少由一名工程人员审核，按照上述标准共同鉴定，确认合格，方可以在临床使用。

4. 钛合金3D打印假体的临床应用的效果　本项研究观察5例临床病例，手术均按照术前设计，在导板辅助下完成瘤段骨精准切除。安装假体时，断端与假体容腔匹配准确，没有发生偏移、微动。假体安装完毕后，手术中在台上活动关节，可见假体位置稳定、固定牢靠，再使用接骨板对骨端进行加强固定。因为假体与骨端之间设计有空腔，可使假体与骨骼紧密结合在一起，达到一定程度的早期稳定，再结合接骨板固定，可以实现良好的即时稳定性。

平均手术时间为（261 min ± 85 min）、平均出血量（540 mL ± 182 mL）均明显优于同种异体骨复合腓骨瓣重建手术。传统的瘤段骨切除、腓骨复合异体骨手术需要确定肿瘤范围、测量瘤段长度、修整异体骨、准备腓骨等环节，而应用钛合金3D打印假体时只需要显露一定的骨表面就可以完成截骨，随后直接安装假体，省去了另外三个环节，从理论上可以缩短手术时间、减少出血量及术中透视次数。

术后影像学随访显示，5例钛合金3D打印假体完整、位置稳定、内固定牢靠。通过准确的术前设计和手术导板引导下的术中还原，骨缺损处可以完全按照术前设计进行重建，假体受力情况都已经在术前进行了有限元分析并已经进行优化，再结合多孔结构的外在成骨作用和腓骨瓣的内在成骨作用，使得假体能够获得较好的远期固定效果。

5例患者术后均未出现影响肢体功能的并发症，手术时间短、假体体积小、广泛采用多孔化设计等，均有利于减少感染、排异等严重不良反应的发生。

5. 腓骨瓣结合金属3D打印假体的优势　通过钛合金3D打印技术，可以将设计者的思路完美实现，但钛合金毕竟为惰性材料，在体内不能降解，没有生物学功能。在以往的钛合金假体应用中，远期多会发生假体松动、断裂等不良后果，原因就在于钛合金没有生物学活性，即便设计成多孔结构，其内部的远期成骨效果也差强人意。使用患者自体带血管腓骨加强金属假体的生物学活性，以3D打印的长节段管状钛金属假体为基础元件，在其内复合腓骨瓣和生物陶瓷等人工骨粒，形成长节段骨生物重建修复体，即一种体内的组织工程生物反应器，一方面可以使假体内部有充足的血运，另一方面可以摆脱对于异体骨的依赖。本研究的5例患者中的4例为原发肿瘤，在手术时采用了复合腓骨瓣的方法。术后随访过程中，远期固定效果均良好。其中，术后3个月对2例行腓骨瓣转移患者进行全身骨扫描检查，结果可见腓骨内有代谢信号。

十、3D打印内置物在骨肿瘤外科的应用前景

本研究的手术和假体均采用个体化设计，因病例数量较少且随访时间较短，可能会低估假体松动、内固定断裂等相关并发症的发生率。另外，钛合金3D打印假体复合腓骨瓣重建的远期效果也需要更长时间的观察。

目前，在骨肿瘤外科领域，长节段管状钛合金3D打印假体复合带血管腓骨和生物陶瓷技术，对重建骨肿瘤切除术后造成的长节段缺损的临床疗效良好，是一种很有前景的下肢保肢手术精准生物重建方法，有望实现下肢长节段负重骨缺损的永久可靠生物重建。

第 10 章
生物 3D 打印在组织工程中的应用

第一节 生物 3D 打印技术概述

生物 3D 打印技术是 3D 打印技术的一个分支，是由 3D 打印技术与医学、生物材料、计算机技术相结合的新技术，可以针对患者特定的解剖结构、生理功能和治疗需求制造人工内置物、组织器官和医疗器械等生物医学产品。生物 3D 打印技术所具有的快速、准确及可制作复杂形状实体的特点，在医学领域有广泛的应用前景。

生物 3D 打印技术经历了四个层次的发展：第一层次，打印出的产品不进入人体，主要包括体外使用的医学模型、医疗器械，对使用的材料没有生物相容性的要求；第二层次，使用的材料具有良好的生物相容性但是不能被降解，置入人体后成为永久性内置物；第三层次，使用的材料具有良好的生物相容性而且能被降解，置入人体后可以与人体组织发生相互关系，促进组织的再生；第四层次，使用活细胞、蛋白及其他细胞外基质作为材料，打印出具有生物活性的产品，最终目标是制造出组织、器官。第四层次也是生物 3D 打印的最高层次。

目前，第一层次到第三层次技术已比较成熟并已进入实际应用层面。例如，第一层次的应用有神经外科和脊柱外科的个性化手术模型、假肢等；第二层次的应用有个体化永久性内置物，如假耳移植物、下颌骨移植物等；第三层次采用可降解的生物相容性材料制作仿生的组织工程支架。

前三个层次可以被称为快速成型技术，而第四层次则被称为"细胞打印"或"器官打印"技术，是现代意义的生物 3D 打印技术。

细胞打印的概念于 2000 年由美国 Clemson 大学的 Thomas Boland 教授首先提出，并于 2003 年首次成功实现，通过逐层快速成型打印具有生物性能的复杂三维结构。这种技术的一个优点是它能够同时使用存活细胞和生物分子（如生长因子）模仿原生组织结构，构建具有三维生物微环境的生物材料支架；能将不同类型的细胞和支架材料构建出所需的 3D 模式，具有很好的细胞和组织工程的应用前景。

一、人工组织器官制造

人工组织器官的 3D 打印包括对组织器官解剖结构的重建和优化设计、细胞 3D 打印技术、打印组织器官的培养和功能诱导。其中，细胞 3D 打印技术是目前研究的核心。建立在离散制造和组织工程理论上的细胞 3D 打印，是在组织器官解剖学数字模型驱动下定位装配活细胞单元，制造组织或器官前体的新技术。细胞 3D 打印是目前快速制造研究领域的最前沿，是目前最被看好的人工器官制造技术，已经在生命科学基础研究、临床医学和药物开发领域显示出巨大的应用价值。

二、药物开发

在药物研发领域，高通量药物筛选技术（HTS）由于脱离体内的真实系统环境，成功率很低，业界迫切需要建立机体仿真度更高的 3D 组织模型来实现高内涵筛选（HCS）。细胞 3D 打印技术为解决这一问题提供了新的理论和技术。研究者利用细胞 3D 打印技术，将脂肪干细胞、内皮细胞和胰岛细胞在 3D 空间内精确组合，形成模拟体内代谢调控结构的模型，能高度仿真能量代谢调控和进行高内涵药物筛选。这一研究显示和证明了细胞 3D 打印技术在机制研究和药物开发领域巨大的应用价值，特别是与其他技术相结合，会使其作用进一步放大。如果构建具有功能性组织结构和体内更相似的 3D 系统，那么会进一步推动药物筛选技术的发展。

三、个性化医疗制造

生物 3D 打印技术同时也可应用于个性化医疗器械制造领域，根据患者实际情况定制个性化医疗器械，以满足诊断和治疗的需求。患者的体型和疾病情况各不相同，目前标准形制的支架、手术导板、假体、接骨板等置入或非置入性医疗器械只能满足标准型患者临床需求，其他患者则达不到最佳治疗效果。因此，针对患者的需求对手术器械等进行个性化设计和加工就非常重要。传统的制造方式很难保证以低成本获取与患者完全相符的生物医学用品。医学信息技术和生物三维打印技术结合可以在短时间、低成本前提下，围绕患者定制个性化医疗器械，从而达到最佳治疗效果。生物 3D 打印技术在个性化手术器械设计、术前模拟、术中种植与截骨导板等中得到了广泛应用，也能够制作对形状和功能有个性化需求的内置物，从而实现诊断手术治疗流程的数字化、个性化、网络化，是对传统生物医用零件产品产业链的根本性改变。

第二节　生物 3D 打印技术的方式和特点

传统 3D 打印技术是基于计算机三维成像的原理进行多层次连续打印，生物 3D 打印技术是在传统 3D 打印技术基础上以活细胞为原料进行打印。随着目前材料技术的快速发展，生物 3D 打印技术已经可以采用活细胞、凝胶、液体等材料，打印有功能的活体组织。因此，生物 3D 打印技术较传统的 3D 打印技术更为复杂，不仅需要考虑活细胞类型、增殖和分化情况，而且需要考虑打印材料如何选择。解决这些问题，则需要细胞生物学、药学、材料科学、工程学等多学科的合作。

进行生物 3D 打印的装置称为生物 3D 打印机。根据其工作原理及打印方式的不同，目前可分为喷墨生物 3D 打印技术、微挤压成型生物 3D 打印技术、激光辅助生物 3D 打印技术和光固化立体印刷生物打印。

一、喷墨生物 3D 打印技术（Bioink）

喷墨式生物 3D 打印技术是最早运用于组织工程的 3D 打印技术，因其类似于传统的喷墨式打印故而得名。该技术主要应用水凝胶作为"生物墨水"（bioink），与细胞混合后储存于墨盒之中，墨盒再与打印喷头相连接，在计算机控制下实现 3D 立体结构的打印。

喷墨式生物 3D 打印机根据喷头的工作方式可分为连续打印和按需滴化打印。连续喷墨打印机的喷头可持续喷出底物，故而打印速度快，适合大尺寸物体的打印，多用于工业领域；而按需滴化喷墨打印机则在喷头装有温控或压电的传动装置，使得喷射的液滴可控，具有打印精度高的优点。生物 3D 打印机目前多采用按需滴化喷墨类型喷头。

喷墨式生物 3D 打印机根据工作原理又可分为两种。一种是声波喷墨生物 3D 打印机，利用声波或超声辐射力量把液滴从气液界面喷射出，通过控制声波参数以控制液滴的大小与速率。优点是避免了热与压力对生物材料的影响，同时可控制液滴的大小，避免喷口的堵塞。缺点是对打印的材料黏度有一定的限制。另一种是热喷墨生物 3D 打印机，原理是依靠热使打印底物滴落成型。热喷墨生物 3D 打印机依靠电加热打印头，施加压力脉冲使液滴离开喷嘴。优点是打印速度快、成本低、应用广泛。缺点是在打印过程中会使细胞与生物材料承受热与机械应力，喷头易被堵塞，液滴方向性不明显，液滴大小不均匀等。

从上述描述中可以看出，喷墨式生物 3D 打印机的打印材料必须以液态形式存在，才能形成液滴而喷出。因此，我们认为目前喷墨式生物 3D 打印机存在以下不足：①打印机的喷头都是运用微机电系统（microelectromechanical system，MEMS）进行控制，打印材料多以液体形式存在，不能使用高黏度材料（>15 mPa/s）和高密度的细胞（>1×10^6 细胞 /mL）进行打印，这在一定程度上限制了应用。②喷墨式生物 3D 打印机的另一个缺点是沉淀效应，打印过程中细胞在生物墨水中会沉降，附着于墨盒，会增加生物墨水的黏度，从而堵塞喷头。③喷墨式生物 3D 打印机在打印过程中依靠声波或热使打印底物滴落成型，使得细胞和生物材料承受一定程度的热和机械应力。

二、微挤压成型生物 3D 打印技术

鉴于喷墨式生物打印机存在不能打印高黏度材料的问题，为了克服这一缺点，有研究者发明了微挤压成型式 3D 生物打印技术。目前，很多商用生物 3D 打印机都是基于微挤压成型原理工作的，如德国的 Envisiontec Bioplotter 系统和美国的 NovoGen 3D Bioprinting 系统等。

该技术的原理是运用气动或者机械（活塞或螺旋）驱动系统连续挤出含有材料和细胞的拉丝，不受打印材料黏度的限制，几乎各种黏度的水凝胶和高密度的细胞都能通过这种方法进行生物打印，使得微挤压成型式 3D 生物打印技术应用范围更广。但需要注意的是，在选择材料适用范围扩大的同时，微挤压成型式打印方法会对细胞施加比较大的压力，在一定程度上影响了细胞的活性。

根据构造原理的不同，微挤压生物打印系统在性能上也有所差异：气动喷嘴打印系统能更好地适应不同黏度的底物，但是在精确控制沉积量上相对不足；螺旋机械驱动打印系统成本较低，但是难以胜任高黏度材料的打印。

微挤压成型生物打印的工作原理是将热熔性材料通过加热器熔化，材料先抽成丝状，通过送丝机送进热熔喷头，在喷头内被加热融化，喷头沿零件截面轮廓和填充轨迹运动，同时将半流动状态的材料按 CAD 分层数据控制的路径，挤出并沉积在指定的位置凝固并与周围的材料粘接，层层堆积成型。该技术的缺点是打印出的细胞存活率低，限制了其在再生医学组织构建方面的进一步应用。

三、激光辅助生物 3D 打印技术

激光辅助 3D 生物打印的技术起源于激光直写和激光诱导转移技术，基本原理涉及响应激光刺激的供体层。该供体层由上、下两层构成，上层是能够吸收能量的带状结构，下层由悬浮的生物墨水构成。在打印过程中，激光脉冲聚焦在供体层的上层后会在界面处产生高压液泡，推动下层的生物墨水下落，落下的生物墨水被接收器接受并发生交联反应。与其他打印方式相比，激光辅助 3D 生物打印避免了生物墨水与分配器之间的直接接触，不会对细胞造成机械损伤，因此可以提高细胞的存活率（通常在 95% 以上）。此外，激光辅助 3D 生物打印不存在喷头堵塞的问题，对材料的黏度要求不高，可以打印多种类型的生物墨水，具有广阔的运用空间。激光 3D 生物打印也存在一些不足，如激光照射对细胞是否有影响目前还不清楚；相对于其他打印技术，成本高昂。

激光辅助生物打印机（LAB）的工作原理是在玻璃板吸收层上用激光聚焦产生高压液泡，将带有细胞的材料推到接受基体上。优点是喷头为开放式，不存在喷头堵塞的问题，同时对细胞伤害小，细胞存活率高达 95% 以上。缺点为价格较高，限制了其临床应用。

除了以上 3 种方法，学者们还在积极探索其他 3D 生物打印模式。例如，Gou 等将光固化快速成型技术运用于 3D 生物打印，使用光来选择性地固化目标层的生物墨水，通过类似激光辅助 3D 生物打印的模式逐层叠加构建物体；刘媛媛等将 3D 生物打印技术和静电纺丝技术相结合制备组织工程支架等。这些新技术的发展将为组织工程提供更多的解决方案。

第三节　生物 3D 打印在组织工程中的应用

组织工程学是 20 世纪 80 年代末开始发展起来的一门新兴科学，是涉及临床医学、生物材料学、细胞生物学、分子生物学和生物工程等的交叉学科，主要目的是在体内外生成可替代性的组织和器官，以恢复受损的组织或器官的功能。如何构建符合不同组织/器官结构特点的个性化三维支架是组织工程研究的热点之一。生物支架是组织工程研究的重要组成部分，是一种能够模仿天然组织功能，适合种子细胞生长和发挥生物学功能的生物活性材料，也是影响组织重建成功与否的关键因素之一。

生物打印是一个不断发展的领域，对医学和制药科学产生了革命性的影响，并在全球范围内引起了极大的关注，可提供高精度的细胞、蛋白质、DNA、药物颗粒、生长因子和生物活性颗粒的空间位置控制，从而更好地指导组织生成和形成。这种强大的技术似乎更有希望将组织制造推广到相关的组织结构、组织模型、组织和器官、器官芯片模型等领域。

生物打印技术在组织工程、再生医学、移植和诊疗、药物筛选和高通量检测以及癌症研究等多个领域应用广泛。组织工程和再生医学领域的拼接技术已经出现超过 10 年，解剖学正确的细胞负载构造和支架已被制造用于各种组织类型，包括结缔组织、上皮组织到肌肉和神经组织。由于其在图案化和精确定位多种细胞类型方面的巨大优势，生物打印已经成功避开了传统的支架制造技术的主要缺点之一，并且已经能够制造具有异源细胞微环境的天然类似组织。尽管绝大多数努力都针对主要的生物打印技术［如基于挤压的生物打印（EBB），基于液滴的生物打印（DBB）和基于激光的生物打印（LBB）］背后的基础科学，研究者们越来越关注生物 3D 打印用于功能性组织制造，

特别是动物移植的生物 3D 打印，其中生物 3D 打印的组织已经被植入体内的各种相关位点。随着原位生物 3D 打印技术的最新进展，生物 3D 打印技术已成为极具吸引力的在手术室内构建身体部位的方法。随着生物材料、细胞和移植技术的进一步发展，当批准用于人类时，生物 3D 打印将从实验室到临床，未来会在手术室中具有无限优势。在过渡到临床实践前，生物 3D 打印技术已经在制药领域取得了巨大发展，目前正在形成一个用于药物测试和高通量检测的新兴生物 3D 打印市场。随着包含多种细胞类型和促进复杂的异质细胞生理相关环境的建立，生物 3D 打印的组织模型（即肝脏）已用于药物筛选。此外，生物 3D 打印最近已用于癌症研究，以调查生理相关微环境中的癌细胞的病理学、生长和转移等。

功能器官的生物 3D 打印仍然存在着若干挑战，如将血管网从动脉和静脉整合到毛细血管，整合各种细胞类型以重现复杂的器官功能，以及有限的结构、机械完整性和长期功能。尽管存在这些困难，多种组织已经成功实现被生物 3D 打印，包括薄或中空的组织以及不需要血管化的组织，如软骨。

一、骨

由于生物 3D 打印具有制造患者特异性组织的能力，因此已对生物 3D 打印在骨组织工程中的应用进行了广泛研究。最新的研究使用了热喷墨生物打印机来制造聚（乙二醇）二甲基丙烯酸酯（PEGDMA）支架，将骨髓来源的人间充质干细胞（hMSC）与生物活性玻璃和羟基磷灰石（HA）的纳米颗粒一起聚合并共转染。在该研究中，生物 3D 打印技术使 hMSC 均匀分布，而由于重力作用，手工移液的 hMSC 会积聚在支架的底部。结果显示，包裹 hMSC 和 HA 的生物打印的构建体在体外培养 21 天后表现出最高的细胞活力和碱性磷酸盐活性，压缩模量也有所增加。在另一项研究中，Fedorovich 等制备了由 Matrigel 和藻酸盐水凝胶制成的异质细胞组织构建体，将内皮祖细胞和多能基质细胞以空间受控的方式进行生物 3D 打印，并将打印的构建体植入免疫缺陷小鼠的皮下。通过掺入骨诱导性双相磷酸钙微粒，多能基质细胞在 6 周内分化为成骨细胞系并促进骨形成。除了骨诱导材料之外，生长因子的掺入在骨组织工程中的干细胞分化中也是至关重要的。

二、心脏

心力衰竭是一种破坏性疾病。虽然心肌组织具有有限的再生能力，但在出生后心肌细胞增殖即迅速停止，所以对这种结构和功能复杂的器官的组织工程研究是必不可少的。文献显示，目前已有研究对心脏组织模型的生物打印进行了有限的尝试。Jakab 等证实，将人血管内皮细胞（HUVECs）的组织球和从心肌管中分离的心脏细胞进行挤压或生物 3D 打印，具有快速自组装能力的组织球在无须支架辅助的情况下即可在 I 型胶原上以单层网格模式彼此紧挨着进行生物 3D 打印，打印后约 70 小时，组织球融合在一起并形成可同步搏动的单一心脏组织贴片。除了在上述工作中进行的无支架 3D 打印之外，还开展了一些基于支架的生物 3D 打印研究。Xu 等使用基于喷墨打印技术的生物打印技术将心脏组织打印成具有心室连接的半心形。在他们的研究中，将成年猫科动物的 H1 心肌细胞包封在藻酸盐/胶凝复合水凝胶中，选择性地逐层喷射交联剂（氯化钙溶液），所产生的具有连接的心室组织构建体被电刺激，成功证明其具有功能性兴奋 - 收缩耦合。除了这些研究外，细胞的图案化也被应用于心脏组织工程中。Gaebel 等利用激光诱导正向转移（LIFT）技术在聚酯烷脲（PEUU）上对 HUVEC 和 hMSC 进行图案化，并且在 LAD 连接后将制造的样品移植到大鼠心肌梗死区。移植 8 周后，与随机生物 3D 打印细胞对照组进行对比，具有 LIFT 衍生模式的样品促进了心肌血管的形成，并且提供了显著的功能改善。除原代细胞外，有研究将人心脏来源的心肌祖细胞（hCMPCs）以藻酸盐水凝胶制成的网状图案进行生物 3D 打印，打印的 hCMPCs 表现心脏谱系的表型特性，具有增强早期心脏转录因子 Nkx2.5、Gata-4 和 Mef-2c 表达的作用。

三、软骨

目前的软骨再生组织工程技术不能形成在局部性质和结构方面与天然组织不可区分的软骨组织。由于其在精确的空间构型、暂时性的细胞沉积和结构复杂的生物材料方面的巨大潜力，生物 3D 打印技术近来越来越受到关注并被用于软骨组织工程研究，来精确模仿天然组织与分化的细胞、细胞外基质（ECM）。由于没有血管，各种生物 3D 打印技术已被广泛用于软骨组织研究。在 LIFT 的支持下，通过计算机辅助生物加工技术，成功地用具有高生存力的猪骨髓间充质干细胞（MSC）进行生物 3D 打印，细胞保持了功能和分化能力，并最终成为骨和软骨。

喷墨式生物 3D 打印技术还被用于软骨组织工程和软骨缺陷修复研究。研究者以层叠的方式对载入 PEGDMA 水凝胶中的人类软骨细胞进行生物 3D 打印，得到的软骨构建体具有与天然软骨接近的力学特性和生物化学构成；将打印的软骨构建体植入关节软骨缺损处，可观察到其与天然组织的整合，界面强度提高，软骨组织修复的质量得到了显著改善。在另一项使用上述实验装置的研究中，制作了 PEG 支架并研究了联合转化生长因子 β-1（TGF-β1）和成纤维细胞生长因子 -2（FGF-2）对细胞增殖和分化的作用，证明用 TGF-β1 和 FGF-2 处理提高了糖胺聚糖（GAG）含量，没有生长因子处理的样品即使培养 4 周也不分泌 GAG。Xu 等通过生物 3D 打印和静电纺丝技术，创建了一种混合生物 3D 打印方法来改变软骨组织的结构，并提高了其力学强度。在该研究中，聚己内酯（PCL）纤维的静电纺丝和纤维蛋白 - 胶原水凝胶中的兔弹性软骨细胞的生物 3D 打印的可行性得到证实，打印后细胞活力得到良好保持。在体外和体内均可形成软骨组织。此外，与单独打印的水凝胶相比，生物 3D 打印成品的机械性能得到改善。

除上述水凝胶外，海藻酸钠也被广泛用于软骨组织生物 3D 打印。研究展示，在打印的细丝中加载软骨细胞与软骨细胞球体的杂交生物 3D 打印，可提高组织构建体的细胞密度。使用海藻酸钠和银纳米粒子，McAlpine 等成功打印仿生耳模型，由负载藻酸盐的耳状软骨细胞和能够将声波转换为数字信号的导电线圈组成。除了生物打印软骨组织构建体外，还有研究对生物 3D 打印在提高生物体连接能力方面的作用进行了研究。Bonassar 等提出了一个混合构型，以提高载有软骨细胞的交联藻酸钠的均匀性。结果表明，随着细胞负载的预交联藻酸盐的增加，除了细胞存活力的提高外，生物打印构建体的保真度和力学特性性质也得到了改善。Markstedt 等展示了藻酸盐与纳米纤维素相结合，可使该纳米纤维素具有出色的可塑性，能够制作解剖学匹配的外耳和半月板结构。尽管在软骨组织再生的生物打印方面取得了巨大进展，但是具有不同结构、生物力学和生物学特性的区域分层关节软骨组织的生物 3D 打印仍然是一个挑战，并且需要进一步的研究来实现具有区带分化的关节软骨组织构建体。

四、心脏瓣膜

在损伤或者病理状况下，功能失调的心脏瓣膜不具有再生能力，需要被人工瓣膜替代，但这种置换瓣膜因血栓形成和钙化而应用受限。康奈尔大学的研究者使用基于 Fab@Home 打印机改造的双头生物打印机首次证明了心脏瓣膜的生物打印的可行性。该研究采用离子交联和物理交联组成的双重交联机制来打印与海藻酸钠混合的聚乙二醇二丙烯酸酯（PEGDA）。打印后，将猪主动脉瓣间质细胞接种并培养 21 天。虽然第一步工作不属于生物打印，打印过程中并不包括活细胞，但该小组后来使用不同的水凝胶和细胞表型展示了主动脉瓣膜的生物打印。在另一项研究中，采用复合藻酸盐/明胶水凝胶的双喷嘴生物打印用于制造薄层水凝胶，用主动脉根窦部平滑肌细胞（SMCs）和主动脉瓣间质细胞（VICs）进行生物 3D 打印，并将打印成品培养 1 周。结果显示，细胞活力分别为 81.4%（SMC）和 83.2% 和（VICs）。另一方面，无细胞组织的主动脉瓣结构表现模量、极限强度和峰值应变的降低。在最近的一项研究中，同一组研究人员使用载有人类主动脉瓣间质细胞（HAVICs）的甲基丙烯酸化透明质酸（Me-HA）和甲基丙烯酸化明胶（Me-Gel）进行生物 3D 打印，样品准确显示了设计的三叶草瓣膜形状，细胞表现更好的扩散性，封装在复合水凝胶内的 HAVICs 表达 α 平滑肌肌动蛋白（α-SMC）和波形蛋白，并通过胶原蛋白和 GAGs 的沉积来重塑 ECM。

五、肝

由于肝脏组织对药物毒性高度敏感，除了生物 3D 打印的肝脏组织模型在药物测试和高通量筛选方面的巨大潜力之外，未来的器官移植也是肝脏组织工程的一个极具前途的发展方向。Faulkner-Jones 等证明了诱导的人类多潜能干细胞（hiPSC）的生物 3D 打印的可行性，其中的 hiPSC 被刺激分化为肝细胞用于肝脏微生物工程；同时，系统分析了生物 3D 打印过程和参数对干细胞分化方向的影响，以及压力和喷嘴长度对 hiPSC 和人类胚胎干细胞活力的影响，结论是所使用的喷墨式生物 3D 打印过程需要合适的温度、压力、环境以保持多能细胞的活性并促使其分化为肝细胞。使用双头喷阀式生物打印机沉积苏莫酸钙和氯化钙以制备多层组织构建体，结果表明生物 3D 打印的干细胞在 17 天后成功分化为肝细胞，表达的肝细胞标志物包括 HNF4a、白蛋白和 ZO-1，白蛋白分泌在第 21 天达到峰值。此外，还有研究在更大的组织模型中实现了肝癌 HepG2 永生细胞的生物打印。Bertassoni 等利用 NovoGen MMX 和 HepG2 细胞，以及明胶-甲基丙烯酰胺（GelMA）水凝胶链内的成纤维细胞进行了生物 3D 打印。打印后，由于温度快速下降，琼脂糖立即凝固，并且在 6.9 mW/cm^2 的紫外线下使 GelMA 前体光交联达 1 分钟。凝胶完全凝胶化后，去除琼脂糖以形成可灌注通道。研究表明，细胞可存活 8 天。

六、肺

生物打印用于肺组织工程是一个新的发展方向。研究者们展示了体外血液屏障模型的生物 3D 打印。在这方面，他们通过逐层生物制成了一个具有分层组织结构的物体。首先，以基底膜薄层作为基底膜进行生物打印，随后生物 3D 打印单层内皮细胞以促进 Matrigel 层的细胞附着。在第 2 天，在先前构建的构建体的顶部打印新的 Matrigel 层，接着打印单层上皮细胞。对照样品为手工沉积层。第 5 天，固定样品用于表征，可见上皮细胞和内皮细胞均匀分布在顶部和底部，细胞活力分别达到

95% 和 86%。与手动移液的对照样本相比，矢状组织切片还证实形成了一层薄而且均匀的组织层。通过在培养 3 天后测量样品的顶端至基底外侧室的蓝色葡聚糖分子的易位来研究构建体的密度，结果显示生物 3D 打印样品的密封性比手动移液样品的密封性更好。

七、皮肤

若干组织工程方法已应用于皮肤组织的制造，包括自体分层皮肤移植（金标准）、同种异体移植、脱细胞真皮替代物和纤维素化等，生物 3D 打印技术也被用于皮肤组织的制备。Lee 等提出通过 8 通道瓣膜式生物 3D 打印机用胶原水凝胶逐层打印皮肤组织，将角质形成细胞在人类包皮—成纤维细胞和无细胞胶原层交替进行生物打印，所得到的构建体在表皮层有密集堆积的细胞，与真皮相比，具有细胞密度低和 ECM 沉积更少的特点。除 DBB 外，LBB 还被用于皮肤组织替代物的生物加工。将来自人角质化角质形成细胞系和 NIH3T3β 成纤维细胞的细胞在胶原基质中交替进行生物 3D 打印。组织学检查显示，高密度的角质形成细胞和成纤维细胞表达层粘连蛋白，后者是皮肤基底膜的主要成分。另一方面，在液体体外培养中，控制样品表现具有有限分化的细胞增殖。在最近的一项研究中，Boland 等证明在新的组织重塑过程中，皮肤替代物内生物 3D 打印的内皮细胞对大血管形成有影响。他们将新生人类皮肤真皮细胞和新生人类表皮角质形成细胞（NHEK）包裹在胶原中铺设于皮肤层，然后通过在人工皮肤上选择性地用生物打印凝血酶负载的 HMVECS，在人造皮肤微血管内皮细胞（HMVEC）上构建沉积的纤维蛋白原层。该过程通过用含胶原蛋白的 NHEK 细胞覆盖纤维层来完成。然后，将制成的皮肤替代物植入小鼠背部，并与市售皮肤替代品（对照）进行对比。结果显示，与对照组相比，生物打印的 HMVEC 形成微血管，并且生物打印的构建体几乎不产生收缩。在上述研究中，组织构建体在体外被生物打印并植入宿主。Skardal 等采用交替的纤维蛋白原/胶原层和负载羊膜来源干细胞的凝血酶原位生物打印分层的皮肤替代物并直接印制在小鼠的全厚伤口处，从而使它们缺乏免疫原性，与对照组相比更接近天然皮肤。对照组包括装载有 MSC 和脱细胞凝胶的生物链。尽管在皮肤组织生物打印方面做出了努力，但模仿原生皮肤的皮肤生物加工仍然是一个挑战，因为整合汗腺仍然很困难。

八、血管

组织和器官的生物打印极度依赖血管化，需要血管网络为细胞提供氧气和养料，保证细胞的存活和功能维持。在此领域，已对包括 EBB 在内的各种生物 3D 打印模式（DBB、LBB 等）进行了研究。研究者使用 EBB 同轴喷嘴挤出法，将包括海藻酸钠和壳聚糖的水凝胶以管状形式与包囊细胞一起直接进行生物 3D 打印。在同轴（芯壳）流动过程中，弹出的交联剂（通过核心）与前体水凝胶溶液（通过壳层）接触，促进管状结构的快速凝胶化和形成。含 HUVSMC 的样品培养 6 周后出现平滑肌基质的沉积。该方法能直接生物打印血管构建体。此外，还有其他直接血管组织生物打印方法，如 Nakamura 等进行的基于喷墨的细胞负荷水凝胶液滴生物打印，通过自下而上的构建能力，可在水平和垂直两个方向上打印分支血管。Forgacs 等在生物打印血管组织中使用无支架方法，逐个打印组织球体并组装成更大的组织单位。由于琼脂糖对细胞黏附是惰性的，琼脂糖模具的使用促进了组织球状体的快速融合和组织的成熟。

除了对管状血管组织进行直接生物打印外，还有研究使用包括纤维蛋白、胶原蛋白和 GelMA 在内的各种水凝胶进行了可熔融组织构建物的间接生物打印。可溶性或可逆性交联的易散墨水，如琼脂糖、糖、Pluronic 和明胶被用来创建开放渠道。去除黏附墨水后，向开放通道灌注内皮细胞以形成内皮层。通过这种方法可以打印复杂的血管结构并可以长时间灌注，取决于基质降解过程。虽然两种方法都可以使用，但前者更适用于血管移植，后者更适用于体外组织工程应用。生物打印的血管组织的设计和制造应该使其能够较为容易地与宿主血管缝合，具有足够的机械强度以承担缝合和受压，内皮细胞具有足够的完整性以防止血栓形成和支持无阻塞循环的高通畅率。

九、肾

肾移植是治疗慢性肾功能不全最理想的方法，但同样面临供体紧张的情况。有研究者分别用小鼠肾和人肾细胞培养出具有生理活性的肾小管、肾小球等肾脏内部结构，又进一步通过生物 3D 打印得到了肾脏模型，但该肾脏模型并不具备正常肾脏的生理功能，离临床应用还有一定距离。近期，研究人员通过特定培养条件将人胚胎干细胞诱导分化成输尿管芽和后肾原基，进而形成了包含肾单元的立体迷你肾结构，有望在未来通过 3D 打印得到可用于移植的肾脏。

十、外耳

先天性耳畸形如小耳畸形和无耳畸形，以及交通事故引起的外耳损伤，是临床常见的治疗难题，目前的治疗方法主要是用假体或者雕刻肋软骨来替代损伤的外耳，效果并不理想。硅胶材料的外耳假体定制困难且价格昂贵，同时又很难将肋软骨设计并且修剪成合适的形状。这两种方案均不美观，并且与原生外耳的生物力学性能相差甚远。计算机辅助设计和 3D 打印技术可望解决这一难题。3D 打印机制备外耳假体最主要的部分就是铸造模型。首先对外耳进行扫描，然后设计、打印模具并抛光，随后再把医用级硅胶注入模具中。通过这种方法，可以用较低的价格制备具有光滑表面和复杂软组织结构的外耳假体。为了使外耳假体在形状、质地、方向和颜色等方面尽可能接近原来外耳，可以将激光扫描、三维打印和数字彩色扫描等数字化技术进行整合。一般情况下，可以对患者对侧的外耳进行扫描，使用其镜像图像用来设计外耳假体。另外，可以用彩色光谱仪来在假体上重现患者皮肤的颜色。最终，外耳假体通过 3D 打印用于临床。目前，科学家用软骨细胞和脂肪细胞混合打印外耳，结合 3D 打印技术和由活细胞制成的可注射胶，制成的外耳假体与人的外耳几乎完全一样。

十一、眼

眼的生物 3D 打印是一项难度非常大的研究。研究者成功使用压电喷墨生物 3D 打印机打印了大鼠视网膜神经节细胞和神经胶质细胞，并用超高速摄影机监控打印过程对细胞存活的影响。研究发现，虽然细胞的数量会随打印的进行而减少，但与培养数天的对照组相比，这些细胞依然显示相同的行为。虽然在打印过程中细胞承受了非常高的剪切速率，但并未发现明显的细胞结构畸形。尽管如此，若想打印出具备生理功能的人眼假体，必须细致考虑眼假体的光学系统的详细参数，如前腔深度（ACD）和轴向总长度（TAL）等。

十二、复合组织

除了单一组织之外,人们还致力于生物打印复合材料组合,在器官水平重现复杂组织的生物学、解剖学特性和功能。采用生物 3D 打印 PCL 和 PU 来构建支持细胞结构的框架,其中半个单元使用 PCL 打印,另一半使用 PU 打印。将含有 3 mg/mL 透明质酸、35 mg/mL 明胶和 25 mg/mL α-淀粉酶的复合水凝胶基生物凝胶在 DMEM 中用于 3D 生物打印,使成纤维细胞和成肌细胞进入 PCL 和 PU 框架以构建肌腱和肌肉单元。结果显示,在培养 7 天时分化细胞的细胞活力 > 80%。最后的肌肉连接单元在弹性模量为 0.39~0.05 MPa 的 PU-C1C12 肌肉部分是弹性的,并且在 PCL-3T3 接触侧具有刚性,弹性模量为 46.47~2.67 MPa。此外,骨软骨模型的生物打印已经成为组织工程领域的另一个研究热点。Fedovorich 等展示了使用藻酸盐以网格模式生物打印 MSC 和软骨细胞,两种不同的细胞类型分别在生物打印支架的两个相对端,MSCs 与骨诱导双相磷酸钙颗粒,HA 和磷酸三钙共挤出。

将生物打印的样品与软骨和成骨介质的混合物一起培养 21 天。结果显示,生物打印的骨软骨组织构建体在体外和体内均表现成骨细胞和软骨细胞谱系的细胞分化特征以及相关的 ECM 沉积。Park 等使用类似方法进行了系统分析,以了解 ECM 成分对骨髓原始细胞和软骨细胞的影响。分别在透明质酸和 I 型胶原蛋白中对成软骨细胞骨细胞进行生物打印,比较打印出的成骨细胞和软骨细胞的性能。体外培养 14 天的结果表明,当选择适当的水凝胶类型时,可以成功实现骨组织再生。有研究通过在 PCL 框架内沉积装载有人类软骨细胞和人类 MG63 成骨细胞的海藻酸盐水凝胶,展示了另一种骨软骨模型。用装载在水凝胶中的成骨和软骨生长因子作用于成骨细胞和软骨细胞,以达到使其分化的目的。除了骨软骨模型外,Yu 和 Ozbolat 等还展示了大血管基质组织的杂种生物印迹,其中无支架组织成纤维细胞被装配在载有 SMC 的可灌注大血管周围,通过同轴喷嘴装置进行挤压打印。结果显示,组织束在 1 周内迅速融合并聚集在大血管周围,并可通过延伸大血管网络进一步扩大。

十三、其他组织

除了上述的组织类型外,还有一些其他技术可以用于生物打印视网膜和脑组织。Lorber 等采用压电喷墨生物打印机打印视网膜神经节细胞(RGCs)和神经胶质细胞,研究了生物打印参数对细胞活力和促生长性能的影响。他们认为,喷墨打印对细胞活力和 RGC 神经突生长没有不利影响,而 RGCs 在胶质基质上生物打印时表现出进一步的生长。近来,Lozano 等介绍了手工沉积初级皮质神经元负载结冷胶 RGD 用于神经样组织制作,构建三层组织模型,在顶层和底层中具有皮层神经元包囊,在 5 天内观察到轴突生长并穿透无细胞中间层。尽管没有应用计算机控制运动系统,但这项工作第一次揭示了大脑组织工程逐层制造的机理。

第四节　医学 3D 打印新材料的研发

一、医学 3D 打印新材料的研究方向

目前，3D 打印技术在组织工程学和医疗领域取得了惊人的进展，对 3D 打印材料的要求不断提高。医疗和生物领域对 3D 打印材料的要求非常高，因为这些材料打印出来的产品需要置入人体或用于无菌生物实验。3D 打印材料是 3D 打印技术发展的重要物质基础，对于 3D 打印的重要性相当于水之于鱼。对医学 3D 打印材料的要求，主要包括材料的生物相容性、生物响应性、降解性能和力学性质。因此，医学 3D 打印材料未来的研究方向主要包括以下几点：

1. 材料生物相容性的研究　重点进行生物相容性的分子设计研究，研究材料的活体组织相容性、血液相容性及体内耐老化特性，深入探讨生物材料分子设计的理论与方法，并用于指导新材料的开发。

2. 材料降解/吸收的调控机制的研究　研究可生物降解/可吸收材料的分子结构，生物环境对可生物降解/可吸收材料降解的影响，降解/吸收的代谢机制，降解/吸收速度的调控，以及降解产物对机体的影响。目的是为组织工程化人工器官生物材料和药物控释材料提供理论基础，实现材料参与生命过程、构建生命组织的目的。

3. 缓释材料的研究　重点是研究植入型可吸收性缓释材料及生物黏附型缓释材料。

4. 生理活性材料、仿生材料、生物/合成杂化材料的研究　包括应用仿生设计，仿制具有某些器官功能或组织生物活性的材料，用共价键合或物理交联方法将某些生物功能物牢固地固定在聚合物表面或内部，制造杂化生物材料系统，用于人工器官、药物释放、亲和分离系统和生物传感器等，研究能保持细胞活力的细胞载体材料和接载方法。

5. 医用复合材料的研究　最理想的生物材料就是机体自身组织。天然生物材料经过亿万年的演变进化，具有结构复杂、功能各异的特点。因此，从材料的观点对其进行观察、测试、归纳和抽象，找出有用的规律来指导复合材料的设计与研究，制备成分、结构与天然组织相接近的复合替代材料，有望获得生物相容性好、具有良好生理效应和力学性能的人工替代材料。

6. 智能材料的研究　智能材料结构又称机敏结构（smart/intelligent material and structure），在外界环境刺激（如电/磁场、温度场、湿度、光和 pH 改变等）下，智能材料结构可将传感、控制和驱动三种功能集于一身，能够完成相应的反应。智能材料结构具有模仿生物体的自增殖性、自修复性、自诊断性、自学习型和环境适应性。最新提出的 4D 打印技术是将 3D 打印技术与智能材料相结合，智能材料结构以 3D 打印为基础，在外界环境激励下随着时间实现自身的结构变化。由 3D 打印技术制造的智能材料结构可以随着时间进行变化，打印制造的三维实体结构不再是静止的、无生命的，而是智能的、可以随外界环境发生相应变化的。

二、医学 3D 打印未来重点研发材料

1. 生物玻璃材料　生物玻璃主要由硅（Si）、钠（Na）、钙（Ca）和磷（P）的氧化物按一定的配比组成，经过化合反应后生成一种称为羟基磷酸钙 $[Ca_5(PO_4)_3(OH)]$ 的新成分，具有高度的仿生性，是生物骨的主要成分。由于生物玻璃材料具有生物活性，在生物医用无机非金属材料领域的应用前景可观。研究者曾用生物玻璃材料制备大鼠大腿骨并置入其体内，经一定时间后取出，发现大鼠骨细胞已再生长入生物玻璃的网状结构内并且结合非常紧密，力学测试发现这种人造骨比原骨力学性能更优。美国研究人员通过 3D 打印技术用磷酸钙打印出仿生骨结构，可在分解前作为新骨骼细胞生长所需的支架，已在动物体内进行了试验并获得成功，能够表现类似软骨的属性，包括柔软、强韧、耐久而且具有弹性。软骨是位于关节和脊椎之间的一种柔软结缔组织，受损后很难自行修复。科学家们已经开发出一种生物玻璃材料，能模拟真正软骨组织的减震和承重性。此外，它也可以刺激膝关节的软骨细胞生长，受损时还显示自愈特性，使其很适合作为可靠的内置物。此外，当它以生物墨水的形式存在时更容易进行 3D 打印，可为关节软骨退变和椎间盘退变患者带来巨大的帮助。未来的研究将使用生物玻璃墨水 3D 打印微小的可生物降解支架，后者将提供复制膝关节软骨结构的模板。当这种支架被置入后，生物玻璃的结构、刚度和化学特性会刺激软骨细胞生长；随着时间的推移，支架会在人体内安全降解，在原有的位置留下新的软骨，这种软骨具有类似原始软骨的性能。

2. 天然骨粉　每年有约 20 万人因为出生缺陷、创伤或手术原因需要在头面部进行植骨。迄今为止，对于这些患者最好的治疗方案是从患者非承重部位（如腓骨）取下一块骨，然后把它制成所需的形状并置入需要植骨的位置。这种方法不仅会造成新的创伤，而且由于腓骨相对较直，难以与头面部的曲线良好拟合。目前，有研究者使用一种获得 FDA 批准的聚己内酯（PCL）材料，通过 3D 打印技术制造特定结构的支架用于头面部的修复，这种材料需要将塑料的强度和可打印性与天然骨的生物"信息"结合起来才能发挥成骨作用。骨粉是将牛膝关节骨内部的多孔骨脱细胞并粉碎制成的，含有源于生物体的结构蛋白和亲骨生长因子可以促进不成熟的干细胞分化为骨细胞。将骨粉和 PCL 材料混合后，调节合适比例，即可打印能够刺激骨形成的支架。虽然"脱细胞"的牛骨已经被 FDA 批准用于临床，后期研究将主要是人骨粉的测试，因为后者的临床应用更为广泛。

3. 生物活性陶瓷材料　生物降解是指材料在生命体系中可从形态上由整体分化成部分，在化学成分上由复杂变成简单的过程。可降解生物陶瓷是一种暂时性的替代材料，置入体内后会被逐渐吸收和降解，同时新生骨会逐渐生长并替代。生物活性陶瓷具有骨传导性，可作为一种支架，成骨过程在其表面进行。此外，它还可用作外壳或用于填充骨缺损。目前，应用较广泛的生物降解陶瓷包括磷酸钙陶瓷和羟基磷灰石陶瓷等。

（1）磷酸钙生物活性陶瓷：在骨组织工程领域，钙磷酸盐（如 α-TCP，β-TCP）早已作为支架的主要成分而得到广泛使用。随着 3D 打印的应用，磷酸钙被用作 3D 打印材料，来制备 3D 骨组织支架。由于磷酸钙与骨矿物质有接近的化学和晶体相似性，因而具有良好的生物相容性。尽管磷酸钙没有显示诱导成骨能力，但其具有骨传导性，在一定条件下能够直接与骨结合。众多体内外评估报告表明，各种形式（散装、涂料、粉末或多孔）和各种相位（结晶或无定形）的磷酸钙均可为细胞提供附着物，有助于相关细胞（如成骨细胞和间质细胞）的增殖和分化。磷酸钙相对较慢的

生物降解速度和特别低的机械强度，限制了其在骨组织工程中的应用。

（2）羟基磷灰石陶瓷（HA）：HA的组成与天然磷灰石矿物相近，与自然骨的无机组成部分具有相似的化学性能，因此是一种很有前途的骨替换材料。HA具有良好的生物相容性，置入人体不仅安全、无毒，还能促进骨生长。HA能使骨细胞附着于其表面，随着新骨的生长，这个连接带逐渐萎缩，并且HA通过晶体外层成为骨的一部分，新骨可以从HA植入体与原骨结合处沿植入体表面或内部孔隙攀附生长。3D打印生成的HA基质可以用于骨组织工程，使用患者的细胞接种于支架，支架材料作为初始细胞附着的三维模板促进骨形成。

5. 医用碳素材料　医用碳素材料是一种化学惰性材料，在体内不会被腐蚀或磨损。碳/碳素复合材料、碳纤维增强树脂等多种高性能结构材料集高强度、低模量于一身，不会产生对机体有害的离子，已作为修复或替代受损骨组织的材料广泛应用于骨外科。此外，医用碳素材料具有良好的生物相容性，甚至具有罕见的抗凝血性能，可直接用于心血管系统。曾有研究者通过3D打印技术先用钛粉打印骨缺损，再用生物医用碳纤维材料打印脸部组织，最终为患者制成完美的左脸。随着3D打印技术的发展，结合医用碳素材料的优良性能，在具有复杂空间和多重生物功能的人体器官的制备方面必将显示出巨大的优势，在心血管系统、组织、牙科及骨科等领域的应用前景非常广泛。

6. 细胞生物3D打印材料　细胞生物3D打印是一门多学科交叉综合的超级学科，涉及生物学、医学、材料学、计算机科学、分子生物学和生物化学等。其中，打印材料的选择是急需突破的难点之一。水凝胶是由具有三维交联网络结构的高聚物和介质共同组成的多元体系，作为新型生物医用材料引起了研究者们的广泛关注。医用水凝胶具有良好的生物相容性，其性质、组成与细胞外基质相类似，表面黏附蛋白质和细胞的能力弱，基本不影响细胞的正常代谢过程。水凝胶可以保护细胞，扩展细胞间的黏合，是包裹细胞的首选。医用水凝胶、生物交联剂和活细胞共同组成生物3D打印所需的"生物墨水"。美国康奈尔大学研究人员采用3D生物打印技术，利用Ⅰ型胶原蛋白水凝胶与牛耳活细胞组成的"生物墨水"，成功打印人体耳郭。无论是外表还是功能，3D打印生成的耳郭均与正常人耳郭十分相似。在后续培养过程中，胶原蛋白水凝胶与细胞相互作用良好，在培养过程中逐渐降解并被细胞自身合成的细胞外基质所替代。通过3D打印设备在计算机指令下将生物相容性细胞、支架材料、生长因子和信号分子等层层打印，形成有生理功能的活体器官，达到修复或替代的目的，在生物医学领域有着极其广泛的用途和前景。

三、医学3D打印需要解决的问题

组织工程学经过近30余年的发展，已经取得了长足的进步，但3D组织/器官打印尚处于起步阶段，还有诸多问题需要解决。

1. 力学方面　喷射过程中的剪切力和液滴的冲击力会对打印细胞液的活性造成冲击。因此，"生物墨水"的配制必须符合流体力学，包括黏滞性、密度和表面张力等。这些因素均可造成细胞的损伤，影响细胞的存活，不利于体外培养。此外，打印过程中要求所打印的细胞或分子保持液态，而打印后又需要其必须立即凝固，以维持黏弹性状态。这种液态到固态的转变必须保证不引起细胞、生物活性因子及其他微粒的损伤，对3D打印技术提出了相当大的挑战。

2. 生物支架材料　支架材料的可降解性、降解速率、材料的机械力学强度、支架的最适孔径和孔隙率等均需考虑。适度的生物降解速率指其降解速率应与组织再生的速率相匹配，最后可完全吸收或安全排出。合适的孔尺寸、高的孔隙率（90%）和相连的孔形态，对于细胞的种植、组织的生长、细胞外基质的形成、氧气和营养的传输、代谢物的排泄及血管和神经的内生长起着决定作用。虽然支架的最适孔径尚无定论，但几十到几百微米的孔径对于细胞的迁移和长入支架内部通常是必需的。支架孔径过小，不利于细胞的穿透，培养的细胞经过较长时间仍依附于支架表面，未能进入支架内部；支架孔径过大，不利于细胞的黏附、增殖和分化。解决此问题的一个方法是用纳米纤维与微米纤维来共同构建支架材料。纳米纤维为细胞的黏附和增殖提供合适的表面，有利于细胞在支架上的黏附与增殖；微米纤维提供整体的环境，利于细胞进入支架内部。因此，将微/纳米复合纤维支架应用于组织工程具有很大潜力。目前国内外研究的各种支架材料各有优缺点。因此，目前的研究方向是发挥不同材料的优势，弥补单一材料的不足，制造各种复合支架。

3. 生物学方面　3D打印过程中必须优先考虑的问题是如何保持细胞的活力及产品的塑形。组织/器官打印必须处理好的生物学问题包括：①所选择的打印方法对细胞和DNA既无毒性，也不会引起不可逆的损伤，在整个打印过程中都要求无菌；②打印的构建物可以快速成型，形成具有凝聚性和机械稳定性的三维结构，不会在打印后发生溶解或坍塌；③打印的构建物可以进行体外培养、增殖、分化和发育等后处理过程，要求构建的模型具有组织/器官三维特征，能够模拟组织/器官特异性的微结构和微环境；④构建的组织/器官的再血管化问题也非常关键，是构建组织/器官成活的关键，血管可及时为种子细胞提供成活所必需的营养，并可以排泄其代谢废物。

相信在不久的未来，随着生物打印技术的日益成熟，受损的人体器官就能够得到及时替换，从而延长人类的生命。生物3D打印所面临的问题必然需要多学科研究团队的共同努力来解决。

第五节　生物3D打印的未来展望

一、概述

目前，在生物打印领域有约15种不同的组织类型，人体内还存在许多尚未被研究的其他组织。对其他组织和器官的建模将是具有挑战性的，可能会使药物研制等发生革命性变化。这也取决于组织工程领域的进展，因为生物3D打印研究的重要性取决于我们对未知组织类型的理解。此外，生物3D打印新类型的器官，如仿生器官，成为一个新的研究方向。多数生物3D打印研究围绕同型细胞组织构建体发展，使用单一类型细胞；然而，天然组织具有细胞异质性，具在高度复杂的解剖结构中图案化的多种类型细胞。尽管生物打印-简化组织模型在基础研究中是可接受的，但用于临床或药理学研究的组织制造需要包含多种类型细胞，因为某些细胞的功能可以通过细胞相互作用实现或进一步增强。进行细胞的生物打印时需要进一步了解细胞的最佳培养条件，包括正确的培养基以支持多种类型细胞的生长。

目前，将生物3D打印转化为移植的努力主要限于小鼠模型。小鼠模型非常小，其生理条件与人类不同。因此，在制作临床相关维度的组织时，生物打印放大的组织和器官是非常重要的。较大的动物如猪模型可能是向人类试验迈进的一个过渡，因为这些模型比小动物更接近人类生理情况。为了放大生物打印的器官，生物打印分级血管网是至关重要的。同时，为了建立临床相关的组织和器官模型，相关模型的机械强度、弹性以及长期的结构稳定性是非常重要的。此外，神经组织的整合和神经支配的建立，是目前生物 3D 打印面临的另一个挑战。由于其有利于细胞三维生长的环境，大部分生物打印研究使用基于水凝胶的生物链；然而，当它们在与细胞增殖相容的浓度下使用时，水凝胶力学负载能力非常弱。此外，生物可降解材料如热塑性塑料可用作放大组织和器官的支撑框架。目前使用合成聚合物的生物材料非常强大，但其降解所需的时间较长并且不与组织再生过程同步。因此，新型生物材料的发展对于生物组织和器官的生物打印应用于临床非常关键。除了生物材料之外，选择正确的细胞来源也是将生物 3D 打印技术转化应用于临床和药学研究的关键因素。

对于个体化医疗，获得不同类型的原始细胞非常具有挑战性。干细胞作为一种有应用前景的细胞，需要建立使干细胞分化为不同细胞谱系的标准方案。另外，用于癌症研究的生物 3D 打印也需要进一步的发展，通过生物 3D 打印血管网和其他实质组织建立肿瘤的三维模型，将肿瘤组织模型精确置于生物打印的血管化实质组织内，以研究肿瘤生长和肿瘤细胞的内渗和外渗。目前，已经在基于微流体的芯片器官模型中建立了生理相关的癌症微环境，生物打印可以精确控制肿瘤球和肿瘤细胞的定位，并对微血管网络形成的严密控制。尽管过去 10 余年生物 3D 打印取得了很大进步，但也面临生物学、生物技术、生物材料和医学等方面的若干挑战。本节主要介绍生物打印技术在生物打印领域的应用。

尽管许多生物打印机、生物打印材料和生物打印方法已商业化，但生物打印技术仍处于起步阶段，在生物打印的各个方面都需要进一步的研究、开发和改进，以得到可用于组织工程、医学、药物与临床研究的最终产品。四维（4D）生物打印技术可以在更短的时间内在体外制备活组织。是一项开创性技术，能够在短期内实现制药用活体组织的大量制造，为未来的器官打印技术奠定基础。

临床相关的功能性器官生物打印具有很好的前景。生物打印"迷你器官"模仿相对简单的血管网络，似乎是向生物打印放大器官过渡的中间步骤。利用一种"从血管网络到全生物"的新概念来生物打印放大组织和器官，将能够形成具有分层血管网络的可灌注的组织和器官，并且在不久的将来能真正用于器官制造。由于需要在生物体内进行高效可印刷的生物燃料瞬间固化，通过生物吸引墨水以增强组织形成等，使用该技术的主要问题是在麻醉下以最短时间安全、无菌地输送打印成分，因此很少被使用。然而，克服这些问题将成为在临床环境中使用生物打印机的一个非常关键的里程碑。原位生物打印技术在不久的将来会在手术室中具有极大的发展前景，因此建立将技术从实验室转化为临床应用的策略十分重要。

在重组生物学中，通过基因治疗可以使生物打印的干细胞在空间上分化为多个谱系，因此在包括肿瘤治疗在内的临床领域可以发挥重大作用。使用生物打印介导的基因治疗，可以在组织再生过程中释放设计基因的特征。生物 3D 打印介导的基因治疗可以在体内或体外通过产生杂交组织构建体而发挥作用。尽管过去的大部分研究都试图模仿天然器官进行各种测试，但对非真实性的新型器官进行生物打印揭示了药物研究的未来。也许在不久的将来，科学家们可以获得增强人体生理功能的器官。

生物 3D 打印的监管对将研发转化为实际产品至关重要。

二、生物打印技术及其组件的创新发展

尽管过去十年取得了巨大的进步和许多突破，但生物打印技术仍处于起步阶段，面临与生物打印机、生物链材料和生物打印过程相关的挑战。除了生物打印外，与生物打印相关技术的进展也

是必不可少的。例如，新型干细胞技术能够成功、有效地从自体细胞中生成组织和器官特异性细胞，快速且经济、高效地扩增细胞，获取与天然器官相当的大量细胞用于 3D 打印。以肝脏为例，每克肝脏中含有 1.3×10^8 个细胞。除非其他相关领域能够取得长足进步，否则生物打印技术将会受到限制。

尽管新型生物材料和生物材料加工技术取得了长足的进步，但生物链材料的开发非常适合生物打印，并允许细胞进入近乎天然的组织结构。具有快速凝胶化或凝固能力，能为细胞提供温和环境的新型生物材料将是非常理想的。尽管在开发用于组织工程的新型水凝胶方面取得了巨大的成功，但其并未被用于生物打印。因此，在生物材料和生物制造领域开展新研究，如"可生物打印的生物材料"，可有力促进这方面的发展。一般而言，应该开发具有以下特征的新的生物链材料：可促进细胞黏附、增殖、聚集和分化，以形成多种谱系；可表现高度的机械完整性和结构稳定性，不会在生物打印后溶解；促进与内源性组织的融合而不产生免疫应答；可生物打印性，易于剪切变薄、快速固化和成型；适用于临床使用的可负担性、丰富性和商业可获得性。

除了开发新的生物链外，促进生物打印技术的进步也非常有必要。生物 3D 打印机可能需要几个小时才能完成可缩放的组织和器官的制造。在这个长时间的制造过程中，应该通过微型喷嘴或其他方式输送生物物质而不会堵塞喷嘴，或与印刷结构之间发生配合问题。未来可考虑在体外和体内使用多臂（用于在非平面表面打印）、多轴生物打印机对混合组织进行生物打印。因此，生物打印机应该足够紧凑以适应生物安全柜；容易消毒以满足无菌条件；分辨率高，以准确放置细胞；具有高自由度的运动能力和较快的运动速度，能够将大型构造直接、快速地生物打印于病灶；无须用户从蓝图模型到后期成熟阶段的干预，具有全面自动化功能；界面友好，操作简单；多用途设计，可以支持各种生物链接材料和生物打印；具有一定性价比，并可商业化。

除了生物打印机和打印材料的进步之外，对生物打印过程的创新也有很大的需求。创新的生物打印过程表现高分辨率的特性，如高精度和可重复的单细胞生物打印。例如，具有受控定向和旋转能力的单细胞生物 3D 打印过程，在未来可能会有极高的应用价值，可以在工程化环境中实现微环境组织的生物 3D 打印。而且，这个过程应该足够实用，便于使用和推广。更重要的是，它应该是生物相容性的，即细胞损失很小或基本没有受损，同时也需要该工艺的无菌性。通过该工艺将细胞打印出来后，可通过生物染料的固化保持结构的完整性。最后，这个过程应该是全自动的，具有原位监测和自我修复能力，能够检测有缺陷的生物打印结构并自行修复。

后处理过程也至关重要，需要通过物理（即机械和电刺激）、分子（即生物化学刺激，包括生化浓度和梯度）信号来调节组织的重塑和生长，以加速组织或器官的成熟。固体构建体在机械和结构上应是刚性的、功能性的和受支配的。加速组织成熟的生化指标被定义为 "maturogens"，在组织和器官制造中发挥着重要作用。Maturogens 如转化生长因子 β-1（TGFb-1）、血清素和骨膜素，分别对胶原积累、纤维化活性和胶原纤维增生有效，促进组织的黏合和快速成熟。生物打印完毕后，制造的构建体需要转移到生物反应器中，后者是组织和器官制造过程的重要组成部分。生物反应器用于组织培养的装置，可促进成熟组织构建体的有效灌注和氧合。这些技术为模拟生理条件和更好地培养组织和器官提供了最佳环境。将生物打印的组织和器官转移到培养基时应务必小心，不应引起任何可能会影响未成熟和脆弱的组织构建体的整合或使其变性的损伤。因此，未来的生物打印系统应足够紧凑，可以封装在生物反应器系统中或无缝集成于生物加工生产线，以便将生物打印结构快速直接转移到生物反应器中，当然，在可控的无菌条件下自动允许培养组织构建体，具有可重现性和高效率。这将最终实现通过生物打印制造高品质产品，符合未来的移植发展方向。

为了加快组织装配过程，近来已经研究了三种方法：maturogens、lockyball 结构和磁性纳米粒子。如前所论述，体外筛选试验证明，TGFb-1、5-羟色胺和骨膜素 maturogens 等可加速组织融合和成熟过程。Lockyball（锁球）是一种 3D 打印的框架结构，用于封装组织球体，其突出的 Velcro 钩可以实现相邻球体的交锁。虽然这种方法已被提出用于原位组织修复，但是锁球生物打印还没有被实现。在另一种方法中，可以在制造细胞聚集体前将磁性纳米颗粒装载到细胞中；细胞在磁场内保持相互接触，改善其相互作用。除了使用磁力组装预制细胞聚集体外，整个大细胞聚集体结构也可以使用磁力生成。最近发表的一篇论文展示了微磁力作用下的棒状细胞聚集体。

三、四维生物打印

Mironov 等开创了无支架组织生物打印，是一种在体外制造组织的方法。利用球体形式的细胞聚集体（也称为组织球体）的快速自组装能力，已经证明在形态学上可以仿生制造薄型组织，包括神经移植物和血管。血管网络的整合是目前整器官打印的主要障碍，但是细胞聚集体的自组装能力以及融合到更大规模的完全生物组织中的能力是基于组织骨架的，目前尚无法使其发挥作用。目前，定时融合需要 12 小时到几天，今后应该开发更快速的融合技术，同时使生物打印不需要模具，保持细胞聚集体接触并使其相互连接。因此，4D 生物打印被认为有希望在较短的体外培养期间制造生物体组织，同时不需要模具，因为后者会阻碍较大组织的制造或其与血管网络的整合。利用细胞—骨髓基生物黏附材料的快速融合、折叠和重塑能力，可以在相对较短的时间内生成组织，从而在第四个维度——时间进行生物打印。打印的细胞聚集体需要折叠并彼此融合，在几小时内就可以进行大规模的组织印刷，从而实现规模化生物打印。这一过程取决于细胞表型、细胞间相互作用、细胞间基质相互作用、共培养系统（即培养基和生长因子）的优化培养基条件、培养条件（即静态或动态）和细胞聚集方法等。

尽管生物打印后融合时间短是非常理想的，但细胞聚集体不具备充分的机械完整性，因此需要基质的结缔组织蛋白（如胶原蛋白和弹性蛋白）的快速沉积或外源性增强。在释放磁力后，细胞聚集体在 3 小时内首先形成自我折叠，然后在 13 小时内弯曲成锯齿状组织，提示 4D 组织的时间转换。在磁力的作用下，几个小时内细胞可以聚集成复杂的形状，折叠并形成各种不同的组织形状。例如，使用不同的细胞如平滑肌细胞和成纤维细胞分别产生多层细胞团，从而分别形成血管组织的平滑肌层和外膜层。当暴露于工程磁场时，细胞在短时间内聚集并形成多层薄层。释放磁场后，片状组织自行弯曲成管状，在组织两端融合后形成血管，从而实现血管组织生物打印的无模具化。细胞可以作为构建模块而不是细胞聚集体，制造成本会更低。因此，复杂组织可以在四维空间中通过细胞磁性工程来生物打印和制造。

四、功能性器官制造

生物打印技术前景一片光明。然而，整器官生物打印制造技术仍然难以完全实现，主要受限于从动脉、静脉整合到毛细血管的血管分层网络。人们在该领域正在不断获得进步，允许开发不具有代谢活性或不需要生成血管的器官组织，以及用于药物测试或癌症研究的微型组织模型。

1. 生物打印微型器官　具有新血管形成的微型器官被认为是生成功能性整器官的中间阶段。因为它们无须形成血管，所以可以在比天然对应物更小的范围内构建。此外，它们还密切执行相关自然器官的最重要功能。例如，富胰岛密度的葡萄糖敏感性胰腺器官可以产生和分泌大量的胰岛素以调节血糖水平，肝脏组织密切执行必需的代谢活动。尽管微器官或类器官因太小而不能完全恢复整个器官的临床功能，但它们可以非常密切地体现组织生物学和组织生理学，这在体外药物筛选测定中具有巨大潜力。

2. 生物打印放大的组织和器官　虽然已经在组织构建体的生物打印中进行了若干研究，但是制造血管化的高代谢活性的厚组织如心脏、胰腺、肺或肝组织仍然是一个挑战。借助生物打印技术，细胞可以非常准确地被生物打印并自动形成组织，用于仿生器官的细胞移植，目标是恢复和部分替代患病或受损器官的功能。以现有技术在亚微米水平打印毛细血管是非常困难的，可以采用生物打印大血管系统和由自然产生的毛细血管来代替。由于血管生成需要 10~14 天，因此毛细血管不会像组织形成一样发生。另外，缺氧支持血管形成，但在实质组织中会导致细胞凋亡。因此，建立多尺度的血管网，然后整合实质是首选。尽管使用目前可用的生物打印技术在多个尺度上分层打印血管网似乎还不太现实，但可以通过替代方案来实现。

例如，可以使用生物相容性材料印刷临时支撑结构（如易碎蜡），以模拟立体血管网络。这种结构应该具有吸引细胞的能力，促进周围细胞的聚集；它对细胞黏附应该是惰性的，如未改性的藻酸盐，允许细胞仅附着于其他细胞而不是附着于藻酸盐上。这样，细胞可以在支撑结构周围相互聚集，形成管状血管组织。这种吸引力可以通过包裹自由基的水凝胶来实现，这些颗粒的顺磁性足以吸引注入磁性纳米颗粒的细胞。采用这种方法，血管网络可以通过在临时支撑周围依次组装不同的细胞来构建，然后降解或去交联/支撑结构，使其容易进行灌注。随后，悬浮细胞、细胞聚集体或小组织形式的细胞可以通过各种方式进行整合，如通过灌注和附着于血管网络，将实质细胞和基质细胞聚集在一起，或使用微型机器人通过生物打印技术辅助小组织的附着。通过毛细血管萌发到器官构建体的实质部分可以实现进一步的血管化。通过这种方式，较大规模的组织和器官可以实现多水平的血管化。

五、从体外到原位：将生物打印技术转化到手术室

目前，已有较多活体组织结构或细胞支架的体外研究文献。在实验室环境中，越来越多的组织生物打印已获成功，如不需要血管化的薄组织，包括皮肤、软骨和血管。另一方面，通过自然血管化，原位生物打印可以在严重缺陷处促进较厚组织的生长。因此，原位生物打印技术是生物打印多孔组织类似物很有希望的发展方向。多孔组织可以与内生组织一起植入，并通过从宿主募集内皮细胞和从内源组织发芽毛细血管生成新的组织和血管。

研究者提出了使用喷墨技术进行原位生物打印的想法，研究非常有限，只有基于喷墨技术的生物打印已经过测试，可以薄膜形式帮助伤口愈合。另外，对激光辅助生物打印已进行了初步研究，并在小鼠模型上测试了印刷纳米羟基磷灰石（n-HA）颗粒的可行性。Wake Forest 再生医学研究所开发的皮肤组织原位生物打印技术是一种基于激光扫描仪的喷墨生物打印平台，可扫描猪的烧伤伤口，处理扫描数据以获得伤口边缘，使用定制软件对生物打印进行后处理以确定路径计划，装载成纤维细胞和角质形成细胞的生物碎片将细胞沉积在胶原蛋白液中。首先印制成纤维细胞，形成第一

层皮肤移植物，然后在第二层上印刷角质形成细胞以形成表皮层。在该研究中，由胶原蛋白构成的生物链具有几个优点：首先，它是皮肤的主要成分，具有与天然皮肤特性相媲美的性质，使胚胎成纤维细胞和角质形成细胞能够有效生长和增殖；其次，胶原蛋白在冷室中装载时处于液态，并且在37℃下以小液滴的形式印刷到体内时迅速凝胶化。与对照组相比，生物打印的皮肤移植物可在3周内使伤口愈合，瘢痕更少。该技术的目的是在战场上为受伤士兵进行治疗，以便能够快速治愈各种创伤。除了基于喷墨的生物打印之外，作为框架研究，已尝试使用基于激光的系统将n-HA沉积到小鼠颅骨缺陷处，通过MRI来确定激光刺激对硬脑膜炎症的影响，随后使用脱钙切片和显微照相术得到的初步结果证明了n-HA颗粒原位打印的可能性和前景。尽管展示作品中的墨水不包含任何生物制剂，但它揭示了在手术室中应用基于激光的印刷系统的可行性。此外，最近商业化的生物打印笔技术已成为临床环境中的一种示例性方法；生物打印笔可以将水凝胶中的细胞分配到损伤中并填补缺陷。尽管生物打印笔是手动控制的而不是由电脑控制的，但将原位生物打印技术转化到手术室使用将前景光明。

多孔组织类似物增强和快速组织形成是生物打印的趋势之一。虽然基于液滴或激光的生物打印技术已被用于无孔块状支架打印，但由于这些生物打印方式的固有局限性，不能用于多孔结构的打印。最近，研究者尝试使用基于挤压的生物打印技术进行原位生物打印。一般而言，基于挤压的生物打印技术在生物学、生物材料和工程方面存在若干主要挑战，如在非平面或非水平表面上印刷困难，需要一种高效的可挤出生物黏合剂以实现瞬间固化［如生物体中的紫外线（UV）光或化学交联剂］，需要在麻醉时间最短的情况下安全、无菌地将组织构建物送入机体。

原位生物打印存在与生物学、生物材料和工程学限制相关的几个主要挑战，进一步的系统研究需要针对生物打印技术保持原位稳健。在此，在外植体上体外进行生物打印可以被认为是一个过渡阶段。其中，外植体可以从动物模型获取，组织构建体可以在缺陷内部构建和工程化。在缺陷模型中或活细胞内部停滞时，它允许天然组织细胞迁移并生长穿过印刷的组织结构，反之亦然，取决于组织类型。虽然已经使用基于喷墨的生物打印进行了外植体模型的生物打印，但迄今除了初步尝试用基于挤出的生物打印技术来修复放置于夹具上的无生命的股骨模型缺损，然后用预交联剂海藻酸钠填充外，还没有尝试使用其他生物打印方法。在模型缺陷处进行使用生物打印与体外生物打印相比具有一些优点和缺点。首先，与体外生物打印相比，原位打印的组织生成的成功率更高，因为来自天然组织的细胞可以迁移到打印的组织类似物中，将进一步促进离体器官培养中的组织形成。类似的尝试，不使用生物打印而是手动注射，见于关于软骨缺陷的文献。与注射相比，生物打印的主要优势在于可以在空间上定位不同类型的细胞，如分层控制层状软骨，使得人们可以对打印的组织进行仿生设计。此外，创建散装组织结构（非多孔）非常简单，因为可以在不考虑内部结构设计的情况下融合打印精确的形状。另一方面，将多孔构建体生物用于体外缺陷的打印，比体外生物打印更具挑战性，因为缺陷模型包含喷头的运动。最好使用非常小的喷头，并且应该开发先进的路径算法（如螺旋路径），以克服喷头干扰缺陷周边的问题。一般而言，曲折印刷会增加喷头碰撞的机会，并在缺陷的周围形成明显的过度沉积。此外，缺陷底部表面的印刷组织结构附着将会带来挑战，因此可以在外植体模型上进行表面修饰以增强印刷组织构建体的黏附能力。打印离体缺陷模型的主要优势在于它为活体动物模型上的原位生物打印提供了一个平移步骤，有助于实现床边生物打印。对于由创伤引起的缺陷，可以考虑集成的基于激光或图像的自动形状捕获，并生成原位生物打印的路径计划。

采用原位生物打印技术直接在缺陷模型中开发组织类似物非常有应用前景，可为将来人类开发相关辅助技术铺平道路。活体模型缺陷的原位生物打印具有多种优势，组织类似物的原位生物打印可以应用于身体的各个部位，如颌面部或神经外科手术中的颅骨或颅面部缺损，以及面部重建的整形手术。针对需要大量血管生成和结构支持的较大缺陷，可与干细胞（即骨髓或脂肪来源的干细胞）协同分化的生物印迹构架分化成多种谱系，包括成骨细胞和内皮细胞，分别用于骨生成和血管生成。在另一个可能的未来应用中，原位生物打印可以协助将不同类型的细胞置于较深和较大的缺陷中，可能需要手术介入，生物打印可以通过安装在由外科医生控制的六轴机器人手臂上的沉积头进行。打印的生物链应该具有高度多孔的微观结构，或者可以与移植后留下孔隙的生物材料混合，从而实现血液和间质的流动，使细胞存活，直至新血管形成完成。一个主要的挑战是缺陷周边缺乏生长因子，而这是诱导从宿主募集的打印用干细胞或祖细胞分化所必需的。打印非病毒载体对于转染靶细胞是安全和有效的。

六、生物打印新型器官

除了生物打印组织和器官以取代现有的对应物之外，还有人设想通过生物打印实现自然界不存在的新型器官，可以设计用于在移植时执行特定和有用的功能，如引起疾病或增强生理机能。这种器官可以是完全生物的，或者是电子和机器人交织（电子学和生物学）的。最近发表的一项研究证明了这种生物器官实例的概念，对藻酸钠基质中的生物打印软骨细胞与银纳米颗粒进行整合，使用混合方法打印仿生耳，然后测试培养的生物机器人模型，发现其对射频接收具有增强的听觉感应。该研究中的 3D 打印证明了电子耳的概念，有望在将来实现电子人体器官。

对这些器官也可以充分进行生物构建，甚至可以形成生物电系统发挥日常功能。电器官是由细胞构成的，在神经支配的细胞表面上具有特异性阳离子通道，并且在表面的另一面上有富含钠泵的内陷质膜。由于其解剖结构的不对称性和串联配置的空间位置，电细胞会产生少量的生物电。这种独特的空间排列可通过 3D 生物打印（特别是使用基于激光或液滴的生物打印系统）来实现，从而允许聚集并收集电细胞产生的电压。可以设想以可产生物电的干细胞或肌细胞进行生物 3D 打印，用由此形成的相应器官进行移植，或可为人体提供动力。

生物打印的另一个令人激动的方向是制造生物机器人或人造机器接口，如生物制造的机电电路。研究者展示了 3D 打印在通过立体光刻装置生成非接头生物机器方面的巨大潜力，所述装置被称为生物机器人。例如，两个植于聚（乙二醇）二丙烯酸酯水凝胶的成肌细胞，在细胞外基质蛋白的协助下接种于小鼠骨骼肌形成肌肉条，随后通过电刺激制造结构，肌肉条中的细胞收缩并使生物机器人运动。尽管在本研究中没有应用生物打印技术，但由于其在多个细胞类型的空间位置上的准确性，因此生物 3D 打印具有很大的潜力来制造这种生物机器的更高级版本。

七、用于对照基因治疗的脱氧核糖核酸生物打印

目前，基因治疗在体内和体外已用于组织修复，但对生物印记基因的尝试有限。干细胞分化为多个谱系对于重建组织性至关重要，生物基因打印允许自体细胞转导和分化为多种谱系。除了生物

打印介导的体外基因治疗，生物打印介导的体内基因治疗在技术上也是可行的，前景非常吸引人。用于局部控制基因治疗的生物基因打印没有目前所用方法的局限性，如基因向非靶位点的潜在扩散等。

虽然裸露的 DNA 可用于基因递送，但通常会导致转染效率低和高毒性。因此，在可生物降解的微粒中加载 DNA 最近已经成为控制基因递送的有效手段。生物打印不仅可以进行空间控制基因治疗，还可以使基因载体缓释到周围细胞或组织中。在体外或体内生物打印组织构建体，可以通过持续和受控地释放载入微粒的基因来设计基因疗法。这样，新的递送系统可以实现高效和低毒基因的局部持续释放，并且释放过程可以通过改变生物打印参数和顺序来控制，这对于具有功能分级的组织尤为重要。生物打印杂交组织构建体时，通过多种类型的基因空间定位转染干细胞来触发其传递混合生长因子，使干细胞分化成多种谱系。通过这种方式，可以在外周区域形成更多的骨组织，在中心部分形成更多的血管化组织。有多种参数可以决定基因的释放特征和动力学，包括组织结构性质（即组成和孔隙度）、生物参数特性（即生物材料类型和浓度）、基因负载条件（即基因类型和来源，以及负载百分比）以及微粒性质（即包封方法，粒度和包封材料性质）等。

本章介绍了未来几十年内生物打印科学与技术的未来前景，包括生物打印技术及其组件的进步；4D 生物打印加速了组织融合和成熟过程，可用于体外组织制造过程；原位生物打印技术转化为手术室内操作，在未来能够打印人体器官或组织；生物打印新器官，有望超越人体的生理学限制。虽然未来的趋势展示了一些有前景的概念，但仍然需要在生物打印的几个非常重要方面获得进一步的发展。其中一个是干细胞技术，特别是提高干细胞的分化能力，开发新的干细胞来源，以及模拟组织和器官进化发展的方法。

参阅文献

白石柱，刘宝林，陈小文，等 .2011. 种植导板的制作及 CAD-CAM 技术的应用 [J]. 实用口腔医学杂志，27(1):138-142.

蔡宏 . 2016. 3D 打印在中国骨科应用的现状与未来 . 中华损伤与修复杂志 . 11(4).241-243.

蔡鸣，沈国芳，林艳萍，等 . 2010. 基于快速原型技术的导航辅助下颌骨内置式牵张成骨术的实验研究 [J]. 中国口腔颌面外科杂志，8(05):427-435.

陈坚伟，张迪 . 2013. 3D 打印技术医学应用综述与展望 [J]. 电脑知识与技术，15(3):632-3.

陈建宇，罗崇岱，张春雨，等 .2014. 计算机辅助设计及激光快速成型的纯钛髁突对重建颞下颌关节可行性探讨 [J]. 中华口腔医学杂志，49(10):625-630.

陈庆贺，姜洪和，唐立明，等 . 2007. 手术治疗严重强直性脊柱炎畸形的临床研究 [J]. 黑龙江医学，25 (6):403.

陈庆赁，姜洪和，陈治水，等 . 2001. 程序化中西医结合方法治疗强直性脊柱炎 [J]. 沈阳部队医药，14 (5):399.

陈扬 . 2014. 3D 打印技术在修复骨缺损中的应用研究 [J]. 生物骨科材料与临床研究，11(1):29-34.

陈玉兵，陆声，徐永清，等 . 2009. 快速成型个体化导航模板辅助胸椎椎弓根螺钉置入可行性研究 [J]. 中国矫形外科杂志，7(20):1557-1561.

陈玉兵，陆声，徐永清 . 2011. 个体化导航模板在胸椎椎弓根螺钉置入中的初步临床应用 [J]. 中国脊柱脊髓杂志，21(8):669-674.

程文俊，勘武生，郑琼，等 . 2014. 3D 打印钛合金骨小梁金属臼杯全髋关节置换术的短期疗效 [J]. 中华骨科杂志，34(8): 816-823.

程玉婉，关航健，李博，等 . 2017. 金属 3D 打印技术及其专用粉末特征与应用 [J]. 材料导报，31(S1):98-101.

笪熠 .2014. 3D 打印技术在医学教育的应用 . 协和医学杂志，5(2):234-237.

戴尅戎，朱振安，孙月华，等 . 2005. 计算机辅助个体化人工半骨盆的设计与应用 [J]. 中华骨科杂志志，25(5):258-262.

邓滨，欧阳汉斌，黄文华 . 2016. 3D 打印在医学领域的应用进展 [J]. 中国医学物理学杂志，33(4):389-392.

董文兴 . 2014. 3D 打印技术在骨科医疗器械的应用现状分析 [J]. 生物骨科材料与临床研究，11(4):39-41.

董智伟，张新凤，陈春艳，等 . 2016. 3D 打印导板技术在单侧颧骨骨折治疗中的应用 [J]. 解放军医药杂志，28(11):23-25.

杜宇雷，孙菲菲，原光，等 . 2014. 3D 打印材料的发展现状 [J]. 徐州工程学院学报（自然科学版），29(1):20-24.

付军，郭征，王臻，等 . 2013. 数字骨库的建立及其在骨肿瘤手术治疗中的应用 . 中华创伤骨科杂志，15(1):55-59.

付军，王臻，郭征，等 . 2015. 数字化结合 3D 打印个体化导板的设计加工及其在骨肿瘤手术中的应用 [J]. 中华创伤骨科杂志，17(1):50-54.

郭卫，王毅飞，张熠丹，等 . 2016. 3D 打印组配式骨盆假体重建骨盆肿瘤切除后骨缺损 [J]. 中华骨科杂志，36(20):1302-1311.

郭征 .2017-3-12. 关于 3D 打印骨头帮患者脱胎换骨西京医院全球首次临床应用 3D 打印肩胛骨和锁骨 [EB/OL]. http://www.3dfocus.com.cn/news/show-3645.html.

洪华兴，潘志军，黄宗坚，等 . 2004. 骶髂关节螺钉固定应用及 CT 与解剖学研究 . 中国骨伤，5:270-273

户一生，黄宏前，杨永宏，等 . 1999. 经椎弓根楔形截骨术治疗强直性脊柱炎驼背畸形 [J]. 颈腰痛杂志，20(3):197.

黄卫东 . 2007. 激光立体成型 [M]. 西安：西北工业大学出版社 .

贾文鹏，汤慧萍，贺卫卫，等．2010．316L不锈钢激光快速成型的微观组织模拟[J]．金属学报，46(2):135-140．

蒋明，朱立平，林孝义，等．1995．风湿病学[M]．北京：科学出版社，943．

李保强，金化成，张延昌．2017．3D打印用球形钛粉制备技术研究进展．过程工程学报，17(5):911-917．

李彪，姜腾飞，沈舜尧，等．2016．3D打印个体化钛板在正颌手术中的应用及其准确性评价[J]．中国口腔颌面外科杂志，14(05):419-424．

李彪，沈国芳，赵泽亮，等．2012．三维摄影系统应用于颌面部脂肪个体化设计移植充填治疗的初步报告[J]．中国口腔颌面外科杂志，10(04): 298-305．

李惠忠，扬光．2008．定位导向模板结合CT图像在牙种植外科的应用．中国口腔颌面外科杂志，13(4):189-191．

李慧英，杜立龙．2018．3D打印技术在骨科中的应用进展[J]．天津医药，46(9):1023-1026．

李客楼，李宗安，朱莉娅，等．2016．3D打印技术在医疗领域的应用进展．机械设计与制造工程，45(9):11-16．

李龙彪，宋迎东，孙志刚，等．2008．陶瓷基层合复合材料基体裂纹演化研究．2008年全国博士生学术论坛（航空宇航科学与技术），199-207．

李想，王岩，董纪元．2014．人工全膝关节置换术中假体旋转力线定位的研究进展[J]．解放军医学院学报，35(7): 775-777．

李振化，王桂华．2015．3D打印技术在医学中的应用研究进展．实用医学杂志，31(7):1203-1205．

李作林，袁大伟．2014．3D打印技术与科技创新实践．北京：清华大学出版社．

林鑫，黄卫东．2015．高性能金属构件的激光增材制造[J]．中国科学：信息科学，45(09):1111-1126．

刘锦辉，史金光，李亚．2015．选择性激光熔化AlSi10Mg合金粉末的成型工艺[J]．黑龙江科技大学学报，25(05):509-515．

刘星纲，邓旭亮，邹超，等．2014．多孔β-磷酸三钙/胶原支架修复兔下颌牙槽骨缺损的实验研究[J]．北京口腔医学，22(1):1-4．

陆声，徐永清，张元智，等．2008．计算机辅助导航模板在下颈椎椎弓根定位中的临床应用．中华骨科杂志，28(12): 1002-1007．

缪锦浩，匡勇，陈德玉，等．2012．颈前路减压零切迹椎间植骨融合内固定系统治疗颈椎病的早期疗效分析[J]．中国脊柱脊髓杂志，22(6): 536-540．

宁聪琴，周玉．2002．医用钛合金的发展及研究现状．材料科学与工艺，10(1):100-106．

彭如恕，王剑彬，姚奇志．2005．快速原型技术在医学中的应用研究[J]．激光杂志，3:87-88．

钱超，樊英姿，孙健．2013．三维打印技术制备多孔羟基磷灰石植入体的实验研究[J]．口腔材料器械杂志，22(1)22-27．

秦勉．2014．数字化设计与3-D打印技术在个性化医疗中的应用[J]．中国修复重建外科杂志，28(3):286-291．

人民日报，世界首个3D打印人工椎体植入人体成功，https://news.qq.com/a/20160617/009628.htm．2016-06-17．

任继文，刘建书．2010．选择性激光烧结主要成型材料的研究进展[J]．机械设计与制造，48(11):266-268．

任伊宾，杨柯，梁勇．2002．新型生物医用金属材料的研究和进展[J]．材料导报，16(2):12-15．

沈军，杨惠林，王东来，等．2006．螺旋CT个体化测量辅助下颈椎椎弓根置钉的实验研究 中国脊柱脊髓杂志，16(5):372-376．

沈毅，李军，王良，吕明明，等．2016．虚拟手术辅助的腓骨肌(皮)瓣在上颌骨精确重建中的应用[J]．中国耳鼻咽喉颅底外科杂志，22(02):114-119．

史俊，徐兵，唐友盛，等．2005．个体化复位模板在颧骨复合体骨折治疗中的应用．中国口腔颌面外科杂志，3(4):311-314．

史玉升，鲁中良．2006．选择性激光熔化快速成型技术与装备[J]．中国表面工程，19(5): 150-153．

搜狐·健康．我国首个3D打印骨骼移植科研成果转化上市应用，http://www.sohu.com/a/124014844_401346．2017-01-11．

孙梁，熊卓．2011．快速成型聚乳酸-聚羟乙酸/磷酸三钙支架修复兔桡骨缺损[J]．中国组织工程研究，15(12):2091-2094．

谭海涛，赵劲民，黄文华．2016．3D骨科学．南宁：广西科学技术出版社．

汤啸天．2015．3D打印技术与骨科植入物研发现状及其瓶颈突破思路[J]．医学与法学，7(6):66-73．

王彩梅．2013．3D打印在医疗器械领域的应用[J]．生物骨科材料与临床研究，10(16):26-28．

王昌祥，郑昌琼，冉均国．1997．关节置换材料及摩擦磨损[J]．生物医学工程志，14(1):64-67．

王超, 尹绍猛, 阎明, 等. 2004. 使用枢椎椎弓根螺钉和枕颈固定板的枕颈融合术 [J]. 中华外科杂志, 42(12):707-711.

王衡, 等. 2010. 经颈前路手术治疗脊髓型颈椎病47例 [J]. 郑州大学学报（医学版）, 45(1): 170-171.

王华明. 2014. 高性能大型金属构件激光增材制造：若干材料基础问题 [J]. 航空学报, 35(10):2690-2698.

王金武, 许苑晶, 李宁, 等. 2017. 3D打印技术在骨科与康复辅具中的应用进展 [J]. 世界康复工程与器械, 7(1):11-16.

王均, 陆声, 周游, 等. 2015. 3D打印技术辅助创伤性膝内翻畸形矫正的初步临床应用 [J]. 中华创伤骨科杂志, 17(1):40-44.

王燎, 戴尅戎. 2014. 骨科个体化治疗与3D打印技术 [J]. 医用生物力学, 29(3), 193-199.

王燎. 2010. 骨科个体化治疗与3D打印技术. [J]. 郑州大学学报（医学版）, 45(1): 170-171. 医用生物力学. 2014, 29(3): 193-199.

王敏娇, 司家文, 张剑飞, 等. 2015. 数字化模型外科在牙颌面畸形治疗中的应用. 中国口腔颌面外科杂志, 13(6):497-501.

王兴, 孟箭, 李志萍, 等. 2016. 外放疗联合个体化导板辅助125I放射性粒子植入治疗晚期头颈部鳞癌 [J]. 中华介入放射学杂志（电子版）, 4(3):132-135.

王旭东, Philip KM Lee, 沈国芳, 等. 2008. 计算机辅助模型外科设计及虚拟板的临床应用 [J]. 中国口腔颌面外科杂志, 6(06):403-409.

王尧, 张雪松, 罗春材, 2016. 国人成人经第1及第2骶椎骶髂骨螺钉置钉钉道差异的CT测量 [J]. 解放军医学院学报, 37(6)

王悦. 2018. 三维打印骨组织工程支架材料的研究进展 [J]. 中国科技纵横, (20):193-194.

王兆铭. 1997. 中国中西医结合实用风湿病学 [M]. 北京：中医古籍出版社, 150.

王臻, 滕勇, 李涤尘, 等. 2004. 基于快速成型的个体化人工半膝关节的研制——计算机辅助设计与制造. 中国修复重建外科杂志, 18(5):347-351.

王臻, 滕勇, 李涤尘, 等. 2004. 基于快速成型的个体化人工半膝关节的研制——计算机辅助设计与制造 [J]. 中国修复重建外科杂志, 18(5):347-351.

吴怀宇. 2014. 3D打印：三维智能数字化创造 [M]. 北京：电子工业出版社.

夏广, 杨晓东, 熊然, 等. 2015. 腹直肌外侧切口入路复位固定髋臼双柱骨折并四方体移位的临床体会 [J]. 中华外科杂志, 53(9):700-703.

徐辉. 2016. 3D打印假体在人工关节置换中的应用 [J]. 中华损伤与修复杂志, 11(4):244-247.

许玮. 2016. 3D打印实体模型在创伤骨科困难手术的应用 [J]. 创伤与急诊电子杂志, 4(1):16-20.

闫明, 王超, 党耕町, 等. 2003. 经寰椎侧块和枢椎峡部内固定的解剖学基础 [J]. 中国脊柱脊髓杂志, 13(1):25-27.

杨广宇, 汤慧萍, 贾文鹏, 等. 2013. 电子束快速成型技术制备医用金属多孔材料研究进展 [J]. 材料导报, 6(27):118-122.

杨继全. 2014. 3D打印：面向未来的制造技术. 北京：化学工业出版社.

杨俊宇, 徐永清. 2017. 人工腕关节研究进展 [J]. 国际骨科学杂志, 38(1):17-21.

杨恬恬, 闫岸如, 王燕灵, 等. 2016. K640高温合金选区激光熔化成型工艺及性能研究 [J]. 应用激光, 36(01):1-8

杨鑫, 汤慧萍. 2007. 电子束烧结快速成型技术 [J]. 钛工业进展, 3(24):10-13

杨永强, 吴伟辉. 2014. 制造改变设计——3D打印直接制造技术. 北京：中国科学技术出版社.

姚妮娜, 彭雄厚. 2013. 3D打印金属粉末的制备方法 [J]. 四川有色金属, 12(4):48-51.

叶堃, 王金武, 胡志刚, 等. 2015. 3D打印钛合金个性化骨盆假体生物力学的, 初步有限元分析 [J]. 中华创伤骨科杂志, 17(1):18-22.

尹飚, 丁焕文, 尹庆水. 2006. CT引导下置入螺钉治疗骶髂关节脱位. 中国骨伤, 3:142-143

曾亮华, 刘继常. 2016. 金属3D打印技术的发展分析 [J]. 机械工程师, (03):42-44.

张进, 田晓滨, 王少白, 等. 2016. 两种3D打印截骨导板在全膝关节置换模型预手术的应用探讨 [J]. 中华创伤骨科杂志, 18(1): 11-16.

张曙光, 杨必成, 杨博, 等. 2002. 新型超声雾化技术制备球形金属粉末. 金属学报, 38(8):888-892.

张伟, 金玉林. 2014. 3-D打印技术在全膝关节置换术中临床应用 [J]. 中国医学创新, 11(24):130-134.

张颖, 顾冬冬, 沈理达, 等. 2014. INCONEL系镍基高温合金选区激光熔化增材制造工艺研究 [J]. 电加工与模具, (4):38-43.

张元智，陆声，杨勇，等. 2009. 骶骨骨折手术导航模板的设计与临床应用. 中华创伤骨科杂志，11:334-337.

赵冰净，胡敏. 2015. 用于3D打印的医用金属研究现状 [J]. 口腔颌面修复学杂志，16(1):53-56.

赵品益，吴英勇，赵钢生，等. 2008. 颈前路减压Slim-Loc钢板内固定治疗脊髓型颈椎病 [J]. 实用骨科杂志，14(8): 452-454.

赵晓明，齐元昊，于全成，等. 2016. AlSi10Mg铝合金3D打印组织与性能研究 [J]. 铸造技术，37(11):2402-2404.

赵新建. 1999. 脊柱截骨内固定治疗强直性脊柱炎后凸 [J]. 中国骨伤，12(5):6.

郑扬. 2015. 骨组织3D打印：骨再生的未来 [J]. 北京大学学报，47 (2):203-206.

《中国航空材料手册》委员会. 2002. 中国航空材料手册 [M]. 北京：中国标准出版社.

中华医学会医学工程学分会数字骨科学组，国际矫形与创伤外科学会(SICOT)中国部数字骨科学组. 2019. 3D打印骨科手术导板技术标准专家共识 [J]. 中华创伤骨科杂志，21(1):6-9

中华医学会医学工程学分会数字骨科学组. 2017. 3D打印骨科模型技术标准专家共识 [J]. 中华创伤骨科杂志，19(1):61-64.

周海，王燎，王金武，等. 2012. 人工髋关节脱位失效的生物力学分析与推理(附专家点评)[J]. 医用生物力学，27(1):13-20.

朱诗白. 2016. 3D打印技术在骨科领域的应用 [J]. 中华骨质疏松和骨矿盐疾病杂志，9(1):88-93.

A Hodgson, N Helmy, B A Masri, et al., 2007. Comparative repeatability of guide-pin axis positioning in computer-assisted and manual femorl head resurfacing arthroplasty. Engineering in Medicine, 221(7):713-724.

A. A. Stepashkin, D.I. Chukov, F.S. Senatov, et al., 2018. 3D-printed PEEK-carbon fiber (CF) composites: Structure and thermal properties. Compos Sci Technol,164:319-326.

A. Bruyas, F. Lou, A.M. Stahl. et al., 2018. Systematic characterization of 3D-printed PCL/beta-TCP scaffolds for biomedical devices and bone tissue engineering: Influence of composition and porosity. J Mater Res,33(14):1948-1959.

A. Butscher, M. Bohner, C. Roth, et al., 2012. von Rohr, R. Muller, Printability of calcium phosphate powders for three-dimensional printing of tissue engineering scaffolds. Acta Biomater, 8(1):373-385.

A. Chiappone, E. Fantino, I. Roppolo, et al., 2016. Pirri, F. Calignano, 3D Printed PEG-Based Hybrid Nanocomposites Obtained by Sol-Gel Technique. Acs Appl Mater Inter, 8(8):5627-5633.

A. David, D. Lobner. 2014. In vitro cytotoxicity of orthodontic archwires in cortical cell cultures. The European Journal of Orthodontics, 26(4):421-426.

A. Lode, K. Meissner, Y.X. Luo, et al., 2014. Fabrication of porous scaffolds by three-dimensional plotting of a pasty calcium phosphate bone cement under mild conditions. J Tissue Eng Regen Med, 8(9): 682-693.

A. Pawlak, P. Szymczyk, G. Ziolkowski,et al., 2015. Fabrication of microscaffolds from Ti-6Al-7Nb alloy by SLM, Rapid Prototyping Journal, 21(4):393-401.

A. Skardal, J. Zhang, G.D. Prestwich. 2010. Bioprinting vessel-like constructs using hyaluronan hydrogels crosslinked with tetrahedral polyethylene glycol tetracrylates. Biomaterials,31(24):6173-6181.

Abudu A, Grimer R J, Cannon S R, et al., 1997. Reconstruction of the hemipelvis after the excision of malignant tumours. Complications and functional outcome of prostheses.[J]. Acoustics Speech & Signal Processing Newsletter IEEE, 79(5):773-779.

Abumi K, Kaneda K. 1997. Pedicle screw fixation for nontraumatic lesions of the cervical spine.Spine, 22(16):1853-1863.

Abumi K, Shono Y, Ito M, et al., 2000. Complications of pediclescrew fixation in reconstructive surgery of the cervical spine. Spine, 25(8): 962-969.

Ashly S. 1995. Rapid prototyping is coming ofage[J]. Mechanical Engineering, 117(7):63-68.

B. Duan, E. Kapetanovic, L.A. Hockaday, et al., 2014. Three-dimensional printed trileaflet valve conduits using biological hydrogels and human valve interstitial cells. Acta Biomaterialia, 10(5):1836-1846.

Baillargeon B, et al., 2015. Human cardiac function simulator for the optimal design of a novel annuloplasty ring with a sub-valvular element for correction of ischemic mitral regurgitation. Cardiovasc Eng Technol, 6:105-116.

Baker K . 2010. An Update on Exercise Therapy for Knee Osteoarthritis[J]. Nutrition in Clinical Care, 3(4):216-224.

Bartkowiak K, Ullrich S, Frick T, et al., 2014. New developmentsof laser processing aluminium alloys via additive manufacturing technique[J]. Physics procedia, 12(1): 393-401.

参阅文献

Benum P, Aamodt A, Nordsletten L. 2010. Customised femoral stemsin osteopetrosis and the development of a guiding system forthe preparation of an intramedullary cavity a report of twocases[J]. J Bone Joint Surg (Br), 92 (9): 1303−1305.

Biglino G, et al., 2015. 3D-manufactured patient-specific models of congenital heart defects for communication in clinical practice: feasibility and acceptability. BMJ Open, 5:e007165.

Billiet T, Vandenhaute M, Schelfhout J, et al., 2012. A review of trendsand lim itations in hydrogen-rapid prototyping for tissueengineering[J].Bio-materials, 33(26):6020−6041.

Boonen B, Schotanus MG, Kort NP. 2012. Preliminary experience with the patient-specific templating total knee arthroplasty [J]. Acta Orthop, 83(4): 387−393.

Brian Evans［美］. 程晨译 [M]. 2014. 解析3D打印机：3D打印机的科学与艺术（原书名：Practical 3D Printers: The Science and Art of 3D Printing）. 北京：机械工业出版社.

Burn MB, Ta A, Gogola GR. 2016. Three-dimensional printing of prosthetic hands for children. J Hand Surg Am, 41(5): e103−e109.

C. Li, A. Faulkner-Jones, A.R. Dun, et al., 2015. Shu, D. Liu, Rapid formation of a supramolecular polypeptide-DNA hydrogel for insitu three-dimensional multilayer bioprinting. Angewandte Chemie, 54(13):3957.

C. Yang, Z.G. Huan, X.Y. Wang, et al., 2018. 3D Printed Fe Scaffolds with HA Nanocoating for Bone Regeneration. Acs Biomater Sci Eng, 4(2):608−616.

C.B. Highley, C.B. Rodell, J.A. Burdick. 2015. Direct 3D Printing of Shear-Thinning Hydrogels into Self-Healing Hydrogels. Advanced Materials, 27(34):5075−5079.

C.E. Corcione, F. Scalera, F. Gervaso, et al., 2018. One-step solvent-free process for the fabrication of high loaded PLA/HA composite filament for 3D printing. J Therm Anal Calorim,134(1):575−582.

C.K. Seal, K. Vince, M. Hodgson. 2009. Biodegradable surgical implants based on magnesium alloys–A review of current research, IOP conference series: materials science and engineering. IOP Publishing, p12.

C.X. Peng, J.X. Zheng, D.R. Chen, et al., 2018. Response of hPDLSCs on 3D printed PCL/PLGA composite scaffolds in vitro. Mol Med Rep,18(2):1335−1344.

Chen IH., Chen JT, Yu TC. 2001. Transpedicular wedge osteotomy for correction of thoracolumbar kyphosis in ankylosing spondylitis: experience with 78 patients [J]. Spine, 26(16): E354.

Choong PF, Dowsey MM, Stoney JD. 2009. Does accurate anatomical alignment result in better function and quality of life? Comparing conventional and computer-assisted total knee arthroplasty [J]. Arthroplasty, 24 (4): 560−569.

Ciocca L, Mazzoni S, Fantini M, et al., 2012. A CAD/CAM-prototyped anatomical condylar prosthesis connected to a custom-made bone plate to support a fibula free flap.[J]. Medical & Biological Engineering & Computing, 50(7):743−749.

Climent JM, Sanchez J. 1999. Impact of the type of brace on the quality of life of Adolescents with Spine Deformities.Spine, 15:24(18):1904.

Cook SD, Salkeld SL, Stanley T, et al., 2004. Biomechanical study of pedicle screw fixation in severely osteoporotic bone [J]. Spine, 4(4): 402−408.

D. Chimene, K.K. Lennox, R.R. Kaunas, et al., 2016. Advanced Bioinks for 3D Printing: A Materials Science Perspective. Annals of Biomedical Engineering, 44(6):2090−2102.

D. Singh, R. Singh, K.S. Boparai. 2018. Development and surface improvement of FDM pattern based investment casting of biomedical implants: A state of art review. J Manuf Process,31:80−95.

D.D. Upadhyaya, A. Ghosh, G.K. Dey, et al., 2001. Microwave sintering of zirconia ceramics. J Mater Sci, 36(19):4707−4710.

D.H. Rosenzweig, E. Carelli, T. Steffen, et al., 2015. 3D-Printed ABS and PLA Scaffolds for Cartilage and Nucleus Pulposus Tissue Regeneration. Int J Mol Sci,16(7):15118−15135.

D.J. Richards, Y. Tan, J. Jia, et al., 2013. 3D Printing for Tissue Engineering. Israel Journal of Chemistry,53(9−10): 805.

Dai KR, Yan MN, Zhu ZA, et al., 2007. Computer-aided custom-made hemipeivic prosthesis used in extensive pelvic lesions[J]. J Arthroplasty, 22(7):981−986.

Daniilidis K, Tibesku CO. 2013. Frontal plane alignment after total knee arthroplasty using patient-specific instruments [J]. Int Orthop, 37(1): 45-50.

Daurka J S, Pastides P S, Lewis A, et al., 2014. Acetabular fractures in patients aged > 55 years: a systematic review of the literature [J]. Bone Joint J. 96~B (2): 157-163.

Dorr L D, Ranawat C S, Sculco T A, et al., 2006. Bone graft for tibial defects in total knee arthroplasty [J]. Clinical Orthopaedics & Related Research, 446(205):4-9.

Ducic I, Short K W, Dellon A L. 2004. Relationship between loss of pedal sensibility, balance, and falls in patients with peripheral neuropathy[J]. Annals of plastic surgery, 52(6): 535-540.

D'urso PS, Williamson OD, Thompson RG. 2005. Biomodeling as an Aid to Spinal Instrumentation. Spine, 30(24):2841-2845.

E. Champion. 2013. Sintering of calcium phosphate bioceramics, Acta Biomater. 9(4):5855-5875.

E. Denkhaus, K. Salnikow. 2002. Nickel essentiality, toxicity, and carcinogenicity. Critical reviews in oncology/hematology,42(1):35-56.

E. DeSimone, K. Schacht, T. Jungst, et al., 2015. Biofabrication of 3D constructs: fabrication technologies and spider silk proteins as bioinks. Pure Appl Chem, 87(8):737-749.

E. Vorndran, C. Moseke, U. Gbureck. 2015. 3D printing of ceramic implants. Mrs Bull, 40(2):127-136.

Ebraheim NA, Xu R, Biyani A, et al., 1997. Morphologic considerations of the first sacral pedicle for iliosacral screw placement. Spine, 22 (8):841-846.

Echeverri S, Leyvraz P F, Zambelli P Y, et al., 2006. Reliable Acetabular Cup Orientation With a New Gravity-Assisted Guidance System[J]. Journal of Arthroplasty, 21(3):0-419.

Efickson MA, 0liver T, Baldini T, et al., 2004. Biomechanical assessment of conventional unit rod fixation versus a unit rod pedicle screw construct:a human cadaver study [J].Spine, 29(12):1314-1319.

F. Froes, D. Eliezer, E. Aghion. 1998. The science, technology, and applications of magnesium. Jom, 50(9):30-34.

F.A. Shah, E. Jergeus, A. Chiba. 2018. A. Palmquist, Osseointegration of 3D printed microalloyed CoCr implantsAddition of 0.04% Zr to CoCr does not alter bone material properties. Journal of Biomedical Materials Research Part A, 106(6):1655-1663.

Fedorovich NE, Leeuwenburgh SC, van der Helm YJ, et al., 2012. The osteoinductive potential of printable, cell-laden hydrogel-ceramic composites. J Biomed Mater Res A, 100(9):2412-2420.

Feilden E, Ferraro C, Zhang Q, et al., 2017. 3D Printing Bioinspired Ceramic Composites. Sci Rep,7(1): 13759.

Fina F, Goyanes A, Gaisford S, et al., 2017. Selective laser sintering (SLS) 3D printing of medicines. Int J Pharm, 529(1-2): 285-293.

Fu J, Wang Z, Guo Z, et al., 2015. Design and application of 3D printing guide plate in bone tumor surgery[J]. Chin Jorthop Trauma, 17(1):50-54.

Furnes O, Lie S A, Espehaug B, et al., 2001. Hip disease and the prognosis of total hip replacements. A review of 53, 698 primary total hip replacements reported to the Norwegian Arthroplasty Register 1987-99. [J]. Journal of Bone & Joint Surgery British Volume, 83(4): 579-579.

G. Gao, A.F. Schilling, T. Yonezawa, et al., 2015. Bioactive nanoparticles stimulate bone tissue formation in bioprinted three-dimensional scaffold and human mesenchymal stem cells. Biotechnology Journal, 9(10):1304-1311.

Galantucci L M, Percoco G, Angelelli G, et al., 2006. Reverse engineering techniques applied to a human skull, for CAD 3D reconstruction and physical replication by rapid prototyping[J]. Journal of Medical Engineering & Technology, 30(2):102-111.

Gerrand C H, Rankin K. 2014. A System for the Functional Evaluation of Reconstructive Procedures After Surgical Treatment of Tumors of the Musculoskeletal System[M]// Classic Papers in Orthopaedics. London: Springer, 241-246.

Gorek J, Acaroglu E, Berven S, et al., 2005. Constructs incorporating intralaminar C2 screws provide rigid stability for atlantoaxial fixation [J]. Spine, 30(13):1513.

Gould RA, Yalcin HC, MacKay JL. 2016. Cyclic Mechanical Loading Is Essential for Rac1-Mediated Elongation and Remodeling of the Embryonic Mitral Valve. Curr Biol, 26(1):27-37.

Guo W, Wang Y F, Zhang Y D, et al., 2016. Reconstruction with 3D-printed modular pelvic endoprostheses after pelvic tumor resection[J]. Chin J Orthop, 36(20):1302-1311.

H Fan, J Fu, X Li, et al., 2015. Implantation of customized 3-D printed titanium prosthesis in limb salvage surgery: a case series and review of the literature. World Journal of Surgical Oncology, 13(1):1-10.

H. P. Yuan, K. Kurashina, J.D. de Bruijn, et al., 1999. A preliminary study on osteoinduction of two kinds of calcium phosphate ceramics. Biomaterials, 20(19):1799-1806.

H. P. Yuan, Z.J. Yang, J.D. de Bruijn, et al., 2001. Material-dependent bone induction by calcium phosphate ceramics: a 2.5-year study in dog. Biomaterials, 22(19):2617-2623.

H.W. Kang, S.J. Lee, I.K. Ko, et al., 2016. A 3D bioprinting system to produce human-scale tissue constructs with structural integrity. Nature Biotechnology, 34(3):312-319.

Hackenberg L, Hierholzer E, Potzl W, et al., 2003. Rasterstereographic back shape analysis in idiopathic scoliosis after anterior correction and fusion. Clin Biomech (Bristol Avon),18(1):5.

Halvorson TL, Kelley LA, Thomas KA, et al., 1994. Effects of bone mineral density on pedicle screw fixation [J]. Spine, 19(21): 2415-2420.

Han Q, Qin Y, Zou Y, et al., 2017. Novel exploration of 3D printed wrist arthroplasty to solve the severe and complicated bone defect of wrist[J]. Rapid Prototyping Journal, 23(3):465-473.

Harms J, Melcher R P. 2001. Posterior C1-C2 fusion with polyaxial screw and rod fixation.[J]. Spine, 26(22):2467.

Hart RA, Hansen BL, Shea M, et al., 2005. Pedicle screw placement in the thoracic spine: a comparison of image-guided and manual techniques in cadavers. Spine, 30: e326-e331.

Havelin LI, Engesaeter LB, Espehaug B, et al., 2000. The Norwegianarthroplasty register-11 years and 73, 000 arthroplasties[J]. Acta Orthopaedica Scandinavica, 71(4):337-353.

Hedberg Y S, Qian B, Shen Z, et al., 2014. In vitro biocompatibility of CoCrMo dental alloys fabricated by selective laser melting[J]. Dental materials, 30(5): 525-534.

Herbert N, Simpson D, Spence WD, et al., 2005. A preliminary investigation into the development of 3-D printing of prosthetic sockets. J Rehabil Res Dev, 42(2): 141-146.

Hermsen JL, et al., 2016-8-7. Scan, plan, print, practice, perform: development and use of a patient-specific 3D printed model in adult cardiac surgery. J Thorac Cardiovasc Surg, http://dx.doi.org.ezproxy.lib.vt.edu/10.1016/j.jtcvs.

Heyse TJ, Tibesku CO. 2014. Improved femoral component rotation in TKA using patient-specific instrumentation [J]. Knee, 21(1): 268-271.

Hoffart H E, Langenstein E, Vasak N. 2012. A prospective study comparing the functional outcome of computer-assisted and conventional total knee replacement[J]. The Journal of bone and joint surgery. British volume, 94(2): 194-199.

Howington J U, Kruse J J, Awasthi D. 2001. Surgical anatomy of the C-2 pedicle [J]. Journal of Neurosurgery, 95(95):88-92.

Husted DS, Yue JJ, Fairchild TA, et al., 2003. An extrapedicular approach to the placement of screws in the thoracic spine:an anatomic and radiographic assessment[J].Spine, 28(20):2324-2330.

I. Gumperlein, E. Fischer, G. Dietrich-Gumperlein, et al., 2018. Acute health effects of desktop 3D printing (fused deposition modeling) using acrylonitrile butadiene styrene and polylactic acid materials: An experimental exposure study in human volunteers. Indoor Air, 28(4):611-623.

Igawa K, Mochizuki M, Sugimori O, et al., 2006. Tailor-made tricalcium phosphate bone implant directly fabricated by a three-dimensional inkjet printer[J]. J Artif Organ, 9 (4): 234-240.

Ilchmann T. 1997. Radiographic assessment of cup migration and wear after hip replacement[J]. Acta Orthopaedica Scandinavica Supplementum, 276(Supp 276):1.

Ilizarov G A. 1990. Clinical application of the tension-stress effect for limb lengthening.[J]. Clinical Orthopaedics & Related Research. 250(250):8-26.

Iwatsuki K, Yoshimine T, Ohnishi Y, et al., 2014. Isthmus - guided Cortical Bone Trajectory for Pedicle Screw Insertion[J]. Orthopaedic surgery, 6(3): 244-248.

J. Barralet, U. Gbureck, P. Habibovic, et al., 2009. Angiogenesis in Calcium Phosphate Scaffolds by Inorganic Copper Ion Release. Tissue Eng Pt A,15(7):1601-1609.

J. Suwanprateeb, R. Sanngam, W. Suwanpreuk. 2014. Fabrication of bioactive hydroxyapatite/bis-GMA based composite via three dimensional printing. Journal of Materials Science-Materials in Medicine, 25(9):2217-2217.

J.F. Kang, L. Wang, C.C. Yang, et al., 2018. Custom design and biomechanical analysis of 3D-printed PEEK rib prostheses. Biomech Model Mechan,17(4):1083-1092.

J.P. Carrel, A. Wiskott, M. Moussa, et al., 2016. A 3D printed TCP/HA structure as a new osteoconductive scaffold for vertical bone augmentation. Clin Oral Implan Res, 27(1):55-62.

J.P. Temple, D.L. Hutton, B.P. Hung. et al., 2014. Jia, W.L. Grayson, Engineering anatomically shaped vascularized bone grafts with hASCs and 3D-printed PCL scaffolds. Journal of Biomedical Materials Research Part A,102(12):4317-4325.

J.S. Miller, K.R. Stevens, M.T. Yang, et al., 2012. Rapid casting of patterned vascular networks for perfusable engineered 3D tissues. Nature Materials,11(9):768-774.

Jakab K, Norotte C, Damon B, et al., 2008. Tissue engineering by self-assembly of cells printed into topologically defined structures. Tissue Eng Part A, 14(3):413-4321.

Jakab K, Damon B, Neagu A. 2006. Three-dimensional tissue constructs built by bioprinting. Biorheology, 43(3-4):509-513.

Jeffery R S, Morris R W, Denham R A . 1991. Coronal alignment after total knee replacement[J]. Journal of Bone & Joint Surgery British Volume, 73(5):709.

Jeffery RS, Morris RW, Denham RA. 1991. Coronal alignment after total knee replacement [J]. J Bone Joint Surg Br, 73 (5): 709-714.

Jerosch J, Peuker E, Philipps B, et al., 2002. Interindividual reproducibility in perioperative rotational alignment of femoral components in knee prosthetic surgery using the transepicondylar axis [J]. Knee Surgery Sports Traumatology Arthroscopy, 10(3):194.

Jianguo Z, Ming Y, Qingming Y, et al., 2009. Computer-assisted femoral head resurfacing.J Med Eng Technol, 33(1):9-17.

J.T. Cantrell, S. Rohde, D. Damiani, et al., 2017. Young, A. Jerez, D. Steinbach, C. Kroese, P.G. Ifju, Experimental characterization of the mechanical properties of 3D-printed ABS and polycarbonate parts. Rapid Prototyping Journal, 23(4):811-824.

K. Jakab, F. Marga, C. Norotte, et al., 2010. Tissue engineering by self-assembly and bio-printing of living cells. Biofabrication, 2(2):022001.

K. SS, U. H, K. JA, et al., 1998. Survival and Function of Hepatocytes on a Novel Three-Dimensional Synthetic Biodegradable Polymer Scaffold With an Intrinsic Network of Channels. Annals of Surgery, 228(1):8-13.

K. Worthington, J. Thompson, A. Shrestha. et al., 2018.Two-Photon Polymerized Poly(Caprolactone) as a High-Resolution, 3D-Printed Cell Delivery Scaffold. Mol Ther, 26(5):427-427.

K.C. McGilvray, J. Easley, H.B. Seim,et al., 2018. Bony ingrowth potential of 3D-printed porous titanium alloy: a direct comparison of interbody cage materials in an in vivo ovine lumbar fusion model, Spine J,18(7):1250-1260.

K.J. O'Sullivan, A.G. O'Sullivan, C.P. Dunne, et al., 2017. 3D Printing to Create Bespoke Repair of Percutaneous Endoscopic Gastrostomy (PEG) Tube in Patient Unfit for Surgical Replacement. Irish J Med Sci,186:S427-S428.

Kasukawa Y, Miyakoshi N, Hongo M, et al., 2015. Short-term results of transforaminal lumbar interbody fusion using pedicle screw with cortical bone trajectory compared with conventional trajectory[J]. Asian spine journal, 9(3): 440-448.

Kido T, Kurata A, Higashino H, et al., 2007. Cardiac imaging using 256-detector row four-dimensional CT: preliminary clinical report[J].Radiat Med, 25(1):38-44.

Killion JA, Geever LM, Devine D M, et al., 2011. Mechanical properties and thermal behaviour of PEGDMA hydrogels for potential bone regeneration application. J Mech Behav Biomed Mater, 4(7):1219-1227.

Kim D, Lim JY, Shim KW, et al., 2017. Sacral reconstruction with a 3D printed implant after hemisacrectomy in a patient with sacral osteosarcoma: 1-year follow-up result[J]. Yonsei Med J, 58(2):453-457.

Kim H, Jeong S. 2015. Case study: Hybrid model for the customized wrist orthosis using 3D printing[J]. Journal of Mechanical Science and Technology, 29(12): 5151-5156.

Kim JH, Kim SS, Lim DJ, et al., 2010. A comparison of elinieal stability of distal instrument fused down to S1 with and without sub—SI alar screw in the long fusion using segmental pedicl screw for lumbar degenerative deformity[J].J Korean Soc Spine Surg, 17(3):139-146.

Klein GT, Lu Y, Wang MY. 2013. 3D printing and neurosurgery ready for prime time World Neurosurg, 80(3-4):233-235.

Kojima K, Asamoto S, Kobayashi Y, et al., 2015. Cortical bone trajectory and traditional trajectory—a radiological evaluation of screw-bone contact[J]. Acta Neurochir, 157(7): 1173-1178.

Kola MZ, Shah AH, Khalil HS, et al., 2015. Surgical templates for dental implant positioning; current knowledge and clinical perspectives. Niger J Surg, 21:1-5.

Kotani Y, Abumi K, Ito M, et al., 2003. Improved accuracy of computer-assisted cervical pedicle screw insertion.Neurosurg, 99(Suppl 3): 257-263.

Kozakiewicz M, Elgalal M, Loba P, et al., 2009. Clinical application of 3D pre-bent titanium implants for orbital floor fractures[J]. Journal of Cranio-Maxillofacial Surgery, 37(4):229-234.

Kramer DL, Ludwig SC, Balderston RA, et al., 1997. placement of pedicle screws in the cervical spine: comparative accuracy of cervical pedicle screw placement using three techniques (abstract) . Orthop Trans, 21(2): 484.

Kunz M, Ma B, Rudan JF, et al., 2013. Image-guided distal radius osteotomy using patient-specific instrument guides. J Hand Surg(Am), 38(8):1618-1624.

L.G. Griffith, B. Wu, M.J. Cima, et al., 2010. In vitro organogenesis of liver tissue. Annals of the New York Academy of Sciences,831(1):382-397.

Lambrecht JT, Berndt DC, Schumacher R, et al., 2009. Generation of three-dimensional prototype models based on cone beam computed tomography. Int J Comput Assist Radiol Surg, 4(2): 175-180.

Larsson C, Thomsen P, Lausmaa J, et al., 1994. Bone response to surface modified titanium implants: studies on electropolished implants with different oxide thicknesses and morphology[J]. Biomaterials, 15(13):1062-1074.

Lau IW W, Liu D, Xu L. 2018. Clinical value of patient-specific three-dimensional printing of congenital heart disease: Quantitative and qualitative assessments. PLoS One, 13(3):e0194333.

LE Murra, SA Quinonesb, SM Gaytana, et al., 2009. Microstructure and mechanicalbehavior of Ti-6Al-4V produced byrapid-layer manufacturing, for biomedical Applications[J]. JMech Behav Biomed Mater, 2(1) :20-32.

Lebwohl NH, Cunningham BW, Dmitriev A, et al., 2002. Biomeehanieal comparison of lumbosacral fixation techniques in a calf spine model [J].Spine, 27(21):2312-2320.

Lee SM, Suk SI, Chung ER. 2004. Direct vertebral rotation:a new technique of three-dimensional deformity correction with segmental pedicle screw fixation in adolescent idiopathic scoliosis[J].Spine, 29(3):343-349.

Letournel E. 2007. Acetabulum Fractures: Classification and Management [J]. Clinical Orthopaedics & Related Research, 5(151):81-87.

Lewinnek G E, Lewis J L, Tarr R, et al., 1978. Dislocation after total hip-replacement arthroplasties[J]. The Journal of Bone and Joint Surgery, 60(2):217-220.

Li H, Wang L, Mao Y, et al., 2013. Revision of complex acetabular defects using cages with the aid of rapid prototyping[J]. The Journal of arthroplasty, 28(10):1770-1775.

Li Y J, Chen C H, Hoe Z Y, et al., 2016. Design a Stretchable Elbow Brace by the Use of 3D Printed Mesostructure[M]// Advances in Physical Ergonomics and Human Factors. Springer International Publishing, 739-750.

Liu J, Sun Z H, Tian M Q, et al., 2011. [Autologous bone grafting plus screw fixation for medial tibial defects in total knee arthroplasty].[J]. Zhonghua YiXue ZaZhi, 91(29):2046.

Liu J, Zheng H, Krempl F, et al., 2016. Open source 3D-printing approach for economic and fast engineering of perfusable vessel-like channels within cell-laden hydrogels. 3D Printing Addit Manuf, 3:22-31.

Lu S, Xu Y Q, Lu W W, et al., 2009. A novel patient-specific navigational template for cervical pedicle screw placement[J]. Spine, 34(26):959-966.

Lu S, Xu Y Y. 2009. A novel computer-assisted drill guide template for placement of C2 laminar screws.[J]. European Spine Journal, 18(9):1379-1385.

Lu S, Zhang YZ, Wang Z, et al., 2012. Accuracy and efficacy of thoracic pedicle screws in scoliosis with patient-specific drill template. Med Biol Eng Comput, 50(7): 751-758.

Ludwig SC, Kramer DL, Balderston RA, et al., 2000. Placement of pedicle screws in the human cadaveric cervical spine: comparative accuracy of three techniques. Spine, 25(13): 1655-1667.

M. Boulos. 2004. Plasma power can make better powders. Metal Powder Report, 59(5):16-21.

M. Fini, N.N. Aldini, P. Torricelli, et al., 2003. Bernauer, R. Giardino, R. Chiesa, A. Cigada, A new austenitic stainless steel with negligible nickel content: an in vitro and in vivo comparative investigation. Biomaterials, 24(27):4929–4939.

M. Kesti, M. Müller, J. Becher, et al., 2015. A versatile bioink for three-dimensional printing of cellular scaffolds based on thermally and photo-triggered tandem gelation. Acta Biomaterialia, 11(1):162–172.

M. Moussa, J.P. Carrel, S. Scherrer, et al., 2015. Medium-Term Function of a 3D Printed TCP/HA Structure as a New Osteoconductive Scaffold for Vertical Bone Augmentation: A Simulation by BMP-2 Activation. Materials 8(5):2174–2190.

M. Peciukaityte, E. Balciunas, J. Burinskij, et al., 2014. Bukelskiene, D. Baltriukiene, Investigation of progenitor cell interactions with 3D printed pla scaffolds for tissue engineering applications, J. Tissue Eng. Regen. Med. 8(1):337–337.

M. Saka, B. Yuzugullu. 2013. Bond strength of veneer ceramic and zirconia cores with different surface modifications after microwave sintering. J Adv Prosthodont, 5(4):485–493.

M.J. Kim, J.S. Ahn, J.H. Kim, et al., 2013. Effects of the sintering conditions of dental zirconia ceramics on the grain size and translucency. J Adv Prosthodont,5(2):161–166.

M.R. Skorski, J.M. Esenther, Z. Ahmed, et al., 2016. The chemical, mechanical, and physical properties of 3D printed materials composed of TiO2-ABS nanocomposites. Sci Technol Adv Mat,17(1):89–97.

Ma L, Zhou Y, Zhu Y, et al., 2016. 3D-printed guiding templates for improved osteosarcoma resection. Sci Rep, 6:1–9.

Ma XY, Feng YF, Ma ZS, et al., 2014. The promotion of osteointegration under diabetic conditions using chitosan / hydroxyapatite composite coating on porous titanium surfaces[J]. Biomaterials, 35 (26): 7259–7270.

Malone K J, Magnell T D, Freeman D C, et al., 2006. Surgical correction of dorsally angulated distal radius malunions with fixed angle volar plating: a case series.[J]. Journal of Hand Surgery, 31(3):366.

Mannoor MS, Jiang Z, James T. et al., 2013. 3D printed bionic ears. Nano Lett, 13:2634–2639.

Markstedt K, Mantas A, Tournier I. 2015. 3D Bioprinting Human Chondrocytes with Nanocellulose-Alginate Bioink for Cartilage Tissue Engineering Applications. Biomacromolecules, 16(5):1489–1496.

Marsden AL. 2014. Optimization in cardiovascular modeling. Annu Rev Fluid Mech. 46:519–546.

Mason JB, Fehring TK, Estok R, et al., 2007. Meta-analysis of alignment outcomes in computer-assisted total knee arthroplasty surgery [J]. J Arthroplasty, 22(8): 1097–1106.

Matsukawa K, Yato Y, Nemoto O, et al., 2013. Morphometric measurement of cortical bone trajectory for lumbar pedicle screw insertion using computed tomography[J]. Clinical Spine Surgery, 26(6): 248–253.

Matta J M. 1996. Fractures of the acetabulum: accuracy of reduction and clinical results in patients managed operatively within three weeks after the injury [J]. Journal of Bone & Joint Surgery, 78(78):1632–1645.

Mendez BM, Chiodo MV, Patel PA. 2015. Customized "In-Office" three-dimensional printing for virtual surgical planning in craniofacial surgery. J Craniofac Surg, 26:1584–1586.

Mironov V, Boland T, Trusk T, et al., 2003. Organ printing: computer-aided jet-based 3D tissue engineering. Trends Biotechnol, 21(4):157–161.

Miyake J, Murase T, Moritomo H, et al., 2011. Distal Radius Osteotomy with Volar Locking Plates Based on Computer Simulation[J]. Clinical Orthopaedics & Related Research, 469(6):1766–1773.

Morales-Avalos, R., et al., 2012. Vertebral fixation with a transpedicular approach. Relevance of anatomical and imaging studies. Acta Ortop Mex, 26(6): 402–411.

Mulhall KJ, Ghomrawi HM, Scully S, et al., 2006. Current etiologies and modes of failure in total knee arthroplasty revision [J]. Clin Orthop Relat Res, 446: 45–50.

Murase T, Oka K, Moritomo H, et al., 2008. Three-dimensional corrective osteotomy of malunited fractures of the upper extremity with use of a computer simulation system[J]. Journal of Bone & Joint Surgery American Volume, 90(11):2375–2389.

Murayama T, Ogasawara M, Eguchi T, et al., 2014. Computer-Aided Technique for the Design and Manufacturing of Auricular Prostheses[J]. Ifmbe Proceedings, 43:593–596.

Murr L E, Gaytan S M, Ramirez D A, et al., 2012. Metal fabrication by additive manufacturing using laser and electron beam melting technologies[J]. Journal of Materials Science & Technology, 28(1): 1–14.

Muscolo D L, Ayerza M A, Aponte-Tinao L A, et al., 2005. Use of distal femoral osteoarticular allografts in limb salvage surgery. Surgical technique.[J]. Journal of Bone & Joint Surgery American Volume, 87(11):2449-2455.

N. Wang, H. Li, J. Wang, et al., 2012. Study on the anticorrosion, biocompatibility, and osteoinductivity of tantalum decorated with tantalum oxide nanotube array films. ACS applied materials & interfaces, 4(9):4516-4523.

Nadzadi M E, Pedersen D R, Callaghan J J, et al., 2002. Effects of acetabular component orientation on dislocation propensity for small-head-size total hip arthroplasty[J]. Clinical Biomechanics, 17(1):32-40.

National Academy of Engineering, Academy, N, Sciences O. F. Academy, et al., 2015. Engineering, O. F. Reports on Leading-Edge Engineering from the 2014 Symposium.

Nayfeh J F, Hosni Y A, Harrysson Ola L A. 2007. Custom-designed orthopedic implants evaluated using finite element analysis of patient-specific computed tomography data: femoral-component case study[J]. Bmc Musculoskeletal Disorders, 8(1):91-91.

Ng VY, DeClaire JH, Berend KR, et al., 2012. Improved accuracy of alignment with patient-specific positioning guides compared with manual instrumentation in TKA [J]. Clin Orthop Relat Res, 470(1): 99-107.

NIH 3D print exchange. 2016. A collection of biomedical 3D printable files and 3D printing resources supported by the National Institutes of Health (NIH). [https://3dprint-nih-gov.ezproxy.lib.vt.edu/].

Nishihara S, Sugano N, Ikai M, et al., 2003. Accuracy evaluation of a shape-based registration method for a computer navigation system for total knee arthroplasty [J]. J Knee Surg, 16(2): 98-105.

Noguchi M, Mizobuchi H, Kawasaki M, et al., 2008. An intramedullary free vascularized fibular graft combined with pasteurized autologous bone graft in leg reconstruction for patients with osteosarcoma[J]. Journal of Reconstructive Microsurgery, 24(7):525-530.

North D, Held M, Dixpeek S, et al., 2016. French Osteotomy for Cubitus Varus in Children: A Long-term Study Over 27 Years [J]. J Pediatr Orthop, 36(1):19-24.

Nunley RM, Ellison BS, Zhu J, et al., 2012. Do patient-specific guides improve coronal alignment in total knee arthroplasty [J]. Clin Orthop Relat Res, 470(3): 895-902.

Odde DJ, Renn MJ. 1999. Laster-guided direct writing for applications in biotechnology. Trends Biotechnol, 17(10):385-389.

Ola O T, Doern F E. 2014. A study of cold metal transfer clads in nickel-base INCONEL 718 superalloy[J]. Materials & Design, 57(C):51-59.

Olcott CW, Scott RD. 1999. The Ranawat Award. Femoral component rotation during total knee arthroplasty [J]. Clin Orthop Relat Res, (367): 39-42.

Olcott CW, Scott RD. 2000. Determining proper femoral component rotational alignment during total knee arthroplasty [J]. Am J Knee Surg, 13(3): 166-168.

Omori S, Murase T, Oka K, et al., 2015. Postoperative accuracy analysis of three-dimensional corrective osteotomy for cubitus varus deformity with a custom-made surgical guide based on computer simulation[J]. Journal of Shoulder & Elbow Surgery, 24(2):242-249.

Orentlicher G, Abboud M. 2011. Guided surgery for implant therapy[J].Dent Clin North Am, 55(4): 715-744.

Padgett D E, Hendrix S L, Mologne T S, et al., 2005. Effectiveness of an Acetabular Positioning Device in Primary Total Hip Arthroplasty[J]. Hss Journal, 1(1):64-67.

Palousek D, Rosicky J, Koutny D, et al., 2014. Pilot study of the wrist orthosis design process[J]. Rapid Prototyping Journal, 20(1): 27-32.

Park, J, et al., 2015. Free Hand Insertion Technique of S2 Sacral Alar-Iliac Screws for Spino-Pelvic Fixation: Technical Note, Acadaveric Study[J]. J Korean Neurosurg Soc, 58(6):578-581.

Parks N L, Engh G A. 1997. Histology of Nine Structural Bone Grafts Used in Total Knee Arthroplasty[J]. Clinical Orthopaedics and Related Research, 345(345):17.

Paton J, Glasser S, Collings R, et al., 2016. Getting the right balance: insole design alters the static balance of people with diabetes and neuropathy[J]. Journal of foot and ankle research, 9(1): 40.

Patra Satyajit, Young Vanesa. 2016. A Review of 3D Printing Techniques and the Future in Biofabrication of Bioprinted Tissue. Cell Biochem Biophys, 74(2):93-98.

Pan H, Zheng Q, Yang S. 2015. A novel peptide-modified and gene-activated biomimetic bone matrix accelerating bone regeneration. Adv Healthc Mater, 4(5):702-713.

Perie D, Aubin CE, Petit Y, et al., 2003. Boston brace eorrection in idiopathic scoliosis: a biomechanical study. Spine, 28(15): 1675.

Phillips JH, Gutheil JP, Knapp DR. 2007. Iliac screw fixation in neuromuseular seoliosis[J].Spine, 32(14):1566-1570.

Q. Wang, H. Zhang, Q. Li, et al., 2015. Biocompatibility and osteogenic properties of porous tantalum, Exp Ther Med, 9(3):780-786.

R. Gaetani, P.A. Doevendans, C.H. Metz, et al., 2012. J.P. Sluijter, Cardiac tissue engineering using tissue printing technology and human cardiac progenitor cells. Biomaterials, 33(6):1782-1790.

R.Z. Legeros. 1981. Apatites in Biological-Systems. Prog Cryst Growth. Ch,4(1-2):1-45.

Rao G K, Shah T, Shetty V D, et al., 2017. Custom Design & Fabrication of 3D printed cast for ankle immobilisation[J]. KnE Engineering, 2(2): 98-103.

Rengier F, Mehndiratta A, Von T H, et al., 2010. 3D printing based on imaging data: review of medical applications[J]. International Journal of Computer Assisted Radiology and Surgery, 5(4):335-341.

Rengier F, Mehndiratta A, von Tengg-Kobligk H, et al., 2010. 3D printing based on imaging data: review of medical applications[J]. Int J Comput Assist Radiol Surg, 5(4): 35-341.

Renner S M, Lim T H, Kim W J, et al., 2004. Augmentation of pedicle screw fixation strength using an injectable calcium phosphate cement as a function of injection timing and method[J]. Spine, 29(11): E212-E216.

Richter M, Amiot LP, Puhl W. 2002. Computer navigation in dorsal instrumentation of the cervical spine: an in vitro study. Orthopade, 31(4): 372-377.

Ritter MA, Faris PM, Keating EM, et al., 1994. Postoperative alignment of total knee replacement. Its effect on survival [J]. Clin Orthop Relat Res, (299): 153-156.

RPark YM, Kim WS, De Virgilio A, et al., 2012. Transoral robotic surgery for hypopharyngeal squamous cell carcinoma: 3-year oncologic and functional analysis. Oral Oncol, 48(6):560-566.

S. Rohde, J. Cantrell, A. Jerez, et al., 2018. J. Anton, A. Young, D. Steinbach, P. Ifju, Experimental Characterization of the Shear Properties of 3D-Printed ABS and Polycarbonate Parts. Exp Mech,58(6):871-884.

S. Samuel Bederman, et al., 2017. Robotic Guidance for S2-Alar-Iliac Screws In Spinal Deformity Correction.[J]Clin Spine Surg, 30(1):E49-E53.

S. Scaglione, D. Wendt, S. Miggino, et al., 2008. Effects of fluid flow and calcium phosphate coating on human bone marrow stromal cells cultured in a defined 2D model system. Journal of Biomedical Materials Research Pt A, 86a(2):411-419.

S. Tarafder, V.K. Balla, N.M. Davies, et al., 2013. Microwave-sintered 3D printed tricalcium phosphate scaffolds for bone tissue engineering. J Tissue Eng Regen, Med, 7(8):631-641.

S. Weiss, A. Meissner, A. Fischer. 2019. Microstructural changes within similar coronary stents produced from two different austenitic steels. Journal of the mechanical behavior of biomedical materials,2(2):210-216.

S.A. Park, S.J. Lee, et al., 2018. Fabrication of 3D Printed PCL/PEG Polyblend Scaffold Using Rapid Prototyping System for Bone Tissue Engineering Application. J Bionic Eng,15(3):435-442.

S.E. Bakarich, h.P.M. In, G.M. Spinks. 2015. 4D Printing with Mechanically Robust, Thermally Actuating Hydrogels. Macromolecular Rapid Communications, 36(12):1211-1217.

S.T. Becker, H. Bolte, K. Schunemann, et al., 2012. Endocultivation: the influence of delayed vs. simultaneous application of BMP-2 onto individually formed hydroxyapatite matrices for heterotopic bone induction. Int J Oral Max Surg, 41(9):1153-1160.

Salentijn GI, Oomen PE, Grajewski M, et al., 2017. Fused Deposition Modeling 3D Printing for (Bio)analytical Device Fabrication: Procedures, Materials, and Applications. Anal Chem, 89(13): 7053-7061.

Santoni BG, Hynes RA, McGilvray KC, et al., 2009. Cortical bone trajectory for lumbar pedicle screws[J]. Spine J, 9(5): 366-373.

Sarment D P, Al-Shammari K, Kazor C E. 2003. Stereolithographic surgical templates for placement of dental implants in complex cases[J]. International Journal of Periodontics & Restorative Dentistry, 23(3):287.

Schmitt J, Hauk C, Kienapfel H, et al., 2011. Navigation of total knee arthroplasty: rotation of components and clinical results in a prospectively randomized study [J]. BMC Musculoskelet Disord, 15: 12−16.

Schubert C, van Langeveld MC, Donoso LA. 2014. Innovations in 3D printing: a 3D overview from optics to organs[J].Br J Ophthalmol, 98(2):159−161.

Sharkey PF, Hozack WJ, Rothman RH, et al., 2002. Why are total knee arthroplastics failing today.Clin Orthop Relat Res, (404):7−13.

Shaunak S, Dhinsa BS, Khan WS. 2017. The Role of 3D Modelling and Printing in Orthopaedic Tissue Engineering: A Review of the Current Literature. Curr Stem Cell Res Ther, 12(3):225−232.

Sikorski JM. 2008. Alignment in total knee replacement [J]. J Bone Joint Surg Br, 90(9): 1121−1127.

Silberstein JL, Maddox MM, Dorsey P, et al., 2014. Physical models of renal malignancies using standard cross−sectional imaging and 3−dimensional printers: a pilot study. Urology, 84:268−273.

Silva K, Rand S, Cancel D, et al., 2015. Three−dimensional (3−D) printing: a cost−effective solution for improving global accessibility to prostheses. Am Acad J Phys Med Rehabil, 7(12): 1312−1314.

Sing SL, An J, Yeong WY, et al., 2016. Laser and electron−beam powderbed additive manufacturing of metallic Implants: A review onprocesses, materials and designs[J].J Orthop Res, 34(3) :369−385.

Specht LM, Levitz S, Iorio R, et al., 2007. A comparison of acetate and digital templating for total knee arthroplasty [J]. Clin Orthop Relat Res, 464: 179−183.

Steib JP., Dumas R, Mitton D.et al., 2004. Surgical correction of scoliosis by in situ contouring:a detorsion analysis.Spine, 15:29(2):195−196.

Steven C, Ludwig MD, Joseph M, et al., 2000. Cervical pedical screws:comparative accuracy of two insertion techniques. Spine, 25(20): 2675−2678.

Suk SI, Lee CK, Min HJ, et al., 1994. Comparison of Cotrel−Dubousset pedicle screws and hooks in the treatment of idiopathic scoliosis. Int Orthop, 18: 341−346.

T. Serra, M.A. Mateos−Timoneda, J.A. Planell, et al., 2013. 3D printed PLA−based scaffolds A versatile tool in regenerative medicine. Organogenesis,9(4):239−244.

T.J. Hinton, Q. Jallerat, R.N. Palchesko, et al., 2015. M.H. Ramadan, A.R. Hudson, A.W. Feinberg, Three−dimensional printing of complex biological structures by freeform reversible embedding of suspended hydrogels. Science Advances, 1(9):e1500758−e1500758.

Takeyasu Y, Oka K, Miyake J, et al., 2013. Preoperative, computer simulation−based, three−dimensional corrective osteotomy for cubitus varus deformity with use of a custom−designed surgical device [J]. Journal of Bone & Joint Surgery American Volume, 95(22):e173.

Taylor CA, et al., 1999. Predictive medicine: computational techniques in therapeutic decision−making. Comput Aided Surg, 4(5):231−247.

Taylor G I, Miller G D, Ham F J. 1975. The free vascularized bone graft. A clinical extension of microvascular techniques[J]. Plastic & Reconstructive Surgery, 55(5):533−544.

Temmerman O P P, Raijmakers P G H M, Deville W L, et al., 2007. The Use of Plain Radiography, Subtraction Arthrography, Nuclear Arthrography, and Bone Scintigraphy in the Diagnosis of a Loose Acetabular Component of a Total Hip Prosthesis: A Systematic Review[J]. Journal of Arthroplasty, 22(6):0−827.

Terman S W, Yee T J, Lau D, et al., 2014. Minimally invasive versus open transforaminal lumbar interbody fusion: comparison of clinical outcomes among obese patients[J]. Journal of Neurosurgery: Spine, 20(6): 644−652.

Thijs L, Verhaeghe F, Craeghs T, et al., 2010. A study of the microstructural evolution during selective laser melting of Ti−6Al-4V[J]. Acta Materialia, 58(9): 3303−3312.

Thomas CV, McMillan KG, Jeynes P, et al., 2013. Use of a titanium cutting guide to assist raising the composite radial forearm free flap. Int J Oral Maxillofac Surg, 42(11):1414−1417.

Tibbs BM, Kopar P, Dente CJ, et al., 2008. Acetabular and isolated pelvic ring fractures:a comparison of initial assessment and outcome[J].Am Surg, 74(6):538−541.

Tilling L M, Darawil K, Britton M. 2006. Falls as a complication of diabetes mellitus in older people[J]. Journal of Diabetes and its Complications, 20(3): 158-162.

Tobias A, Mattei M.D., et al., 2013. Combined S-1 and S-2 sacral alar-iliac screws as a salvage technique for pelvic fixation after pseudarthrosis and lumbosacropelvic instability.[J]J Neurosurg Spine, 19(3):321-330.

Tricot M, Duy KT, Docquier PL. 2012. 3D-corrective osteotomy using surgical guides for posttraumatic distal humeral deformity. Acta Orthop Belg, 78(4):538-542.

Trombetta R, Inzana JA, Schwarz EM, et al., 2017. 3D Printing of Calcium Phosphate Ceramics for Bone Tissue Engineering and Drug Delivery. Ann Biomed Eng, 45(1): 23-44.

Tsuchiya H, Wan S L, Sakayama K, et al., 2005. Reconstruction using an autograft containing tumour treated by liquid nitrogen [J]. Bone & Joint Journal, 87(2):218-225.

U.R. Larson. 1978. Method and apparatus for producing atomized metal powder. Google Patents, 1978.

V.L. Correa, K.M. Garza, L.E. Murr. 2018. Vascularization in interconnected 3D printed Ti-6Al-4V foams with hydrogel matrix for biomedical bone replacement implants. Sci China Mater, 61(4):565-578.

Van Zwienen CM, Van den Bosch EW, Snijders CJ, et al., 2004. Biomechanical comparison of sacroiliac screw techniques for unstable pelvic ring fractures. J Orthop Trauma, 18 (9):589

Viswanathan A, Relyea K, Whitehead WE, et al., 2008. Pneumothorax complicating "in-out -in" thoracic pedicle screw placement for kyphotic deformity correction in a child [J].J Neurosurg Pediatr, 2(6):379-384.

W. J. Yang, W. Aiyiti, W. Juan, et al., 2017. Structure Design and Mechanical Property Analysis of Ti-6A1-4V Artificial Bone Scaffold Built on SLM. Rare Metal Mat Eng, 46(10):2993-2998.

W. Uter, A. Pfahlberg, O. Gefeller, et al., 2018. Risk factors for contact allergy to nickel-results of a multifactorial analysis. Contact Dermatitis,48(1):33-38.

W.C. Chen, C.P. Ju, W.H. Cheng, et al., 2013. Carbon black sintering effects on the composition of multiphase calcium phosphate bioceramics. J Ceram Process Res,14(3):279-283.

Waleed Azab1, et al., 2012. Outcome Evaluation of a Zero-Profile Implant for Anterior Cervical Diskectomy with Fusion[J]. Turkish Neurosurgery, 22(5): 611-617.

Wallace C, Reiber G E, LeMaster J, et al., 2002. Incidence of falls, risk factors for falls, and fall-related fractures in individuals with diabetes and a prior foot ulcer[J]. Diabetes care, 25(11): 1983-1986.

Wang M Y. 2006. C2 crossing laminar screws: cadaveric morphometric analysis [J]. Neurosurgery, 59(1):84-88.

Weng X, Qiu G, Zhang J. 2001. Clinical results of pedicle screw fixation in spinal disorders[J]. Chinese Journal of Orthopedics, 21(11): 662-665.

Williams S, Isaac G, Porter N, et al., 2008. Long-term Radiographic Assessment of Cemented Polyethylene Acetabular Cups[J]. Clinical Orthopaedics & Related Research, 466(2):366-372.

Won SH, Lee YK, Ha YC, et al., 2013. Improving pre-operativeplanning for complex total hip replacement with a RapidPrototype model enabling surgical simulation[J]. Bone Joint J, 95-B(11):1458-1463.

Wright N M. 2004. Posterior C2 fixation using bilateral, crossing C2 laminar screws: case series and technical note[J]. Journal of Spinal Disorders & Techniques, 17(2):158-162.

Wu W, Hansen CJ, Aragon A M, et al., 2010. Direct-write assembly of biomimetic microvascular networks for efficient fluid transport[J].Soft Matter, 6(4):739-742.

X.D. Zhu, H.S. Fan, Y.M. Xiao, et al., 2009. Effect of surface structure on protein adsorption to biphasic calcium-phosphate ceramics in vitro and in vivo. Acta Biomater, 5(4):1311-1318.

Xu J, Hu M. 2017. A preliminary study of three-dimensional bio-printing by polycaprolactone and periodontal ligament stem cells. Zhonghua Kou Qiang YiXue ZaZhi, 52(4):238-242.

Y. Duan, Z. Zhang, C. Wang, et al., 2014. Dynamic study of calcium phosphate formation on porous HA/TCP ceramics (vol 15, pg 1205, 2004). Journal of Materials Science-Materials in Medicine,25(11): 2601-2601.

Y. Nishiyama, M. Nakamura, C. Henmi, et al., 2009. Development of a three-dimensional bioprinter: construction of cell supporting structures using hydrogel and state-of-the-art inkjet technology. Journal of Biomechanical Engineering, 131(3):035001.

Yamamoto K, Ichihashi Y, Senoh T, et al., 2012. 3D objects enlargement technique using an optical system and multiple

SLMs for electronic holography. Opt Express, 20(19): 21137−21144.

Yang J, Cai H, Lv J, et al., 2014. Biomechanical and histological evaluation of roughened surface titanium screws fabricated by electron beam melting[J]. PLoS One, 9(4): e96179.

Yang J, Cai H, Lv J, et al., 2014. In vivo study of a self−stabilizing artificial vertebral body fabricated by electron beam melting[J].Spine, 39(8): e486−e492.

Yang X, Xiang N, Wei B. 2014. Effect of fluoride content on ion release from cast and selective laser melting−processed Co−Cr−Mo alloys [J]. Journal of Prosthetic Dentistry, 112(5): 1212−1216.

Berrey BH Jr. Lord, CF, Gebhardt MC, et al., 1990. Fractures of allogratfs Frequency, treatment, and end−results.J Bone Joint Suir Am, 72(6):825−833.

Yao R, Zhang R, Yan Y, et al., 2009. In vitro angiogenesis of 3D tissue engineered adipose tiseue[J].J Bioact Compat Polym, 24(1):5−24.

Yeong WY, Chua CK, Leong KF, et al., 2004. Rapid prototyping in tissue engineering: challenges and potential. Trends Biotechnol, 22(12): 643−652.

Yin Q, Liu W, Wang S. 2014. Application of customized augments fabricated by rapid prototyping for severe bone defects of the knee[J]. 中华医学杂志 (英文版), 127(15):2870−2871.

Z Wu, J Fu, Z Wang, et al., 2015. Three−dimensional virtual bone bank system for selecting massive bone allograft in orthopaedic oncology. International Orthopaedics, 39(6):1−8

Z.R. Tang, X.F. Li, Y.F. Tan, et al., 2018.The material and biological characteristics of osteoinductive calcium phosphate ceramics. Regen Biomater,5(1):43−59.

Zhang L, Liu Z, Li B, et al., 2016. Evaluation of computer−assisted mandibular reconstruction with vascularized fibular flap compared to conventional surgery[J]. Oral Surg Oral Med Oral Pathol Oral Radiol, 121(2):139−148.

Zhang Y Z, Lu S, Chen B, et al., 2011. Application of computer−aided design osteotomy template for treatment of cubitus varus deformity in teenagers: a pilot study.[J]. Journal of shoulder and elbow surgery, 20(1):51−56.

Zuniga J, Carson A, Peck J, et al., 2017. The development of a low−cost three−dimensional printed shoulder, arm, and hand prostheses for children. Prosthetics and Orthotics International, 41(2):205−209.